◎白话彩插典藏版◎

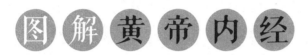

素 问

中 医 养 生 鼻 祖

王羽嘉◎编著

U0250653

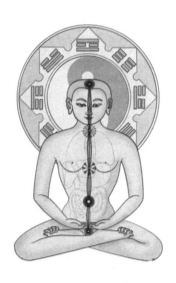

吉林科学技术出版社

序言

回归中国传统养生之道

近年来，养生已经不再是中老年人的专属话题，反而成为年轻人的标签，养生在我国正呈现出全民化的趋势。究其原因，在于高速发展的社会环境下，不少人在繁忙的工作、生活中身体每况愈下，逐渐认识到自身健康的重要。而随着大健康成为国家战略，全民健康意识进一步提升，于是，养生吸引了越来越多人关注。

但是，究竟该如何养生？能否通过饮食调养身体？为何情绪能影响到人的身体健康？怎样在没有得病的时候预防疾病的发生？如何随着季节的变化来调整养生步骤……提到养生，就不得不提中医，所有这些有关养生和健康的问题，你都可以在中医理论中找到详细的解答。

而中医养生的源头，便是中医养生第一经——《黄帝内经》(一般简称《内经》)。

作为现存最早的中医理论典籍，《内经》成书于两千多年前的战国时期。这部托名黄帝的医学著作，总结了我国古代的医疗经验和学术理论，吸收《周易》的阴阳五行思想，在古代天文学、地理学、历算学、生物学、人类学、心理学等基础上，对人体的解剖、生理、病理，以及疾病的诊断、治疗与预防，做了比较全面的阐述，确立了中医学独特的理论体系，成为中医学发展的理论基础和源泉，被历代医家称为"医家之宗"。同时，它也是古人长寿、养生所遵循的养生宝典。它提出了养生学的两个要点，即保养和补养，认为"精气"是万物的根本，懂得保养并贮藏精气，就可以长寿；万事万物有阴阳和谐、五行生克制化，懂得调和阴阳五行就可以不得病；万物有运动才有变化和发展，所以懂得运动就可以健身，提高抵抗力；人与自然、季节气候的和谐与呼应，是四时养生的根本等内容。总之，从微观的人类日常饮食起居、劳逸寒暑、五志七情，到宏观的四时气象、五运主岁、六气胜复等，《内经》详细阐述了人体藏象、经络、病因、病机、病证、诊法、疗法，以及"天人相应"的养生之法，集中而系统地展现了我国古代医药学和养生学之大成。

当前，托名"养生""中医养生"的书籍鱼目混珠、良莠不齐，令读者为之目眩，无从分辨。然真正阐述养生之法的中医理论，无不源于《内经》，我们要做的，就是让养生的理念回归，众法归宗到中医养生的本源——《内经》。只要读懂《内经》，即可天下无书矣。

《内经》分为《素问》《灵枢》两卷。《素问》主要以人与自然统一观、阴阳五行说、脏腑经络学为主线，论述摄生、脏腑、经络、病因、病机、治则、药物及养生防病等各方面的关系，集医理、医论、医方于一体，强调人体内外统一的整体观念。《灵枢》又称《针经》《九针》，其核心内容为针灸与脏腑经络学说。

本书为《内经》的《素问》卷，共 81 篇。为忠实于原著，本书采取了原本阅读、白话全译的方式，向读者全面而完整地展示这部千年养生巨著。同时，本书又运用了现代的图解手法，以图文对应的方式逐篇逐层地解读《内经》中的深奥理论，其中包括了 600 多幅手绘插画、图表和直观图解，生动形象地诠释人体、自然与养生的奥秘，便于读者轻松阅读。

中医博大精深，积淀深厚，更承载了理论知识与实践经验。希望您读完此书，有所得。

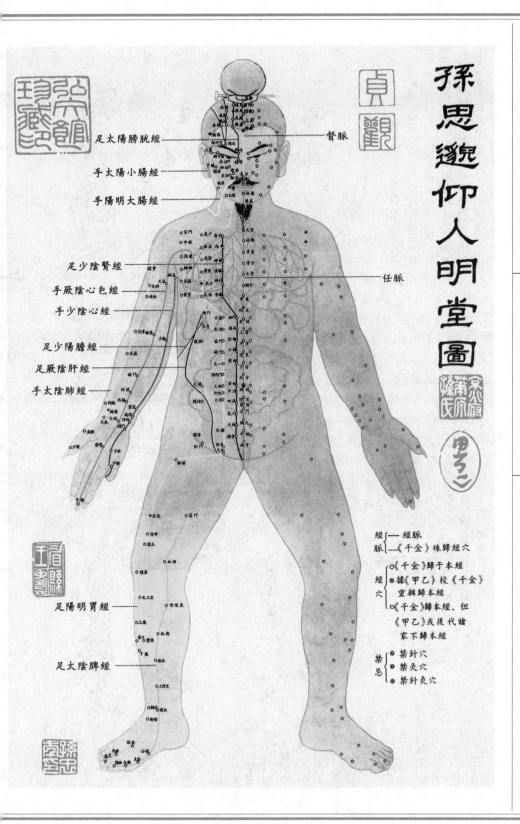

孙思邈仰人明堂图

足太陽膀胱經

手太陽小腸經

手陽明大腸經

足少陰腎經

手厥陰心包經

手少陰心經

足少陽膽經

足厥陰肝經

手太陰肺經

足陽明胃經

足太陰脾經

督脈

任脈

經 ——— 經脈
脈 {……《千金》殊歸經穴

經 { ○《千金》歸于本經
穴 { ◎據《甲乙》校《千金》
       重輯歸本經
     □《千金》本本經，但
       《甲乙》或後代諸
       家不歸本經

禁 { ●禁針穴
忌 { ◎禁灸穴
     ●禁針灸穴

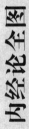

内经论全图

六气

六气即风、寒、暑、湿、燥、火六种气候变化因素。《内经》的六气学说是以自然界的气候变化，以及生物体（包括人体在内）对这些变化所产生的相应反应为基础，从而把自然气候现象和生物的生命现象统一起来，把自然气候变化规律和人体发病规律统一起来的学术观点。

四时

《内经》把人与自然界看成一个整体，自然界的种种变化，都会影响人体的生命活动，即天有所变，人有所应。因而，强调要适应自然变化"顺四时而适寒暑"，避免外邪侵袭，这一观点开辟了中医防病养生的先河。

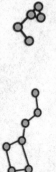
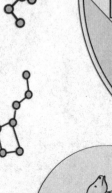
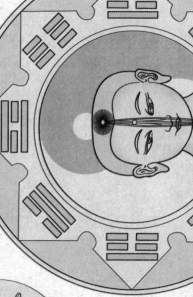
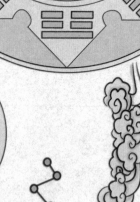
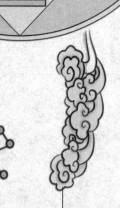
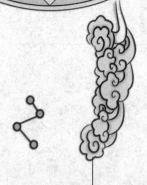

阴阳

《内经》运用阴阳五行思想，将人体自身及人体与外部环境之间看作一个有机整体。阴阳说则侧重于揭示有机整体的动因及其本质联系，而五行说则侧重于揭示有机整体内部诸要素之间的结构关系和普遍联系。二者都代表了对整体要素之间关系的特定理解，从而共同强调了人体及人体与环境之间的有机整体性。

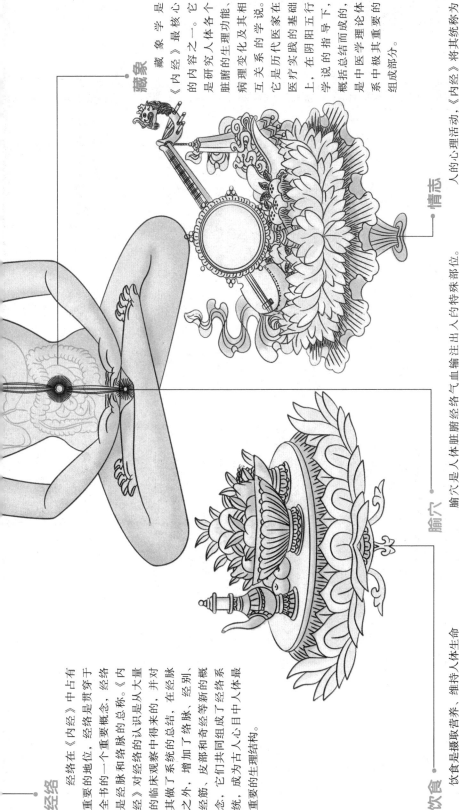

藏象

《内经》最核心的内容之一。它是研究人体各个脏腑的生理功能、病理变化及其相互关系的学说。它是历代医家在医疗实践的基础上，在阴阳五行学说的指导下，概括总结而成的，是中医学理论体系中极其重要的组成部分。

情志

人的心理活动，《内经》将其统称为情志，或叫作情绪，它是人在接触和认识客观事物时，人体本能的综合反映。合理的心理保健是人体健康的一个重要环节。

经络

经络在《内经》中占有重要的地位，经络是贯穿于全书的一个重要概念。经络是经脉和络脉的总称。《内经》对经络的认识是从对其做了系统的观察中得来的，并对其临床观察中得来的，在经脉之外，增加了络脉、经别、经筋、皮部和奇经等新的概念，它们共同组成了经络系统，成为古人心目中人体最重要的生理结构。

腧穴

腧穴是人体脏腑经络气血输注出入的特殊部位。"腧"通"输"，"穴"是空隙的意思。《内经》又称之为"输""会""气穴""气府"等。腧穴是与深邃相结组织器官有着密切联系，互相输通的特殊部位。"输通"是双向的，从内通向外，反映病痛；从外通向内，接受刺激，防治疾病。

饮食

饮食是摄取营养、维持人体生命活动所不可缺少的物质，人体通过饮食，从食物中吸收各种营养物质，化生元气、血、津液，以维持人体正常的生命活动。因此，《内经》说："故谷不入，半日则气衰，一日则气少矣。"

《内经》历史沿革

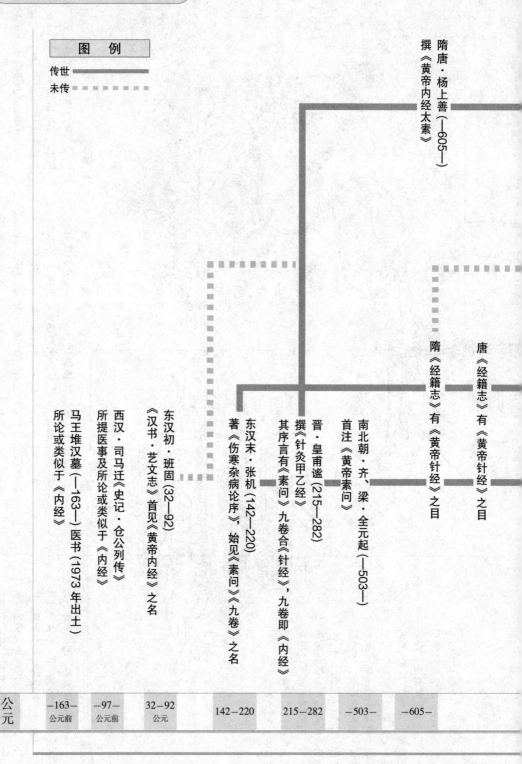

图 例

传世 ━━━━━
未传 ┅┅┅┅

隋唐·杨上善（—605—）
撰《黄帝内经太素》

唐《经籍志》有《黄帝针经》之目

隋《经籍志》有《黄帝针经》之目

南北朝·齐、梁·全元起（—503—）
首注《黄帝素问》

晋·皇甫谧（215—282）
撰《针灸甲乙经》
其序言有《素问》，九卷合《针经》，九卷即《内经》

东汉末·张机（142—220）
著《伤寒杂病论序》，始见《素问》《九卷》之名

东汉初·班固（32—92）
《汉书·艺文志》首见《黄帝内经》之名

西汉·司马迁《史记·仓公列传》
所提医事及所论或类似于《内经》

马王堆汉墓（—163—）医书（1973年出土）
所论或类似于《内经》

公元	—163—公元前	—97—公元前	32—92公元	142—220	215—282	—503—	—605—

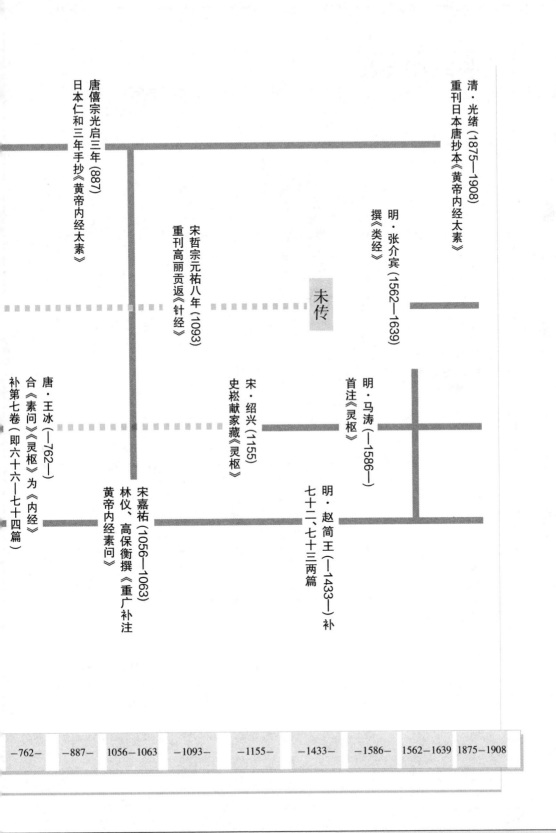

清·光绪（1875—1908）
重刊日本唐抄本《黄帝内经太素》

唐僖宗光启三年（887）
日本仁和三年手抄《黄帝内经太素》

明·张介宾（1562—1639）
撰《类经》

宋哲宗元祐八年（1093）
重刊高丽贡返《针经》

未传

明·马涛（—1586—）
首注《灵枢》

宋·绍兴（1155）
史崧献家藏《灵枢》

唐·王冰（—762—）
合《素问》《灵枢》为《内经》
补第七卷（即六十六—七十四篇）

宋嘉祐（1056—1063）
林仪、高保衡撰《重广补注
黄帝内经素问》

明·赵简王（—1433—）补
七十二、七十三两篇

本书内容导航

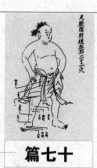

五常政大论篇

本篇论述了五运平气、不及、太过所出现的气候、物候、多发疾病及与其相关联的一些情况，地势高低的气候特点及其对人体健康的影响，六气司天、在泉时气象、物候特点，多发疾病及其治疗方法。

篇七十

篇序号
本书每篇统一用篇号标示，提挈全文。

図解黄帝内经·素问

🌀 五运的平气、不及与太过

黄帝问道：宇宙深远，天空广阔无边，五运循环不息。其盛衰各不相同，损益也随之而变化。希望知道五运中的平气，它的名称是如何产生的，又是怎样定义的？

岐伯回答说：您提出的问题很英明啊！所谓平气，在木中，称为敷和，取敷布和柔之意；在火中，称为升明，取上升而明之意；在土中，称为备化，取广布生化之意；在金中，称为审平，取宁静平和之意；在水中，称为静顺，取静穆和顺之意。

黄帝道：对于五运不及的情况，名称有怎样的变化？

岐伯说：在木中，叫作委和；在火中，叫作伏明；在土中，叫作卑监；在金中，叫作从革；在水中，叫作涸流。这就是五运不及的名称。

黄帝道：那么五运太过呢？

岐伯说：若太过，在木中，叫作发生；在火中，叫作赫曦；在土中，叫作敦阜；在金中，叫作坚成；在水中，叫作流衍。

🌀 平气的物候

黄帝道：怎样判断平气、不及和太过的物候？

岐伯说：您的问题很具体。敷和，即木运平气，木气的特性得到普及，阳气舒展，阴气敷布，五气弘宣平和。木气性质柔和；它的功用表现为或

图解黄帝内经·素问

篇序号
本书每篇统一用篇号标示，提挈全文。

正文
通俗易懂的文字，让你轻松阅读。

314

图解标题

针对内文所探讨的重点图解
分析，帮助读者深入领悟。

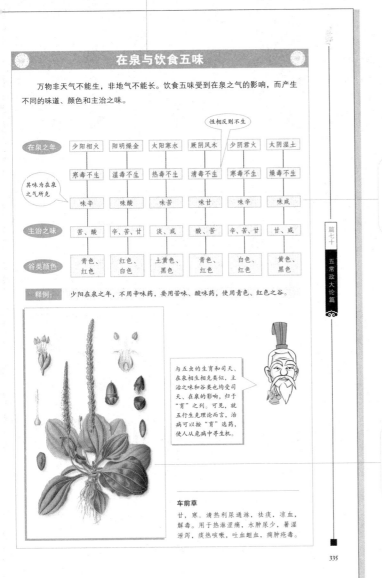

在泉与饮食五味

万物非天气不能生，非地气不能长。饮食五味受到在泉之气的影响，而产生不同的味道、颜色和主治之味。

性相反则不生

在泉之年	少阳相火	阳明燥金	太阳寒水	厥阴风木	少阴君火	太阴湿土
	寒毒不生	湿毒不生	热毒不生	清毒不生	寒毒不生	燥毒不生
其味为在泉之气所克	味辛	味酸	味苦	味甘	味辛	味咸
主治之味	苦、酸	辛、苦、甘	淡、咸	酸、苦	辛、苦、甘	甘、咸
谷类颜色	青色、红色	红色、白色	土黄色、黑色	青色、红色	白色、红色	黄色、黑色

释例：少阳在泉之年，不用辛味药，要用苦味、酸味药，使用青色、红色之谷。

与五虫的生育和司天、在泉相生相克类似，主治之味和谷类也均受司天、在泉的影响，归于"有"之列。可见，就五行生克理论而言，治病可以按"有"选药，使人从危病中寻生机。

车前草

甘，寒。清热利尿通淋，祛痰，凉血，解毒。用于热淋涩痛，水肿尿少，暑湿泄泻，痰热咳嗽，吐血衄血，痈肿疮毒。

图表

将隐晦、生涩的叙述，以清楚的图表方式呈现。此方式是本书的精华所在。

插图

较难懂的抽象概念运用具象图画表示，让读者可以尽量形象直观地理解原意。

篇七十　五常政大论篇

本书内容导航

335

IX

目录

卷三　色诊论

卷四　脉候论

卷五　病能论

卷六　针刺论

卷七　运气论

卷八 论治

附录

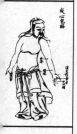

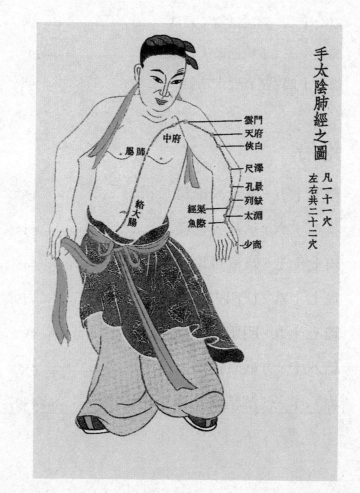

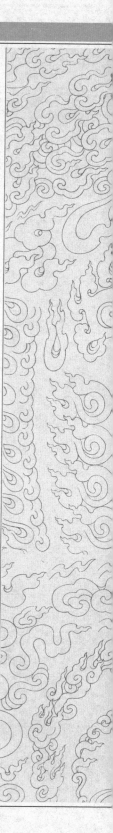

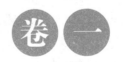

摄 生 论

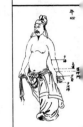

　　本卷首先论述了人的寿命与先天禀赋（即遗传）有关，以及盛壮衰老乃人人如此的客观存在，强调养生的重要性，继而指出四季不同的养生方法总纲——"法于阴阳，和于术数，饮食有节，起居有常"，同时，提出了"不治已病治未病"这一预防疾病的伟大理论。

本章内容提要

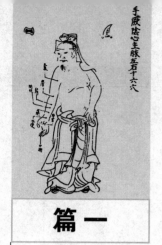

上古天真论篇

本篇通过分析寿命短的主观原因，论述人体生长发育的过程，以及介绍真人、至人、圣人、贤人的养生之道，强调了养生的重要性。

🔥 黄帝

古时候的轩辕黄帝，天生就很聪慧。婴孩时开口说话早；少年时对事物的理解比较透彻；长大以后，既敦厚仁德，又懂礼节约束自己；成年之时，由于功德深厚，所以登上了帝王宝座。

🔥 生之道

黄帝请教天师岐伯说：我听说上古时代的人，年龄都能够超过百岁，而他们的行动不显衰老。而现在的人，五十岁左右，动作就迟缓了，呈现衰老的迹象。这是因为时代环境的差异呢，还是人们违背了养生之道的关系呢？

岐伯回答：上古时期的人，一般都懂得养生之道，能根据天地、昼夜、阴阳、四时的变化来调整、平衡自身的阴阳，并利用静坐、武术和导引等道术来维护身体健康。饮食有节制，作息有规律，不过度劳累，所以能做到形体与精神的协调，活到人类应该有的寿数，超过百岁才死去。现在的人就不是这样了，把酒当作水、甘露琼浆那样贪饮，把不该做的事当作正常的事，酒醉了还常常肆行房事，纵情色欲，因而耗尽了精气，散失了真元。如今的人不知道保持精力充沛、蓄养精神的重要，他们不合时宜地宣泄其精气，贪图一时的快乐，背离了养生真正的乐趣，作息起居也没有一定的规律，所以不到五十岁便衰老了。

上古时期的圣人，教诲人们时常常这样说："对于四季一切可能影响身体健康的邪气风寒等反常气候，要注意适时回避；同时保持心神安定清净，不要有过多的欲望，让体内的真气和顺，精神内守而不耗散。如果能达到这样的境界，疾病又怎么能够侵袭人体呢？所以那时的人们精神闲适，无欲求之心，心境安定，没有恐惧，也不为外物所动。虽然劳作，却也没有觉得疲惫。假若人体内真气平和调顺了，人人就都能随其所欲满足自己的愿望了，无论吃什么食物都感到好吃，随便穿什么衣服都感到满意。人人随遇而安，互相之间不介意地位的高下，因而这样的人就自然朴实。所以不正当的爱好兴趣不能干扰他们的视听，淫乱邪说不能迷惑他们的心志；不论是愚笨的人、聪明的人、贤能的人或地位低下的人，都不害怕外部事物来破坏心灵的安定平和，因此符合养生之道。简而言之，上古时代的人们年过百岁而依然年轻，原因在于他们的养生之道比较完备。

黄帝和岐伯

黄帝和岐伯是《黄帝内经》一书中的两个主角，他们以一问一答的方式诠释了中医学的原理。两人问答中的学问，成为后来的中医学说，也称"岐黄之术"。

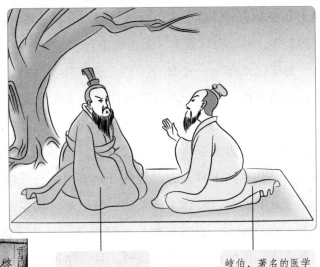

黄帝，姓公孙，名轩辕，五帝之首 —— 岐黄 —— 岐伯，著名的医学家，后人称他为"中华医学鼻祖"

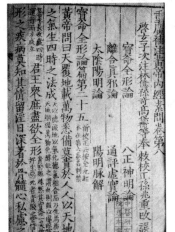

《黄帝内经·素问》书影
明顾从德本 中国中医研究院图书馆藏
　　《黄帝内经·素问》为现存最早的中医理论著作之一，托黄帝之名，约成书于战国时期。其内容以天人相应、阴阳五行、脏腑经络学说为主线，集医理、医论、医方及养生防病等于一体，强调了人体内外统一的整体观念，是中医基本理论的渊源。

🌀 男女生长周期

黄帝接着问：我听说人老了，就不能够再生育子女，这是因为精力耗尽了呢，还是由人类的自然规律所决定的？

岐伯回答：按照一般生理过程来讲，女子以七年为一个发育阶段。女子七岁时，肾脏的精气就开始旺盛，牙齿更换，毛发渐盛。到了十四岁左右，能促进生殖功能的天癸开始发育成熟，任脉通畅，冲脉强盛，月经按时而来，所以能够生育子女。二十一岁左右，肾气平和，智齿长出，身体发育基本成熟。到了二十八岁左右，筋骨强健，毛发浓密，身体非常强壮。到了三十五岁左右，阳明经脉渐渐衰弱，面部开始出现皱纹，头发开始脱落。到了四十二岁左右，三阳经脉衰老，面部枯槁，头发变白。到了四十九岁左右，任脉空虚，冲脉衰微，分泌的雌性激素减少了，天癸枯竭，月经断绝，所以身体衰老，就不能生育了。

男子以八年为一个发育阶段。男子八岁左右，肾气开始充实，头发长长，牙齿更换。到了十六岁左右，性生理开始成熟，精气充满，已能排精，于是男女阴阳交合，就能够生育子女了。到了二十四岁左右，肾气平和，筋骨强健，智齿生长，身体非常强壮。到了三十二岁左右，筋骨粗壮，肌肉结实。到了四十岁左右，肾气开始衰退，头发脱落了，牙齿松动了。到了四十八岁左右，身体上部阳明经气衰竭，面色憔悴，头发鬓角斑白。到了五十六岁左右，肝气衰微，筋脉僵化，导致手脚运动不如以前灵便了，天癸枯竭，精气很少，肾脏衰败，身体精神都感到疲惫。到了六十四岁左右，牙齿和头发大部分脱落。就人体五行而言，肾脏主水，它承接五脏六腑的精华而贮存起来；只有五脏旺盛，肾脏的精气才能够充满外泄。后来年老，五脏也衰老了，筋骨没有力量，天癸竭尽，所以头发鬓角都白了，身体沉重，走路也有点失衡，无法生育子女了。

成长与衰老的周期

男子和女子的一般生理过程略有不同，女子以七年为一个发育阶段，男子以八年为一个发育阶段。

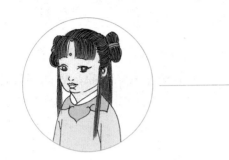

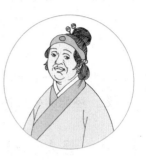

	七年	七年	十四年	七年	七年

女子 七岁 / 十四岁 / 二十一岁 / 三十五岁 / 四十二岁 / 四十九岁 → 已衰老

"齿更发长"，处于发育阶段	自十四岁始，出现"月事以时下"	自二十一岁始，生长发育成熟，形体高矮已定型	自三十五岁始，"发始堕"，人体开始走向衰老	至四十九岁，"天癸竭"，"地道不通"即绝经

	八年	八年	十六年	八年	十六年

男子 八岁 / 十六岁 / 二十四岁 / 四十岁 / 四十八岁 / 六十四岁 → 已衰老

"发长齿更"，处于发育阶段	自十六岁始，"天癸"发育成熟，从此时开始，男女交合，即可生育	自二十四岁始，"真牙生而长极"，说明生长发育成熟，形体高矮已定型	自四十岁始，"发堕齿槁"，人体开始走向衰老	至六十四岁，"天癸竭"，已不能生育了

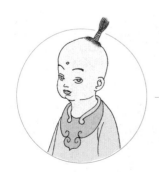

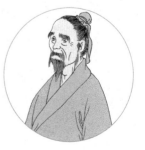

黄帝又问：有的人已经很老了，还能够生育孩子，为什么呢？

岐伯说：这是因为他们的先天禀赋超常，气血经脉畅通，肾脏精气过剩。这类人虽然能够生育，但男子不超过六十四岁，女子不超过四十九岁。到那时，精气就竭尽了。

黄帝继续问：注重养生的人，如果活到一百岁，还能不能生育孩子呢？

岐伯答：经常注意养生的人，老龄化来得要晚一些，年龄虽然很大，但仍没有掉牙、面色憔悴、头发变白、走路不稳等衰老现象，因此即使达到了高龄，还能够生育孩子。

真人、至人、圣人和贤人

黄帝说：我听说上古时代的"真人"，他们洞悉自然界的规律，掌握阴阳变化的机理，吸收吐纳精气，独立修道，精神内守以养精气，使筋骨筋肉与整个身体达到高度的协调，所以他们与天地同寿，没有终结之日，这就是"与道共生"。

中古时代除了"真人"外，还有"至人"。他们敦厚淳朴，养生方法齐全，能够契合阴阳的变化，适应四时气候的交替变换，避开世俗的纷扰，聚精会神，保全神气，畅游于天地之间，其视觉和听觉，四通八达。这延长了他们的寿命，强健了他们的身体。这种人也可以归属到"真人"的行列。

还有另一类"圣人"，他们安然平和地处于天地之间，能够顺应各种气候变化，其欲求和嗜好都符合世俗社会的要求。他们没有世间俗人的恼怒情绪，行为也没有脱离社会，但行为举止又不仿效世俗之人。在外不让身体过度劳累，在内不让思想有过多的忧虑，以恬静快乐为根本，以悠然自得为目的，所以他们的身体不容易衰老，精神也不会耗散，寿命就可达到百岁以上。

再就是"贤人"，能够遵循天地、日月、星辰运行的规律；不是违逆而是顺从阴阳的变化，根据四季气候的不同及寒暑的变化来调养身体，从而符合上古真人的养生之道。这样就可以延长他们的寿命，但终究是有极限的。

真人是修真得道之人，能长生不老而登云天；至人是有至德之人；圣人是无所不能的人；贤人是德善才多胜常人者。这四种人的特点决定了养生层次的不同。

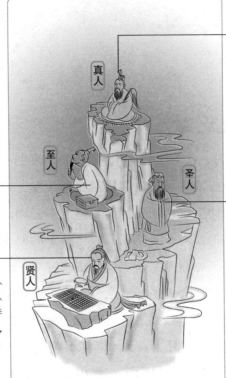

洞悉自然界的规律，掌握阴阳变化的机理，他们与天地同寿，"与道共生"。

养生方法齐全，能够契合阴阳的变化，适应四时气候的交替变换，能够延长寿命、强健身体。

安然处世，能够顺应各种气候变化，外不过度劳累，内不过多思虑，寿过百岁。

遵循天地、日月、星辰运行的规律，顺从阴阳的变化，根据四季气候变化来调养身体，可延寿。

篇一

上古天真论篇

1 **天人相应：**《内经》养生的基础是天人相应，"天真""真气""真人"等讨论的是崇尚自然天然之真，揭示的是自然与人和谐统一关系的重要性

2 **恬淡虚无、淳德全道：**体现的是对自然无为的道德精神境界的追求，《内经》理论重视精神调摄，其核心是道德修养，反身修德、"百行周备"

3 **自然无为：**主张寓养生于日常生活之中，养生长寿当以自然平常之心，而不可刻意求之，自然淡泊之中自有养生之乐，所谓"以恬愉为务""美其食，乐其俗"，平静平和的心态有益于健康

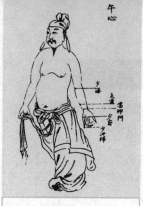

四气调神大论篇

本篇论述了四季不同的养生方法，即春生、夏长、秋收、冬藏，以及违背四时养生规律所产生的危害。

篇二

四季调神养生之道

春三月（农历正月、二月、三月），是万物萌发的季节，天地间万物复苏，欣欣向荣，人们应晚睡早起，起床后松开头发，到庭院里散步，舒展身体，神志随着春天的生机而勃发。而对待万事万物，也要符合春天生机蓬勃的特点，让它们生长而不要扼杀，应当给予的就不要剥夺，应当增加的就不要减少。这才是对春天生长之气的正确呼应，也是身体养生的必经之路。若违背这个道理就会损伤肝脏之气。由于春天阳气不生，到了夏天阳气则不长，那么就会出现虚寒之证，适应夏季的生长之气就少了。

夏三月（农历四月、五月、六月）是草木茂盛、万物秀美的季节。这时，天气下降，地气上升，天地阴阳之气相交，万物开花结果。人们应该晚睡早起，不要厌恶白天太长太热，应让心中充满愉悦，心态平和；让万物成长，使体内的阳气能够向外散发。假设能够调理生气，疏通暑气，这就是适应夏天调养"长气"的道理。如果违背了这个原理，心气就会损伤，到了秋天就会生病，造成"收气"的能力减弱，冬天就会重复发病。

秋三月（农历七月、八月、九月）是万物成熟收获的季节，形态都已处于平定。天气转凉，秋风劲急，暑热尽消，地气肃清。此时应该早睡早起，与鸡的作息时间保持一致。精神情绪要保持宁静稳定，以舒缓秋天的肃杀之气。同时收敛神气，使秋气得以平息；不要胡思乱想，让肺气畅通。这符合秋天"收气"的道理。如果违背了这个道理，就会伤及肺气，冬天时会生消化不良的腹泻病，这样阳气在冬季不能储存，人们适应冬天的能力就会降低。

图解黄帝内经 素问

冬三月(农历十月、十一月、十二月)是万物闭藏、生机潜伏的季节。河水结冰，大地冻裂。在如此恶劣的外界环境下，人们不要轻易扰动体内的阳气，为避免寒气侵袭，应早睡晚起，等到阳光出现时再起床。要使自己的思想情绪平静，仿佛埋藏起来一样，又像有私心一般，还好像有所收获却又不露声色。同时还必须注意避寒，尽量在温暖的地方生活，不要轻易让皮肤出汗而损耗阳气，这就是冬天藏气的调养方法。违反了这个道理则会损伤肾气，到了下一年春天，会得痿厥证，这样春季的阳气生长得就少。

四季养生之道

《内经》所倡导的养生之道，是顺应四季的变化，随春而"生"，应夏而"长"，迎秋而"收"，临冬而"藏"，将人体身心与天地四时相应合，达到与天地同寿的养生目的。

 春 阴气下降，阳气上升

此图展现了春天是万物萌发的季节，天地间万物复苏，欣欣向荣。《黄帝内经》提到，对应于春季"生"的特点，要让万物自然生长而不要扼杀，此时人们应晚睡早起，舒展身体，调养肝的生发之机。

 夏 阳气最盛

此图生动地描绘了夏季的景象，根据《黄帝内经》，对应夏季"长"的特点，人们要心情愉悦，注意调理心脏。

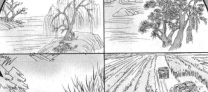

冬 阴气最盛

此图展现了冬季万物敛藏、生机潜伏的景象。对应于这个季节"藏"的特点，这时人们不要扰动体内的阳气，而要固摄肾气，养精蓄锐。

秋 阳气下降，阴气上升

此图描绘了秋收时节一片繁荣的景象。《黄帝内经》提倡在这样的季节要符合"收"的特点，在养生上，人们要注意收敛润肺。

因此，应该在春夏季养阳、秋冬季养阴，以与自然界的变化相适应。

✿逆四时阴阳

天气是清净光明的，促进万物生长的力量含而不露，生生不息，所以才能长盛不衰，万古长存。如果天过于显露光明，那么日月的光辉就没有了，在阴霾晦暗的条件下，邪气将乘虚而入，酿成灾害，从而出现阳气不通、阴气遮蔽光明等情景。云雾不升，雨露就不能正常下降，上下不互相流通，阴阳不相交，则万物的生长发育就不能按时进行，即使是生存能力很强的巨大的树木也难免枯萎而死。像这样的邪恶之气不散发、风雨不调和、白露不下降，那么草木就会干枯，不再繁茂。再加上肆虐万物的狂风暴雨无规律地侵袭，破坏了自然界的秩序，使天地四时不能保持其平衡，违背了万物生长的规律，万物的生命没到一半便都夭折了。在此情况下，只有注重养生的圣人能够适应环境，身体没有疾病。万物若能适应此类变化，它们的生命力就不会枯竭。

如果与春天的养生原则不相符，少阳之气就不能生发，从而肝气内伤而发生病变；违背了夏天的养生原则，太阳之气就不能生长，心气自然就虚弱；如果与秋天的养生原则不同，太阴之气就不能收敛，肺气就焦躁而产生胀满；与冬天的养生原则相逆，少阴之气就不能潜藏，肾气就会衰弱。可见春夏秋冬、四时阴阳，是万物生长收藏的根本。所以圣人春夏保养阳气，秋冬保养阴气，从根本上维护身体健康，就能够和万物共同适应生长的规律。如果违反了这个根本，就会伤害本元，损耗真气。因此，四时阴阳是万物的终始、死生的根本。违反它，则会产生灾害；顺从它，就不会生重病，这就是获得了养生的真谛。但这种养生之道只有圣人才能奉行，愚笨的人却往往南辕北辙。因此，遵从阴阳的规律就能生存，违背了阴阳之道就会消亡；顺从它就容易治理，违反了它就会产生混乱。如果经常违逆规律，就会发生内乱。

所以圣人不强调生病以后的治疗，而重视没有病以前的预防。像治理国家一样，不要等国家动乱了才去治理，而要在没有动乱之前加以防范，就是这个道理。如果病已生成再去治疗，动乱已发生再去治理，就像口渴了才想挖井、临阵战斗时才去铸造兵器，这岂不是太晚了吗？

正常情况下，阴阳对立统一，运动有度、有序、适时、当位、和谐；如果阴阳运动失度、失序、失时、错位、不谐，这样便是阴阳失调了。

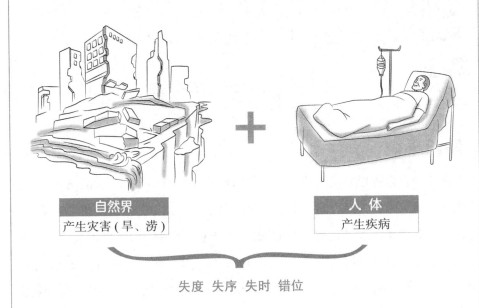

自然界
产生灾害（旱、涝）

人体
产生疾病

失度　失序　失时　错位

阴阳失调

从根本上说，疾病的本质是"阴阳失调"，是阴阳和谐受损害的结果！

阴阳失调的基本表现："寒""热"

阴阳失调，主要是指：

● 阴／阳的过剩——阴盛／阳盛　　● 阴／阳的不足——阴虚／阳虚

阳过剩＝阳盛，阴过剩＝阴盛　　阳不足＝阳虚，阴不足＝阴虚

阳虚则（外）寒，阴虚则（内）热　　阳盛则（外）热，阴盛则（内）寒

"寒""热"是阴阳失调的基本特征和表现！

从自然现象和生活体验看：

● 夏天＝阳盛，阴相对不足——热　　● 冬天＝阴盛，阳相对不足——寒

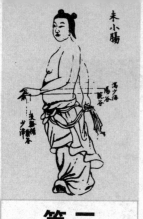

生气通天论篇

本篇讲述了人们应当顺应天时的变化进行调养，强调阳气在人体中有重要的作用，列举了阴阳失调所引起的疾病，提出了调和阴阳对保持健康的重要性，还有五味太过对身体健康的影响。

阴阳平衡

黄帝说：自古以来，人的生命之气与自然界相通相合是养生的根本，这就是阴阳平衡。因而天地之间，上下东西南北之内，无论是地之九州，还是人的九窍、五脏、十二关节，都自然和天之气相通。天地阴阳衍化为金、木、水、土、火五行，表现为湿、燥、寒三种阴气和风、暑、火三种阳气，如果人们屡次触犯五行及三阴三阳之气，邪气就会伤害人体。这就是寿命折损的根本原因。

所以天空清净蔚蓝，人的意志就平和温顺。如果适应了天气的变化，就能固守阳气，即使有贼风邪气，也不会危害人体。这就是适应四季气候变化次序的结果。所以养生的圣人领悟其实质，顺应天气，而通达于神明。如果不这样，就会内使九窍不通，外使肌肉壅塞，保卫身体的阳气就消散了。这样就伤害了自己，阳气也因此受到削弱。

阳气的重要性

人体内的阳气，就像天上的太阳。如果人体的阳气失常，人就会折寿而不能彰显生命力。天不停地运行，是因为太阳的光明，所以，阳气也随太阳之出而上浮体表来保护肌肤不受风寒。

受寒气侵袭，阳气就像门户的开关一样相应阻挡，如果日常的起居受到了惊动，阳气就会向外浮越，不再固密了。如果为暑气所伤，就会多汗、烦躁，甚至喘息有声，而不喘时就多言多语，叨叨不休，身体热得像燃烧的炭，直到出汗才能消退。如果伤于湿邪，那么头部就会沉重，好像有东西裹着一样。如果湿热不能及时排除，就会出现大的筋脉收缩变短，小筋松弛变长。缩短的筋造成肌肉收缩，不能伸展自如；松弛的筋造成肌肉无力，不能运动了。如果由风邪所伤，可导致水肿。如果四肢交替肿胀，便会导致阳气渐趋衰竭。

人在过度疲劳的情况下，阳气就会紧张亢奋，这必然使阴精耗竭。如果长时间积累，到了夏天，就会导致阳盛阴虚的昏厥证。其症状是眼睛昏蒙看不清，耳朵闭塞听不见。病情严重得就像堤坝溃决，水流汹涌，不可阻挡。另外，人体中的阳气，在大怒时气血逆乱，血液瘀积于头部，使人发生猝然昏厥；假若伤及筋脉，筋脉就会松弛无力而不能随意运动，偏于半边身出汗，日久就会半身不遂。汗出后，如果受到湿邪侵袭，就会生疮疖、汗疹和痱子。经常偏爱肉食美味的人，生疔疮就像拿空器皿一样容易。哪条经脉虚，就从哪条经脉发生。如果劳动以后，汗出遇风，寒气侵袭皮肤，面部会生粉刺，时间久了就变成了痤疽和疮疖。

阳气在人体里，内化为精微，可以养神，柔和则可以养筋。如果阳气的功能失调，就会造成皮肤汗孔的开合失控，寒气可以乘虚而入；如果滞留在筋脉中就会造成佝偻不能直立；如果深入到血脉中，血脉凝阻，就会形成瘘疮；若滞留在肌肉之间，就会通过经络影响脏腑，会出现容易恐惧和惊骇的症状；如果寒邪影响气血，使营气不能正常运行，堵塞在肌肉之中，就会形成痈肿。人体在出汗未尽的时候，皮肤汗孔张开，体内阳气外散，身体虚弱，这时如果有风邪侵入，汗孔随之闭合，就会把邪气留在体内，因而容易生风疟病。

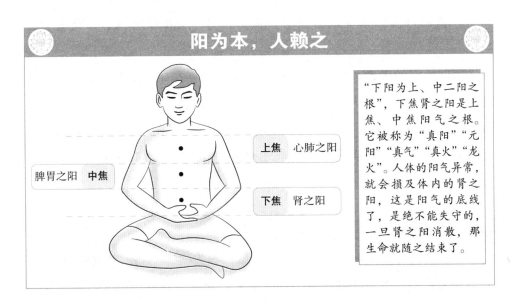

阳为本，人赖之

上焦　心肺之阳

脾胃之阳　中焦

下焦　肾之阳

"下阳为上、中二阳之根"，下焦肾之阳是上焦、中焦阳气之根。它被称为"真阳""元阳""真气""真火""龙火"。人体的阳气异常，就会损及体内的肾之阳，这是阳气的底线了，是绝不能失守的，一旦肾之阳消散，那生命就随之结束了。

🔥 风为百病之始

因此，风邪是导致多种疾病的直接原因。清静安闲，肌肉自然具有较强的抵抗力，能阻止风邪，纵然有厉害的邪风，也不能侵袭。这就是遵循季节变化的规律、有效保护调养阳气的缘故。

病久了，体内就会发生变化，到了上下气息不流通时，那时即使有良医，也治不好了。所以阳气过分蓄积，也会致死，必须用泻法消散阻隔。如果不是迅速正确治疗，而是粗心大意忽略病情，必然会引起死亡。人体中的阳气，主要保护着人体的外部不被邪气所伤。天亮时，人的阳气开始产生；中午时阳气最旺盛；日落时，阳气逐渐减少，汗孔也随之关闭。所以此时就应当休息，使阳气收敛，才能抗拒邪气。不要扰动筋骨，不要接近雾露，如果违背了阳气在早、中、晚这三个时间的运行规律，身体就会生病而憔悴不堪。

岐伯说：阴气内蓄藏精气，同时扶持阳气。阳气保卫人体外部而使身体坚固不受邪气侵害。假设阴不胜阳，那么脉流就会迅疾，若合并到一处则神志狂乱；如果阳不胜阴，那么五脏之气就不协调了，以致九窍不通。所以圣人主张阴阳平衡、不偏不倚，因而筋脉舒和、骨髓坚固、气血畅通，这样就能够内外调和，邪气不侵袭，耳聪目明，气血的运行也就正常了。

一旦阴阳失调，风邪侵入，精气就会受损，肝脏也会受到伤害。如果在这种情况下，吃得过饱，胃肠的筋脉就会横逆损伤，出现肠澼或变为痔疮；饮酒过度，肺气就会上逆；强力行房，会损伤肾气，腰椎骨就会受伤。

阴阳协调的关键，在于阳气密，身体才健康。如果阴阳失去平衡，就好像一年之中只有春天而没有秋天，只有冬天而没有夏天一样。因此可以这样说，阴阳调和，是圣人最好的养生方法。如果阳气过强，不能密藏，那么阴气就要损耗。阴气平和，阳气密藏，精神就会协调旺盛。如果阴阳分离，那么精气也就随之而竭尽了。

🔥 风暑湿寒

风邪侵袭身体，就会生寒热病。所以，春天伤于风邪，邪气滞留不去，到了夏天就会出现痢疾病。夏天伤于暑邪，潜藏于体内，到了秋天，就会生疟疾病。秋天伤于湿邪，到了冬天，就会随湿气上逆于肺而咳嗽，甚至转为痿厥这样的重病。冬天被寒邪所伤害，到了春天，必然会生温热病。所以说，风寒暑湿四时邪气，都会损害五脏。

🔥 过食五味

　　阴精的产生，来源于对饮食五味的摄取。但是，贮藏精血的五脏，又可能因过食五味而受伤。过食酸味的东西，会使肝气偏盛，脾气因受到克制，而呈现衰弱。过食咸味的东西，大骨就会受伤，肌肉萎缩，心气也会抑郁。过食甜味的东西，会使心气烦闷、气喘、面色黑、肾气不能平衡。过食苦味的东西，会使脾气受伤，消化不良，胃部就要胀满。过食辛味的东西，会使筋脉渐渐松弛，精神也就颓废。所以五味应当调和适当，使骨骼强健，筋脉柔和，气血流通，腠理固密，这样骨气便刚强。总之，只要严格地按照养生的方法去做，就可以健康长寿。

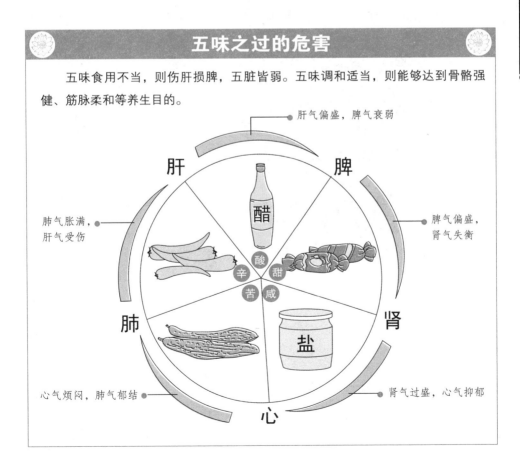

五味之过的危害

　　五味食用不当，则伤肝损脾，五脏皆弱。五味调和适当，则能够达到骨骼强健、筋脉柔和等养生目的。

肝气偏盛，脾气衰弱

肝　脾

肺气胀满，肝气受伤

醋

脾气偏盛，肾气失衡

酸　甜
辛　咸
苦

肺　肾

盐

心气烦闷，肺气郁结

心

肾气过盛，心气抑郁

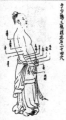

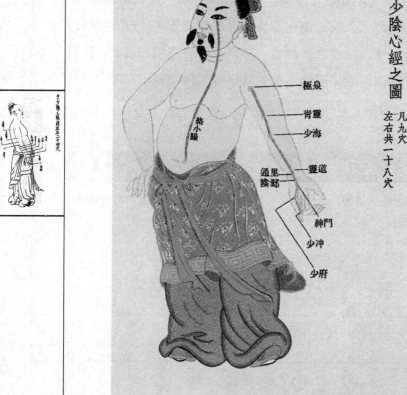

手少陰心經之圖

凡九穴
左右共一十八穴

極泉
肯靈
少海
靈道
通里
陰郄
神門
少冲
少府

絡小腸

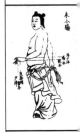

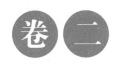

藏象论

　　本卷论述了人体是以脏腑为中心，以经络相互联系的整体观，同时提出人与自然也是对应统一的"天人相应"理念，介绍了人体脏腑的功能及相互关系，以及阴阳失调致病的论断，并指出"肾"为人体生长衰老的根本，保养肾气是延年益寿的重要原则。

本章内容提要

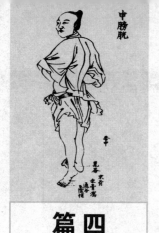

金匮真言论篇

篇四

本篇论述了五脏与四时气候的对应关系，天之阴阳与人体四时阴阳属性，以及四时五行与人体五脏、六腑、九窍的对应关系。

🔥 四时、气候与人体疾病

黄帝问：自然界有八方的风，人的经脉受邪会产生五风，这是指什么呢？

岐伯回答说：八方不正常的气候发出八方的邪风，从而影响经脉，产生五风，触动五脏，因而发病。邪气引发的疾病，是一年四季的气候之间相互制约的结果，即春木克长夏土，长夏土克冬水，冬水克夏火，夏火克秋金，秋金克春木。

春季刮东风，病变常发生在肝部，表现为颈项疼痛。夏季刮南风，病变常发生在心，表现为胸胁不适。秋季刮西风，病变常发生在肺，表现为肩背酸楚。冬季刮北风，病变常发生在肾，表现为腰酸腿疼。长夏五行为中央土，病变常发生在脾，表现为脊背的疾病征兆。

因此，春季生病，病多在头部；夏季生病，病多在心脏；秋季生病，病多在肩背；冬季生病，病多在四肢。所以春天多出现鼻塞和流鼻血，夏天多发胸胁疾病，长夏易因脾脏虚寒出现腹泻病，秋天多生风疟病，冬天容易手脚冰冷麻木。从而可知，注意养生的人，冬天不会做剧烈运动，尽量做到藏阴潜阳，那么春天就不会发生鼻塞、鼻出血的疾病及颈项病，夏天就不会得胸胁部疾病，长夏就不会生腹泻病，秋天就不会得风疟病，冬天就不会手脚麻木、腹泻和汗出过多。

🔥 阴阳

精气是身体的根本，所以冬季注意藏精保肾，春天就不易生温热病。炎热的夏天应出汗散热，如果不出汗，到了秋天就会得风疟病。这就是一般人所知道的诊病方法。所以说，阴中有阴，阳中有阳。从黎明到中午，为阳中之阳；从中午到傍晚，为阳中之阴；从傍晚到鸡鸣，为阴中之阴；从鸡鸣到黎明，为阴中之阳，人的阴阳之气与天地的阴阳是相对应的。

关于人体的阴阳，外部为阳，内部为阴。对于躯干来说，背部为阳，腹部为阴。对于脏腑来说，肝、心、脾、肺、肾五脏都为阴，而胆、胃、大肠、小肠、三焦和膀胱六腑都为阳。要了解阴中之阴、阳中之阳，原因是什么？由于冬病发生在阴，夏病发生在阳，春病发生在阴，秋病发生在阳，所以应按照疾病所在部位的阴阳属性来施行针灸或药石治疗。背部为阳，阳中之阳是心，阳中之阴是肺；腹部为阴，阴中之阴是肾，阴中之阳是肝，阴中之至阴是脾。综上所述，这都是人体阴阳表里、内外、雌雄的相互对应关系，也符合自然界四时昼夜的阴阳变化规律。

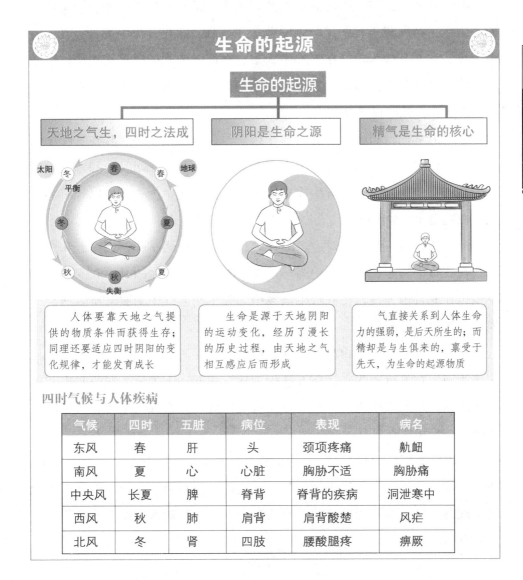

生命的起源

生命的起源

| 天地之气生，四时之法成 | 阴阳是生命之源 | 精气是生命的核心 |

人体要靠天地之气提供的物质条件而获得生存；同理还要适应四时阴阳的变化规律，才能发育成长

生命是源于天地阴阳的运动变化，经历了漫长的历史过程，由天地之气相互感应后而形成

气直接关系到人体生命力的强弱，是后天所生的；而精却是与生俱来的，禀受于先天，为生命的起源物质

四时气候与人体疾病

气候	四时	五脏	病位	表现	病名
东风	春	肝	头	颈项疼痛	鼽衄
南风	夏	心	心脏	胸胁不适	胸胁痛
中央风	长夏	脾	脊背	脊背的疾病	洞泄寒中
西风	秋	肺	肩背	肩背酸楚	风疟
北风	冬	肾	四肢	腰酸腿疼	痹厥

五脏与四时对应关系

黄帝问：五脏和四时相对应，都相互有影响吗？

岐伯答：有。东方为青色，与肝相对应。肝开窍于双目，精内藏于其中，发病多为惊骇。肝在五味中为酸，属草木类，在五行中为木，在五畜中为鸡，在五谷中为麦，在四时中属太岁星，所以春气上升，病在头部。因为肝在五音中为角，在五行生成数中为八，在五气中为臊，所以发病在筋脉处。

南方为赤色，与心相对应。心开窍于舌，是指舌为心之外候，又称舌为心之苗，精气藏于其中，所以发病多在五脏。其在五味中为苦，在五行中为火，在五畜中为羊，在五谷中为黍，在四时中和荧惑星相对应。由于心属火，在五音中为徵，在五行生成数中为七，在五气中为焦，心有病多半会发生在血脉和心脏方面。

中央为黄色，和脾相对应。脾开窍于口，精华藏于脾。其在五味中为甘，在五行中为土，在五畜中为牛，在五谷中为稷，在四时中和镇星相对应，在五音中为宫，在五行生成数中为五，在五气中为香。所以脾有病会发生在肌肉和舌根部位。

西方为白色，和肺相对应。肺开窍于鼻，精华藏于肺。其在五味中为辛，在五行中为金，在五畜中为马，在五谷中为稻，在四时中和太白星相对应，在五音中为商，在五行生成数中为九，在五气中为腥。所以病会出现在背部和皮毛方面。

北方为黑色，与肾相对应。肾开窍于耳及二阴，精华藏于肾。其在五味中为咸，在五行中为水，在五畜中为猪，在五谷中为豆，在四时中和辰星相对应，在五音中为羽，在五行生成数中为六，在五气中为腐。生病多在四肢关节和骨质方面。

所以精通切脉诊断的人，一定要审慎明察五脏六腑的气血逆顺的变化，还有阴阳、表里、雌雄的规定，牢记心中，以达到精微之处。不是有志于这方面的人士，不要传授给他；不是真正潜心研究的人，也不要传授，这是修身得道、治国医病的根本道理。

五脏、四时与发病

方向	东	南	中央	北	西
颜色	青	赤	黄	黑	白
五脏	肝	心	脾	肾	肺
开窍	双目	舌	口	耳、二阴	鼻
五味	酸	苦	甘	咸	辛
五行	木	火	土	水	金
五畜	鸡	羊	牛	猪	马
五谷	麦	黍	稷	豆	稻
星宿	太岁星	荧惑星	镇星	辰星	太白星
五音	角	徵	宫	羽	商
数	八	七	五	六	九
五气	臊	焦	香	腐	腥
发病	筋脉	血脉和心脏	肌肉和舌根	四肢关节和骨质	背部和皮毛

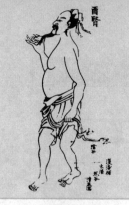

阴阳应象大论篇

本篇论述了阴阳的对立统一，说明了阴阳的特性、作用、相互转化及阴阳失调所引起的疾病，也阐述了自然现象及人体生理病理变化的五行归类，阴阳学说在疾病诊断和治疗中的作用。

阴阳学说

黄帝说：阴阳是自然界的一般规律，是演绎和归纳一切事物的准则，是万物发展变化的根本，是万物生长、灭亡的起源。治疗人类万物的疾病，必须以阴阳为根本。所以阳气积聚上升，构成天；阴气凝聚下降，构成地。阴代表静，阳代表动；阳表示萌发，阴表示成长；阳像秋天的杀伐，阴像冬天的收藏。阳是万物变化生成之气，阴是构成万物形态的元素。寒到极限会变热，热到极限会变寒，寒气会生成浊阴，热气会生成清阳。清阳之气在下而不上升，就会生飧泄病；浊阴之气在上而不下降，就会生肿胀病。这就是阴阳发生反常的变化，导致疾病产生逆证和顺证的道理。

阴阳相互转化

清阳之气上升成为天，浊阴之气下降成为地。地气上升蒸发为云，天气下降变成雨；雨是由地气转变而来，云由天气蒸发而来。从人体的角度来说，清阳之气出自于上窍，浊阴之气出自于下窍。清阳之气来自于腠理，浊阴之气运行于五脏。清阳之气充实于四肢之中，浊阴之气则行走于六腑之间。

水的性质为阴，火的性质为阳。阳为无形的气，而阴为有形的味。饮食五味滋养了身体，身体的生长又形成气化活动。这种气化滋养了人体的阴精，阴精又产生气的化生。身体依靠五味营养而成形，食物转化后形成阴精，阴精之气又转而滋养形体。所以说，饮食不节制，营养也能伤害形体，真气反过来也能损伤阴精；阴精转化为真气，真气又可能被营养五味的不协调破坏。

阴阳之属性

阴阳属性分类表

阳	运动	外向	上升	温热	明亮	无形	功能	兴奋	推动	温煦
阴	静止	内守	下降	寒冷	晦暗	有形	物质	抑制	凝聚	滋润

将阴阳的相对属性引入医学领域，即是将对人体具有推动、温煦、兴奋等作用及特征的事物与现象统属于阳；将对人体具有凝聚、滋润、抑制等作用及特征的事物与现象统属于阴。

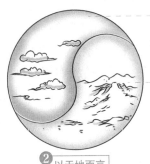

天气清轻，上升为阳

地气重浊，下降为阴

❷ 以天地而言

炎热、温暖为阳

寒冷、凉爽为阴

白昼光明为阳

夜晚黑暗为阴

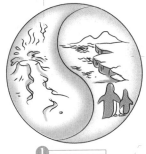
❶ 以寒暑而言

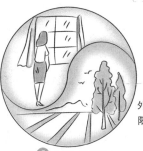

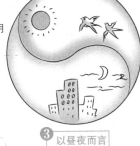
❸ 以昼夜而言

内部难见
阳光为阴

外部易显于
阳光为阳

❻ 以内外而言

功能无形而
外显为阳

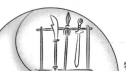
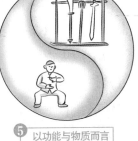

物质有形而
内守为阴

火性炎热而
上腾为阳

水性寒凉、滋
润而下行为阴

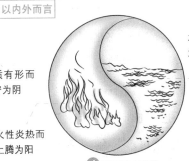

❺ 以功能与物质而言

❹ 以水火而言

味的性质为阴，其从下窍出来；气的性质为阳，其从上窍排出。味厚的性质为纯阴，味薄的性质为阴中之阳；味厚会促使人排泄，味薄能使肠胃疏通。气厚的性质为纯阳，气薄的性质为阳中之阴；气薄能够发泄邪气，气厚会生热。火气太壮，会使元气衰弱，而火气少却能使元气旺盛。壮火过盛，就会损害元气，而元气只需要正常火气很少的阳气，所以过度旺盛的壮火，会耗散元气，正常少火的阳气却使元气增强。五味中，辛、甘具有发散作用，为阳；酸、苦且有上涌下泻效果的，为阴。

阴阳失调

在人体内，正常情况下，阴阳是相对平衡的。如果阴气占优势，阳气必然会受到损害。反过来，阳气占优势，阴气也必然会受损害。阳气偏重就会生热病，阴气偏重就会生寒证。寒到极限，又会出现热病现象；热到极限，又会出现寒病现象。寒气能伤害身体，热邪能伤害人的元气。元气受伤，就会使人感到疼痛；身体受伤，就会肌肉肿胀。所以先疼痛而后肿胀的，就是因为元气损伤影响到身体了；如果是先肿胀后疼痛，那是由于身体损伤而后关联到元气了。风邪太严重，身体动摇、颤抖，手足痉挛；邪热太盛，肌肉就会出现红肿；燥气太旺，津液明显减少，渐渐就会口干舌燥；寒气太过，就会发冷；湿气太重，就会泄泻。

四时阴阳与身体内部的对应关系

自然界有春、夏、秋、冬四季，对应金、木、水、火、土五行的变化，以顺应春生夏长、秋收冬藏的时令，同时产生寒暑燥湿风五种气候的变化。人有肝、心、脾、肺、肾五脏，化生出五脏之气，转化为喜、怒、悲、忧、恐五种情绪。所以喜怒的情绪损伤气，而寒气热气侵袭，则会损伤身体。大怒伤阴气，大喜伤阳气。最可怕的是气逆上冲，血脉阻塞，气与身体分离。喜怒如果不加以节制，过度违背寒暑节气的生活规律，生命就有危险了。因此，阴气过旺就会转化为阳；而阳气过盛，必然会转化为阴。所以说冬天寒气侵袭过多，到了春季就容易发生热性病；春季患了风寒，到了夏季就容易生飧泄病；夏季如果暑气过重，那么秋季就容易生疟疾病；假设秋季感染湿气过重，冬季就会出现咳嗽的症状。

黄帝问：我听说古时候的圣人，探讨人体的形态，按脏腑的阴阳分类，细察经脉的分布，观察十二经脉的会合，各自都按着其经络循环运行。气穴产生的部位，都有它自己的名称；肌肉和关节属骨处，都有它们的起点；皮部中的浮络的阴阳、顺递，条理分明；四时阴阳的变化，都有它一定的规律；外界环境与身体内部的对应关系，也都有表有里。真的是这样吗？

　　岐伯答：东方对应于春，产生风，风滋养草木；木气产生酸味，酸味生成肝气；肝血营养筋，筋膜又滋养心，肝又与眼睛关系密切。它的变化在天是气候里的风，在地是五行中的木，在人体中为筋，在五脏中为肝，在五色中为青，在五音中为角，在五声中为呼，在病变中表现为抽搐拘挛，在五官中为目，在五味中为酸，在情志中为怒。大怒就会损伤肝，但悲伤能够抑制怒气；风邪会伤及筋，但躁动产生热气能够抑制风寒；过食酸味会伤筋，辛味却能够抑制酸味。

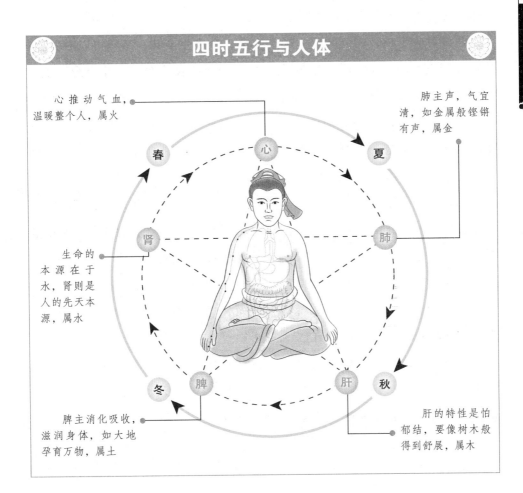

四时五行与人体

心推动气血，温暖整个人，属火

肺主声，气宜清，如金属般铿锵有声，属金

生命的本源在于水，肾则是人的先天本源，属水

脾主消化吸收，滋润身体，如大地孕育万物，属土

肝的特性是怕郁结，要像树木般得到舒展，属木

春　心　夏

肾　肺

冬　脾　肝　秋

南方对应于夏，其气候为热，热能生火；火气产生苦味，苦味能够滋养心；心能造血，血能滋养脾；心气与舌的关系密切。它对应于气候为热，对应于五行为火；在人体中为血脉，在五脏中为心，在五色中为赤，在五音中为徵，在五声中为笑，病变的表现为忧心忡忡，在五官中为舌，在五味中为苦，在情志中为喜。大喜会损伤心气，恐惧可以抑制喜；热能损伤气，寒气可以抑制热；苦味能损伤气，可以用咸味来抑制苦味。

中央对应于长夏，气候为湿，湿气滋养土；土生甘味，甘味滋养脾；脾滋养肌肉，肌肉强壮有利于肺，脾与口关系密切。它对应于气候为湿，对应于五行为土；在人体中为肌肉，在五脏中为脾，在五色中为黄，在五音中为宫，在五声中为歌；病变表现为呃逆，在五官中为口，在五味中为甘，在情志中为思。思虑过多会伤脾，但可以通过怒气抑制忧虑；湿气会损伤肌肉，风气可以抑制湿气；过食甘味会损伤肌肉，借助酸味可以抑制甘味。

西方对应于秋，燥气旺盛；燥产生金，金产生辛味，辛味可以滋养肺；肺能滋养皮毛，皮毛润泽又能滋生肾水，肺与鼻关系密切。在天为气候中的燥，在地为五行中的金，在人体中为皮毛，在五脏中为肺，在五色中为白，在五音中为商，在五声中为哭，病变表现为咳，在五官中为鼻，在五味中为辛，在情志中为忧。忧愁会损伤肺，可以通过喜抑制忧；热会损伤皮毛，寒气可以抑制热；过食辛味会损伤皮毛，苦味可以抑制辛味。

北方对应于冬，冬天生寒气，寒气转化为水，水能产生咸味；咸味滋养肾，肾产生骨髓；骨髓滋养肝，肾与耳朵关系密切。它在天对应于气候中的寒，在地对应于五行中的水，在人体中为骨髓，在五脏中为肾，在五色中为黑，在五音中为羽，在五声中为呻吟，病变表现为战栗颤抖，在五官中为耳，在五味中为咸，在情志中为恐。恐会损伤肾，思可以抑制恐；寒气可以伤血，燥又可以抑制寒气；咸味能伤血，甘味可以有效抑制咸味。

所以说，天地把万物分为上下，阴阳因血气区分为男女。左右是阴阳行走的路径，水火是阴阳的特征。阴阳的变化，是万物形成的初始。因此说，阴气居于内部，为阳气作镇守；阳气在外面，为阴气所指挥。

人体与自然相通相应

《内经》认为，人是以五脏为核心的，自然界的四时阴阳消长变化与人体五脏功能活动是相互联系的，同时也有一一对应的关系。

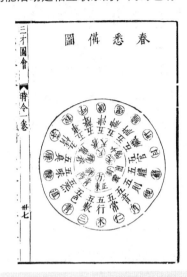

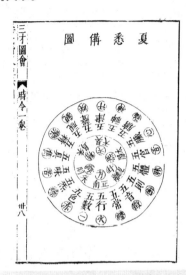

此图为《三才通会》时令卷之春悉备图，表述了春季天地阴阳、五行与人身体的关系，即它对应于五行之木、五体之筋、五脏之肝、五色之青、五音之角、五声之呼、五官之目、五味之酸等。

此图为《三才通会》时令卷之夏悉备图，表述了夏季天地阴阳、五行与人身体的关系，即它对应于五行之火、五体之脉、五脏之心、五色之赤、五音之徵、五声之笑、五官之舌、五味之苦等。

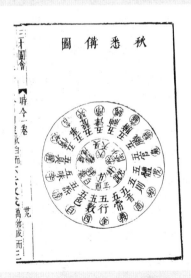

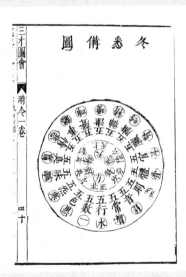

此图为《三才通会》时令卷之秋悉备图，表述了秋季天地阴阳、五行与人体的关系，即它对应于五行之金、五体之皮毛、五脏之肺、五色之白、五音之商、五声之哭、五官之鼻、五味之辛等。

此图为《三才通会》时令卷之冬悉备图，表述了冬季天地阴阳、五行与人身体的关系，即它对应于五行之水、五体之骨髓、五脏之肾、五色之黑、五音之羽、五声之呻吟、五官之耳、五味之咸等。

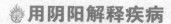 用阴阳解释疾病

黄帝问：人们应该怎样理解阴阳的变化呢？

岐伯答：阳气太重，身体就会产生热量，腠理紧闭，喘息粗重急促，辗转反侧；由于不出汗，热量就无法散去，接着牙齿干燥，心里烦闷，如果再有腹部胀满的感觉，就是不治之症了。这种病勉强支撑过冬天，夏天就熬不过了。阴气太重，身体就会发寒、盗汗，人常感觉清冷，经常战栗发抖；而身体一发寒就会出现气厥上逆，然后腹部就会胀满，无法医治了，能坚持过了夏天，冬天就过不去了。这就是阴阳交替变化，失去平衡，疾病也随之变化的临床表现。

调和阴阳

黄帝问：怎样调理阴阳，使之平衡呢？

岐伯回答说：能够了解女七损男八益的养生之道，就可以把阴阳调和好；如果不懂得借助七损八益的道理，早早衰弱就在所难免。一般来说，到了四十岁，阴气已经自然地衰减了一半，起居动作，渐渐不那么灵便了；到了五十岁，身体笨重，耳朵也不怎么好使，眼睛也有点看不清了；到了六十岁，阴气痿弱，元气逐渐衰败，九窍功能衰退，就会出现下虚上实的情况，表现为有时会流鼻涕、淌眼泪。所以说，懂得调养身体的人，身体就强健；不关注这方面，身体就容易衰老。出生时同样状况的身体，也会出现强弱不同的结果。所以懂得养生之道的聪明人就能平常注意自然界共同的养生规律；而不关注养生的人却只在身体衰弱时，才想了解身体强弱不同的原因。不重视养生的人，常感到体力不足；注重调理的人，却感到精力充沛。精力有余，就会耳聪目明，身轻体强。即使身体已经衰老，也可以再次强壮起来；原本就强壮的人，调理的状态就会更好了。因此圣人喜欢做无为而治的事情，喜欢恬静淡泊，向往快乐清虚的环境并寻求最大的幸福，这样，他的寿命无穷尽，与天地长存。这是圣人的养生方法。西北方为阴，阳气不足，天气较冷，所以人右边的耳朵、眼睛相比较而言就不如左边。相反，东南方为阳，阳热之气很旺，所以人左边的手脚的灵活性就不如右边。

黄帝问道：为什么会出现这样的情况呢？岐伯回答说：东方为阳，阳

气集中在上方，上部强而下部虚弱，人如果面南而坐，左则为东，属于阳。阳气上升，所以左侧的精气上部较盛，下部较虚。耳目在上方，手足在下方，所以左侧耳目比右侧聪慧，但左侧的手足却不如右侧灵便。西方为阴，阴气集中在下方，所以人体右侧的精气下部较盛，上部较虚。手足在下方，耳目在上方，所以右侧的手足比左侧灵活，但右侧的耳目却明显不如左侧。因此受到外邪的侵袭，如果在上面，那么身体右侧的病就较严重；如果在下面，那么身体左侧的病就较严重。这是天地阴阳之气不能完全均衡，而人的身体也有阴阳强盛虚弱的不同；身体有部位虚弱了，邪气就会乘虚侵入并占据那里。

所以天有精气，地有形体。对于天，一年有立春、立夏、立秋、立冬、春分、夏至、秋分、冬至八个节气；对于地，有东、南、西、北、中五方，天地阴阳交流而生化万物，所以是万物的来源。阳气清轻上升于天，阴气重浊下降汇于地，所以天地的运动和静止，遵循阴阳的变化规律，从而能使万物春生、夏长、秋收、冬藏，循环往复，永不终止。只有那些注重养生的人，对上，人体的头部顺应天的阳气来调养；对下，人体的足部顺应地的阴气来调养；在中部，参照人与人之间的协调关系，来调养五脏之气。天之气和肺相通，地之气和咽喉相通。风之气和肝相通，雷之气和心相通，谷之气和脾相通，雨水之气和肾相通。六处气血运行的路径相当于大河，肠胃相当于大海，九窍相当于河流。用天地的阴阳来比喻人体的阴阳，那么阳气转化的汗，就好像天地间下雨；呼气，就好像天地间刮风；人的暴怒之气，就好像天打雷；人的气不顺，就好像太阳着火。所以治国养生如果不按照自然界天地阴阳的一般规律，那么灾害就要发生。

顺应四时养生的基本原则

春夏养阳 秋冬养阴

春夏	养生气、养长气，以适应自然界阳气渐生而旺的规律，即所谓养阳
秋冬	养收气、养藏气，以适应自然界阴气渐生而旺的规律，即所谓养阴

🕉 阴阳诊脉察色治疗法

邪风侵袭身体，好像暴风骤雨一样迅速。精通医术的人，在病邪刚刚侵入皮毛时，就及时给予治疗；医术较差的，在病邪侵入到肌肤时才给予诊治；再差的，在病邪进入到筋脉时才准备治疗；更差的，在病邪侵入到六腑时才进行治疗；最差的，在病邪侵入到五脏时才匆忙治疗。如果病邪已经侵入到五脏，那么治愈的希望与死亡的可能性的概率是一样的。如果人的身体受到气候的邪气入侵，五脏就会受到伤害；如果受到饮食的寒气或热气的侵扰，六腑就会受到伤害；如果接触到地的湿气，皮肉筋脉就会受到伤害。

所以善于运用针法的医师，根据经脉的虚实，时而从阴引导阳，时而从阳引导阴；针右边来治左边的病，针左边来治右边的病；用自己的正常状态来研究病人的异常状态；从表面的症状去推知里面的病变。这是为了判断病人的过和不及的原因，如果在病人患病初期就能了解发病的原因，再去给病人治疗疾病，就不会有太大的差错。

善于治病的医师，通过观察病人的脸色，查看病人的脉搏，来分清疾病属于阴还是属于阳。然后审察浮络的五色清浊，从而知道发病的部位；观看病人呼吸的情况，并听其发出的声音，从而知道病人的痛在哪里；诊断四时不同的脉搏，从而知道哪一个脏腑出现了问题；诊察尺肤和寸口的脉象，从而知道疾病所在的部位。这样治病，就不会有问题。这样的诊断方法也就不会有过失。

所以说，在刚生病的时候，用针刺法就可以治愈；如果病势较重时，就要等邪气衰退后再治疗。病情轻微的时候，用发散法治疗；病重的时候，用削减法治疗；病快要好时，就要巩固，防止其复发。气血不足的，用补益法治疗；身体虚弱的，应设法温补其气；精气不足的，应补厚味。如果病在上部，用吐法；病在下部，用疏导法；病在胸腹胀满的，用泻内法。如邪气在体表部位的，可用汤药发汗法；如邪气在皮毛的，可用辛温发汗法。如果病势急，可用抑收法；病属于实证的，可用散法或泻法。观察疾病的阴阳属性，来决定用剂的方法。病在阳的，要治其阴；病在阴的，要治其阳。辨明病在气还是在血，各自有其独特的治疗方法，血实用泻血法治疗，气虚就用导引法治疗。

阴阳与治病

古来善于治病的医师，都懂得通过"察颜观色"，问症、切脉、闻声等方法，来观察疾病的阴阳属性和症结所在。再对症治疗，或疏或导，或补或泻，最终使其阴阳调和，自然痊愈。

阴阳诊治法

本于阴阳
- 病始 —— 可针刺
- 邪盛 —— 可针刺至邪衰而止
- 邪轻在上 —— 发散
- 邪重在下 —— 泻
- 体衰 —— 扶正使复
- 气虚 —— 畅引其气

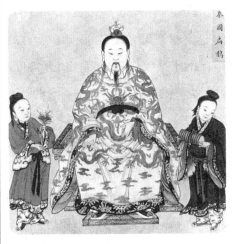

扁鹊像 《先医神像册》 清代

扁鹊，中国战国时期著名的医学家，有丰富的医疗实践经验，反对巫术治病，注重总结前人经验，创立望、闻、问、切四诊法。切也就是《黄帝内经》中提到的脉诊法。

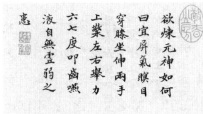

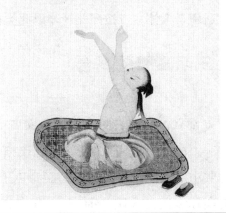

欲炼元神如何
曰宜屏气瞑目
穿膝坐伸两手
上擎左右举力
六七度叩齿嚥
液自无壅弱之
惠

彩绘导引图

此图画形象地展示了导引法的动作要领，口诀朗朗上口。同时，也表达了《黄帝内经》中气虚就用导引法治疗的医学思想。

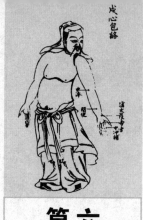

阴阳离合论篇

本篇论述了阴阳变化的规律、三阴三阳的离合情况。

阴阳变化的规律

　　黄帝问：我听说天属于阳，地属于阴，日属于阳，月属于阴，大月和小月不停地运转，合计大约三百六十五天为一年。人体的穴位也与此相对应。但是人体三阴三阳的数目和天地不完全相等，原因是什么呢？岐伯回答说：天地阴阳是一个抽象的概念，它的变化却是无穷无尽的。由一可以数到十，由十又可以到百，由百可以达到千，由千又可以推至万，由万再推广下去，是永远也数不尽的。但是，阴阳对立统一的根本道理却是不变的。

　　天覆盖在上，地运载在下，于是繁衍万物。当万物还没有长出地面时，称为阴处，也叫作阴中之阴；当万物才长出地面的时候，就叫作阴中之阳。阳气赋予万物以生机，阴气赋予万物以形体。所以万物由于春气的温暖而萌生，万物因夏气的炎热而成长，万物借助秋气的凉爽而收获，万物因冬气的寒冷而收藏。这是阴阳四时气候变化和万物生长收藏的规律。如果违反这种规律，那么天地之间，阴阳就会阻塞不通。这种阴阳变化的规律，也适用于人体，可按照此规律以此类推，直到无穷无尽。

三阴三阳的离合

　　黄帝说：我希望听你讲一讲三阴三阳的离合情况。岐伯说：圣人面向南方站立，前面名叫广明，后面名叫太冲，太冲部位的经脉，叫作少阴；少阴上的经脉，为太阳经；太阳经下端开始于足部，上端结于命门，被称为阴中之阳。上半身为阳，腰身以上阳气盛，所以上半身也叫广明，下半身叫作太阴；太阴的前面，叫作阳明。阳明经下起于足穴，为阴中之阳。

由于厥阴表示阴气已尽，重新回阳，所以厥阴之表，叫作少阳，少阳经脉的下端开始于足部。少阳和厥阴相表里，又是阳气刚开始出现，所以被称为阴中之少阳。所以三阳经离合，主要是太阳主表为开，阳明主里为阖，少阳介于表里之间为枢。三者要互不排斥，要凝聚在一起而不分散，叫作一阳。

　　*黄帝说：我也想听听三阴的离合情况。岐伯说：外属阳，内属阴。那么，*身上手足当中的经脉为阴，冲脉在脾的下方，叫作太阴。太阴脉起于足端的，称为阴中之阴。太阴的后面，叫作少阴。少阴脉起于足心的涌泉穴，称为阴中之少阴。少阴的前面，称为厥阴。厥阴脉起于足端，称为阴中之绝阴。三阴集合与分开情况，主要是太阴为三阴之表，所以为开；厥阴是三阴之里，因而为阖；少阴在表里之间则为枢。三者要互相协调，聚合在一起而不下沉，称为一阴。

　　阴阳之气，运行匆匆，一昼夜循环一周，一刻不停，这就是气运行于内部，形立于外表，阴阳离合、表里相互作用的结果。

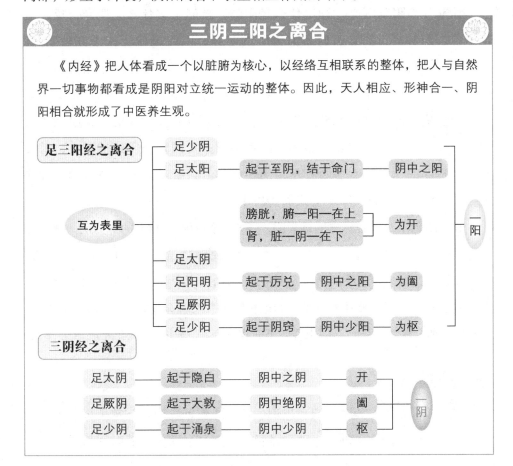

三阴三阳之离合

　　《内经》把人体看成一个以脏腑为核心，以经络互相联系的整体，把人与自然界一切事物都看成是阴阳对立统一运动的整体。因此，天人相应、形神合一、阴阳相合就形成了中医养生观。

足三阳经之离合

足少阴
足太阳 —— 起于至阴，结于命门 —— 阴中之阳

互为表里

膀胱，腑—阳—在上
肾，脏—阴—在下 —— 为开 —— 一阳

足太阴
足阳明 —— 起于厉兑 —— 阴中之阳 —— 为阖
足厥阴
足少阳 —— 起于阴窍 —— 阴中少阳 —— 为枢

三阴经之离合

足太阴 —— 起于隐白 —— 阴中之阴 —— 开
足厥阴 —— 起于大敦 —— 阴中绝阴 —— 阖 —— 一阴
足少阴 —— 起于涌泉 —— 阴中少阴 —— 枢

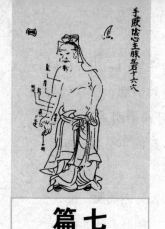

阴阳别论篇

篇七

本篇论述了脉象与四时阴阳的关系，脉象的阴阳属性，真脏脉及十二经发病的情况。

🏵 脉象的阴阳

黄帝问：人有四经十二从，都是什么呢？岐伯答：四经包括肝、心、肺、肾四脏，它们和春夏秋冬四时相对应。十二从也就是十二时辰，它们和十二月相对应，而十二月又和十二经脉相对应。

脉象分为阴阳两类，知道什么是阳脉，就能了解什么是阴脉，反之也是这样。阳脉有五种，五时各有五脏的阳脉，因此形成了二十五种阳脉。所谓阴脉，就是五脏真气显示败露之象的真脏脉；如果出现了这样的败象，那就必死无疑了。所谓阳脉，就是有胃气的脉。能够辨别阳脉的情况，就可以知道病变的位置；能够辨别真脏脉，就可以判断病人的死亡时间。要测知三阳经的虚实，需要诊察颈部的人迎脉；要测知三阴经的虚实，需要诊察手腕部的寸口脉。这两者是相辅相成的。只要谨慎熟练地辨别阴脉和阳脉，在具体诊治时，就不会疑而不决了。

脉象的阴阳，就是脉去的称为阴，脉来的称为阳；脉静的称为阴，脉动的称为阳；脉慢的称为阴，脉快的称为阳。只要诊断为无胃气的真脏脉，如果其肝脉如悬丝，时断时急，那么十八天后就会死亡；如果心脉来时胃气断绝，则九天就会死亡；如果肺脉来时胃气断绝，则十二天就会死亡；如果肾脉来时胃气断绝，则七天就会死亡；如果脾脉来时胃气断绝，则四天就会死亡。

🏵 经脉发病

胃肠如果有病，那么一般会出现严重的心痹证，病人常常有难以诉说的隐情病证；如果是女子的话，就会月经不调，甚至闭经。若时间长了，病就会转移，表现为形体逐渐消瘦，或者呼吸短促，气息上逆，那就无法治疗了。

太阳经发病，多有寒热的现象，下半身水肿，手脚软弱无力，进而腿肚酸痛。如果病长时间不好，可能加重，引起皮肤干燥，甚至转为阴囊肿大。

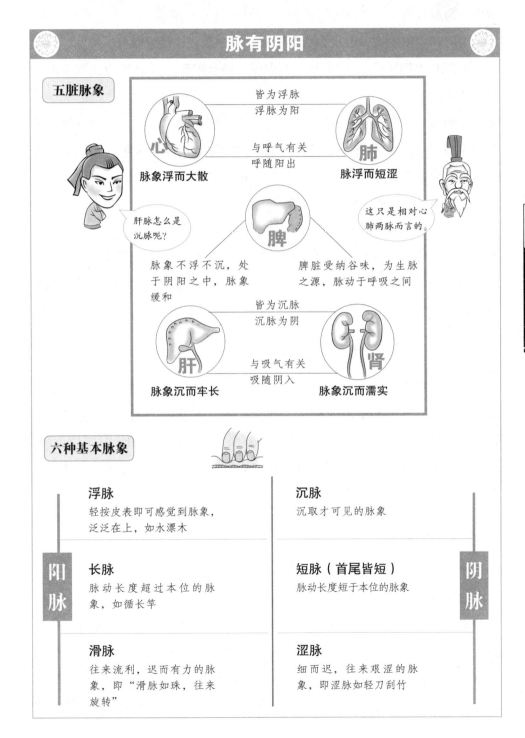

脉有阴阳

五脏脉象

心 ——— 皆为浮脉 浮脉为阳 ——— 肺

与呼气有关 呼随阳出

脉象浮而大散   脉浮而短涩

肝脉怎么是沉脉呢？

脾

这只是相对心肺两脉而言的。

脉象不浮不沉，处于阴阳之中，脉象缓和

脾脏受纳谷味，为生脉之源，脉动于呼吸之间

肝 ——— 皆为沉脉 沉脉为阴 ——— 肾

与吸气有关 吸随阴入

脉象沉而牢长   脉象沉而濡实

六种基本脉象

阳脉

浮脉
轻按皮表即可感觉到脉象，泛泛在上，如水漂木

长脉
脉动长度超过本位的脉象，如循长竿

滑脉
往来流利，迟而有力的脉象，即"滑脉如珠，往来旋转"

阴脉

沉脉
沉取才可见的脉象

短脉（首尾皆短）
脉动长度短于本位的脉象

涩脉
细而迟，往来艰涩的脉象，即涩脉如轻刀刮竹少阳经发病，通常是生发之气不足，易患咳嗽、泄泻。如果病久发生病变，可能出现心虚掣痛，也可能是饮食不下，膈塞不通。

阳明和厥阴发病，主要表现为惊骇背痛，经常发出嗳气和打呵欠，医学术语为风厥。

少阴和少阳发病，表现为腹部胀痛，心中烦闷，经常叹气。

太阳和太阴发病，表现为半身不遂；筋骨懒散，软弱无力；严重时四肢不能运动。

脉的搏动如果显得有力而紧绷，像按琴弦那样有弹性，就为弦脉。脉搏好像有点无力，像毛一样轻飘飘的，就为毛脉。脉搏来时有力，去时力量衰退，就为钩脉。脉搏无力，轻按不足，必须重按的，就为石脉。脉象和缓，阴阳之气流通平顺，就为滑脉。

阴气在内部争盛，阳气在外部扰动，出汗不止，四肢就会发冷，寒气就会伤肺，使人气喘如鸣。阴气能够生成，在于阴阳的平衡协调，其根本是五味的滋养。阳气过盛就会消散，阴气也就随之灭亡。阴阳紊乱，刚柔不和，经脉气血就会衰绝。

死阴、生阳、重阴和辟阴

属于死阴的病，不超过三天人就会死去；属于生阳的病，差不多四天就可以治好。死阴和生阳的定义是什么？举个例子，肝病传心，就是木生火，火为阳，就叫作生阳；心病传肺，就是火克金，金属阴，就叫作死阴；肺病传肾，两者都属阴气，二阴合并，就叫作重阴；肾病传脾，是肾水反来欺侮脾土，就叫作辟阴，是绝症。

邪气致病

邪气在阳经郁结，四肢就会水肿；邪气在阴经郁结，就会大便下血，初次郁结下溢血一升，然后二升，逐渐加重。阴经、阳经都郁结了，但阴经的重些，就会生石水之病，主要是小腹肿；邪气郁结于胃和大肠的，就会生消渴病；邪气郁结于膀胱和小肠的，就会出现大小便不通；邪气郁结于脾肺的，就会生水肿病；邪气郁结于厥阴和少阳两经的，就会生喉痹证。阴脉有力，与阳脉有明显的区别，这是怀孕的迹象。在脉象上阴阳都呈现虚弱，如果再患上痢疾，这就是不治之症。阳脉强于阴脉，就要出汗。阴脉虚，阳脉有力，对于妇人而言，就会发生血崩。

🔥 阴阳脉的死亡日期

三阴脉，如果在指下都很有力，二十天后就会在半夜死亡。二阴脉，在指下如果有力地搏动，十三天后就会在傍晚死亡。一阴脉，如果在指下有力地搏动，十天后就会在清晨死亡。三阳脉，在指下有力地搏动，如果搏动更强烈，三天后就会死亡。三阴三阳脉都搏击于指下，心腹胀满，阴阳之气消散，大小便不通，五天后就会死亡。二阳脉，搏击于指下，如果属于温病的话，就是死症，大约不超过十天就要死亡了。

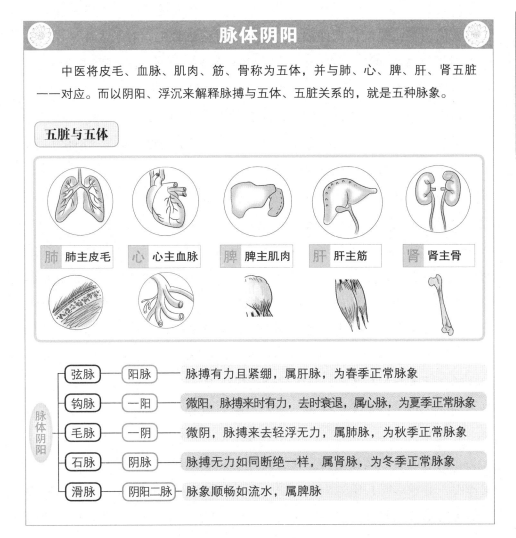

脉体阴阳

中医将皮毛、血脉、肌肉、筋、骨称为五体，并与肺、心、脾、肝、肾五脏一一对应。而以阴阳、浮沉来解释脉搏与五体、五脏关系的，就是五种脉象。

五脏与五体

| 肺 肺主皮毛 | 心 心主血脉 | 脾 脾主肌肉 | 肝 肝主筋 | 肾 肾主骨 |

脉体阴阳

弦脉	阳脉	脉搏有力且紧绷，属肝脉，为春季正常脉象
钩脉	一阳	微阳，脉搏来时有力，去时衰退，属心脉，为夏季正常脉象
毛脉	一阴	微阴，脉搏来去轻浮无力，属肺脉，为秋季正常脉象
石脉	阴脉	脉搏无力如同断绝一样，属肾脉，为冬季正常脉象
滑脉	阴阳二脉	脉象顺畅如流水，属脾脉

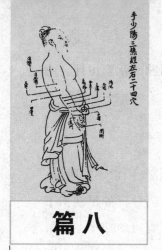

灵兰秘典论篇

本篇论述了人体十二脏腑的功能及其相互联系，强调了整体协调的重要性和心的主导作用。

十二脏腑的功能

黄帝说：我希望听您讲一下十二脏器在相互作用时，有没有主从的分别？岐伯回答：您问得太详细了，我尽量讲得细致吧。对于人体来说，心的重要地位就和君主一样，人的智慧都是从心生出来的；肺相当于宰相，负责掌管一身之气，人体内外上下的活动，都需要它来调节；肝就像将军，产生计谋；胆就好比中正的朝官，具有判断和决断力；膻中像个内臣，君主的喜乐都由它传达；脾胃接收水和粮食，相当于仓库，储藏和消化五味，供给人体营养；大肠的职责是输送，最后完成食物的消化、吸收、排泄过程；小肠接收脾胃已消化的食物后，进一步起到分化作用；肾是精力的源泉，由于有了它，智慧和技巧才能够发挥；三焦负责疏通水液，管理周身水的运行；膀胱相当于州官，各种水液聚集的地方，经过气化作用，才能通过尿液排出体外。以上十二脏器的作用，必须相互协调。当然，心是起决定作用的，是最主要的，它如果领导有方，下边的各个器官就会配合默契。如果按照这个最基本的道理来养生，就能长寿，一般不会出现严重的疾病。按照这个规律来治理天下，国家自然会繁荣昌盛。反之，如果各个脏器的活动不能相互联系，身体就会受到伤害。这种情况，对于养生来说，是不利的；对于治理天下来说，国家和宗族就有失败和灭亡的危险。应当慎之又慎呀！

养生之道的最高深之处实在太玄妙了，变化无穷，谁能真正懂得它的真谛呢？非常难呀！学者刻苦钻研，可谁能够完全掌握它的精要呢？医学的道理既晦涩又难懂，谁能够了解它的主旨呢？世界之大，究竟哪一个是最好的呢？尽管医学的道理深刻精微，但最微小的事物，先可以用毫厘来计算，然后积少成多，就可能需要用尺来量度，用斗来测量，然后再继续扩大到一定程度，就逐渐成为大的实体而被人们所了解。

黄帝说：非常好！这样一番清晰透彻的道理，完全是圣人的伟大工程呀。对于这些道理，如果心不诚不择吉日，我是万万不敢接受的。于是黄帝就选择了吉日良辰，一一记录这些道理，保存在灵台兰室之中，就如同对待珍宝一般，让它流传千秋万代。

脏与腑

脏贮藏精气，如肝藏血，肺主气，肾藏精。所藏精气血不应无故外泄，而应保持充满，使其能充分发挥生理效应。

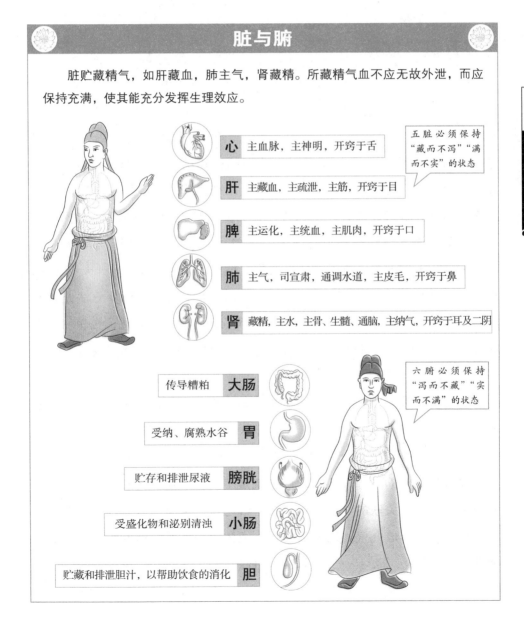

心 主血脉，主神明，开窍于舌

肝 主藏血，主疏泄，主筋，开窍于目

脾 主运化，主统血，主肌肉，开窍于口

肺 主气，司宣肃，通调水道，主皮毛，开窍于鼻

肾 藏精，主水，主骨、生髓、通脑，主纳气，开窍于耳及二阴

五脏必须保持"藏而不泻""满而不实"的状态

传导糟粕 大肠

受纳、腐熟水谷 胃

贮存和排泄尿液 膀胱

受盛化物和泌别清浊 小肠

贮藏和排泄胆汁，以帮助饮食的消化 胆

六腑必须保持"泻而不藏""实而不满"的状态

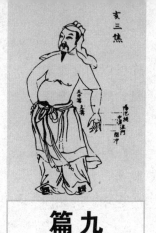

六节藏象论篇

本篇论述了天地的运行规律，运气太过、不及与疾病的关系，脏腑的生理功能，以及人迎、寸口脉盛与经脉病变的关系。

篇九

图解黄帝内经 素问

🔥 日月运行规律

黄帝问：我听说天地日月运行以六个甲子日合成为一年，人有九窍九脏，地有九野九州与天相配合，而人也有三百六十五个关节，和天地之数相对应，这种说法由来已久，但不知道依据是什么？

岐伯回答说：这是个很有深度的问题！我试着解释吧。六六之节和九九制会，是确定天度和气数的。天度，用来测算日月运行的位置；气数，用来表示万物循环的规律。天为阳，地为阴；日为阳，月为阴。日月运行有一定的位置，万物循环也有一定的规律。一般一昼夜日行周天为一度，而一个月行十三度多，所以月分为大月、小月，共计三百六十五天为一年；正因为有了大月、小月的天数积累，于是产生了闰月。计算方法是怎样的？首先确定一年节气的开始，用圭表测量日影的长短变化，校正一年里的时令节气，然后再推算年终剩余的天数。这样，天度就计算出来了。

黄帝说：天度的道理我听明白了，还希望知道气数与天度是如何对应的。岐伯说：天是以六六之数为节度，地是以九九之法与天相对应。天有十个天干，代表十天；六个十干是六十天，称为一个周甲；六个周甲称为一年。这是根据三百六十日的计算方法得来的。自古以来，懂得天道的人，都清楚生命的本源，换句话说，就是生命是以阴阳为根本。九州的地气都是与天气相关联的。所以有五行三气之说，天有三气，地有三气，人有三气，三三合成九气。地分为九野，人体分为九脏，即四个形脏、五个神脏，共计九脏，也与天的六六之数相合。

黄帝说：关于六六之数、九九之会，我已经听懂了，但您说积累余气成为闰月。什么叫作气？请告诉我，以启发我思考，解决我的疑惑！

岐伯说：这是宇宙所秘密隐含的学问，由我的老师教给我的。黄帝道：希望全部传授我。岐伯说：五天为一候；三候十五天就成为一个节气；六个节气九十天就为一个季节；春夏秋冬，四时三百六十天就为一年。一年分为四时，各由金、木、水、火、土五行中的一种轮流主宰而成为当旺之气。治病就应当顺从其当旺之气。五行气运，各有当旺之时。年终，再从头开始循环。四时分布节气，如圆环一样没有始终，循环往复。五天一候的推移，也是如此。所以要知道一年中的当旺之气，节气的盛衰，病气虚实产生的原因，才可能当好医生。

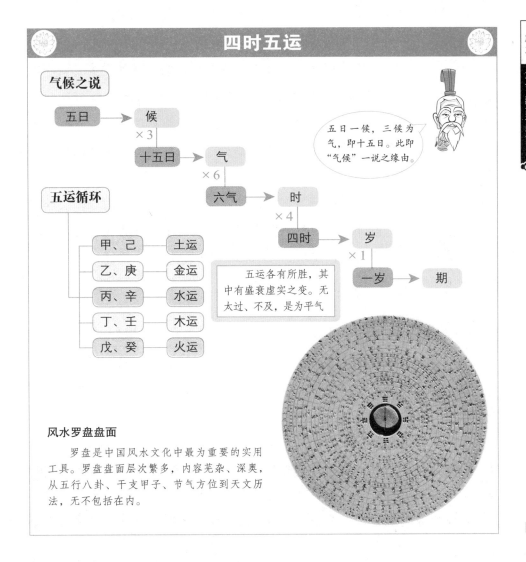

四时五运

气候之说

五日 → 候

×3

十五日 → 气

×6

六气 → 时

×4

四时 → 岁

×1

一岁 → 期

五日一候，三候为气，即十五日。此即"气候"一说之缘由。

五运循环

甲、己	土运
乙、庚	金运
丙、辛	水运
丁、壬	木运
戊、癸	火运

五运各有所胜，其中有盛衰虚实之变。无太过、不及，是为平气

风水罗盘盘面

罗盘是中国风水文化中最为重要的实用工具。罗盘盘面层次繁多，内容芜杂、深奥，从五行八卦、干支甲子、节气方位到天文历法，无不包括在内。

太过、不及和平气

黄帝说：五行气运的循环，像圆环一样没有始终，那么太过和不及的情况是怎样的？岐伯说：五行气运，交替成为主运，各有其所偏胜之时，从而有盛虚的变化，这是非常平常的事情。

黄帝问：平气怎么样？岐伯说：没有太过，也没有不及。黄帝道：太过和不及怎样表现？岐伯说：在经书里都有所记载。

黄帝问：所胜是指什么？岐伯说：春胜长夏，即木克土；长夏胜冬，即土克水；冬胜夏，即水克火；夏胜秋，即火克金；秋胜春，即金克木。这就是四时五行之气以时相胜，而四时五行之气又与人的五脏相对应、相互影响。

黄帝问：如何可以了解它们的所胜呢？岐伯说：推算脏气到来的时间，一般都以立春前为标准。如果时令还没有到而相对应的脏气先到，就叫作太过。太过就会侵犯原来它所不胜的气，而欺凌它所能胜的气，这叫作"气淫"，医生对内里邪僻之气已经生成的情况是没有办法的。如果时令已经来到而相对应的脏气没有到，就叫作不及。不及就是所胜之气因没有制约而妄行，所胜之气承受着所不胜之气的压迫就会生病，这就是"气迫"。"求其至"，就是从时令来推算气候来到的时节，谨慎地观察时令，气候的变化就可以预测。假如对时令的判断有误而与气候不合，那么五行之间的对应关系可能辨别不清，内里邪僻之气已经生成，这样，就连良医也无法阻止病人不生病了。

五行气运反常变化

黄帝又问：五行气运有违反规律的情况吗？岐伯回答说：苍天四时五行的气运，一般是遵循规律的；气运不按照次序交替变换，就是反常，反常就会产生灾害。

黄帝道：反常发生变化又能怎么样呢？岐伯说：气候反常就会使人生病，如果反常的气候能被这个时候的时令气候所抑制，那么患病就轻微；反之，患病就严重；假若这个时候再反复受到邪气侵袭，就会死亡。因此说，反常气候出现在它不能战胜的时令时，病比较轻；而出现在它能战胜的时令时，病就会严重。

黄帝称赞道：您讲得真好！我听说形体是由天地之气化合而成的，万物因形体各不相同而有各自的名称。那么天地气运和阴阳变化的作用，哪个大哪个小，我可以知道吗？

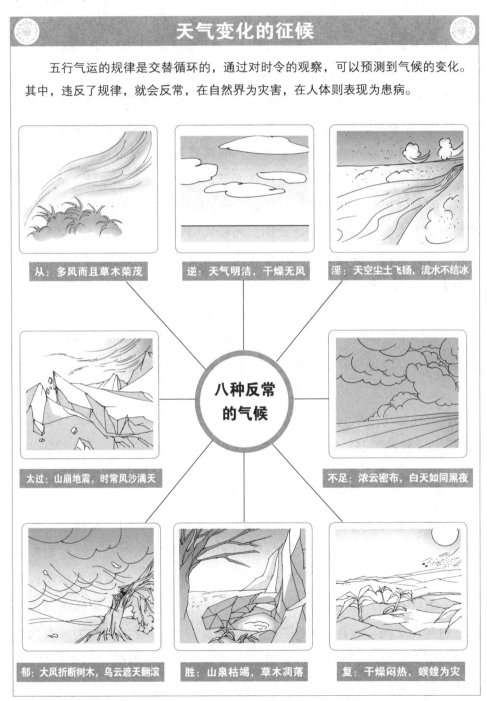

天气变化的征候

五行气运的规律是交替循环的，通过对时令的观察，可以预测到气候的变化。其中，违反了规律，就会反常，在自然界为灾害，在人体则表现为患病。

八种反常的气候

从：多风而且草木荣茂

逆：天气明洁，干燥无风

淫：天空尘土飞扬，流水不结冰

太过：山崩地震，时常风沙满天

不足：浓云密布，白天如同黑夜

郁：大风折断树木，乌云遮天翻滚

胜：山泉枯竭，草木凋落

复：干燥闷热，蝗螂为灾

脏腑的生理功能

岐伯回答说：难以测量。不过这样宽泛的问题，我就大概讲一下主要的内容吧。自然界的草木有黑、白、青、赤、黄五种不同的颜色，其五色的变化，是看不完的。草木还有酸、甜、苦、辛、咸五种不同的气味，五味的美妙，也是不能尝遍的。人因嗜好的不同，对于色味各有其不同的偏好，天供给人们五气，地供给人们五味。五气从鼻吸入，贮藏在心肺，能使面部五色明润，声音洪亮。五味从口进入，储藏在胃里，可滋养五脏之气。五味之气和五脏之气相合，就产生津液，滋润脏腑，增精益髓，神气自然会旺盛起来。

黄帝接着问：人体内部脏器的外在表现怎么样？岐伯说：心是生命的根本，智慧的所在，它的光华显现在面部，其功用是充盈血脉，是阳中之太阳，和夏气相对应。肺是气的根本，是藏魄的位置，其精华表现在毫毛，其功能是充实肤表，是阳中之太阴，和秋气相对应。肾主蛰伏，是封藏的根本，为储藏精气的地方，其精华表现于头发，其作用是充实骨髓，所以为阴中之少阴，和冬气相对应。肝主筋，会因疲劳而损伤，为藏魂的所在之处，其精华表现在爪甲，其功能是充实筋力而生养血气，其味酸，其色苍青，为阳中之少阳，和春气相对应。脾、胃、大肠、小肠、三焦、膀胱，是水谷所存储的地方，也是营气所生的地方，所以叫作器，它们能够排泄糟粕，转化五味而主吸收、排泄。其精华表现在口唇四周，其功能是充实肌肉，它在五味中属甘，在五色中为黄，归属于至阴一类，和长夏土气相对应。以上这些脏器功能的正常发挥，都取决于胆的功效。

人迎、寸口脉盛与经脉病变的关系

因此颈部人迎脉的搏动速度快一倍，说明病在少阳；快两倍，病在太阳；快三倍，病在阳明；快四倍以上说明阳盛达到极点，而不能和阴气相交换，叫作"格阳"。如果寸口脉的搏动速度快一倍，病在厥阴；快两倍，病在少阴；快三倍，病在太阴；快四倍说明阴盛达到极点，而不能与阳气相交换，叫作"关阴"。如果人迎脉与寸口脉的搏动力量都快于常人四倍，就称为"关格"，关格之脉盈余，以致不能吸引天地的精气，人就必死无疑。

脏腑的功能

本篇提出了中医非常著名的"藏象"之说。所谓藏象，就是包括各个内脏实体及其生理活动和病理变化表现于外的各种征象。

五脏功能表

心	肺	肾	肝	脾
生之本	气之本	封藏之本	罢极之本	仓廪之本
神之处	魄之处	精之处	魂之居	营之居
华在面	华在毛	华在发	华在爪	华在口唇四周
充在血脉	充在皮	充在骨	充在筋、血气	充在肌
阳中之太阳	阳中之太阴	阴中之少阴	阳中之少阳	至阴
通于夏气	通于秋气	通于冬气	通于春气	通于土气

六腑各司职能

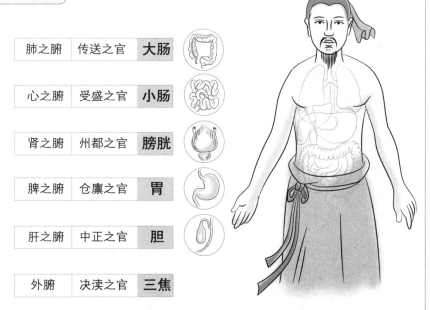

肺之腑	传送之官	大肠
心之腑	受盛之官	小肠
肾之腑	州都之官	膀胱
脾之腑	仓廪之官	胃
肝之腑	中正之官	胆
外腑	决渎之官	三焦

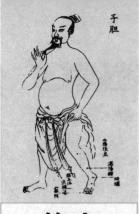

五脏生成篇

本篇论述了五脏间的制约关系、五脏与五味的关系、五脏的气色、五脏的病证及脉诊的重要性。

篇十

🔥 五脏间的制约

心脏和脉相关联，它使面部有光泽，制衡心脏的是肾。肺脏和皮相关联，其精华表现于毛，制衡肺脏的是心。肝脏和筋相关联，其精华表现于爪甲，制衡肝脏的是肺。脾脏和肌肉相关联，其精华表现于口唇，制衡脾脏的是肝。肾脏和骨相关联，其精华表现于发，制衡肾脏的是脾。

🔥 五脏与五味

如果人摄取的咸味过多，就会使血脉运行不畅，面部没有光泽；如果食用的苦味过多，就会使皮肤干燥，毛发脱落；如果摄取的辛味过多，就会使筋拘挛，爪甲枯槁；如果摄取的酸味过多，就会使肌肉变厚皱缩，嘴唇会掀起；如果摄取的甜味过多，就会使骨骼发生疼痛，头发脱落。这都是偏食五味的情况造成的结果。所以心偏爱苦味，肺偏爱辛味，肝偏爱酸味，脾偏爱甜味，肾偏爱咸味。这就是五味和五脏所对应的关系。

🔥 五脏的气色

五脏的气色可通过面部反映出来。五脏在脸上的气色，如果出现面色为青中有枯黑，面色为枳的黑黄色，面色为烟灰般的黑，面赤如凝血，面白如枯骨的，均是五脏之气败绝的反映，都是死亡的征兆。

如果看到面部气色像翠鸟的羽毛那样青绿，像鸡冠那样红润，像蟹腹那样黄得饱满，像猪油那样光亮润泽，像乌鸦羽毛那样乌黑透亮的，就是五脏之气旺盛的反映，为生命勃发的表现。

在面部，表现心脏有生气的色泽，就如白绢裹着朱砂那样；表现肺脏有生气的色泽，就如白绢裹着红色那样；表现肝脏有生气的色泽，就如白绢裹着深青带红的丝织品那样；表现脾脏有生气的色泽，就如白绢裹着栝楼果实一样的颜色；表现肾脏有生气的色泽，就如白绢裹着紫色的东西。面部颜色是五脏之气充盈于面部的体现。

五色关乎五脏

五色关乎五脏

"黑色出于庭，大于拇指，必不病而卒死。"天庭如墨烟，也就是"黑绕太阳神医难救"。火色出现在金地等让候，皆因体内元气严重衰败虚弱，贼邪病气容易长驱直入。

天庭直下，眉心区域之上的这一块范围，被称为"阙上"，是人体咽喉的反应区。这一区域如果出现病色，则反映咽喉区域器官组织的疾病。

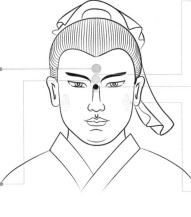

双眉中间的区域，别名为"阙"，它对应的内脏是肺。肺主皮毛，当外感风寒时，此区域色薄而泽。

从阙中直下，是鼻的根部，也称为"山根"，古称"下极"，此地是心脏的外部显象区。当此处出现病色时，反映出心脏的内部病变。

"赤色出两颧，大如拇指者，病虽小愈，必卒死。"当赤色出现在两侧颧骨上时，也称之为"东西两岳现赤霞"；如果赤色范围大如拇指，则十分凶险。

五色的正常色和异常色

 赤

正常	异常
正常的赤色，就像白色的丝绸裹着鲜红的朱砂，红而润泽	异常的赤色，就像赭石一样，色虽赤但是带紫，表面色泽滞暗无光泽

面部的天庭，是人体头部和面部器官组织的反映区，这一区域如果出现病色，说明头部或面部出现了病变。

 青

正常	异常
正常的青色，应当像青色的玉石一样，青中透润	异常的青色，则像蓝色无华

 白

正常	异常
正常的白色，应当像鹅的白羽毛一样，白而润泽	异常的白色，则似海盐一般，白中带浊并有浮光

 黑

正常	异常
正常的黑色，似重漆，黑而明泽	异常的黑色，像草地的地衣，色黑而枯槁

 黄

正常	异常
正常的黄色，应当似白色的罗帕里裹雄黄，黄而明润	异常的黄色，则像黄土一样，虽黄而枯

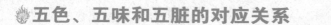

五色、五味和五脏的对应关系

五色、五味和五脏相对应，它们的关系是：肺脏对应于白色和辛味，心脏对应于赤色和苦味，肝脏对应于青色和酸味，脾脏对应于黄色和甜味，肾脏对应于黑色和咸味。所以白色对应于皮，赤色对应于脉，青色对应于筋，黄色对应于肉，黑色对应于骨。

各类经脉，都显示于眼睛；所有的精髓，都属于脑；所有的筋，都和骨节相连；所有的血液，都统摄于心；所有的气，都归属于肺。这些气血沿着经脉向四肢八溪（两臂的肘腕和两腿的膝踝共八处，所以称"八溪"）的流动就像潮汐一样。

所以人躺卧，血就回到肝脏，肝得到血，眼睛就能看见东西；脚得到血就能行走；手掌得到血就能握住物体；手指得到血能取到物品。如果刚起床就到外面，再被邪风侵袭，血液就会凝结在皮肤，就要发生痹证；如果凝涩在经脉，血液就会运行迟滞；如果凝涩在足部，下肢就会发生厥冷。这三种疾病，都是由于血液循环不好，不能正常回流所造成的，如果风邪乘虚侵袭，就会生痹证、寒厥。人体有肩肘、腕、髋、膝、踝等大关节十二处，称为"大溪"。又有全身骨节和筋肉交接处等，称为"小溪"，共三百五十四处；另外，还有十二个腧穴不包括在内。这些都是卫气存留的处所，也是邪气容易侵袭的地方，如果受了邪气的侵袭，必须赶紧用针刺法或药石治疗。

诊察五脏之脉

对病情的诊察一开始就要把五脏之脉作为标准。想知道五脏之脉的起始，一定要先建立基本概念。所说的五决，就是根据五脏之脉来诊治疾病的意思。

所以头痛这样上部的疾病，属于下虚上实，病在足少阴、太阳两经。如病势加重，就会进入肾脏。头晕眼花或者目暗耳聋这样的疾病，属于下实上虚，病在足少阳、厥阴两经。如病势加重，就会进入肝脏。脘腹胀满，支撑胸膈胁，是由于下厥上冒气逆不顺，病在足太阴、阳明两经。咳嗽逆喘，气逆在胸中，病在手阳明、太阴两经。如病势加重，就会进入肺脏。心烦头痛，病在膈中，问题出在手太阳、少阴两经。如病势加重，就会进入心脏。

脉搏的大小、滑涩、浮沉等表象，可以凭医生的手指来区分。五脏的生理病理变化表现，可以依此类推。了解五脏的形象和五音，可以体会到很多。五色虽然精微，可以用眼睛来观察。在诊断中如果能做到把气色与脉搏综合起来分析，那么对于疾病的处理，准确度就会很高。如果脸上现出赤色，脉搏湍急而坚强，诊断为病气积聚在中腔，经常影响饮食，这种病叫作心痹。它的致病原因是思虑过度，使心气虚弱，病邪乘虚而入。如果脸上出现白色，同时脉搏急湍而浮，上虚下实，这时病气积聚在胸中，气喘而且肺虚，这种病叫作肺痹，致病的原因是偶发寒热，并在醉后行房。如果脸上出现青色，脉搏跳动时间长并且左右弹指，这时病气积聚在心下，支撑两胁下，这种病叫作肝痹，致病原因是受了寒湿，病理和疝气一样，所以有腰痛、足冷、头痛等症状。如果脸上出现黄色，同时脉搏大而虚，这时病气积聚在腹中，感觉有一股逆气使身体疼痛，这种病叫作厥疝。女子同样有这种情况，致病原因是剧烈劳动，出汗后受了风邪的侵袭。如果脸上出现黑色，同时上部脉搏强劲而大，这时病气积聚在小腹和前阴，所以这种病叫作肾痹，这是用冷水沐浴后就睡觉引起的病。

总之，观察五色的脉象：面黄目青、面黄目赤、面黄目白、面黄目黑的，都不是死亡的征兆；而面青目赤、面赤目白、面青目黑、面黑目白、面赤目青的，都是死亡的前兆。

五脏的生理病理变化

序号	病名	面部颜色	症状	致病原因
1	心痹	赤	脉搏湍急而坚强，诊断为病气积聚在中腔，经常影响饮食	思虑过度，使心气虚弱，病邪乘虚而入
2	肺痹	白	脉搏急湍又浮，上虚下实，病气积聚在胸中，气喘而且肺虚	偶发寒热，并在醉后行房
3	肝痹	青	脉搏跳动时间长并且左右弹指，病气积聚在心下，支撑两胁下	受了寒湿，病理和疝气一样，所以有腰痛、足冷、头痛等症状
4	厥疝	黄	脉搏大而虚，病气积聚在腹中，感觉有一股逆气使身体疼痛	剧烈劳动，出汗后受了风邪的侵袭
5	肾痹	黑	上部脉搏强劲而大，病气积聚在小腹和前阴	用冷水沐浴后就睡觉引起

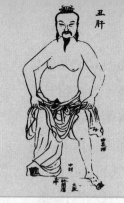

丑肝

五脏别论篇

本篇论述了奇恒之腑、传化之腑的定义和功能，五脏六腑的总体功能特点，寸口脉诊病的原理及诊断疾病的一般方法。

图解黄帝内经 素问

❀ 奇恒之腑和传化之腑

黄帝问：我从一些修道的方士那儿听到关于脏和腑的说法，是不一样的。有的人把脑髓称为脏，但又有人把脑髓叫作腑；有的人把肠胃叫作脏，也有人把肠胃叫作腑。他们的意见完全相反，却都说自己的说法是正确的。我也不知道谁的说法是真实的，希望听您判断一下。

岐伯回答：脑、髓、骨、脉、胆和女子子宫，这六个器官，都是受地气滋养而生的，都能够贮藏阴精，和大地一样能够藏化万物，所以能够具备藏而不泻的功能，因此被称为"奇恒之腑"。胃、大肠、小肠、三焦、膀胱，这五种器官，都因天气的滋养而生，如同天一样，所以是泻而不藏的，它们接收五脏的浊气，因此被称为"传化之腑"。它们接收了水和粮食的浊气之后，不会久留，必须运送排泄出去。肛门就为五脏行使这种排泄之职，以便水和粮食的浊气尽快排出人体。我们所说的五脏，是贮藏精气而不排泄的，因其总是充满精气，而不像肠胃那样接收水谷。所谓六腑，其作用是要把食物消化、吸收、运送出去，所以虽然常常有水谷充实，却不能像五脏那样一直处于精气充满状态。因而食物入口以后，胃虽然饱胀，肠子却是空的；等到食物下去，肠中就会充实，而胃又空了，所以说六腑"实而不满"，五脏"满而不实"。

❀ 诊断疾病的一般方法

黄帝问：寸口脉为什么就成为五脏的主宰呢？岐伯说：胃是水谷之海，六腑的源泉。当五味进入口中后，都停留在胃里，来滋养脏腑血气。寸口脉也属于手太阴肺经，和足太阴脾经紧密关联。所以五脏六腑之气味，虽然都来源于胃，但其变化则表现在气口脉上。同时，五气从鼻进入，然后通到心肺里，而心肺一旦有了病，鼻的功能也就不那么灵敏了。简而言之，在治疗疾病时，首先要问明病人的排泄情况，详细辨明脉象，观察病人的精神状态，以及所表现出来的症状。

在诊断和治疗疾病时，必须全面审察病人的情况。如果是过分迷信鬼神之说的人，就不要与他直言医学的道理；如果是不喜欢针石的人，就不要向他说明针灸的功效；如果生病不愿意接受治疗，那病必然不能治好，即使勉强进行治疗，也难以取得应有的疗效。

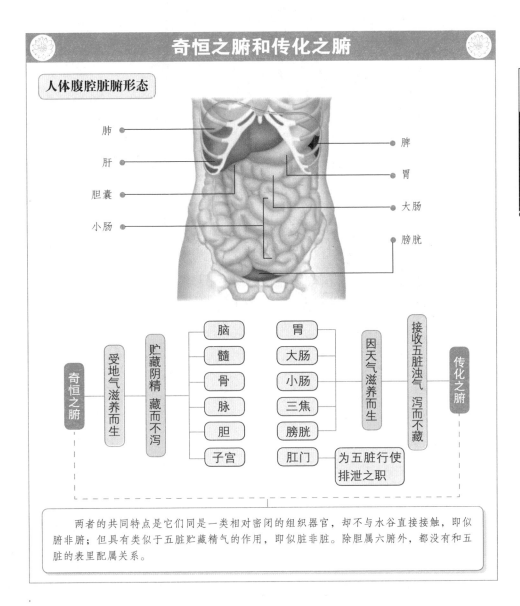

奇恒之腑和传化之腑

人体腹腔脏腑形态

- 肺
- 肝
- 胆囊
- 小肠

- 脾
- 胃
- 大肠
- 膀胱

奇恒之腑 — 受地气滋养而生 — 贮藏阴精 藏而不泻
- 脑
- 髓
- 骨
- 脉
- 胆
- 子宫

传化之腑 — 接收五脏浊气 泻而不藏 — 因天气滋养而生
- 胃
- 大肠
- 小肠
- 三焦
- 膀胱
- 肛门 — 为五脏行使排泄之职

两者的共同特点是它们同是一类相对密闭的组织器官，却不与水谷直接接触，即似腑非腑；但具有类似于五脏贮藏精气的作用，即似脏非脏。除胆属六腑外，都没有和五脏的表里配属关系。

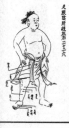

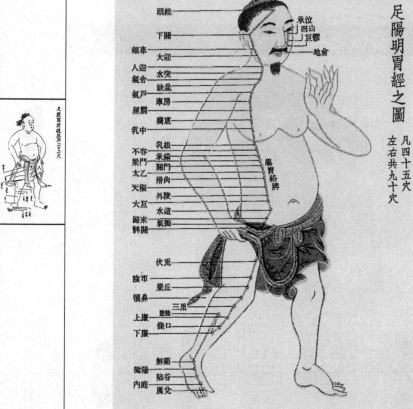

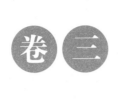

色诊论

《内经》的"色"，是气血上行至头面及外达肌肤时，形成体表各不同的颜色表现，是生命的基本现象。通过对人体表面"色"的观察，来确定机体健康与否、推断某一部位病变的诊断，即为色诊。同时，这种"色"并非一成不变，而是随着外界影响产生微妙的差异。

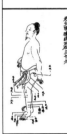

本章内容提要

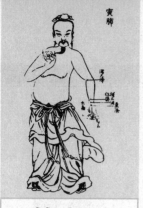

异法方宜论篇

本篇论述了因地域的不同、气候的不同、生活习惯的不同，引起的疾病不同，因而所采用的治疗方法也不同。

🔥 不同地区的治疗方法

黄帝问：医生治疗疾病，对同样的病，采取不同的治疗方法，结果却都痊愈了，为什么呢？岐伯回答说：这是地理条件不同造成的。例如东方地区，相当于春气，气候温和，是鱼和盐出产的地方。临海靠近水的当地居民爱吃鱼，喜欢咸味，他们对住在这个地方已经习惯了，也认为这种食物很可口。但是吃鱼过多，会使热邪滞留肠胃；吃盐过多，盐的咸味会损耗血液。所以当地的人们，大都黑皮肤，肌理疏松，多发痈疡一类疾病。从治疗方法上，适合用砭石去治，所以砭石疗法，也是来源于东方。

西方地区，出产金玉，也属于沙漠地带，具有自然界秋季收敛之气。当地居民一般都是住在山陵上，多风沙，水土性质属刚。那里的人们多数穿粗布衣服，睡草席，喜欢鲜美的肉类，所以身体易肥胖。风邪难以侵犯他们的躯体，所以疾病常发生在内脏里。对这种症状的治疗，就需用药物。因此说，药物疗法来源于西方。

北方地区，是自然界冬季闭藏的地方，地理位置高，人们住在山上，经常处于寒风冰冻的环境中。当地居民喜欢在原野上过游牧生活，喝些牛羊乳汁，所以容易造成内脏受寒而生胀满病，对这种病，应该使用艾火炙烤的方法治疗。因此说，艾火炙烤疗法来自于北方。

南方地区，相当于自然界万物蓬勃生长的夏季气候，是阳气最盛的地方。地势低，水土薄弱，雾露比较多。当地的居民，喜欢吃酸类和发酵腐熟的食品。人们的身体，皮肤致密而带赤色，这里经常出现拘挛湿痹等病，一般使用微针刺治的疗法。当然，针刺疗法来自于南方。

中央地区，地势平坦而潮湿，是自然界中物产最丰富的地方。那里人们的食物种类很多，工作并不劳累，多半生活安逸，所以这里出现的疾病，多是痿厥寒热等病。从治疗方法而言，应该采用导引按摩的方法。因此说，导引按摩疗法起源于中央地区。

　　所以圣人能够将各种各样的治疗方法综合起来，针对病情，选择合适的治疗方法给予有效的治疗。治疗方法尽管不同，但都能治好疾病，这是因为医生能够了解病情，并掌握了治病总体方法的缘故。

因地制宜的治疗方法

　　《内经》所倡导的，是将各种治疗方法综合起来，根据地区、病情等实际情况的不同，有针对性地选择对应的治疗方法。因此，疾病相同而治疗方法不同，结果却都能治好。

东方砭石疗法

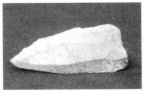

砭石 商周时期 广州中医药大学医史博物馆藏

　　这种尖端锋利、两侧有刃的砭石，先民们用来放血、破痈、去腐肉。

西方药物疗法

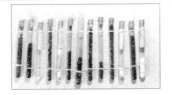

药材 商代 河北省文物研究所藏

　　商代遗址出土物中，有桃仁、郁李仁等药物，可见很早以前就有使用药物来治病的疗法。

北方艾灸疗法

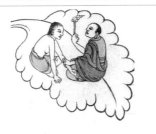

艾灸

　　用燃烧的艾绒等熏烤一定的穴位或患处。

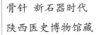
南方针刺疗法

骨针 新石器时代 陕西医史博物馆藏

　　先民们运用各种不同的针具刺激穴道、经络，以防治疾病。

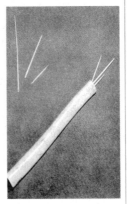

中央导引按摩

彩绘导引图

　　导引是一种以肢体活动为主，配合呼吸吐纳的运动方式；按摩是以舒筋活络、宣通气血为目的的保健手段，两者相结合而形成导引按摩法。

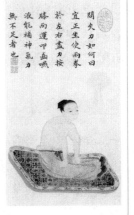

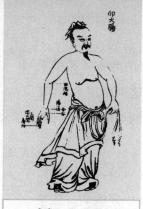

移精变气论篇

本篇论述了远古、中古和近代三个不同时期的生活环境、引发的疾病和治疗的方法，同时也阐述了色脉诊法的重要作用。

不同时期的治疗方法

黄帝问：我听说上古时代治病，只需要改变病人的心情和精神，阻断疾病的来源就能使病人康复。而现代人治病，用药物治疗内部，用针石进行外部治疗，结果疾病还是有能治好也有治不好的，这是什么原因呢？岐伯回答：古代的人们和飞禽走兽一样，居住在野外。冬天，他们靠身体运动来驱走寒冷；夏天，选择阴凉地方来躲避炎热。由于那时的人们心里没有什么喜好和贪欲伤神，也没有追逐名利的行动让身心劳累，在那种恬静淡泊的环境里，邪气是不容易侵犯人体的。人们偶尔生病，既不需要药物治疗身体内部，也不需要针石治疗外部。只要运用一种称之为"祝由"的道术，可归于精神治疗法，转移病人的精神注意力，就能把病治好。现在却不一样了，人们心里经常因为忧虑而痛苦，身体经常因为劳累而损伤，再加上违背四时气候和寒热变化的规律，以及虚邪贼风不断侵袭，对内部侵犯到五脏骨髓，对外部伤害到孔窍肌肤，所以患了小病，也可能发展成为重病，患了大病，就会出现病危或死亡。在这样的情形下，如果只用"祝由"法解除其精神痛苦，是很难把病治好的。

色脉诊察法

黄帝说：您讲得很正确！我希望在给病人诊治疾病的时候，能够对病人的死生进行观察，对病情的疑惑进行决断，对其中的要领能够领悟，就像有日月光照一样清楚明白。有什么方法可以达到吗？岐伯说：诊察色和脉，是以前的祖师所重视的，并由先师传授给我的。上古时代，有位叫作僦贷季的医生（据说，他曾是岐伯的祖师），以研究色和脉的道理著称，而且达到了高深的境界。他能够把金木水火土四时阴阳八风六合联系起来，而不脱离色脉诊法的一般规律，并且能从复杂的相互关系变化中，观察到它的精髓所在。我们要掌握诊病的要领，就要研究色脉。人的气色就像太阳一样有阴晴变化，而脉息就像月亮一样有盈亏更替。经常注意气色明晦、脉息虚实，这就是诊法的关键。总之，色脉的变化与四时相对应。

古今疾病及治疗的不同

　　《内经》通过古今之人生存条件、生活方式、精神追求方面变化的比较，得出影响人体患病的病因病理之不同，治疗的方法也因此不同。同时，对精神因素在疾病发生、发展、治疗过程中的重要作用也有一定的认识。

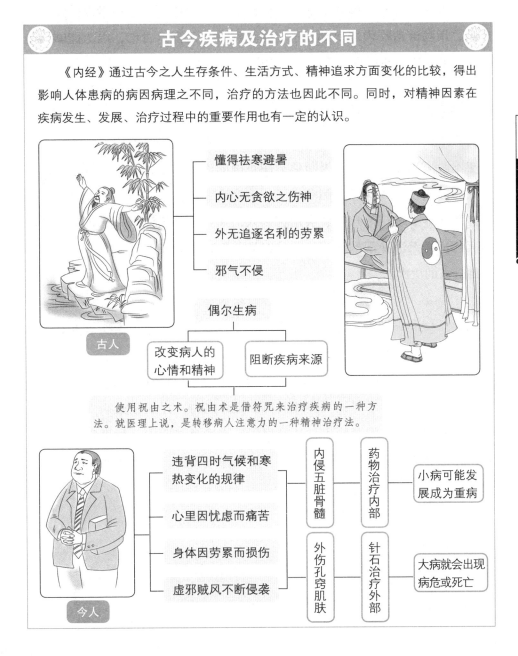

懂得祛寒避暑

内心无贪欲之伤神

外无追逐名利的劳累

邪气不侵

古人

偶尔生病

改变病人的心情和精神

阻断疾病来源

使用祝由之术。祝由术是借符咒来治疗疾病的一种方法。就医理上说，是转移病人注意力的一种精神治疗法。

违背四时气候和寒热变化的规律

心里因忧虑而痛苦

身体因劳累而损伤

虚邪贼风不断侵袭

今人

内侵五脏骨髓

药物治疗内部

小病可能发展成为重病

外伤孔窍肌肤

针石治疗外部

大病就会出现病危或死亡

远古帝王之所以非常重视这样的道理，原因在于它符合自然界的规律，可以回避死亡而接近长寿。生命延长了，人们自然要奉为圣王了！中古时代的医生的治病方法是让病发展了再进行治疗，先让病人用汤液十天，来把风痹病邪祛除，如果十天病还不见效，就再用草药治疗。

这样，就会降伏邪气，病也就很快会痊愈。但后世医生的治病方法就发生变化了。他们诊治疾病时不依据四时变化的情况，不了解阴阳色脉的原理，不能够辨别色脉的顺逆，等到疾病已经形成了，才用微针治疗外部疾病，用汤液治疗内部疾部，医生医术浅薄，还盲目自信，以为能够治愈呢。结果，原来的病没有治好，新的病证又出现了。

🌀 治疗的根本原理

黄帝说：我希望了解一些有关治疗的根本原理。岐伯说：治病的关键在于不脱离色诊和脉诊，果断地运用正确的诊治方法，这就是诊治的最大原则。假如诊断病情时颠倒顺逆了，治疗也一定会与病情大相径庭，因为不能从根本上进行治疗，就会损害病人，如果像这样治理国家，就会到家国灭亡这样无法挽回的地步。改掉旧的习俗，探讨新的治疗技术，才能上升到真人的层次。

黄帝说：我从您这里听到了许多诊治的要领。您所讲的主旨都是围绕着色脉，从这一点我已经深知其重要性了！岐伯说：诊治疾病最重要的根本归为一个"一"。

黄帝问：这"一"是指什么？岐伯说：这"一"的关键就是问清病情。

黄帝说：具体怎样做呢？岐伯说：关好门窗，仔细观察病人，详细地询问病人病情，了解其隐衷，从而得知发病的真正原因。如果病人神气旺盛，脉息平和，病就能治好；反之，如果神气丧失，脉象违逆四时的变化规律，病就难治了。

黄帝说：您的话很有道理！

脉象与面色的关系

脉象数：尺肤亦数；
脉象急：尺肤亦急；
脉象缓：尺肤亦缓；
脉象涩：尺肤亦涩；
脉象滑：尺肤亦滑。

面色青：则脉象弦而急；
面色赤：则脉象浮大而散；
面色黄：则脉象中缓而大；
面色白：则脉象浮涩而短；
面色黑：则脉象沉濡而滑。

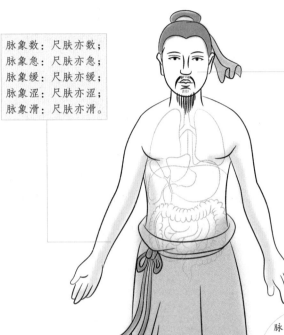

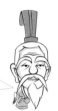

脉与色不相应时，如果脉象克制面色、尺肤，则主死亡；如果脉与色相生，则病易痊愈。

篇十三 移精变气论篇

五行、五脏、声、色、臭、味、脉对应表

五行	木	火	土	金	水
五脏	肝	心	脾	肺	肾
五声	呼	笑	歌	哭	呻
五臭	膻	焦	香	腥	腐
五味	酸	苦	甘	辛	咸
五色	青	赤	黄	白	黑
脉象	弦而急	浮大而散	中缓而大	浮涩而短	沉濡而滑

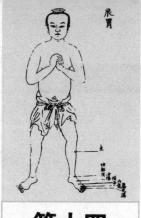

汤液醪醴论篇

本篇讲述了汤液醪醴的制作方法，不同时期疾病的治疗方法，五脏阳气衰竭所引起的疾病的治疗等。

汤液醪醴的制作方法

黄帝问道：用五谷来制作汤液和醪醴，怎样做？岐伯答说：必须要用稻米作原料，用稻秆作燃料。因为稻米之气完备，同时稻秆本身很坚实。

黄帝说：这符合什么原理呀？岐伯说：稻谷获得了天地的和气，在高度适宜的地方生长，所以得气最完备，又在适当的季节收割，所以稻秆才能最坚实。

不同时期疾病的治疗方法

黄帝说：上古先人，为什么制汤液醪醴而不用呢？岐伯说：上古时代人们很重视养生之道，医生制成汤液醪醴，是以备万一的。所以制成了，并不一定用它。到了中古时代，人们不像以前那样注重养生，所以当身体受外邪乘虚侵害而衰弱时，就服用些汤液醪醴，病就可痊愈，也可以起到预防作用。

黄帝说：现在的人有了病，虽然也吃些汤液醪醴，病却不一定都好，这是为什么呢？岐伯说：现在的时代，人们基本不重视养生之道了，所以一生病就要内服药物，外治采用砭石针灸治疗方法，认为只有这样才能把病治好。

黄帝说：病人身体衰败，气血竭尽，经过治疗却没有效果，这是什么缘故？岐伯说：因为病人的神气，已经不能起支配的作用了。

黄帝说：什么叫作神气不能起支配作用呢？岐伯说：针石治病，就是按照医道进行诊治。因为病人的神气已经衰微，意志已经散乱，所以病是不会好的。更何况病人已到精神败坏、神气涣散、营卫无法再恢复的地步了。病发展成这样的原因是什么呢？嗜好欲望过多，忧愁萦心又不能停止，以至于精气衰败，营气枯涩，卫气消失，所以神气就失去作用了，当然疾病也就不能治好了。

图解黄帝内经·素问

黄帝说：一般病在初起的时候，是非常精微而不好预测的，病邪只潜伏在皮肤里。医术高明的医生就感觉到病已发展得很严重了，即使用针石也不能治好，用汤药也解决不了问题了。现在的医生都学习了治病的知识，懂得遵循医治的方法，对待病人像自己的亲朋好友，每天都听见病人的声音，每天看见病人的五色，而病人的病不能治愈，也不是治疗得不早吧？

岐伯说：因为病人为本，医生为标，所以医生和病人必须配合。没有病人的配合，病邪就不能被制伏，就是这个道理！

五脏阳气衰竭所引起的疾病的治疗

黄帝说：可有的病并不是因为邪气从皮毛侵入而出现，而是由于五脏阳气衰竭，水气充满于皮肤。阴精在内独居，阳气在外耗竭，形体肿胀，原来的衣服也不合身了，四肢肿胀甚至会影响中气的升降。像这种水气格拒于内、形体改变于外的疾病，应当如何治疗呢？

岐伯说：先根据病情调和脏腑阴阳，用针刺的方法祛瘀血、消积水，让病人轻微地活动四肢，穿厚一点的衣服使身体温暖，阳气就渐渐传开，然后用缪刺方法，使他的形体恢复健康。再运用发汗方法，使小便通利，注意观察病人情况，适时地给些药吃。待五脏阳气输布了，五脏郁积疏通了，那么精气自然会产生，形体自然会强盛，骨骼和肌肉也会保持正常，正气也就很快恢复了。

黄帝说：讲得很正确！

汤液和醪醴

汤液和醪醴，是以五谷作为原料酿制而成。古代用五谷熬煮成的清液，作为五脏的滋养剂，即为汤液；用五谷熬煮，再经发酵酿造，作为五脏病的治疗剂，即为醪醴。

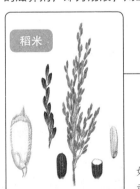

稻米

上受天阳，下受水阴，得"天地之和" → 以稻米作为最佳的原料 → **熬煮而成汤液**

春种秋收，尽得秋金刚劲之气，故其薪"至坚" → 以稻秆作为最好的燃料 → **熬煮、发酵而成醪醴**

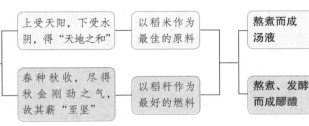

《内经》所言汤液醪醴，对后世方剂学的发展有很深的影响。如现代所用的汤剂、酒剂，以及方药中使用的粳米、秫米、薏米、赤小豆等，都是直接从《内经》的汤液醪醴发展而来的。

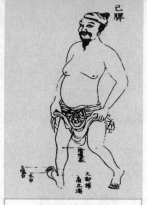

玉版论要篇

篇十五

本篇主要论述的是诊断疾病的浅深，介绍了《揆度》和《奇恒》的情况，气色脉象顺逆的变化。

《揆度》和《奇恒》

黄帝问道：我听说《揆度》和《奇恒》，这两部古书中诊察疾病的方法各有所指，究竟应该如何加以运用呢？

岐伯回答说：《揆度》是判断疾病深浅的书，而《奇恒》是介绍那些异乎寻常的疾病的书。以我个人的见解，所谓诊病的根本道理，就是要观察五色和脉象的变化。至于《揆度》和《奇恒》，它们的重要之处都在于把握五色和脉象的联系。人体的气血，是永远向前运转而不折回的，若折回了，就违逆了运转规律而失去生机了。这是非常深远的道理，应记录在玉版上，称为"玉机"。

气色

面容气色的变化，呈现在上下左右不同的部位，应注意分别察看它的浅深度。容色为浅的，说明病轻，可用五谷汤液去调理，大约十天就可以好了；容色为深的，说明病重，就需要服些汤剂治疗，大约二十一天就可痊愈；如果容色过深的，病就更严重了，一定要用药酒治疗，需要经过百天左右才能痊愈。假如色赤，面容消瘦，病就不能治愈。如果气色非赤，面容消瘦，经过百天以后，还是可以治愈的。另外，病人脉气短促、阳气虚脱的，必死无疑；温热病而阴血极虚的，也是死症。

面部颜色的变化，呈现在脸部的上下左右，必须注意分不同部位进行察看。病色向上移的为逆，向下移的为顺。女子病色呈现在右侧的为逆，呈现在左侧的为顺；男子病色呈现在左侧的为逆，呈现在右侧的为顺。如果男女病色变易部位，反顺为逆，对于男子而言，就是重阳；对于女子而言，就是重阴。而重阳、重阴，都是容易死的。至于阴阳反常的病人，应该衡量虚实轻重，尽量运用一些方法将阴阳扭转过来，使它恢复正常。《奇恒》和《揆度》这两本书都提到了这样的治法。

脉象

如果脉搏劲击于指下，反映邪气过盛而正气不足，就会使人患上瘅证，或者痿躄证，这是寒热之气交加所造成的。因阳气太盛而损耗精气的脉象，叫作孤阳脉；如果脉象非常微弱，就是阴寒削弱阳气的反映，叫作孤阴脉。孤阳脉和孤阴脉，是阳气与阴精受到消耗的表现，这称为逆，是死亡的迹象。如果仅仅是脉见虚弱，还有可补救的方法，称为从。

在诊脉时运用《奇恒》的方法，应该从手太阴的寸口脉开始。如脉搏受四时、五行制约的，叫逆，逆是死亡的征兆；能够不受四时、五行制约的，叫从，从就有生机。自然界八风、四时之间的五行生克相互胜复，这是不断循环、终而复始的。假如四时五行八风逆行反常，就不能再用常理推断了。这就是《揆度》《奇恒》诊法全部论述的重点。

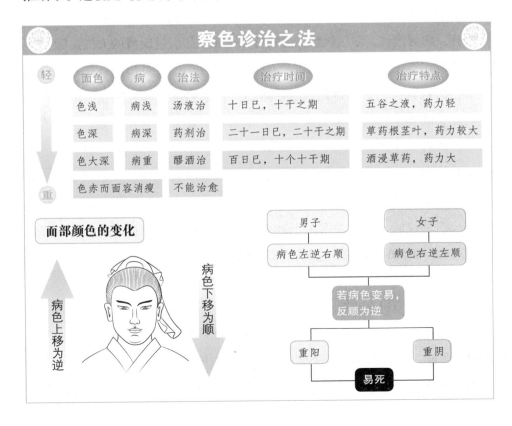

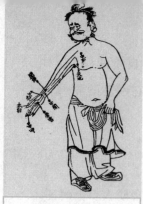

诊要经终论篇

篇十六

本篇主要论述了全年的人气与天气、地气的关系，四时的针刺要点及误刺所产生的后果，十二经脉气败绝的症状。

诊断疾病的要点

黄帝问：诊病的重点是什么？

岐伯答：正月、二月，天气正当万物初现之时，地气刚刚开始萌发，这时候的人气在肝；三月、四月，天气正当万物长成之时，地气正生长发育，这时候的人气在脾；五月、六月，天气极盛，地气上升，这时候的人气在头；七月、八月，阴气呈现肃杀的气氛，这时候的人气在肺；九月、十月，阴气渐盛，天气开始冰冻，地气也随之闭藏，这时候的人气在心；十一月、十二月，冰封大地，阳气伏藏，地气就完全密闭了，这时候的人气在肾。

所以，春天应刺经脉的腧穴，达到肌肉分理，看见出血就停针。病较重的，久留其针，等气得到流通后再出针；病轻的，将开始正常的气血循环。夏天的刺法，应刺孙络的腧穴，见血就要止针，邪气除去，穴孔合闭起来，痛病也就消除了。秋天，应刺皮肤，先用手指沿着肌肉的纹理而刺，不论其上部或下部，都运用同样的方法，观察病人的神色，如果变好，就要止针。冬天的刺法，应该深取腧窍，到达分理之间。病重的，可以深刺直入；病较轻的，可以左右上下散布而刺。一般来说，春夏秋冬各有相对应的刺法，而四时的针刺根据气之所在确定所刺的位置。

误刺导致的后果

如果春天误刺了夏天的部位，就会出现心伤脉乱、气微弱的情况，邪气会侵入骨髓之中，病就不能痊愈，使人茶饭不思，而且气虚。如果春天误刺了秋天的部位，就会生筋挛气逆病，咳嗽也会随之而来，疾病就不能痊愈，肝气受损，使人偶尔会惊惧，肺气伤了就会想哭。如果春天误刺了冬天的部位，邪气就会深居于内脏，使人腹胀。病不但不能痊愈，而且使人多说话。

如果夏天误刺了春天的部位，病不能愈，还会使人倦怠无力。如果夏天误刺了秋天的部位，病不能愈，人也不愿说话，而且惶恐不安，好像有人要来抓住他似的。如果夏天误刺了冬天的部位，病也不能治愈，相反使精不化而少气，经常发怒。

如果秋天误刺了春天的部位，病不能治好，使人惊惧不宁，比较善忘。如果秋天误刺了夏天的部位，病也不能愈，使人越来越贪睡，并且多梦。

四时针刺疗法

对应四时，针刺疗法所刺穴脉、深浅等手法也不尽相同。就针刺的深浅来说，以春夏刺浅、秋冬刺深为宗旨。

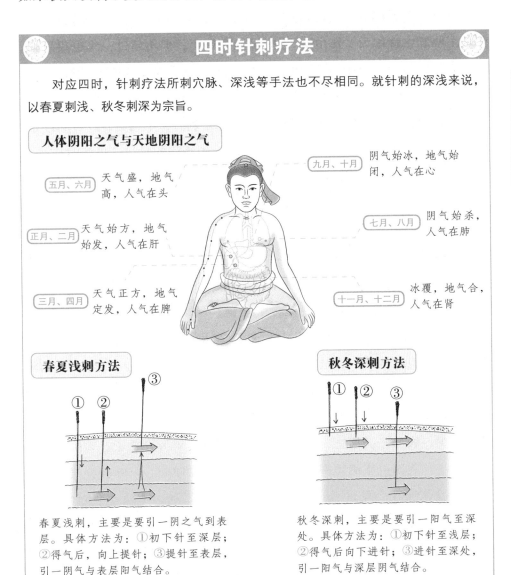

人体阴阳之气与天地阴阳之气

五月、六月　天气盛，地气高，人气在头

正月、二月　天气始方，地气始发，人气在肝

三月、四月　天气正方，地气定发，人气在脾

九月、十月　阴气始冰，地气始闭，人气在心

七月、八月　阴气始杀，人气在肺

十一月、十二月　冰覆，地气合，人气在肾

春夏浅刺方法

① ② ③

秋冬深刺方法

① ② ③

春夏浅刺，主要是要引一阴之气到表层。具体方法为：①初下针至深层；②得气后，向上提针；③提针至表层，引一阴气与表层阳气结合。

秋冬深刺，主要是要引一阳气至深处。具体方法为：①初下针至浅层；②得气后向下进针；③进针至深处，引一阳气与深层阴气结合。

如果秋天误刺了冬天的部位，病不能愈，使人时常感觉发冷。

如果冬天误刺了春天的部位，病不能愈，使人困倦而不能安眠，即使睡着了，又像眼中有所见的事物似的。如果冬天误刺了夏天的部位，病不能愈，使人气上逆，会出现各种痹证和麻木不仁的病。如果冬天误刺了秋天的部位，病不能愈，使人常常口渴。

针刺治病的一般原则

凡针刺胸腹部位的时候，必须避开五脏。假如刺伤心脏，一天就死；刺伤脾脏，五天就死；刺伤肾脏，七天就死；刺伤肺脏，五天就死；假如刺伤了膈膜，就称为"伤中"，当时虽然病好了，但不超过一年也要死亡。避开五脏的关键，要懂得下针的顺逆。"顺"，就是指要知道膈膜与脾肾等器官的部位，反之，不知道的就称为"逆"。刺胸腹部位的时候，应该先用布条盖着胸腹，然后在布条上进行针刺。如果刺后，不见病有好转的迹象，可以再刺。这样，就不会伤了五脏。在用针刺治病的时候，进针时应当肃静，假设针刺治脓肿病，可用摇针手法。假设针刺治经脉的病，就不能用摇针手法，这是针刺治病的要点。

黄帝问：我还想了解一点关于十二经脉气败绝的情况，可以吗？

岐伯答：太阳经脉气绝的时候，病人两目上视，眼睛不能转动，身背呈角弓反张，手足抽搐，面色发白，出绝汗，绝汗一出，就要死亡了。少阳经脉气绝的病人，耳聋，遍体骨节松懈，两眼直视，到了眼珠不动时，一天半就要死亡了，快要死的时候，病人脸上先呈现出青色，再由青色变为白色，这也就是死亡的先兆了。阳明经脉气绝的病人，口眼会有所动作，常常害怕，言语错乱，面色发黄，假如手足二经脉再躁盛而不流通，就要死亡了。少阴经脉气绝的病人，面色发黑，因牙龈肉收缩而感觉牙齿变长，积满牙垢，腹部胀满堵塞，假如上下不能相通，就要死亡了。太阴经脉气绝的病人，腹部也胀满闭塞，呼吸不顺畅，常常呕吐，呕吐就会气逆，气逆就会脸色变红，假如不呕吐了，就又会上下不通，不通就会面色发黑，皮毛枯焦，濒临死亡了。厥阴经脉气绝的病人，胸中发热，咽喉干燥，小便次数多，心里烦躁，病重时，就会出现舌头翻卷、睾丸上缩的情况，那就接近死亡了。以上就是十二经脉气败绝的症状的情况。

针刺治病的要点

针刺胸腹部位

- 知道膈膜与脾肾等器官的部位，避开五脏
- 以布盖胸腹，在布上进行针刺
- 刺针必肃，刺肿可摇针，刺经不可摇针

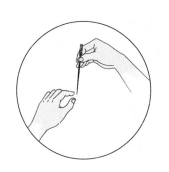

误刺五脏

刺伤心脏	一天即死
刺伤脾脏	五天即死
刺伤肾脏	七天即死
刺伤肺脏	五天即死
刺伤膈膜	一年即死

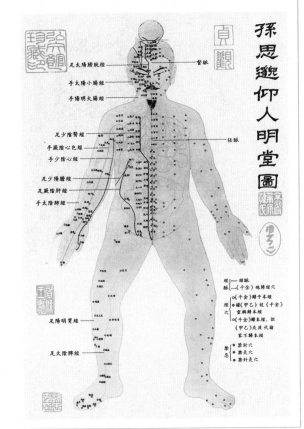

孙思邈仰人明堂图

唐代

　　包括仰人、侧人、伏人图在内的孙思邈明堂图展现了人体十二经脉和腧穴，让人一目了然。《黄帝内经》指出，深入地研究穴位，就会避免误刺的现象。图为孙思邈仰人明堂图，标注有禁忌的针灸穴。

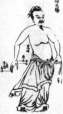

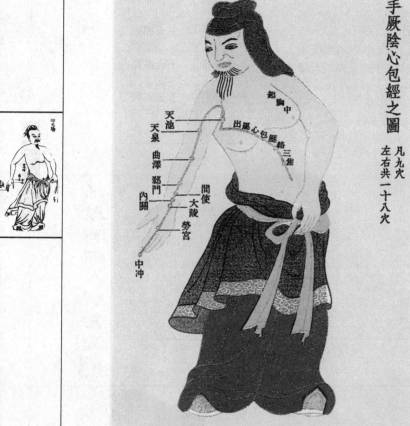

手厥陰心包經之圖

凡九穴
左右共一十八穴

起胸中

天池

出屬心包歷絡三焦

天泉

曲澤 郄門

間使

大陵 勞宮

內關

中冲

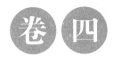

脉候论

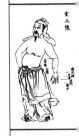

　　本卷论述了人体经、络的概念和其"内属脏腑、外络肢节"的功能，并以阴阳理论划分经脉为手足三阴三阳，宏观上阐述了四时阴阳与脉之虚实的关系，微观上论述了气血运行与脉象的关系，以及脉象与疾病、经脉针刺的要领等内容，同时讲述了诊脉的各种方法。

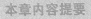

本章内容提要

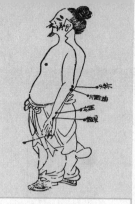

脉要精微论篇

篇十七

本篇主要讲述了望闻问切的主要内容。

切脉

黄帝问：如何诊脉呢？

岐伯回答：诊脉通常在天刚亮时，人刚起床，阴气还没有扰动，阳气也没有耗散时进行，因为这时候没有吃饭，经脉之气不会亢盛，络脉之气也很调和，气血又没有扰乱，这样的情况下，才可以诊察出有病的脉象。

在诊察病人脉搏动静的同时，还要观察病人双目的神气，观察病人面部五色，分辨病人五脏脏气是有余，还是不足，六腑之气的强弱，形体的盛衰状况。把几个方面综合起来进行考察，来判断病人是死还是生。

脉是血液归聚的府库，血在脉中循环流动，取决于脉气的推动。脉长说明气分调治和谐，脉短说明气分有病，脉快说明病烦心，脉大则表示病势更严重了，上部脉盛，是气逆于上，出现气喘的症状；下部脉盛，是气胀于下，出现腹部胀满的症状，代脉是气衰；脉细小是气少；脉涩滞是病心痛；脉混乱，势如涌泉，这时病势加重，形色败坏，已到了危险地步。若脉来的时候似有似无，离开的时候像弓弦断绝，必死无疑。

察色

面色，是精气的外在表现。如果是红色，就如同白绸包着朱砂，红润而有光泽，但不是暗淡红紫，没有光泽；如果是白色，就应如同鹅毛，白而光洁，但不像食盐般白而晦暗；如果是青色，就应如同碧玉般青而润泽，但不像靛蓝般青而沉暗；黄色应该如同罗绢包裹雄黄那般明润，不应像黄土那样略带沉滞色；黑色应该像重漆般黑亮，不应像苍茫大地般枯暗。假设五色精

图解黄帝内经·素问

微现象显露了，那么寿命也不会长久了。人的眼睛聪慧明亮，所以能够用来观察万物，辨别黑白，审察长短。如果长短不分、黑白颠倒，就证明精气衰败了。

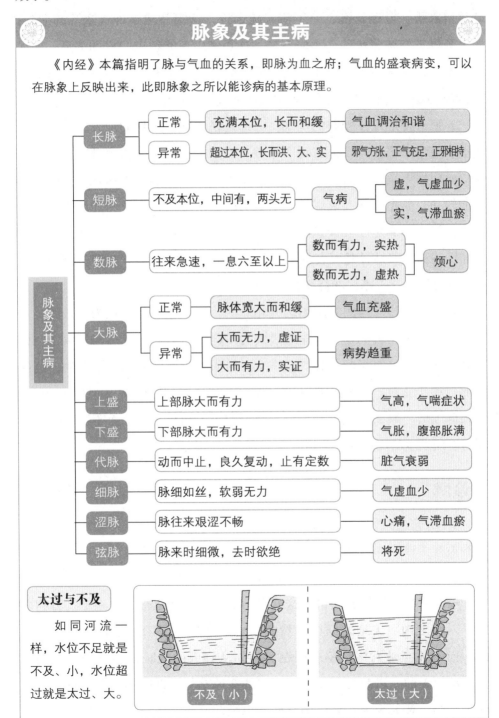

脉象及其主病

《内经》本篇指明了脉与气血的关系，即脉为血之府；气血的盛衰病变，可以在脉象上反映出来，此即脉象之所以能诊病的基本原理。

脉象及其主病

长脉
- 正常 — 充满本位，长而和缓 — 气血调治和谐
- 异常 — 超过本位，长而洪、大、实 — 邪气方张，正气充足，正邪相持

短脉 — 不及本位，中间有，两头无 — 气病
- 虚，气虚血少
- 实，气滞血瘀

数脉 — 往来急速，一息六至以上
- 数而有力，实热
- 数而无力，虚热 — 烦心

大脉
- 正常 — 脉体宽大而和缓 — 气血充盛
- 异常
  - 大而无力，虚证
  - 大而有力，实证 — 病势趋重

上盛 — 上部脉大而有力 — 气高，气喘症状

下盛 — 下部脉大而有力 — 气胀，腹部胀满

代脉 — 动而中止，良久复动，止有定数 — 脏气衰弱

细脉 — 脉细如丝，软弱无力 — 气虚血少

涩脉 — 脉往来艰涩不畅 — 心痛，气滞血瘀

弦脉 — 脉来时细微，去时欲绝 — 将死

太过与不及

如同河流一样，水位不足就是不及、小，水位超过就是太过、大。

不及（小）　　太过（大）

五脏，行使藏精守内的职责。如果腹中胀满，脏气虚满，就会气喘，说话声音瓮声瓮气如同从密室中发出的一样，这是中气受湿邪所侵袭的缘故；如果讲话声音低微，反复地说，表明正气明显衰败了；如果病人不知道收拾衣被，言语错乱，分不清亲疏远近，这很显然是神气紊乱的症状；如果肠胃不能纳藏水谷，大便不禁，这是肾虚不能约束门户的关系；如果小便不禁，这是膀胱不能闭藏的关系。总之，如果五脏能够发挥各自的作用，病人的健康就可以恢复，否则，病人就濒临死亡了。

五脏六腑是人体强健的基础。头部是精气神明汇聚的地方，如果头部低垂，眼睛深陷无光，那就说明精神要衰败了；背为胸的表现形式，如果背弯曲而肩下垂，那就是胸部出现病变了；腰为肾的表现形式，如果腰部不能转动，那是肾气要衰竭了；膝为筋的表现形式，如果屈伸困难，走路就弓背低头，那是筋要疲惫了；骨为骨髓的表现形式，如果不能久立，行走摇摆不稳，那是骨髓要衰颓了。概括而言，假设脏腑精气能够由弱转强，就可恢复健康；否则，就会死亡。

岐伯说：脉气与四时阴阳之气相反的，如果邪气总表现为有余的，就都是邪气盛于正气的情况；正气表现为不足的，这时血气已经消损了。根据时令变化，脏气当旺，脉气应有余，但如果相反而表现为不足的，这就是邪气盛于正气；脉气本应不足，却反而有余的，这就是正气不胜邪气，如果邪气盛，那么血气就会消损。这种阴阳不相顺从，气血不调，邪正不相适应而发生的疾病为"关格"。

🔥 诊脉

黄帝问：四时的脉象是怎样变化的？怎样通过诊脉知道疾病的位置呢？怎样了解疾病的发展变化？怎样通过诊脉判断什么时候疾病在内？怎样知道什么时候疾病在外呢？这五个问题，您能帮我解答吗？

岐伯回答：那我就先讲讲这五者的变化与天地运行的关系吧。万物之外，六合之内，天地之间，自然的变化，都是与阴阳的变化规律相对应的，而不纯粹是人体脉象的问题。例如从春天的温暖，转变为夏天的酷热；从秋天的凉风劲急，转变为冬天的寒风怒号。四时的变化，反映了自然界阴阳更替的规律；人体的脉搏，也随四时而相应沉浮。春脉，因阳气初生，所以圆滑轻虚；夏脉，因阳气旺盛，所以方正盛大；秋脉，因阳气下降，所以轻涩而散；冬脉，因阳气深藏，所以沉实内伏。四时阴阳的情况也与此相同，从冬至到立春的四十五天，阳气微升，阴气微降。从夏至到立秋的四十五天，阴气微升，阳气微降；由于升降都按照一定的规律来运行的，因此和脉象的变化相一致。脉象和四时不相适应，就可知脉象的生分死分，根据生死之分的期限，就可以推算出病人亡故的具体日子。这其中的微妙都在脉象上，一定要细心体察呀。而体察必须先从五行生克的规律开始，并结合人体十二经脉进行分析。十二经脉对应五行而有生生之机。观测生生之机的标准，应以四时阴阳为准则，遵循四时阴阳的变化规律，不违背它，则人体就能保持相对平衡，并与天地阴阳相互统一。知道了天人统一的道理，就可以预知死生。所以五声是和五音相对应的，五色是和五行相对应的，脉象是和阴阳相对应的。

四时阴阳消长与脉象之相应

诊脉从阴阳之气开始，从五行而生，四时各有所宜；补泻勿失，与天地阴阳升降之气，相应合一。

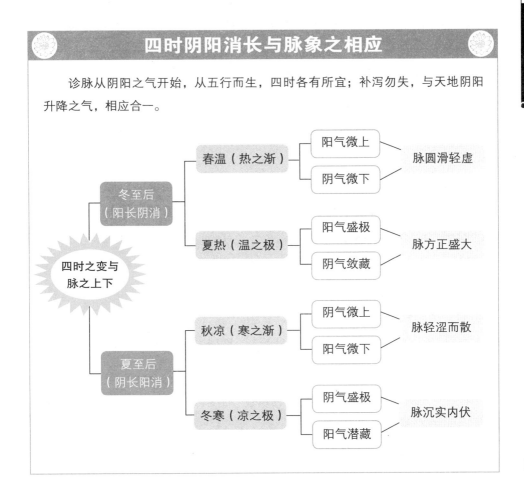

🔥 梦与阴阳

除了分析脉象要区分阴阳外，即使夜间做梦，也能够反映出体内阴阳的盛衰。阴气盛，就可能会梦见要渡过大水而害怕；阳气盛，就会梦见大火燃烧的场面；阴气阳气都旺盛，就会梦见互相残杀的情景；上部气盛，就会梦见飞腾；下部气盛，就会梦见向下坠落；吃得过饱，就会梦见送东西给别人；处于饥饿状态，就会梦见抓取食物；肝气盛，就会梦见自己发怒；肺气盛，就会梦见自己哭泣；腹中蛲虫多，就会梦见众人聚集；腹中蛔虫多，就会梦见与人打架受伤。

🔥 诊脉的原理

所以诊脉之道，为了保证诊察正确，最宝贵也是最根本的一条就是要虚心静气、精神集中。脉象随着季节的不同而有所变化：春季的脉象，上浮而滑利，像鱼在水中游；夏天的脉在皮肤，泛泛之多像万物茂盛而有余；秋天的脉位于皮肤下面，就像蛰虫将要冬眠；冬天的脉沉降在骨中，就如同冬眠之虫闭藏不出，人们也都深居简出一样。所以说，想要了解内脏的情况，可以从脉象上区分出来；想要知道外部经气的情况，可以从经脉循行的经络诊察而知其终始。春、夏、秋、冬、内、外这六个方面，就是诊脉的大法。

如果心脉搏击有力而长，病发时就会舌卷曲不能说话。假如其脉软弱而发散，就会感到心气不足，但当经气依次前行，循环一周而再回到其原位的时候，病也就痊愈了。如果肺脉搏击有力而长，病发时就会唾血，假如其脉虚弱而发散，就是肺虚皮毛不固，生病时就会汗出如雨，这样，体力就不易恢复了。如果肝脉搏击有力而长，面色不发青，这是跌伤、击伤引起的，由于瘀血积在胁下，使人气逆而喘，假如其脉虚弱而散，面色反而有光泽的，就会出现溢饮病。"溢饮"，是指渴极暴饮，而水气渗流到皮肤，溢出肠胃的情形。如果胃脉搏击有力而长，面色发红，就会股髀疼痛好像折断了似的；假如其脉软弱而发散，就要生食痹。如果脾脉搏击有力而长，面色发黄，这是脾脉失去平缓。脾气极虚，会引起少气之病；假如其脉软弱而发散，面色没有光泽，那就会出现足胫水肿。如果肾脉搏击有

图解黄帝内经·素问

力而长，面色发黄而略有红色，就会腰部非常疼痛；假如其脉软弱而散，那就会出现精血虚少病，这种病很少有能够恢复健康的。

心脉和胃脉的病变

黄帝问：如果诊得心脉急切，这是什么病呢？病的症状是怎样的？

岐伯答：病名叫心疝，小腹部位会有肿块出现。

黄帝问：根据什么这么说？

岐伯回答说：因为心是阳脏，和小肠为表里，所以说小腹会有肿块出现。

黄帝问：如果诊得胃脉有病，它的情形如何？

阴阳盛衰与梦的关系

梦是一个极其复杂的人生现象，数千年来人们一直试图用各种学说来解说梦境。《内经》则从人的身体状态、阴阳脏气的盛衰，来说明一些梦的形成。现代有关研究发现，有些频繁出现的梦境，往往是疾病发生的预兆。可见《内经》之释梦诊病的理论是有一定科学性的。

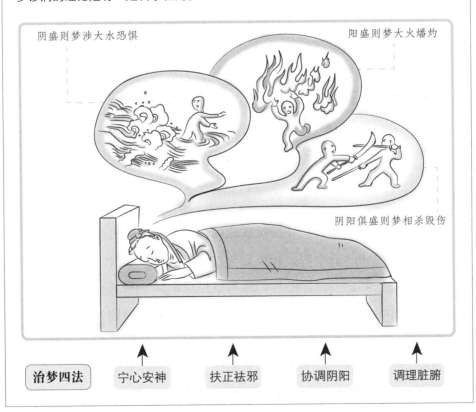

阴盛则梦涉大水恐惧

阳盛则梦大火燔灼

阴阳俱盛则梦相杀毁伤

治梦四法　　宁心安神　　扶正祛邪　　协调阴阳　　调理脏腑

岐伯答：假设胃脉强实，就是腹胀病；假设胃脉虚弱，就是泻痢病。

疾病的形成原因及治疗

　　黄帝问道：疾病的形成原因是什么？它是怎样变化的？岐伯回答说：如果受到风邪而生病，就会转为寒热病；因热邪侵袭，就会转变为消中病；气逆不已，就会转变为癫疾；久感风邪，就会转变为飧泄病；血脉受到风邪侵袭，就会转变为瘟疫疠病。病的变化是无穷无尽的。

　　黄帝接着问：各种痈肿、筋挛、骨痛，这些病又都是如何产生的？

　　岐伯回答：这是因寒气集聚，风邪入侵而引起的。

　　黄帝问：如何治疗呢？

　　岐伯说：这是四时的邪气所产生的疾病，用五行相胜的方法治疗，就可以治好。

新病与旧病

　　黄帝问道：如果病人有以前的病，从五胜发起，因而影响脉色，那么如何区分它是旧病还是新病呢？岐伯回答：您的这个问题比较细致！这只要验看他的脉色就清楚了。如果脉虽小而气色不错的，那就是新病；如果脉还好，可是没有气色的，那就是旧病；如果脉和气色都不好的，那就是久病；如脉和气色都还好的，那就是新病。肝脉、肾脉同时出现沉弦的现象，皮色呈青红色，这样的病，是击伤所致，不见血也好，已见血也好，形体必然水肿，这是湿邪或水气中伤产生的瘀血肿胀的缘故。

尺肤诊法

　　尺肤脉的两旁是季胁。轻按尺肤脉的内侧可以诊断肾，重按它的外侧可以诊断腹。尺肤脉的中段，轻按它的左侧，可以诊断肝，重按可以诊断膈；轻按它的右侧，可以诊断胃，重按可以诊断脾。尺肤脉的上段，轻按它的右侧，可以诊断肺，重按可以诊胸中；轻按它的左侧，可以诊心，重按可以诊膻中。在臂内阴经分界处，可以诊断腹；在臂外阳经分界处，可以诊断背。按尺肤脉上段的手指向掌侧移，可以诊断胸喉部疾病；按尺肤脉上段的手指向臂侧移，可以诊断小腹腰股膝胫足中部疾病。

图解黄帝内经·素问

脉象与疾病

　　脉象粗大的，因阴气不足而阳气有余，为内热病；脉象来时急去时平缓，因上部实下部虚，为厥癫病；脉象来时平缓去时急的，因上部虚而下部实，为恶风病。中恶风的人，缘于阳气受邪风侵袭。脉象沉细数的，为足少阴经厥逆病；脉象沉细数散的，为寒热病；脉象浮而散的，为惊吓昏倒病。脉象浮而不躁的，其病在表，就会发热；如果有躁动，病就出现在手。脉象细而沉的，其病在里，就会骨节疼痛；如果细沉而静，那么病就在足三阴经了。数脉而有歇止的，其病在阳，就会出现泄泻及大便脓血。如果脉有涩象，是阳气有余；如果脉有滑象，是阴气有余。阳气有余，就会身热无汗；阴气有余，就会身冷多汗；阴气阳气都有余，就会无汗身寒。还有另外的诊察方法，如果推脉向外，而脉气向内而不向外的，就会出现心腹积聚病；如果推脉向内，而脉气向外而不向内，就会出现内热病；如果推脉向上，脉就向上而不向下，那么下部就虚弱，就会出现腰足清冷的病状；如果推脉向下，脉就向下而不向上，那么上部就虚弱，就会出现头项疼痛的情况。至于重按至骨，若脉气少的，就会腰脊痛而身体有寒痹。

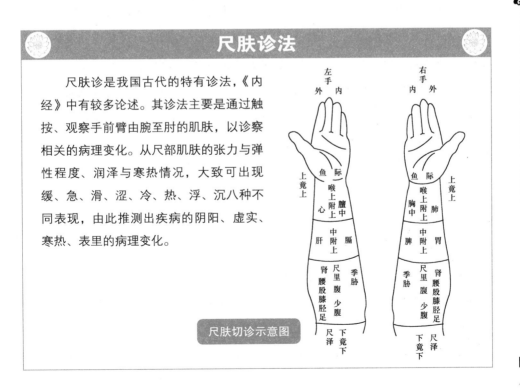

尺肤诊法

　　尺肤诊是我国古代的特有诊法，《内经》中有较多论述。其诊法主要是通过触按、观察手前臂由腕至肘的肌肤，以诊察相关的病理变化。从尺部肌肤的张力与弹性程度、润泽与寒热情况，大致可出现缓、急、滑、涩、冷、热、浮、沉八种不同表现，由此推测出疾病的阴阳、虚实、寒热、表里的病理变化。

尺肤切诊示意图

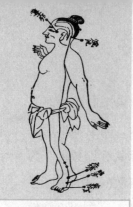

平人气象论篇

篇十八

本篇论述了正常人的脉象，脉象与胃气的关系，五脏的平脉、病脉和死脉，以及虚里、寸口、尺肤诊病。

🔥平人脉象

黄帝问道：健康人的脉象是什么样呢？

岐伯回答说：没有病的人呼气一次，脉搏跳动两次；吸气一次，脉搏也跳动两次，在呼气与吸气之间脉搏再跳动一次。这样，正常人呼吸一次脉搏一般要跳动五次，如果深呼吸一次跳动六次也属于正常情况。通常以健康人的呼吸情况作为标准来衡量病人的脉息，医生如果处于健康状态，也可以调匀自己的呼吸来诊察病人的脉搏次数，这可以成为脉诊的一个法则。

人一呼，脉只跳动一次；一吸，脉也跳动一次，这就是气虚的现象。人一呼，脉就有三次跳动；一吸，脉也有三次跳动并且躁急，尺部皮肤发热，这是温病的脉象。尺部皮肤不发热，脉搏往来顺滑的，这是风病的脉象。如果脉象是涩的，就会出现痹证。如果人一呼，脉的跳动在四次以上的，就无可救药了。脉搏中断而不折回的病人离死也不远了。脉搏忽慢忽快的也是死脉。

🔥脉象与胃气的关系

人的脉气，是来源于胃的，胃气正常就是人体健康的标志；人如果没有胃气，就叫作逆象，逆象是可以造成死亡的。

春季脉象微弦中带有柔和的胃气，这是正常的脉象，弦多胃气少，就是有肝病；只有弦脉而没有柔和的胃气，就是死症。虽然有胃气，而兼有毛脉，预测秋天就要生病；如果毛脉的现象比较严重，立即就会生病。春天五脏的真气散发于肝，肝脏主要藏筋膜之气。

夏季的脉，钩中带有柔和的胃气，也是正常的脉象。如果钩多而胃气少，就是病变在心脏；假如只有钩脉而没有胃气，就濒临死亡了。如果虽有胃气，而兼有石脉，可知到了冬天就会生病；如果石脉的情况严重，马上就会生病。夏天五脏的真气与心相通，心主要藏血脉之气。

长夏的脉搏，微带软弱而有胃气，属于正常的脉象。如果软弱的脉多而柔和的胃气少，就是病变在脾脏；假如只有代脉而没有柔和的胃气，就离死亡很近了；如果弱脉中兼有石脉，预料到了冬天就要生病；假设石脉过于严重，立刻就会生病。长夏时五脏的真气滋润脾，脾主要藏肌肉之气。

四时脉象与胃气

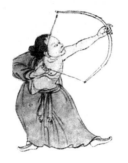

春弦

如春风吹榆叶一样柔和的弦脉才是正常脉象。如果过于坚实、过于虚弱，或如抚摸竹竿般坚滑，或如硬弓初开一样，皆是反常的病脉。

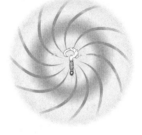

夏钩

如抚摸珠玉般的钩脉才是正常脉象，如果过于坚实、过于虚弱，或脉动频率过快，或者脉象如把持带钩般，轻取小柔，重按不动，则为反常的病脉。

四季之脉，关键是要有胃气，无胃气则为真脏脉，即死脉。所谓胃气，是指适中力度按指所得到的脉象。

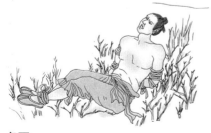

冬石

脉象来大去小，如鸟嘴一样滑润的石脉才是正常脉象。如果脉象太过、不及，或带歇止脉，或脉来时如初解绳索，脉去时如指弹石，则为反常的病脉。

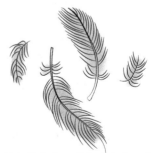

秋毛

由胃气的精微而现的毛脉为正常脉象，如果脉象太过、不及，或轻虚如鸡毛，或如风吹羽毛一样散乱无根，则为反常的病脉。

秋季的脉，柔和的胃气中微带毛脉就是正常的脉象。如果毛脉多胃气少，病变在肺脏；假如只有毛脉而没有胃气，就快要死亡了；若毛脉中兼有弦脉，预知来年春天就要生病；如果弦脉太直太长，很快就会生病。秋天五脏的真气主要藏于肺，肺脏是运行营气和卫气的。

冬季的脉象，柔和中兼有微沉，这是正常的。如果沉石脉多而柔和的胃气少，病变就会出现在肾脏；假如只有沉脉而没有胃气，离死亡就会很近；如果沉脉中兼有钩脉，可知到来年夏天就要生病；倘若钩脉出现得比较多，就会立即发病。冬天五脏的真气主要藏于肾，它也是主藏骨髓之气的。

虚里、寸口、尺肤诊病

胃经的大络，名为虚里。出现在左乳下，通过膈肌向上与肺脏相连，它的搏动用手能够感知，以此来判断宗气是旺盛还是衰败。如果虚里跳动急剧，并且非常快，这是病变出现在胸中的迹象；如果脉动没有规律，时常停下来，并且和横膈有关，表明胃中有凝痰瘀血积聚不消，一旦败绝宗气，就会死亡；如果虚里处脉搏剧烈运动把衣服都能够振动起来，这是宗气外泄、病情危重的现象。

怎样判断寸口脉象的太过和不及呢？寸口脉应指而搏动短，为头痛；应指而长，为足胫痛；应指短促而有力，有上无下，为肩背痛；应指沉而坚硬的，病出现在内部；应指浮而盛的，病出现在外部；应指沉而弱，主要表现为寒热及疝瘕积聚小腹痛；应指沉紧并有横斜的形状，为胁下、腹中有横积作痛；应指沉而急促，为寒热病。脉象盛滑而坚的，病在外，是六腑出现问题。脉象小实而坚的，病在内，是五脏出现问题。脉象小弱而涩的，为久病。脉来浮滑而迅疾的，为新病。脉来弦急的，症状为疝瘕小腹作痛。脉来滑利，可能风邪侵袭了。脉来涩滞，生痹病。脉来缓而滑，生内热病。脉来盛而紧的，生腹胀病。脉与病的阴阳相合，病就容易好，否则，病就难以治好了。脉与四时相合，即使患病，也没有其他危险，如脉与四时相反，病是难以痊愈的。

臂多青脉，原因在于失血。尺脉缓而脉来涩，是气血不足，表现为倦怠无力，只喜欢躺着。尺脉热而脉来盛，是因为大失血。尺肤涩，脉来滑，为阳盛阴虚，所以多汗。尺肤寒，脉来细，为脾肾阳虚，所以大便泄泻。尺脉粗大而常热的，会出现内热病。

真脏脉的死亡日期规律

肝的真脏脉出现，金克肝木，在庚、辛日死。心的真脏脉出现，水克火，在壬、癸日死。脾的真脏脉出现，木克土，在甲、乙日死。肺的真脏脉出现，火克金，在丙、丁日死。肾的真脏脉出现，土克水，在戊、己日死。这就是真脏脉出现死亡的日期的规律。

颈部脉常搏动，并有气喘急促咳嗽的症状，是水病。眼睑水肿像蚕刚起来时有光泽的样子，这也是水病。小便颜色黄而红，喜欢卧床，就是黄疸病的症状。饭后仍然时常感觉饥饿，就是胃疸病的征兆。面部水肿是风病的症状。足胫肿为水肿病的症状。眼珠发黄的，也是黄疸病的症状。妇人手少阴脉动厉害的，是怀孕的征兆。

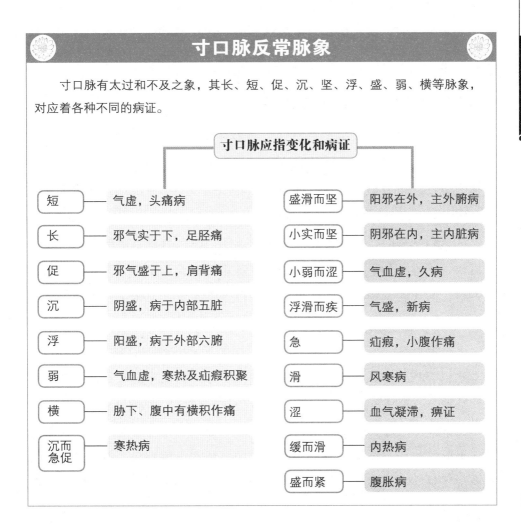

寸口脉反常脉象

寸口脉有太过和不及之象，其长、短、促、沉、坚、浮、盛、弱、横等脉象，对应着各种不同的病证。

寸口脉应指变化和病证

脉象	病证	脉象	病证
短	气虚，头痛病	盛滑而坚	阳邪在外，主外腑病
长	邪气实于下，足胫痛	小实而坚	阴邪在内，主内脏病
促	邪气盛于上，肩背痛	小弱而涩	气血虚，久病
沉	阴盛，病于内部五脏	浮滑而疾	气盛，新病
浮	阳盛，病于外部六腑	急	疝瘕，小腹作痛
弱	气血虚，寒热及疝瘕积聚	滑	风寒病
横	胁下、腹中有横积作痛	涩	血气凝滞，痹证
沉而急促	寒热病	缓而滑	内热病
		盛而紧	腹胀病

🔥 逆四时脉象

脉有与四时规律不相符合的，就是说在应当出现某种脉象的季节里，不但看不到应当出现的脉象，反而看到与之相反的脉象。如春夏的脉象不是浮大的而是沉细的，秋冬的脉象不是沉细的反而是浮大的，这就叫作逆四时。风热的脉本应该是急躁的，但感觉到的却是沉静的；泄泻失血的病，脉本应该虚，但诊察出来的是实脉；病在内部的，脉本应该是实脉，但诊察出来的是虚脉；病在外部的，脉本应浮滑，却表现为涩坚。这样的病全都非常不好治疗，因为它们违逆了四时规律。

人的生命以水谷为基础，所以断绝了水谷，就要死亡。脉如果没有胃气，也是会死亡的。什么叫作无胃气？就是只能看见真脏脉，而没有柔和的胃气的脉。所说的脉无冲和胃气，就是肝脉没有弦象，肾脉没有沉象。

太阳脉到时，洪大而长；少阳脉到时，忽快忽慢，忽短忽长；阳明脉到时，浮大而短促。

🔥 五脏的平脉、病脉和死脉

正常心脉来时，像一颗颗珠子，连续不断地流过，如美玉般地滑润，这就是心脏的平脉。夏季以胃气为根本，如果心脏出现病变，病脉就会显得非常急促，带有微曲之象。如果寸脉显出钩象，尺脉沉伏，好像手拿带钩一样，完全没有和缓之意，这就是死脉了。

正常肺脉来时，轻浮虚软，像榆叶飘落一样，这就是肺的平脉。秋季是以胃气为本，如果肺部出现病变，病脉来的时候不上不下，就像鸡的羽毛一样，两边实，中间空。如果脉来像草浮在水上，又像风吹茅草，散乱无序，这就是死脉。

正常肝脉来时，舒缓柔软得就像长竿的末梢摆动，这就是肝的平脉。春季是以胃气为本，如果肝部出现病变，病脉来时满指滑实，像抚摩长竿一样坚硬。如果脉来时急而有力，像新拉开弓弦似的，这就是死脉。

正常脾脉来时，和柔相济，从容和缓，像鸡爪轻轻落地一样，这就是脾的平脉。长夏季节是以胃气为本的，如果脾部出现病变，病脉来时充实而急促，像鸡提起爪子般急促收缩。如果脉来像鸟喙般坚硬，像鸟跳跃，像屋漏水，像水的流动，这就是死脉。

正常肾脉来时，顺畅圆滑而有曲回，按它坚硬如石，这就是肾的平脉。冬季是以胃气为本的，如果肾部出现病变，病脉来时就像牵引葛藤，愈按愈硬。如果脉来像解索一般，散乱无头绪，又像弹石一样，劲急而坚硬，这就是死脉。

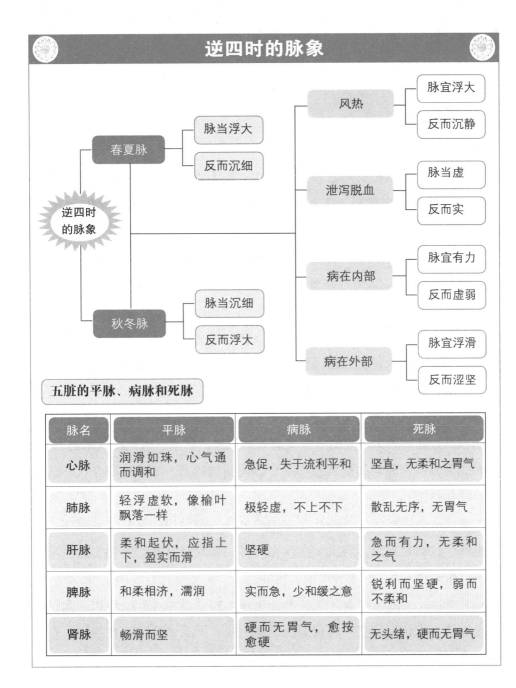

逆四时的脉象

逆四时的脉象

- 春夏脉
  - 脉当浮大
  - 反而沉细
- 秋冬脉
  - 脉当沉细
  - 反而浮大

- 风热
  - 脉宜浮大
  - 反而沉静
- 泄泻脱血
  - 脉当虚
  - 反而实
- 病在内部
  - 脉宜有力
  - 反而虚弱
- 病在外部
  - 脉宜浮滑
  - 反而涩坚

五脏的平脉、病脉和死脉

脉名	平脉	病脉	死脉
心脉	润滑如珠，心气通而调和	急促，失于流利平和	坚直，无柔和之胃气
肺脉	轻浮虚软，像榆叶飘落一样	极轻虚，不上不下	散乱无序，无胃气
肝脉	柔和起伏，应指上下，盈实而滑	坚硬	急而有力，无柔和之气
脾脉	和柔相济，濡润	实而急，少和缓之意	锐利而坚硬，弱而不柔和
肾脉	畅滑而坚	硬而无胃气，愈按愈硬	无头绪，硬而无胃气

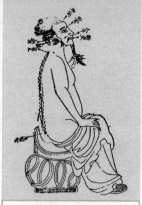

玉机真脏论篇

篇十九

本篇论述了四季正常脉象的特点，五脏之气太过、不及引起的疾病，脉和四时的关系，五脏病的传变规律，真脏脉的特点，以及四种难治易治的情况和五实五虚的症状。

四季脉象

黄帝问道：春季的脉象如弦，那么什么样是弦呢？

岐伯答：春脉是肝脉，属东方的木，是万物开始生长的时节，因此它的脉气软弱轻虚而滑利，正直而长，所以叫作弦。如果违背这样的脉象，那就是病脉。

黄帝问：怎样叫作相违背呢？岐伯回答说：脉气来的时候，实且强有力，这称为太过，病出现在外部；脉气来时不实而且微弱，就称为不及，病出现在内部。

黄帝问：春脉太过和不及，会产生怎样不同的病呢？岐伯回答说：如果太过了，会使人记忆减退、精神恍惚，而出现目眩头痛的癫疾；如果不及，会使胸部隐隐作痛，牵连背部，并且两胁也会出现胀满的症状。

黄帝说：很正确！夏季的脉象如钩，那么什么样是钩呢？岐伯回答：夏脉也是心脉，属于南方的火，具有万物茂盛的气象。因此脉气来时充盛，去时变为衰微，和钩的形状差不多，因此叫作钩脉。如果不符合这样的脉象，就是病脉了。

黄帝又问：那么怎么样才是不符合的呢？岐伯说：夏脉气来时盛，去时也盛，这就是太过，病主要出现在外部；如果脉气来时不盛，去时反而充盛，这就为不及，病主要出现在内部。

黄帝说：夏脉太过和不及，都会出现怎样的病变呢？岐伯说：太过会使人发热，皮肤疼痛，热邪侵袭使身体生疮；不及会让人心虚烦闷，在身体上部会出现咳唾涎沫的情况，在下部会生泻痢病。

黄帝说：讲得非常有道理！秋季的脉象如浮，那么什么样是浮呢？岐伯回答：秋脉是肺脉，属西方的金，具有万物收成的气象。脉气来时轻虚而浮，来时急去时散，所以称为浮脉。反之就是病脉。

黄帝问：相反的情况是怎样的呢？岐伯回答：秋脉气来时浮软而中央坚实，两旁是虚空的，这样的脉象就是太过，病因在外部；如果脉气来时浮软而微弱，这就是不及，病因在内。

黄帝说：秋脉太过和不及，都会出现什么样的病变呢？岐伯说：太过会使人气逆，背部隐隐作痛，郁闷而不舒畅；如果不及，会使人气喘，呼吸少气而咳嗽，在上部会发生气逆出血，在下部则可以听到喘息的声音。

四时之脉

《内经》讲述了人的脉象随着四季的变化而相应变化。正常的脉象分别如弦、如钩、如浮（毛）、如石，如果违背了四时规律，太过或者不及，就会出现病变。

春脉如弦

弦脉属肝脉，东方之木，这个季节万物开始生长，因此它的脉气柔软而直长，所以叫作弦脉。

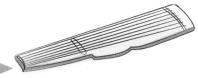

夏脉如钩

钩脉属心脉，南方之火，此时阳热亢盛、万物繁茂。脉气来时充盛，去时衰微，如钩之弯转，因此叫作钩脉。

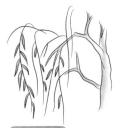

秋脉如毛

毛脉属肺脉，西方之金，具有万物收成、草木脱落的气象。脉气来时轻虚而浮，来时急去时散，所以称为浮脉，亦称毛脉。

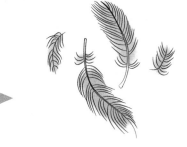

冬脉如石

石脉属肾脉，北方之水，具有阳气收敛、万物潜藏的气象，脉气来时沉伏有力，因此称为石脉。

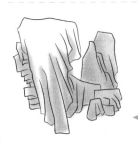

黄帝说：讲得很对！冬季的脉象像沉石，那么什么叫作石脉呢？岐伯说：冬脉是肾脉，属于北方的水，具有万物闭藏的气象，脉气来时沉而有力，因此称为石脉。假如与此脉象不符合，就是病脉。

黄帝说：违背的情况是怎样的？岐伯说：冬天的脉气来时像弹石般坚硬，这就是太过，病因在外部；如果脉去较快，这称为不及，病因在内部。

黄帝说：冬脉太过和不及，会出现怎样的病变？岐伯说：如果太过会使人精神不振，身体倦怠，脊背痛，气短，说话少；如果不及，则会使人的心像饥饿时一样感到虚悬，季胁下部空软清冷，脊骨疼痛，小腹胀满，小便变色。

脾脉的脉象

黄帝说：讲得很好！四时的顺序，是引起脉象逆顺变化的根源，但是脾脉主要对应哪个季节呢？岐伯说：脾属土，位居中央，是个孤尊之脏，它的职责，是用来滋润周围的其他脏腑的。

黄帝说：那么脾脏的正常与反常，能够看出来吗？岐伯说：正常的脾脉看不出来，但有病的脾脉还是可以看得出来的。

黄帝说：那么怎样的脉象是脾的病脉呢？岐伯说：脉来的时候，像水的流动，这称为太过，病因在外部；脉来的时候，像鸟喙般坚硬，这称为不及，病因在内部。

黄帝说：您已经提到脾是孤脏，位居中央属土，滋润周围的脏器，那么它的太过和不及，都会引起怎样的病变呢？岐伯说：如果太过会使人四肢沉重，不能行动；不及会使人九窍阻塞不通，术语叫"重强"。

黄帝惊讶得肃然起敬，再次行了个礼说：讲得太好了！我已经学会了诊脉的基本要领和天下的最高医术。《五色》《脉变》《揆度》《奇恒》等书所谈及的道理都是一致的。考察四时脉象的正常与异常，它的精要，归结在一个"神"字。神运转不息而不违背规律，如果违逆了就不会运转下去，它的生机也就失掉了。极其重要的真理，都是非常微妙的，我要把它记录在玉版上，藏在内府里，每天早晨都起来诵读，就把它命名为"玉机"吧。

五脏病气的传导

五脏所受的病气来源于它所产生的脏腑，传给它所克的腑脏，停留在产生它自身的腑脏，死于与其相克的腑脏。当病重到了快要死的时候，病变一定先传到与其相克的腑脏，病人才会死。这就是说病气逆行必死无疑！例如，肝所受到的病气来源于心，传到脾，然后它的病气就停留在肾，再传到肺时病人就死了。如果心受病气来自于脾，传行到肺，病气停留在肝，那么再传到肾时病人就死了。如果脾受病气来自于肺，传行到肾，病

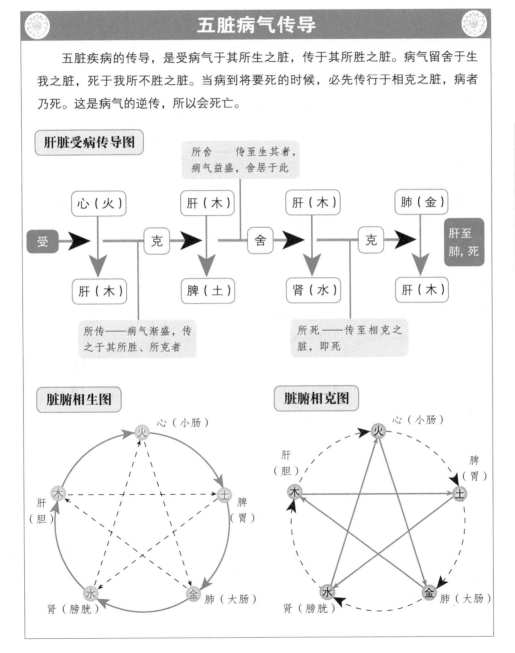

五脏病气传导

五脏疾病的传导，是受病气于其所生之脏，传于其所胜之脏。病气留舍于生我之脏，死于我所不胜之脏。当病到将要死的时候，必先传行于相克之脏，病者乃死。这是病气的逆传，所以会死亡。

肝脏受病传导图

所舍　传至生其者，病气益盛，舍居于此

心（火） 　克　 肝（木） 　舍　 肝（木） 　克　 肺（金）

受 →

肝（木） 　 脾（土） 　 肾（水） 　 肝（木）

肝至肺，死

所传——病气渐盛，传之于其所胜、所克者

所死——传至相克之脏，即死

脏腑相生图

心（小肠）火

肝（胆）木　　　土 脾（胃）

肾（膀胱）水　　　金 肺（大肠）

脏腑相克图

心（小肠）火

肝（胆）

肝（胆）木　　　土 脾（胃）

脾（胃）

肾（膀胱）水　　　金 肺（大肠）

气就停留在心，那么再传到肝时病人就死了。如果肺受病气来自于肾，传行到肝，然后病气停留在脾，那么再传到心时病人就死了。如果肾受病气来自于肝，传行到心，然后病气停留在肺，那么再传到脾时病人就死了。这都是病气逆行而死的诸多情况。把一昼夜的时辰划分为五个时间段，分别归属于五脏，就可以大概推测出死亡的时间了。

黄帝说：五脏相互通连，病气的转移也按照一定的次序。五脏如果出现病变，就会传给各自所克的脏腑，一般属不治之症的，多则三个月、六个月，少则三天、六天，病气只要传遍五脏，就肯定会死，这就是相克的顺传次序。因此说，能够辨别阳证，就可知道病从哪里来；能够辨别阴证，就可知道病人的死亡日期。就是说某个脏器到了它受困的时候，就注定无力回天了。

疾病传行顺序

风邪是导致诸多疾病的最厉害的因素。当寒邪侵犯人体时，使人毫毛竖立，皮肤闭塞，内部发热。在这个时候，可以用发汗的方法治疗。倘若出现麻痹不仁、肿痛等症状，可用热敷、拔火罐、艾灸或针刺等方法治疗。如果不及时加以诊治，病气就会传行并停留在肺部，称为肺痹，会出现咳嗽逆气的症状。如果还不进行治疗，病气接着就会从肺传行到肝，这时称为肝痹，又叫作肝厥，会出现胁痛、呕吐等症状。此时，可用按摩或针刺等方法达到治疗目的。如果仍然不采取治疗措施，病气又会从肝传行到脾，发展成为脾风病，而出现黄疸、腹热、心烦、小便黄色等症状。在这种情况下，还可以用按摩、药物和汤浴等方法诊治。如果再延误治疗，病气就会沿着脾传行到肾，变成疝瘕病，伴有小腹烦热疼痛、小便色白混浊等症状，也叫作蛊病。在这个时候，可以用按摩、药物等方法加以治疗。假设继续耽误下去，病气从肾传行到心，出现筋脉牵引拘挛的情况，就是瘛病了。到这个阶段，还可以用艾灸、药物来控制病情。如果仍然不治疗，十天以后，就会死亡。若病邪由肾传行于心，心又反传到肺脏，又发寒热病，按常理三天就会死亡，这就是疾病传行的顺序。

但如果是突然发病的情况，就不用根据这个顺序治疗，有的病传变本身也不一定完全按照这个顺序。出现这样的改变，是因为忧、恐、思、喜、怒五种情志，就会突然引起大病。如过喜伤心，肾气因而乘虚而入；大怒伤肝，肺气因而乘虚而入；过思伤脾，肝气因而乘虚而入；过恐伤肾，脾气因而乘虚而入；过忧伤肺，心气因而乘虚而入，这就是疾病不依照顺序传变的规律。每一种脏器各有五种病变，在它的传变过程中，能够发展成为二十五种病变，这和正常的传变是完全相反的。所谓传，就是"相乘"的意思。

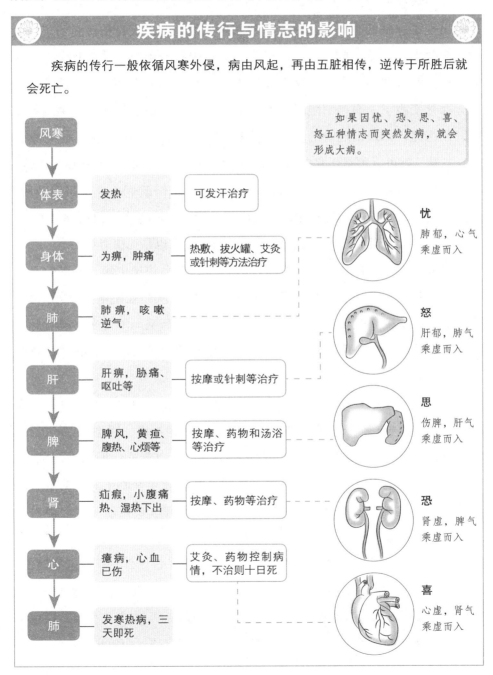

疾病的传行与情志的影响

疾病的传行一般依循风寒外侵，病由风起，再由五脏相传，逆传于所胜后就会死亡。

如果因忧、恐、思、喜、怒五种情志而突然发病，就会形成大病。

风寒

体表 —— 发热 —— 可发汗治疗

身体 —— 为痹，肿痛 —— 热敷、拔火罐、艾灸或针刺等方法治疗

肺 —— 肺痹，咳嗽逆气

肝 —— 肝痹，胁痛、呕吐等 —— 按摩或针刺等治疗

脾 —— 脾风，黄疸、腹热、心烦等 —— 按摩、药物和汤浴等治疗

肾 —— 疝瘕，小腹痛热、湿热下出 —— 按摩、药物等治疗

心 —— 瘛病，心血已伤 —— 艾灸、药物控制病情，不治则十日死

肺 —— 发寒热病，三天即死

忧
肺郁，心气乘虚而入

怒
肝郁，肺气乘虚而入

思
伤脾，肝气乘虚而入

恐
肾虚，脾气乘虚而入

喜
心虚，肾气乘虚而入

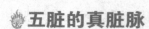 五脏的真脏脉

大骨软弱枯槁了，大块肌肉消瘦了，胸中气满，呼吸不畅，呼吸时身体振动频繁，出现这样的情况，估计六个月就会死亡。这时只要诊察肺脏真脏脉，就可以预知死亡的日期。大骨枯槁，大块肌肉下陷变瘦削了，胸中气满，喘息不宁，心痛牵动肩项，这样的情形持续大约一个月就会死亡。只要出现了脾脏的真脏脉，就可以预知病人的死期。大骨枯槁脆弱了，大块肌肉瘦削下陷了，胸中气满，呼吸困难，腹痛牵引肩项，全身发热，肌肉消瘦，肘膝部肉块破败，这时如果出现了真脏脉，大概十个月内就会死亡。大骨变脆了，肌肉消陷了，大椎的骨髓在内部消脱，动作也更加不灵便，像这样，如果出现肾的真脏脉，寿命也就大约一年的时间了；诊察肾的真脏脉，就可以预测死期来临。大骨枯槁了，肌肉消陷了，加上胸中气满，腹痛，心里气郁不舒服，全身发热，肘部膝部肌肉溃烂，全身肌肉消脱，目眶下陷，照此下去，到肝的真脏脉出现，眼睛看不见人，很快就会死亡。即使能看见人，到了脏器丧失抵抗力的时候，死亡也是无法避免的。

如果正气一时虚弱，外邪突然侵入人体，就会快速生病，五脏的真气阻塞，全身脉道不通，气已经不能往来，就好像从高处坠落或溺水一样，这样的突然病变，是无法预测死期的。如果脉气断绝而不再来，或者脉搏跳动非常快，一呼一吸脉动五六次，身体肌肉即使不瘦削，没有看见真脏脉到来，也无法逃脱死亡。

肝的真脏脉单独到来的时候，内外劲疾如同按在刀刃上般锋利，又像按在琴弦上般硬直，面色青白没有光泽，毫发枯损不堪，这是死亡的征兆。心的真脏脉单独到来的时候，坚硬而搏动手指，像薏苡仁那样小而坚实，面色红黑没有光泽，到了毫发枯损不堪时，死亡就要来临了。肺的真脏脉单独到来的时候，洪大而又非常虚弱，像羽毛触碰人的皮肤一样轻虚没有力量，面色白赤没有光泽，毫发呈现枯焦现象，就要濒临死亡了。肾的真脏脉单独到来的时候，非常坚硬而有力，像手指弹石那样所感觉到的硬度，面色黑黄没有光泽，毫发枯损不堪，这也是要死亡的。脾的真脏脉单独到来的时候，软弱无力并且忽快忽慢，面色黄青没有光泽，毫发已枯损，这也是死症。总而言之，只要是遇到了五脏的真脏脉，都是绝症的预兆。

黄帝说：如果诊察到真脏脉的脉象，人就要死亡，依据是什么呢？

岐伯回答说：五脏的真气，都来自于胃，胃是五脏的根本府库。五脏的脉气，如果不能直接到达手太阴的寸口，就必须借助胃气，才能到达。所以五脏的脉气能够在其所主时，出现在手太阴处。如果邪气盛了，精气就必然衰败；胃气和五脏的脏气就不能同时到达手太阴，这样真脏脉就单独出现了。真脏脉单独出现就是因为病气战胜了脏气，所以说要死亡的。

黄帝说：讲得很正确！

真脏脉之形象

所谓真脏脉，就是疾病在垂危阶段出现的脉象，其特点是无胃、无神、无根，是疾病深重、元气竭尽、胃气衰败的征象。各真脏脉见，皆为凶险难治、生机断绝之证。对它们的描述，也见于《平人气象论》中。

五脏真脏脉脉象表

	肝	心	脾	肺	肾
《玉机真脏论》	内外劲疾，如按在刀刃上般锋利，或按在琴弦上般硬直	坚硬地搏动，像薏苡仁那样小而坚实	软弱无力且忽快忽慢	大而虚弱，像羽毛碰到人的皮肤	坚硬有力，像手指弹在石头上那样
《平人气象论》	急且刚劲，如同新张开的弓弦	前屈后倨，如手持弯钩	坚硬锐利如鸟之喙，又如屋漏、流水	如物体浮在空中，如风吹动羽毛	像解索般散乱，又像弹石般急而坚硬

无胃之脉	脉象弦硬坚搏，毫无冲和之意
无神之脉	脉律无序，脉形散乱
无根之脉	脉象虚大无根或极其微弱

黄帝说：治病都必须先诊察病人的形体、神气、色泽，判断脉的虚实、病的新旧，然后再进行治疗，不能颠倒次序，先匆忙施治，而后再来观察。如果病人的形气相合，就是可以治愈的症状；气色光润鲜明，病就容易治好。脉象和四时相适应，就为可治之症；脉弱而流畅，是有胃气的现象，也是容易治的病。以上都可计为可治、易治的症状，但也要及时地进行治疗才好。形体、神气不相合，就为难治之症；气色枯槁而没有光泽，病就是难以治愈的。如果脉实并且坚，病就会加重；如果脉象违逆了四时变化规律，那就无可救药了。医生一定要察明这四种情况，清楚地告诉病人。

逆四时

所谓脉象和四时相违逆，就是春天诊得肺脉，属于金克木；夏天诊得肾脉，属于水克火；秋天诊得心脉，属于火克金；冬天诊得脾脉，属于土克水，而且脉到来的时候都表现为悬绝无根，并且沉涩不起，这就叫作逆四时。在四时中五脏的脉气不能随着季节表现各自的特征，在春夏季节里，相反却出现沉涩的脉象；在秋冬季节里，反常出现浮大的脉象，这也叫作逆四时。

热病的脉象本来是洪大的，反倒安静了；发生泻痢病的脉象，反倒洪大了；出现大失血的脉象原本为虚却变成实脉了。病在内，脉象反倒实而坚了；病在外，脉象反倒不实而坚了。这些都是脉象与症状相反的情况，都是难以治愈的。

五实和五虚

黄帝说：我听说依据虚实的病情可以预先判断死生，您能讲一讲其中的道理吗？

岐伯说：凡有五实之证的人必死，凡有五虚之证的人也必死。

黄帝说：那么您就谈一谈什么是五实五虚吧。

岐伯说：心受邪气侵袭时就引起脉盛，肺受邪气侵袭时就引起皮肤发热，脾受邪气侵袭时就引起腹胀，肾受邪气侵袭时就引起大小便不通，肝受邪气侵袭时就引起心里烦乱，这就是所谓的五实。脉象极细表明心气不足，皮肤发冷表明肺气不足，气短不足表明肝气不足，大便泄泻表明肾气不足，不思饮食表明脾气不足，这就是五虚。

黄帝说：即使患了五实五虚之证，也有病人痊愈了，这如何解释呢?

岐伯说：如果病人能够吃些浆粥，胃气渐渐恢复，就会停止泄泻，那么患五虚之证的人也可以变成健康人；而患五实之证的人如果原来身热无汗现在能够出汗，大便能够重新通畅了，表里相和了，那么病就可以治愈了。这就是五实五虚之证能够治愈的证候。

五实五虚的表现及转机

五实，是邪气极为亢盛，充斥五脏六腑，达至"前后不通"的局面；五虚，是人体正气极为虚弱，五脏精气衰败，已经到了"饮食不入""泻痢前后"的境地。两者皆为病重，有死亡危险。

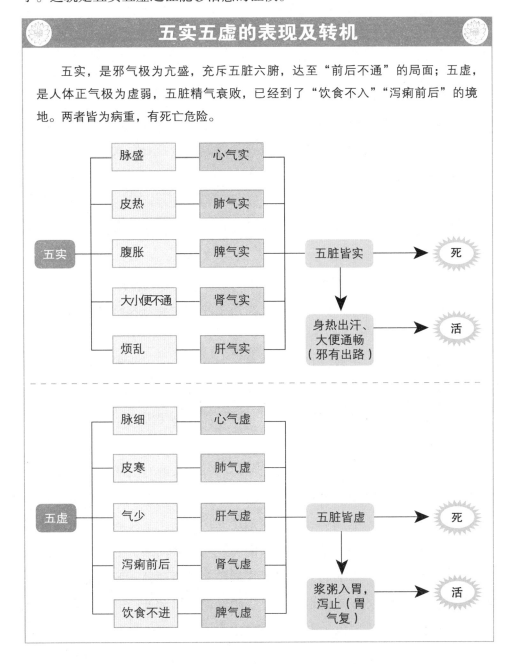

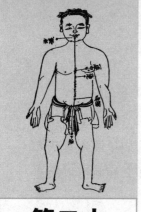

三部九候论篇

本篇论述了三部九候的含义，诊脉遵循的一般原则，三部九候脉诊病变的部位，冬阴夏阳的脉象释义，以及经脉、孙络和奇病的治疗方法。

🔥 三部九候

黄帝说：我听了您讲的关于九候的理论，觉得内容多而广博，难以详尽叙述。我希望再听些要点，以便教给子孙，流传后世。我要把这些内容铭记在心，藏于肝肺。我发誓接受所学，绝不随便泄露。要使它与天道相合，有始有终，上对应日月星辰节气，下与四时五行阴阳盛衰相合。四时气候变换，寒暑交替，春夏为阳，秋冬为阴。人怎样才能够适应这些自然规律呢？想听听您的高见。

岐伯回答说：您问得妙极了，这是天地间高深的道理啊！

黄帝说：希望听您讲一讲这天地间的至理，它要与人的形体相合，通利血气，并决定死生，怎样做到呢？

岐伯说：天地的至数，是从一开始，到九终止。一为天，二为地，三为人。而天地人又合而为三，三三为九，与九州九野之数对应。所以脉有三部，每部各有三候，依据它决定死生，处置百病，调理虚实，祛除疾病。

黄帝说：什么叫作三部呢？

岐伯说：有下部，有中部，有上部，而每部又各有三候。三候是以天地人来代表的，这必须有人指导，才能明了部候的位置。上部的天，是指额两边动脉搏动处；上部的地，指两颊动脉搏动处；上部的人，指两耳前陷中动脉搏动处。中部的天，指手太阴肺经动脉搏动处；中部的地，指手阳明经动脉搏动处；中部的人，指手少阴经动脉搏动处。下部的天，指足厥阴经动脉搏动处；下部的地，指足少阴经动脉搏动处；下部的人，指足太阴经动脉搏动处。所以下部的天可以用来诊察肝脏的病变，下部的地可以用来诊察肾脏的病变，下部的人可以用来诊察脾胃的病变。

黄帝说：那么中部的情况如何呢？

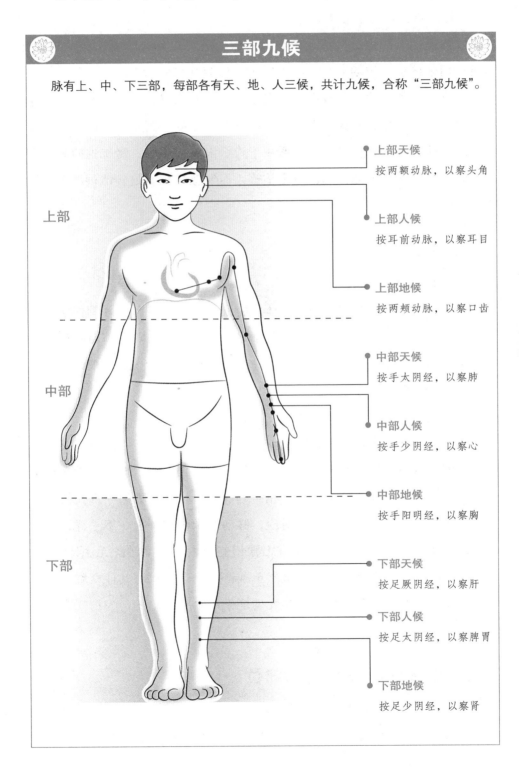

三部九候

脉有上、中、下三部，每部各有天、地、人三候，共计九候，合称"三部九候"。

上部

上部天候
按两额动脉，以察头角

上部人候
按耳前动脉，以察耳目

上部地候
按两颊动脉，以察口齿

中部

中部天候
按手太阴经，以察肺

中部人候
按手少阴经，以察心

中部地候
按手阳明经，以察胸

下部

下部天候
按足厥阴经，以察肝

下部人候
按足太阴经，以察脾胃

下部地候
按足少阴经，以察肾

岐伯说：中部也有天、地、人三候。天用来诊察肺脏的病变，地用来诊察胸中的病变，人可用来诊察心脏的病变。

黄帝说：上部的情况又如何呢？

岐伯说：上部也分为天、地、人三候。天可以用来诊察头角的病变，地可以用来诊察口齿的病变，人可以用来诊察耳目的病变。总之，三部之中，各有天，各有地，各有人。天有三候，地有三候，人有三候，三三相乘，合为九候。脉有九候，以对应地的九野。地的九野对应人的九脏。神藏于肝、肺、心、脾、肾五脏，形藏于胃、大肠、小肠、膀胱这四脏，合为九脏。如果五脏败坏，气色一定枯槁，而气色枯槁就是病情很严重，终难逃一死的。

🔥 诊察方法

黄帝说：诊察的方法是什么？

岐伯说：一定先要估测病人形体的肥瘦程度，来调和其气的虚实。实证，就要泻其有余；虚证，就要补其不足。在这之前还要去掉血脉里凝滞的瘀血，然后再根据病情进行调理。总之，无论治疗什么病，最终都要以气血平和为标准。

黄帝说：死生如何决断呢？

岐伯说：形体粗壮的人，脉象反而细，气息不足，呼吸困难，表明危险；形体瘦弱，脉象反而大，胸中多气的，是死亡症状。形体和脉息相契合的就会健康活下去，脉搏错杂不相协调的就会生病。如果三部九候都反常那就必死。其上下左右之脉相对应，脉动好像舂杵一上一下一样，参差不齐，说明病情很严重；上下左右之脉相差很大，而又错乱无法计数时，就是死亡的证候；中部的脉象，虽然单独调理，但如果与其他众脏腑不相协调，或者中部的脉象衰减，也是死的证候；眼眶内陷的，为精气衰竭的现象，也定会死亡。

🔥 三部九候法脉诊病变的部位

黄帝说：怎样才能清楚病的部位呢？

岐伯说：从诊察九候脉的反常变化，就能知道病变的位置。九候之中，

三部九候诊法

九候七病脉

诊察九候的脉象，应该相互协调，如果其中有一候不相适应、一致，就是病态。七种反常的脉象：独小、独大、独疾、独迟、独热、独寒、独陷下，皆为病脉。两候不相适应的，病重；三候不相适应的，病危。

诊踝法

左手于病者足内踝上五寸轻按，右手于病者踝上轻弹。

脉气振动在五寸以上，软滑均匀者 —— 无病

振动急快而混乱 —— 有病之脉
振动迟缓 ——

脉动范围不过五寸，弹之无反应 —— 死亡之脉

其他脉象

中部脉象忽快忽慢而且散乱 —— 死之脉（象）

脉代而钩 —— 病在络脉但不至死

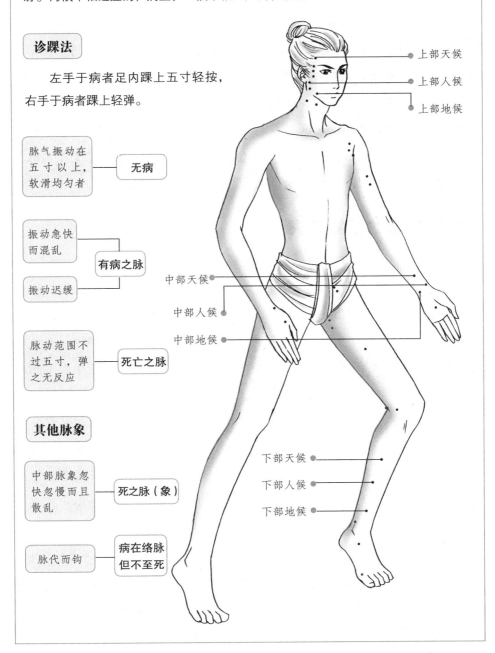

上部天候
上部人候
上部地候

中部天候
中部人候
中部地候

下部天候
下部人候
下部地候

在独小、独大、独疾、独迟、独热、独寒、独陷下这七诊的脉象中，任何一种都是有病的现象。用左手在病人足内踝上五寸处，轻轻按着，用右手指在其踝上轻弹，如果感到脉中气动，其振动的范围在五寸以上，软滑而均匀，这样的脉象就是没有病；如果其振动急，感觉快而混乱不清的，这就是有病的脉象；振动如果迟缓，也是病态；脉动的范围不能上达五寸，弹之没有反应，就是死亡的迹象。如果肌肉消瘦，体弱不能行动的，就是死亡的征兆。中部的脉象忽快忽慢，经气已经散乱的，也是死的证候。假如脉代而钩，就是病在络脉。九候之间，应该相互协调，如果其中有一候不相适应的，就是病态；有两候不相适应的，病就加重了；有三候不相适应的，病就危险了。所谓不相适应，就是上、中、下三部不一致。诊察病邪所在的脏腑，就可以确定死生的时间。一定得先了解正常的脉象，然后才能知道什么是病脉。诊察到了真脏脉，而病邪又重的，就会死亡。如果足太阳经脉气绝，两脚就不能屈伸，快死亡的时候，眼睛必然上视，瞳孔放大。

冬阴夏阳的脉象释义

黄帝说：冬阴夏阳，从脉象上如何解释？

岐伯说：九候的脉象都是细沉悬绝的，属于阴，为冬天的脉象，这样的病人会在夜半死。如果都是脉盛大躁动、气喘快的，属于阳，为夏天的脉象，这样的病人会在中午死。寒热交加的，也就是一会儿寒冷一会儿热的病人，大约会死在阴阳交会的黎明。内热和外热病人，会死在中午的时候。风邪病人，多死在傍晚。水肿病人，会死在夜半的时候。如果脉象忽疏忽密、忽慢忽快，是脾气内绝，可能会死在一个昼夜间。假如形肉已经脱相，即便是九候调和，也快要死了。七诊之脉虽然出现，倘若九候与四时相合，也能够不死。所说不死的病，如风病和经月之病，只是类似七诊的病脉，而实际上与七诊的病脉并不相同，因此这不是死的证候。若有七诊的脉象，而脉候有败坏现象的，这是死的证候。死的时候，必出现呃逆的症状，治病的时候，必须详细询问病人病初时的情形，以及现在的症状，然后按各部分进行切脉诊断，观察他的经络浮沉，以及上下逆顺。如果脉来流利的就没病，脉来迟滞的就有病，脉不往不来的就是死的证候。久病形体瘦削，皮肤干枯贴附骨上的，也是死的证候。

黄帝说：那可治的病，应当怎样治疗呢？

岐伯说：病在经的，刺其经；病在孙络的，刺其孙络使之出血。属于血病而身体有疼痛症状的，就刺其经与络。如果病邪停留在大络，就用右病刺左、左病刺右的缪刺法治疗。如果邪气长期没有除去，证候也没有变得容易医治时，就应该仔细考虑后再刺之。上实下虚的，应该先切脉随后再行针刺，要找到络脉郁结的位置，刺其出血，使气血通畅。眼睛上视的，就是太阳经气不足。目上视而眼珠不动的，就是太阳经气已绝。这是判断生死的要诀，一定要认真研究啊。

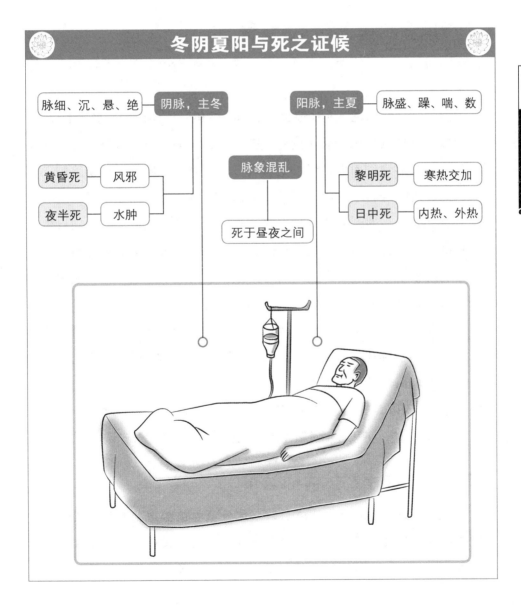

冬阴夏阳与死之证候

脉细、沉、悬、绝 — 阴脉，主冬

阳脉，主夏 — 脉盛、躁、喘、数

黄昏死 — 风邪

夜半死 — 水肿

脉象混乱

死于昼夜之间

黎明死 — 寒热交加

日中死 — 内热、外热

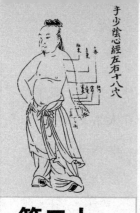

手少阴心经左右十八穴

经脉别论篇

篇二十一

本篇论述了各种因素对疾病形成的作用，食物精微和水在体内的输布，六经气逆产生的病证及治疗方法。

图解黄帝内经·素问

各种因素对疾病形成的作用

黄帝问：人们因所处的环境、劳累程度、情志的不同，经脉血气也会随之发生变化吗？

岐伯答：一般来说，人在惊恐、恼怒、劳累、运动或者安静的情况下，都会导致经脉血气发生变化。例如走夜路时，气喘来自于肾脏，过度就要损伤肺脏；坠落跌倒而害怕时，气喘来自于肝脏，过度就要损伤脾脏；大惊失色时，气喘来自于肺脏，过度就会伤害心脏。渡水而跌倒时，气喘来自于肾脏和骨。当遇到这样的情况时，身体强壮的，气血通畅，病自然就会痊愈的；假如身体衰弱，气血凝滞，邪气就会乘虚侵害而成为病了。因此，诊病的根本，就要观察病人的身体强弱、情绪状态及骨骼、肌肉、皮肤的形态，从而了解病的具体情况，这就是诊病的方法。

所以饮食过饱，食气蒸发而汗来自胃，就会伤害胃；受到惊吓，神气浮越而汗来自心，就会损伤心脏；负重远行，筋骨劳累而汗来自肾脏，就会损伤肾脏；走得很快并且害怕，汗来自肝，就会损伤肝脏；劳累过度，汗来自脾，就会损伤脾脏。所以春秋冬夏四时阴阳变化之中，生病的原因，多数情况是由生活起居中饮食过饱、劳累过度及精神受到刺激造成的，这比较容易理解。

食物精微和水在体内的输布

食物进入胃里，经过消化之后，一部分营养被输送到肝脏；然后其精气被传送到周身的经络，另一部分营养在胃中转化为精之气，注入于心脏再传到血脉里去。脉气运行在经络里，而上归于肺，肺把血气送到全身百

生病起于过用

在四时阴阳运行之下，人如果超越常度使用身体，就会产生疾病。

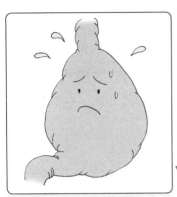

饮食过饱

有人贪吃，把胃撑得太饱，就会受不了，累得出汗，汗来自胃。

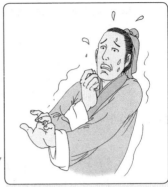

惊而夺精

受了惊吓，精神受到损伤，吓得直冒冷汗，汗来自心。

病因
过度使用

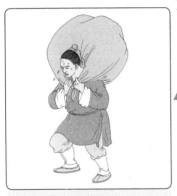

持重远行、疾走

背着沉重的东西走远路，肾就会出汗。走路太快，而且伴有恐惧感，汗来自肝。

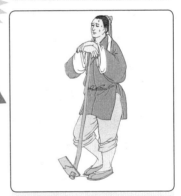

身体劳累

做体力活过度也会出汗，汗来自脾。

食物和水的精微输布

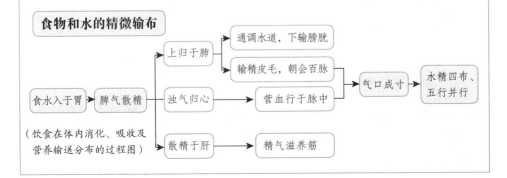

（饮食在体内消化、吸收及营养输送分布的过程图）

食水入于胃 → 脾气散精

上归于肺 → 通调水道，下输膀胱

上归于肺 → 输精皮毛，朝会百脉

浊气归心 → 营血行于脉中

气口成寸 → 水精四布、五行并行

散精于肝 → 精气滋养筋

脉以后，再把精气输送到皮毛。皮毛和经脉的精气汇合，流注到六腑里去。六腑的精气，又流注于心肝脾肾。这样，各条经脉中的气血就在运动中趋于平衡。这种精气分布的平衡，形成气口部位的脉象，从气口脉搏的变化，就可以判断疾病的轻重情况。

水液进入胃里，放散精气，上行输送到脾脏；脾脏散布精气，又向上输送到肺；肺气通调水道，又下行输送到膀胱。这样，气随水运行，散布于周身皮毛，流动于五脏经脉，符合四时五脏阴阳的变化，这就是经脉的正常运行情形。

六经气逆产生的病证及治疗方法

太阳经脉偏盛，就会出现虚气上逆、气喘等症状。这是阴不足阳有余的缘故，应该表里都用泻法：取膀胱经的束骨穴和肾经的太溪穴治疗。如果阳明经脉偏盛，为阳气过盛，就应该泻阳补阴，既泻足阳明经的陷谷穴，又补足太阴经的太白穴。如果少阳经脉偏盛，就会出现厥气，导致外踝前足少阳经脉分布处突然胀大，应该取少阳经的临泣穴进行治疗。少阳经脉偏盛，说明少阳太过。太阴经脉搏动有力，就应该省察真脏脉；如果五脏脉气减少，胃气不能平和，则为太阴经病变，应补足阳明经的陷谷穴，泻足太阴经的太白穴。

如果少阴经脉单独亢盛，这是少阴经气热厥，虚阳并越于上部，因肾气不足而致心脾肝肺的脉气受到影响的缘故。病气是在肾脏，应该治其经络的表里，泻足太阳经穴昆仑穴、络穴飞扬穴，补足少阴经穴复溜穴、络穴大钟穴。如果厥阴经脉偏盛，是厥阴经脉所主，真气虚弱引起的，心酸痛，逆气留在经脉与正气相搏，经常大汗淋漓。这就要注意调节饮食，再配合药物来治疗。如果用针刺法，就取厥阴经的太冲穴。

黄帝问：太阳经脉的脉象是什么样的？岐伯回答：太阳经脉像三阳之气浮盛于外，脉象都是轻浮的。

黄帝问：少阳经脉的脉象是什么样的？岐伯回答：少阳经脉像一阳初生一样，脉象都是滑而不实的。

黄帝问：阳明经脉的脉象是什么样的？岐伯回答：脉象大而且浮。太阴经脉搏动，其脉象沉伏而实际上仍然有力；少阴经脉搏动，是肾脉沉而不浮的脉象。

六经气逆的脉象与诊治

三阴三阳脉独盛的脉象与主病，在医学理论中自成一家，故称别论。

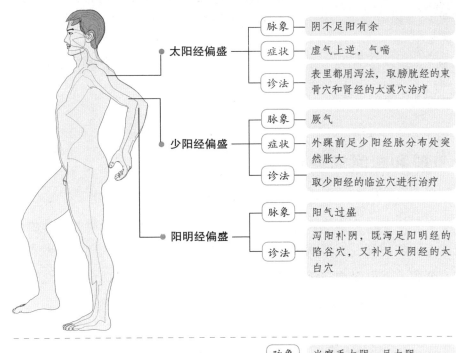

太阳经偏盛
- 脉象 — 阴不足阳有余
- 症状 — 虚气上逆，气喘
- 诊法 — 表里都用泻法，取膀胱经的束骨穴和肾经的太溪穴治疗

少阳经偏盛
- 脉象 — 厥气
- 症状 — 外踝前足少阳经脉分布处突然胀大
- 诊法 — 取少阳经的临泣穴进行治疗

阳明经偏盛
- 脉象 — 阳气过盛
- 诊法 — 泻阳补阴，既泻足阳明经的陷谷穴，又补足太阴经的太白穴

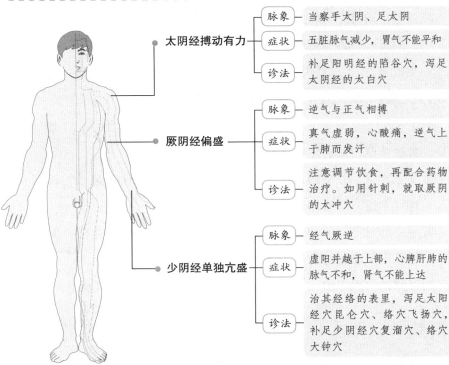

太阴经搏动有力
- 脉象 — 当察手太阴、足太阴
- 症状 — 五脏脉气减少，胃气不能平和
- 诊法 — 补足阳明经的陷谷穴，泻足太阴经的太白穴

厥阴经偏盛
- 脉象 — 逆气与正气相搏
- 症状 — 真气虚弱，心酸痛，逆气上于肺而发汗
- 诊法 — 注意调节饮食，再配合药物治疗。如用针刺，就取厥阴的太冲穴

少阴经单独亢盛
- 脉象 — 经气厥逆
- 症状 — 虚阳并越于上部，心脾肝肺的脉气不和，肾气不能上达
- 诊法 — 治其经络的表里，泻足太阳经穴昆仑穴、络穴飞扬穴，补足少阴经穴复溜穴、络穴大钟穴

篇二十一 经脉别论篇

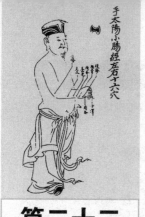

脏气法时论篇

本篇论述了五脏和四时的关系，五脏所苦，五脏病的发展过程，五脏病态及治疗方法，五脏归属五类。

🔥 五脏和四时的关系

黄帝问：结合人的五脏之气，遵循四时五行生克的规律进行疾病治疗，那么如何为顺，如何为逆，其中顺逆产生的结果，我想了解关于这方面的原理。岐伯回答：五行就是金、木、水、火、土，从它的兴旺衰败、相生相克变化，就可以推知疾病的轻重和治疗的成败，从而确定五脏之气的情况；当疾病更加恶化时，就是死亡的日子了。

黄帝说：请您更详尽地讲一讲。

岐伯答：肝主春木之气，春天就以足厥阴经和足少阳经作为主治。肝旺在甲、乙日，肝性苦躁急，适合用甘味药来缓和它。

心主夏火之气，夏天就以手少阴经和手太阳经作为主治。心旺在丙、丁日，心性苦弛缓，适合用酸味药来收敛它。

脾主长夏土之气，长夏就以足太阴经和足阳明经作为主治。脾旺在戊、己日，脾性苦湿，适合用咸味药干燥湿气。

肺主秋金之气，秋天就以手太阴经和手阳明经作为主治。肺旺在庚、辛日，肺气上逆，适合用苦味药以泻其气。

肾主冬水之气，冬天就以足少阴经和足太阳经作为主治。肾旺在壬、癸日，肾性怕干燥，适合用辛味药来滋润它。

用五味来调理五脏，可以宣导腠理，运行津液，畅通气血。

🔥 肝病

肝脏有病，到夏天能够治好，夏天没治好，到秋天就会变重；如果活过秋天，到冬天病情就会处于较稳定的相持阶段；次年春天，肝病恰逢春木本气，就能有些好转。但要特别注意的是不能遭受风邪。患有肝病的人，在丙、丁日会见好的，如果丙、丁日不能有起色，到庚、辛日病会加重；庚、辛日不死，在壬、癸日就能够处于稳定阶段，到甲、乙日就会有些好转。患有肝病的人，在天刚亮的时候，感觉会好些；到了傍晚的时候，病情就会重些；到了夜半的时候，也会平静些。肝病需要疏散、忌压抑，适宜服用辛味药来疏散。若需要补的，就选用辛味药；需要泻的，就选用酸味药。

🔥 心病

　　心脏有病，到了长夏季节就能够治好，长夏没治好，到冬天病就会变重；如果活过冬天，次年春天病情就会处于较稳定的相持阶段；到了夏天，就能逐渐好转。但要特别注意的是，衣服不可穿太暖，忌吃热性食物，以免滋长了火气。患有心脏病的人，在戊、己日会见好的，如果戊、己日不好，到壬、癸日病会加重；如果活过壬、癸日，在甲、乙日就可以稳定一段时间，到丙、丁日就会有好转了。患有心脏病的人，在中午的时候，感觉会好些；到了夜半的时候，病情就会加重些；到天刚亮的时候，又会平静下来。心脏病需要软，适宜用咸味药来进行软坚。需要补的，就选用咸

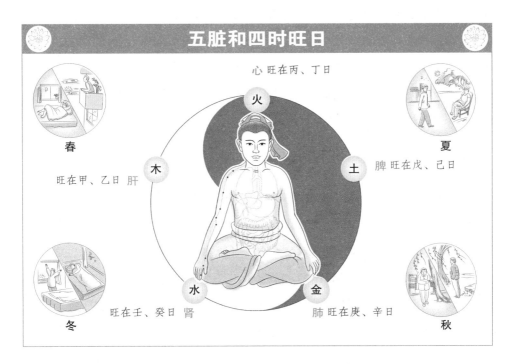

五脏和四时旺日

心 旺在丙、丁日

火

木　　　　　　土

旺在甲、乙日 肝　　　　脾 旺在戊、己日

水　　　金

旺在壬、癸日 肾　　　肺 旺在庚、辛日

春
夏
冬
秋

味药；需要泻的，就选用甘味药。

🔥 脾病

脾脏有病，到了秋天能够治好，假如秋天没治好，到了春天病就会变重；如果能挺过春天，到了夏天就会处于较稳定的相持阶段；到了长夏时候，就会有些好转。但要特别注意的是，禁吃温热性食物，不要吃得过饱，不可居住在湿气重的地方，不要穿湿的衣服等。患有脾病的人，在庚、辛日会见好的，如果庚、辛日治不好，到甲、乙日病就会加重；如果活过甲、乙日，到丙、丁日就可以稳定下来，到戊、己日就会慢慢好转了。患有脾病的人，在午后未时，感觉会好些；到了天刚亮的时候，病情就会加重；到了傍晚的时候，又会平静下来。脾脏病需要缓和，适宜用甘味药进行缓和。需要泻的，就选用苦味药；需要补的，就选用甘味药。

🔥 肺病

肺脏有病，到了冬天能够治好，假如冬天没治好，次年夏天病就会加重；夏天如果没有病故，到了长夏就会处于较稳定阶段；到了秋天，病就有好转了。但要禁忌冷饮冷食和衣服单薄。患有肺病的人，在壬、癸日会见好的，如果壬、癸日没治好，到丙、丁日病就会加重；若丙、丁日还活着，在戊、己日就可以稳定，到庚、辛日就会有好转了。患有肺病的人，在傍晚的时候，感觉好些；在中午的时候，病情就会加重；到未时，又会平静下来。肺脏病需要收敛，适宜用酸味药进行收敛。需要补的，就选用酸味药；需要泻的，就选用辛味药。

🔥 肾病

肾脏有病，到了春天能够治好，假如春天没治好，到了长夏之时病就会变重；活过长夏，到了秋天，就处于较稳定阶段；到了冬天，就会有些好转。但注意不要吃过热的食物及穿着烘热过的衣服，以免引起燥热。患有肾病的人，在甲、乙日会见好的，如果甲、乙日没有恢复健康，到戊、己日病就会加重；若戊、己日还活着，在庚、辛日就可以延续这种现状，到壬、癸日就会有好转了。患有肾病的人，在半夜的时候，感觉会好些；在辰、戌、

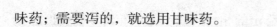

丑、未四个时辰，病就会加重；到傍晚时，便安静了。肾脏病需要强固肾气，适宜用苦味药来调理。需要补的，就选用苦味药；需要泻的，就选用咸味药。

邪气侵入人的身体，是按照五行相克的规律伤害人的。每一个脏器的疾病，遇到和所主之脏相对应的时日，病就能治好；若遇到和本脏相克的时日，病就会加重。倘若遇到与本脏相对应的时日，病就呈稳定状态；遇到本脏当旺之时，病就会好转起来。但必须知道五脏的正常脉象，才可以推知病或缓和或加重的时间，以及预测死亡的时间。

 五脏病情变化与季节时日关系

五脏病	肝病	心病	脾病	肺病	肾病
愈季	夏	长夏	秋	冬	春
重季	秋	冬	春	夏	长夏
稳定季	冬	春	夏	长夏	秋
好转季	春	夏	长夏	秋	冬
忌讳	遭受风邪	衣服穿太暖，吃热性食物	吃温热性食物，吃得过饱，居湿地，穿湿衣等	冷饮冷食和衣服单薄	吃过热的食物及穿着烘热的衣服，以免引起燥热
愈日	丙、丁日	戊、己日	庚、辛日	壬、癸日	甲、乙日
重日	庚、辛日	壬、癸日	甲、乙日	丙、丁日	戊、己日
稳定日	壬、癸日	甲、乙日	丙、丁日	戊、己日	庚、辛日
好转日	甲、乙日	丙、丁日	戊、己日	庚、辛日	壬、癸日
愈好时	天刚亮时	中午	午后未时	傍晚时	半夜时
加重时	傍晚时	夜半	天刚亮时	中午时	辰戌丑未四时
平静	夜半时	天刚亮时	傍晚时	未时	傍晚时
调理	适宜服用辛味药来疏散	适宜用咸味药软坚	适宜用甘味药进行缓和	适宜用酸味药进行收敛	强固肾气，适宜用苦味药来调理
补	辛味药	咸味药	甘味药	酸味药	苦味药
泻	酸味药	甘味药	苦味药	辛味药	咸味药

五脏病的症状及治疗方法

患有肝病的，表现为两胁下疼痛牵引小腹，使人多怒，这是肝实的症状。如果肝虚，则两眼模糊，看不清东西，两耳听不清声音，时常恐惧，好像总有人要追捕他一样。治疗的方法是这样的：应该取厥阴与少阳两经穴位进行针刺；如果肝气上逆，就会出现头痛、耳聋、颊肿等症状，仍然取厥阴、少阳两经之穴，在其经血旺盛的地方放血治疗。

患有心病的，表现为胸中疼痛、胁部胀满、胁下痛、胸背到肩胛间牵引作痛、两臂内侧也疼痛，这是心实的症状。如果心虚，则表现为胸腹胀大，胁下和腰牵引作痛。治疗方法是这样的：应该取少阴和太阳两经穴位进行针刺，并刺舌下出血；如果疾病有所变化，应刺郄中穴出血。

患有脾病的，表现为身体沉重、肌肉软弱无力、行路抬不起脚、抽筋、脚下疼痛，这是脾实的症状。如果脾虚，就表现为腹胀肠鸣、泄泻、消化不良。治疗方法是这样的：应该取太阴和阳明、少阴经进行针刺，并刺出血。

患有肺病的，表现为咳喘气逆、肩背疼痛、出汗，脊尾阴股、大腿骨、膝、腿肚、足胫、脚等处疼痛，这是肺实的症状。如果肺虚，就少气、呼吸难以接续、耳聋、咽部干燥。治疗方法是这样的：应该取足太阴、足太阳经脉的外侧，厥阴经脉的内侧，刺其出血。

患有肾病的，表现为腹大、胫肿痛、喘咳、身体沉重、盗汗、怕风，这是肾实的症状。如果肾虚，就会感到胸中作痛、大腹小腹疼痛、四肢厥冷、心中不乐。治疗方法是这样的：应该取少阴和太阳经穴，刺出其血。

五脏归属五类

肝脏在五色分类中归为青色，应吃甜味的东西，如粳米、牛肉、枣、葵菜等；心脏归为赤色，应吃酸味的东西，如豆、狗肉、李子、韭菜等；肺脏归为白色，应吃苦味的东西，如麦、羊肉、杏、薤等；脾脏归为黄色，应吃咸味的东西，如大豆、猪肉、栗子、藿等；肾脏归为黑色，应吃辛味的东西，如黄黍、鸡肉、桃子、大葱等。食物的五味的功用为：辛味有发散作用，酸味有收敛作用，甜味有缓和作用，苦味有坚燥作用，咸味有软坚作用。

攻邪要用厚重的药，五谷是用来营养身体的，五果是用来辅助营养身体的，五畜的肉是用来补益元气的，五菜是用来充饥的。将谷果肉菜的气味合而服食，可以补精养气。这五类东西包含了辛、酸、甘、苦、咸五味，而五味各有它的作用，或者发散，或者收敛，或者缓和，或者急，或者坚，或者软。治病时就要配合四时五脏相生相克的具体情况来恰当地食补五味。

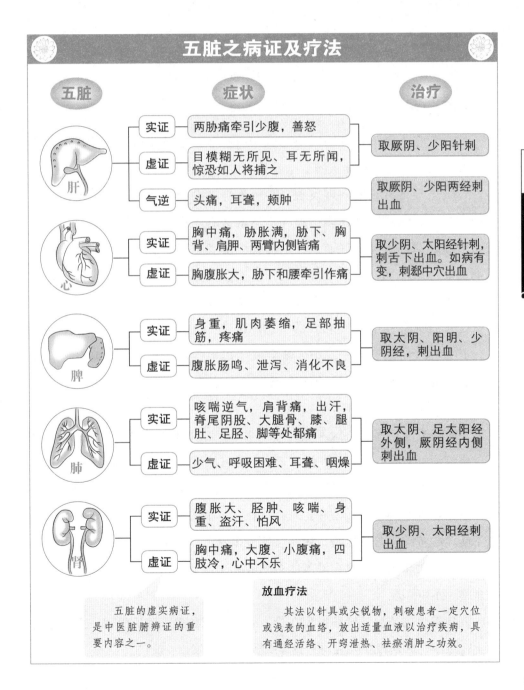

五脏之病证及疗法

五脏		症状	治疗
肝	实证	两胁痛牵引少腹，善怒	取厥阴、少阳针刺
	虚证	目模糊无所见、耳无所闻，惊恐如人将捕之	
	气逆	头痛，耳聋，颊肿	取厥阴、少阳两经刺出血
心	实证	胸中痛，胁胀满，胁下、胸背、肩胛、两臂内侧皆痛	取少阴、太阳经针刺，刺舌下出血。如病有变，刺郄中穴出血
	虚证	胸腹胀大，胁下和腰牵引作痛	
脾	实证	身重，肌肉萎缩，足部抽筋，疼痛	取太阴、阳明、少阴经，刺出血
	虚证	腹胀肠鸣、泄泻、消化不良	
肺	实证	咳喘逆气，肩背痛，出汗，脊尾阴股、大腿骨、膝、腿肚、足胫、脚等处都痛	取太阴、足太阳经外侧，厥阴经内侧刺出血
	虚证	少气、呼吸困难、耳聋、咽燥	
肾	实证	腹胀大、胫肿、咳喘、身重、盗汗、怕风	取少阴、太阳经刺出血
	虚证	胸中痛，大腹、小腹痛，四肢冷、心中不乐	

五脏的虚实病证，是中医脏腑辨证的重要内容之一。

放血疗法

其法以针具或尖锐物，刺破患者一定穴位或浅表的血络，放出适量血液以治疗疾病，具有通经活络、开窍泄热、祛瘀消肿之功效。

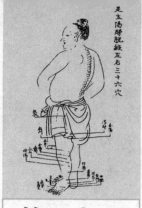

足太陽膀胱經左右三十六穴

篇二十三

宣明五气篇

本篇是五行归纳小结，主要探讨了五味所入、五脏所病、五脏所并、五脏所恶、五脏化液、五味禁忌、五味所藏、五劳所伤及五脏脉象等。

五行归纳

饮食五味入胃后，各为对应的脏腑所吸收：酸味入肝，辛味入肺，苦味入心，咸味入肾，甘味入脾。这就是人们所说的五味入五脏的规律。

五脏之气各有它的病理表现：心气不舒就会引起噫气；肺气不清就会引起咳嗽；肝气不畅就话多；脾气不达就会吞吐酸水；肾气不足就会打呵欠、喷嚏；胃气不降就气逆，严重的就会出现呕吐、有恐惧感；大肠小肠有病变就出现泄泻；下焦出现病变，水液泛溢到皮肤，就是水肿病；膀胱之气不通畅，则小便不通，如果失去控制，就要遗尿；胆有病就易发怒。这就是人们所说的五脏六腑之气失调所引起的病变。

五脏精气集聚于某一脏中，就会发生以下疾病：集中于心就高兴，集中于肺就悲哀，集中于肝就愤怒，集中于脾就苦思，集中于肾就惊恐。这就是由于五脏之气乘虚相并引发的症状。

五脏各有所厌恶：心厌恶热，肺厌恶寒，肝厌恶风，脾厌恶湿，肾厌恶燥。这就是所谓的五恶。五脏化生五液：心脏津液化为汗，肺脏津液化为涕，肝脏津液化为泪，脾脏津液化为涎，肾脏津液化为唾。这就是所谓的五液。

五味对五病的禁忌：辛味走气，病在气不能多吃辛味；咸味走血，病在血不能多吃咸味；苦味走骨，病在骨不能多吃苦味；甜味走肉，病在肉不能多吃甜味；酸味走筋，病在筋不能多吃酸味。这就是所谓五禁，即对所禁忌的食物，不可多吃。

五病发生的情况：肾病出现在骨，心病出现在血，脾病出现在肉；肝病发生在冬季，肺病发生在夏季。这就是所谓的五发。

五脏受邪气的侵扰，就形成不同的病：病邪进入阳，则生狂病；病邪进入阴，则生血痹病。病邪进入阳，阳过盛则出现头部疾患；病邪进入阴，阴过盛就暗哑不能说话。病邪由阳变阴则静，病邪由阴变阳则易多怒。这就是所谓的五乱。

五邪的脉象：春天而见秋脉，夏天而见冬脉，长夏而见春脉，秋天而见夏脉，冬天而见长夏脉，这叫作"阴出之阳"，病者善怒就是不治之症。上述病邪称作"五邪"。

五脏各有所藏：心脏藏神，肺脏藏魄，肝脏藏魂，脾脏藏意，肾脏藏志。这就是所谓的五脏所藏。五脏各有它所主宰的对象：心主血脉，肺主皮毛，肝主筋，脾主肉，肾主骨髓。这就是所谓的五主。

五劳所伤：长久地目视，就会劳心而伤血；长久地卧睡，就会劳肺而伤气；长久地坐着，就会劳脾而伤肉；长久地站着，就会劳肾而伤骨；长久地行走，就会劳肝而伤筋。这就是所谓的五劳所伤。

五脉与四时相对应的脉象：肝脉对应春天而呈现弦脉，心脉对应夏天而呈现钩脉，脾脉对应长夏而呈现代脉，肺脉对应秋天而呈现毛脉，肾脉对应冬天而呈现石脉。这就是五脏的脉象。

五脏的五行归类

五行	火	金	木	土	水
五脏	心	肺	肝	脾	肾
五入	苦入心	辛入肺	酸入肝	甘入脾	咸入肾
五气	心为噫气	肺为咳	肝为语	脾为吞吐酸水	肾为呵欠、喷嚏
五集	精气集于心则喜	精气集于肺则悲	精气集于肝则愤怒	精气集于脾则思	精气集于肾则恐
五恶	热	寒	风	湿	燥
五液	汗	涕	泪	涎	唾
五禁	咸	苦	辛	酸	甘
五发	病在血	病发在夏	病发在冬	病在肉	病在骨
五邪	夏而见冬脉	秋而见夏脉	春而见秋脉	长夏而见春脉	冬而见长夏脉
五藏	神	魄	魂	意	志
五主	血脉	皮毛	筋	肉	骨髓
五伤	久视劳心伤血	久卧劳肺伤气	久行劳肝伤筋	久坐劳脾伤肉	久站劳肾伤骨

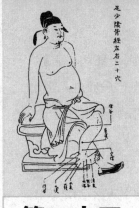

足少陰腎經左右二十六

血气形志篇

本篇讲述了六经中的气血分布，表里
关系，五脏腧穴的位置，形志苦乐不同的
病因及其治疗方法。

六经的气血分布和表里关系

人体气血的分布是有一定规律的，太阳经时常是多血少气，少阳经时常
是少血多气，阳明经常常是多气多血，少阴经常常是少血多气，厥阴经常常
是多血少气，太阴经常常是多气少血。这就是上天赋予人体气血的常数。

足太阳膀胱经与足少阴肾经互为表里，足少阳胆经与足厥阴肝经互为
表里，足阳明胃经与足太阴脾经互为表里。这就是足阴阳三经。手太阳小
肠经与手少阴心经互为表里，手少阳三焦经与手厥阴心包经互为表里，手
阳明大肠经与手太阴肺经互为表里。这就是手阴阳三经。根据此规律，我
们就能够知道有关手足阴阳十二经脉的疾病。治病的时候，对于血脉盛的
病人，一定要先刺出其血，减轻其痛苦；然后依据病证的虚实，运用"泻
其有余，补其不足"的原则进行治疗。

五脏腧穴的位置

要想确定人背部上五脏腧穴的位置，可以用一根草先测量两乳间的距
离，然后取正中对折，再用另一根草测量对折后草的一半，即四分之一处，
折掉这四分之一，最后让草的两端支撑起来，构成等边三角形。这样就可
以用它来测量病人的背部了。先让一个角在上，和脊背大椎穴相齐，其余
的两个角在下。下面这两个角所在的位置，就是肺腧穴。再把上角下移至
左右肺腧穴连接线的中点，这时左右两角的位置是心腧穴。依旧按照上面
的方法将三角形下移之后，左角的位置是肝腧穴，右角的位置是脾腧穴。
再如法炮制继续下移，左右两角的位置就是肾腧穴。这就是所说的五脏腧

图解黄帝内经·素问

穴的部位，也是针灸取穴的位置。

形志苦乐不同的病因及其治疗方法

形体看起来舒服而内心郁苦的人，病因在于脉络不通，治疗方法应采用针灸法；形体和心志方面都感觉很愉悦的人，病因在于肌肉壅滞，治疗时应选用针灸法及药石的方法；形体劳苦而心情愉快的人，病因在于筋骨损伤，治疗时应选用药熨法、导引法等；形体不舒服、心志也不快乐的人，发病在咽喉，有食塞、肺喘的症状，治疗时应采用药物疗法；形体常受惊吓的人，经络气血运行不通畅，会出现肢体麻木的症状，治疗时一般采用按摩法和药酒法。这就是所说的五种形志方面的疾病。

刺阳明经，可让其出血出气；刺太阳经，只可出血，不宜伤气；刺少阳经，只可出气，不宜伤血；刺太阴经，只可出气，不宜伤血；刺少阴经，只可出气，不宜伤血；刺厥阴经，只可出血，不宜伤气。

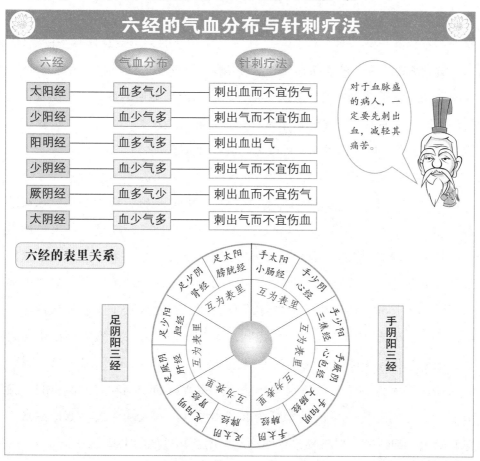

六经的气血分布与针刺疗法

六经	气血分布	针刺疗法
太阳经	血多气少	刺出血而不宜伤气
少阳经	血少气多	刺出气而不宜伤血
阳明经	血多气多	刺出血出气
少阴经	血少气多	刺出气而不宜伤血
厥阴经	血多气少	刺出血而不宜伤气
太阴经	血少气多	刺出气而不宜伤血

对于血脉盛的病人，一定要先刺出血，减轻其痛苦。

六经的表里关系

足阴阳三经　　手阴阳三经

足太阳膀胱经　手太阳小肠经
足少阴肾经　　手少阴心经
足少阳胆经　　手少阳三焦经
足厥阴肝经　　手厥阴心包经
足阳明胃经　　手阳明大肠经
足太阴脾经　　手太阴肺经

互为表里

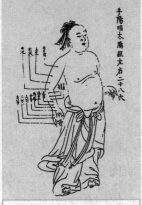

手阳明大肠经左右二十八次

宝命全形论篇

本篇论述了治病养生的根本道理在于天人相应，阐述了针刺必须遵循五个要领，并在恰当时机候气治疗；提出临治态度，应为审察至微，全神贯注。

篇二十五

🌸 治病之道

黄帝问：在天地间，万物都很完备，但没有比人更高贵的。人是集天地之气而孕育出来，遵循四时的变化规律而生活，无论是君王，还是平民百姓，都愿意拥有健康的身体。可惜他们对自己身体方面的疾病，却不加以察知，致使病邪久留不去，病情日益加重。我内心深感担忧，想帮助他们解除疾病痛苦，应该怎样做？岐伯答：盐味一定是咸的，当装在器具中的时候，如果看到渗出水来，就说明盐气外泄；琴弦断的时候，就会发出嘶哑的声音；树木腐朽，叶子就要飘落；疾病变重，人就会出现呃逆的症状。人出现了这样的情况，说明脏腑已遭到严重破坏，药物和针灸法都不会见效了，这都是因为皮伤肉败，血气枯槁而变得瘦黑，病入膏肓了。

黄帝问：我深深关注着病人的苦痛，心中为此慌乱不安，治疗方法如果不合适，反而会使病势加重，又不能找到更有效的治疗方法。百姓如果知道了，将认为我是残忍的人，我究竟应当怎么做呢？岐伯答：人虽然生活在地上，但天掌控人的命运。天地之气相结合，才产生了人。人如果能适应四时的变化，那么自然界的一切，都会成为他生命的源泉。如果能够懂得万物生长收藏的道理，就能够顺承天命，那就是天子了。人与自然是相对应的，天有阴阳，人有十二经脉；天有寒暑，人有虚实。所以不违背天地阴阳变化规律的人，就会顺应四时的规律、能够了解十二经脉的道理，就是所谓圣人智者也不能轻视他。能够洞察八风的变动和五行的衰旺，又能通达虚实的变化规律，就能对病情了如指掌。病人的痛苦，哪怕细微得像打哈欠、呻吟等那样不易察觉的动态，也逃不过他的眼睛。

黄帝道：人生来就有形体，离不开阴阳，天地二气相结合以后，才形成了世界上的一切。从地理上，可以分为九野；从气候上，可以分为四时。月份有大有小，白天有短有长；万物同时来到世界，不计其数。这其中的虚实与相生相克的变化规律，请不吝赐教。

与自然相和的医者

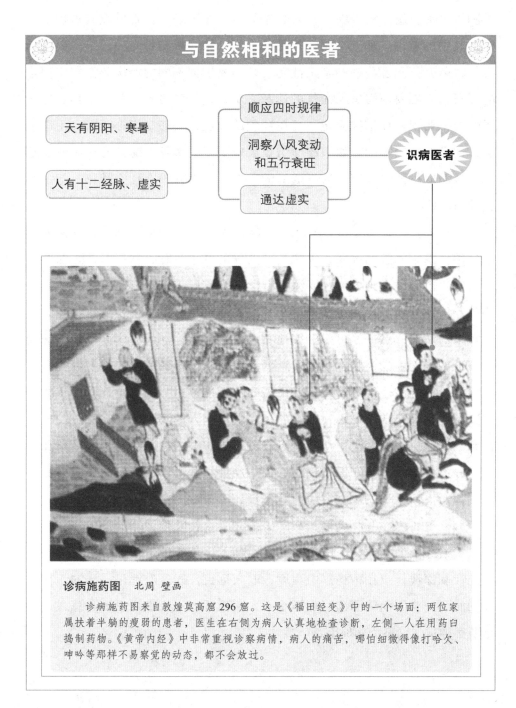

天有阴阳、寒暑

人有十二经脉、虚实

顺应四时规律

洞察八风变动
和五行衰旺

通达虚实

识病医者

诊病施药图　北周　壁画

诊病施药图来自敦煌莫高窟 296 窟。这是《福田经变》中的一个场面：两位家属扶着半躺的瘦弱的患者，医生在右侧为病人认真地检查诊断，左侧一人在用药臼捣制药物。《黄帝内经》中非常重视诊察病情，病人的痛苦，哪怕细微得像打哈欠、呻吟等那样不易察觉的动态，都不会放过。

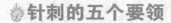针刺的五个要领

岐伯说：就像木碰到金，就会折断；火碰到水，就会熄灭；土碰到木，就会受损；金碰到火，就会熔化；水遇到土，就会遏止。万物皆如此，例子随处可见。所以可以向天下人公布的有五个要领，但百姓没有重视，不明白其中的道理。那五个要领都是什么呢？第一要精神专一，第二要修养身体，第三要熟悉药物的真正性能，第四要根据不同的疾病制作相应规格的砭石，第五要懂得脏腑血气的诊断方法。这五种方法，各有所长，先运用哪个，要视具体情况而定。现在针刺的疗法，一般是用补治虚，用泻治满，这是众所周知的。如果能够仿效天地阴阳的道理，随其变化而改变疗法，就能取得如响应声、如影随形的疗效。道理并没有什么神秘，却是有其独到之处的。

黄帝道：我想学习用针的技法。岐伯说：针刺的正确诊法，首先要集中精神，诊断五脏的虚实，了解三部九候的脉象变化，然后下针。在针刺的时候，也必须全神贯注，要注意有没有真脏脉出现，有没有五脏败绝的迹象，外形与内脏要相协调，不要单以表面现象为依据，还要熟悉经脉气血往来的情况，然后才可以熟练地对病人进行治疗。人的病可分为虚证和实证，见到五虚的症状，不能随意治疗；见到五实的症状，也不可轻易放弃治疗。在应该进针的时机，就是瞬间也不能错过。用手捻针时，手的动作要专业，针要洁净匀称，平心静气，观察病人的呼吸，并且留心针气所达到的变化。这种变化，几乎是无迹可寻的。气之往来，好像群鸟杂乱飞翔，分不清哪只；又好像稷稻的繁茂。用针之法，当气隐伏的，应当留针候气，如张弓待发；应气时，如弩箭射出，短暂而快速地起针。

黄帝道：怎样治疗虚证？又怎样治疗实证？岐伯说：治疗虚证，须用补法；治疗实证，须用泻法。经气已经到了，就应慎重掌握，不要失去时机。针刺深浅，全在精神集中程度；取穴远近，候气取针是一样的。在捻针的时候，要像面临深渊时那样小心，又像手抓老虎那样谨慎。总之，就是要全神贯注，不为其他事物所扰。

医者针刺五要领

1 治神 —— 精神专一

2 养身 —— 修养身体

3 知药 —— 熟悉药物的药性功能

4 制石 —— 依不同病证制作相应规格的砭石

5 知腑脏之诊 —— 懂得脏腑血气的诊治方法

针刺的正确方法

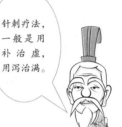

针刺疗法，一般是用补治虚，用泻治满。

集中精神

↓

查明病者五脏虚实、脉象变化

↓

下针 —— 审明病者证候 —— 查明真脏脉、五脏迹象
形气之相得和盛衰
熟悉经脉气血往来情况

五脏虚，不可针
五脏实，可针

↓

捻针 —— 手的动作要专业
针要洁净匀称
意要平静，观病者变化

现代临床常用进针法

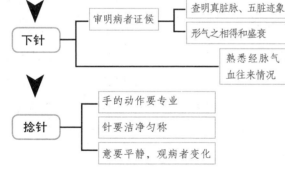

速刺法 捻进法

篇二一五 宝命全形论篇

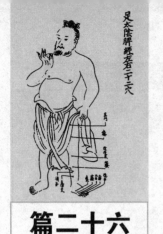

八正神明论篇

本篇论述了四时八风正气对人体气血的影响，提出了针刺必须遵循天地阴阳变化规律的治疗原则，针刺补泻的原则与方法，指出疾病宜早期诊断、早期治疗。

针刺的原则

黄帝问道：用针必然按照一定的方法和准则，那方法和准则究竟是什么样的呢？岐伯答道：这就要效法天地阴阳，并结合日月星辰的运行规律来研究和体会。

黄帝道：希望能听您详尽地讲一讲。

岐伯说：凡是针刺法，都必须观察日月星辰、四时八正之气候变化，待人体血气安定了，才能进行针刺。在气候温和、天色明亮的时候，人体血液滑润且卫气充盛，所以血流顺畅，气容易运行；如果气候寒冷，天色阴暗，那么人体血液就滞涩且卫气沉伏。月亮初升的时候，人的血气开始顺畅，卫气也随之畅通无阻；月亮正圆的时候，人的血气强盛，肌肉坚实；月黑无光的时候，人的肌肉变瘦，经络空虚，卫气衰减，此时形体虽然同月圆时一样，但体内气血已经衰弱了。因此，要根据天气时令变化调和血气。所以，气候寒冷时，不要采用针刺法；气候暖和了，也不要错过针刺时机；月亮初升的时候，不要用泻法；月亮正圆的时候，不要用补法；月黑无光的时候，就干脆不要进行治疗了，这就是所谓能够顺应天时而调养血气。天体的运行有一定的秩序，月亮有盈亏盛虚，因而观察日影的长短，可以确定四时八正之气，这样只要聚精会神地等待治疗的最好时机即可。所以说，月亮初升时用泻法，这叫作重虚；月亮正圆时用补法，使血气充溢，经脉中血液留滞，这叫作重实；月黑无光的时候采用针刺法，就会扰乱经气，这叫作乱经。这些都是阴阳相错，正气邪气分不清楚，病变加重，致使卫外的阳气虚弱，内守的阴气紊乱，所以病就因之而生。

黄帝道：星辰、八正、四时都能够用来验证什么呢？

岐伯说：观察星辰的方位，可以测定日月循行的规律；观察八节之气的交替和强弱，可以测出八风的病邪出现的时间；观察四时，可以分别了解春秋冬夏的正气所在的位置。依照时令进行调养，可以避免八正的病邪，就不至于受到它的侵袭。假如体质虚弱，又遭受自然界的虚邪贼风，两虚相叠加，邪气就会侵犯筋骨，再深入就会伤害五脏。医生若懂得气候变化的道理，就能够及时救治，病人不至受到更严重的伤害。所以说天时的宜忌，一定要了解呀。

黄帝道：讲得很精彩。有关取法于星辰的道理，我已经明白了。希望再学习怎样效法往古。

岐伯说：要效法往古的道术，先学习《针经》。如果现在想验证古人的针术，首先要知道太阳的寒温和月亮的盛虚，借以验证四时气候的浮沉，再结合病人的身体情况进行考察，就会看到它立即产生的效果。观于"冥冥"是指血气营卫的变化并不显露于外，而医生却能懂得。因为将太阳的寒温、月亮的盛虚和四时气候的浮沉等情况综合起来考察，医生就常常能预见病情，这时候疾病还没有显露出来，所以说这是观察深远。运用这种方法，可以通达无穷无尽，就可以流传于后世了。这就是医生与一般人不同的地方。不过是因为病情还没有显露出来，大家就不容易发现。看不到其行踪，尝不出其味道，所以叫作"冥冥"，是指它像神仙一样若隐若现，难以捉摸。

古九针图

杜思敬　《针经摘英集》　元代

"九针"是我国最古老的九种医疗工具。《内经》中详述其名称、形制及用途，并指出要想验证古人的针术，先要知天地四时的变化，再结合病人的身体情况而诊断。

虚邪与正邪

　　虚邪，就是四时八节的病邪。正邪，就是指身体因劳累出汗，腠理开，偶尔遭受了虚风侵袭的结果。正邪伤人轻微，没有人知道具体的情形，也没有明显的症状表现，所以一般医生，对病情察觉不出来。医术精湛的医生，注意疾病的开始，在三部九候的脉气都调和而没有败坏的时候，就进行调治，所以说他是"上工"。而另一类医生，却等病已形成甚至恶化后才治疗，所以称为"下工"，原因在于他们不懂得三部九候之脉气的混乱是由疾病发展所导致的。他们所理解的知道疾病所在，只不过是知道三部九候病脉的所在位罢了，所以说这等于看守门户一样，即使看不到表面现象的病情，可良医已感知病邪的形迹所在了。

补法与泻法

　　黄帝道：我听说针法中有补法和泻法，但不明白它的意义。岐伯说：泻法关键在一个"方"字。"方"就是"正"的意思，指正气方盛、月亮正圆、天气正温和、身心正稳定的时候。要在病人正吸气的时候进针，再等到他正吸气的时候转针；还要等他正呼气的时候慢慢地拔出针来。所以说"泻必用方"，这样引出邪气以后，正气通畅，病就会好了。补法关键在一个"圆"字，"圆"就是使气通行的意思，行气就是导移其气到病邪所在的位置，针刺时必须刺中其穴，还要在病人吸气时拔针。总而言之，"圆"与"方"，不是指针的形状，而在于针刺的方法。所以精于用针刺法的人，必须观察病人形体的肥瘦和营卫血气的盛衰。因为血气是人的神气所在，不可不谨慎调养。

形与神

　　黄帝道：您所讲的真是奇妙呀！把人的形体与阴阳四时结合起来，关于虚实的感应，无形的病况，这都是非常深远的道理。要不是先生您，谁能懂呢！然而先生屡次提到形和神，究竟什么叫形？什么叫神？我希望了解得更多一些。岐伯说：那我先说一说形吧。所谓形，就是反映于外的外形，眼光要深远。面对自己不了解的病情，要问病人痛在何处，再从经脉去探求，病情才会清晰而完整地出现在眼前。如果按照这种方法没有多大收获，便不可能知道病情，所以叫作形。

　　黄帝道：那么什么叫神呢？ 岐伯说：那我接着说一说神。所谓神，就是耳朵虽然没有听到病人的诉说，但目光锐敏、望诊就明了它的变化，心中先得出疾病的概况，能非常清醒地领悟其中的道理，却不能用言语表达。就像观察一种东西，大家都在看，但只有自己独自看到；又如昏暗中很模糊的东西，突然清楚显现，也似风吹云散，这就叫作神。这是对三部九候脉法领悟至深的结果。有了这种神，九针之论，就暂时不必存在心中了。

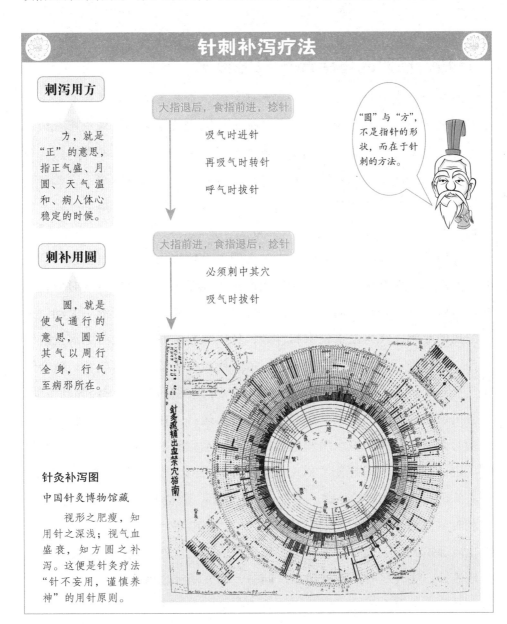

针刺补泻疗法

刺泻用方

方，就是"正"的意思，指正气盛、月圆、天气温和、病人体心稳定的时候。

大指退后，食指前进，捻针

吸气时进针

再吸气时转针

呼气时拔针

刺补用圆

圆，就是使气通行的意思，圆活其气以周行全身，行气至病邪所在。

大指前进，食指退后，捻针

必须刺中其穴

吸气时拔针

"圆"与"方"，不是指针的形状，而在于针刺的方法。

针灸补泻图

中国针灸博物馆藏

　　视形之肥瘦，知用针之深浅；视气血盛衰，知方圆之补泻。这便是针灸疗法"针不妄用，谨慎养神"的用针原则。

针灸藏精出血禁穴指南·

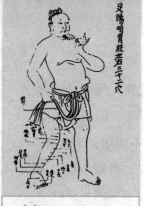

离合真邪论篇

本篇论述了自然气候对人体经脉气血的影响，针刺补泻的操作方法、禁忌，三部九候诊法的意义。

自然气候对人体经脉气血的影响

黄帝问：我听说《九针》中有九篇文章，而先生又在九篇的基础上加以发挥，演绎为九九八十一篇，我已完全领会它的意义了。经中所说的气有盛衰、左右偏移，取上以调下，取左以调右，有余和不足就在荥输穴位里进行补泻。这些道理我已经知道了，这都是营卫之气异常偏盛，气血虚实所引起的，并不是邪气从外侵入经脉的结果。现在我想了解邪气侵入经脉的时候，其病的症状怎样，以及应当如何治疗。

岐伯答：圣人制定法则时，一定会顺应自然规律。天有星宿散布，地有江河运行，人有十二经脉，血液周而复始地循环。天地温和的时候，江河之水就安静平稳地流淌；天寒地冻的时候，江河之水就凝涩不流动；天气酷热的时候，江河之水就沸腾洋溢；狂风骤起的时候，江河之水就波涛汹涌。病邪侵入经脉里，如属寒邪，就会使血行滞涩；如属热邪，就会使血气滑润流畅。风邪侵入经脉里，也像江河水遭遇狂风一样，经脉的搏动，就会出现波涌隆起的脉象。病邪在脉内依次运行，在寸口脉处查脉时，脉搏动时大时小。大则表示病邪盛壮，小则表示病邪平静。邪气运行，并没有一定的规律，有时在阴，有时在阳，不可揣度。如果要做进一步考察，就需要用到三部九候的脉法。一旦诊察到病邪，就应及时治疗，避免扩散。

针刺时要注意：吸气时进针，进针时勿使气逆，进针后要留针静候其气，防止病邪扩散；吸气时捻转其针，以得气为目的。然后在呼气的时候，慢慢地拔针，呼气尽时，将针拔出。同时，邪气随针也就出来了，所以称为泻法。

黄帝道：关于不足的虚证，如何用补法？岐伯说：一定要先沿着穴位抚摸，再用手指腹按压穴位，使邪气散开，然后推按穴位周围的肌肤，接着用手指弹其穴位，使该局部气血充盈，然后看准穴位进针，等到脉气流通后，随即取出针。右手拔出针后，左手立即按揉穴位，使针孔闭合，阻隔正气外泄。进针的时机选在病人呼气将尽时进行，静待其气，留针时间长一点，以得气为关键。进针候气，就像等待贵宾一样，不要计较时间的早晚。已经得气后，就要谨慎地守护，等病人吸气的时候，再拔出针。这样，就不能造成正气外泄。拔出针以后，要在其穴位上揉按，使针孔关闭，真气内存其中，针下所聚之气能较长时间地留聚在营卫不散，这称为补法。

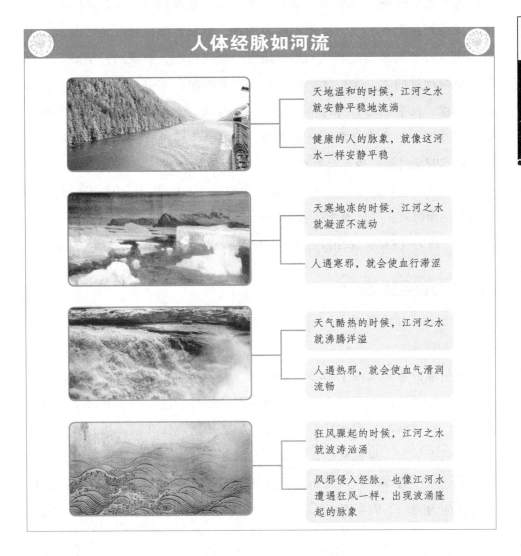

人体经脉如河流

天地温和的时候，江河之水就安静平稳地流淌

健康的人的脉象，就像这河水一样安静平稳

天寒地冻的时候，江河之水就凝涩不流动

人遇寒邪，就会使血行滞涩

天气酷热的时候，江河之水就沸腾洋溢

人遇热邪，就会使血气滑润流畅

狂风骤起的时候，江河之水就波涛汹涌

风邪侵入经脉，也像江河水遭遇狂风一样，出现波涌隆起的脉象

🔥 诊察邪气

黄帝道：进针以后，应该怎样诊察邪气呢？岐伯说：邪气从络脉进入经脉以后就停留在血脉之中，有时寒有时温，不相协调，邪气与正气还没有相合，像波浪有时起有时落，有时来有时去，邪气并不是常停留在某一个部位。所以诊察出邪气刚来时，必须按住并阻止它扩散。注意邪气正当旺盛时，不可用泻法。真气，就是指经脉之气。真气虚了，这时用泻法，就会使经气大虚。所以说气虚的时候，不可用泻法，就是这个意思。如果诊察邪气时不够审慎，邪气已发散了，这时用泻法，就会反使真气虚脱，而虚脱后就很难恢复了。这样，病邪再次侵袭，病情就更加严重了。所以说，邪气既然已随经气而去，就不必再追了，就是指这一点说的。总而言之，采用泻法阻止邪气，是间不容发的事，就是要等待邪气到的时候，下针去泻。邪气到来前或邪气到来后进针，血气已虚，病就不易治好。所以说，懂得用针的人，像扳动机弩一样会掌握时机；不善于用针的人，就像敲击木椎，反应迟缓，对时机不敏感，常常错过。所以说，对于懂得机宜的人，则用针时当机立断，毫不迟疑；反之，不懂机宜的人，常常错过时机，纵然时机已到，也不会发针，就是指此而言的。

黄帝道：如何进行补或泻呢？岐伯说：这就是指攻邪。应该及时刺出过盛血气，而恢复正气。因为病邪刚侵入，没有固定下来，推之就前进，引之则留止，这时应迎其气而泻之，以出其毒血。毒血出来了，病就会好的。

🔥 三部九候法诊察

黄帝道：讲得很正确！如果病邪和真气并合以后，脉气没有波动的脉象，怎么诊察呢？

岐伯说：这要求医生细心，依据三部九候的虚实来调治，在左右上下各部分，察看有没有不相合或者特别减弱的地方，进一步察明哪个脏器出现病变，待气到时，即用针刺法治疗。如果懂得三部九候，就能够辨别阴阳，分清上下了。也就是说，了解了三部九候病脉的所在而有针对性地进行针刺，就不会误治，也就不会导致病情恶化了。如果病情恶化，即使良医也无能为力。不应当用泻法时而用泻法，这称为"大惑"，从而引起脏腑经脉的扰乱，正气就难恢复了。如果分不清实证与虚证、邪气和正气，就不能按照一定法则用针，邪气就会发挥有害的作用，损伤病人的正气。这样，顺证反而变成逆证，导致病人营卫散乱、正气消耗、邪气旺盛，同时给病人带来灾祸。只有懂得三部九候的医生，才可能具有长久行医的资格。要密切联系四时五行相生相克而盛衰的道理，如果正气不保护，邪气不治疗，病人的性命就危在旦夕。病邪刚侵入人体时，没有固定的位置，推它就向前，引它就停止，医生倘若能够迎其气采用泻法，病就可以马上治愈。

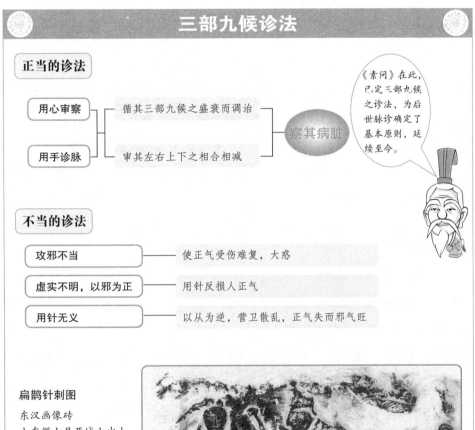

三部九候诊法

正当的诊法

- 用心审察 ——— 循其三部九候之盛衰而调治
- 用手诊脉 ——— 审其左右上下之相合相减

察其病脏

《素问》在此，已定三部九候之诊法，为后世脉诊确定了基本原则，延续至今。

不当的诊法

- 攻邪不当 ——— 使正气受伤难复，大惑
- 虚实不明，以邪为正 ——— 用针反损人正气
- 用针无义 ——— 以从为逆，营卫散乱，正气失而邪气旺

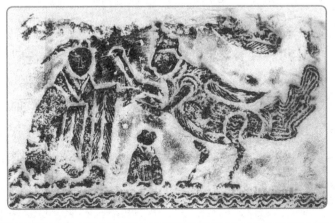

扁鹊针刺图

东汉画像砖
山东微山县两城山出土
中国针灸博物馆藏

图中病人头部、肩部、手部分别标有五道、三道阴刻细纹，表现的是细针。在同一穴位刺三针、五针的方法，普遍见于《黄帝内经·素问》针方。

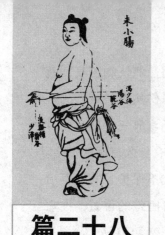

通评虚实论篇

篇二十八

本篇主要内容为概述疾病虚实，指出虚实的含义，五脏、经络、血气、脉搏虚实的表现，重实重虚的概念，热病、中风、肠澼等病的临床症状，痈肿、霍乱、惊风等病的针刺治疗方法。

🔥 虚实

黄帝问道：什么是虚实呢？岐伯答说：邪气盛，为实证；精气不足，就为虚证。黄帝问：虚实分别是怎样的情况？岐伯说：肺主气，这里的气虚指肺虚，定会引发气逆足寒的症状。若病好治，就为不是肺正被克的时令；若肺遇到相克的时令，病人就会难逃一死。其余各脏的虚实情况也都是类似的。

黄帝问：什么是"重实"？岐伯答：重实指的是大热病人，邪气甚热，脉象又极盛满，这就为重实。

🔥 经络虚实

黄帝道：经脉络脉俱实的情况是怎样的？用什么方法治疗？岐伯说：所谓经络俱实，是指寸脉急而尺脉缓，经与络都应该治疗。所以说脉滑象征着气血畅盛，为顺；脉涩象征着气血虚滞，为逆。人体虚实的情况都是这样的，就是说生呈现圆润的现象，死呈现枯涩的现象。如果一个人五脏骨肉滑利，就可以长寿。

黄帝道：络气不足、经气有余的情况怎么样？岐伯说：所说的络气不足、经气有余，是指寸脉热而尺脉却寒的情况。秋冬之时诊察到这样脉象的，为逆；反之，在春夏之时，这就是顺的脉象了。治疗必须结合时令开展。

黄帝问：那么经虚络实的情况又是怎样的？岐伯答：所谓经虚络实，就是指尺脉热满而寸脉寒涩的脉象，在春夏出现这种脉象就是死的迹象，在秋冬就有生的可能。黄帝问：这两种病怎么治呢？岐伯说：络实经虚的，灸阴刺阳；经实络虚的，刺阴灸阳。

黄帝问：什么是"重虚"？岐伯回答：脉虚、气虚、尺虚，这就称为重虚。

黄帝问：这三种有什么区别呢？岐伯答：所谓气虚，表现为说话不连贯，原因在于精气不足；所谓尺虚，表现为行步怯弱无力，原因在于尺脉虚弱；所谓脉虚，是指阴气血都虚弱，阴阳脉象不能相对应，不像有阴的脉象。所有出现上面这些症状的病人，脉象滑利的，虽然有病却还没有生命危险；如果脉象涩滞，就是死症。

　　黄帝问：寒气上逆，脉气盛满而实，其情况怎么样？岐伯答：脉象实而又滑利的，主生；脉象实而又逆滞的，主死。

🔥 热病和中风

　　黄帝问：脉象实满，手足都寒，头部热，这种症状怎么样？岐伯答：在春秋为生的脉象，在冬夏就是死的脉象。如果脉象浮而涩，脉涩而身体又发热的，这也是死亡的脉象。黄帝问：身形虚浮肿胀的症状怎样？岐伯答：身形虚浮肿胀的脉象为脉口急大而坚，尺脉却反而涩滞。像这样，与脉象不适应的病情，顺就可生，逆就会死。黄帝问：什么叫顺则生、逆则死？岐伯答：顺表现为手足温和，逆表现为手足寒冷。

　　黄帝问：产妇生热病，脉象悬小，会出现怎样的情况？岐伯答：手足温暖的可以生还；反之，若手足寒冷，就会死亡。黄帝问：产妇中风发热，出现喘息有声、张口抬肩的症状，它的脉象是什么样的？岐伯说：这样的脉象是实而大的，如果脉较缓，就有生机；若脉象弦急，真脏脉出现，就无法救治。

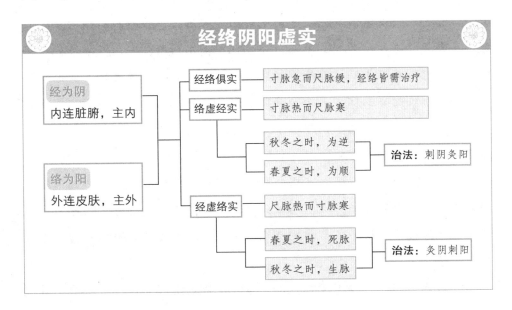

🔥 肠澼

黄帝问：肠澼病中大便出现的后果会怎样？岐伯答：身体发热的，是死症；身寒不发热的，则生。黄帝问：肠澼病而下白沫的，结果怎样？岐伯答：脉沉则有生机，脉浮就是死症。黄帝问：肠澼病而下脓血的，结果又怎样呢？岐伯答：脉象小涩的则死，滑大的则生。黄帝问：如果身热，脉不小涩，又如何？岐伯答：脉象滑大的可生，脉象悬涩的则死。至于死亡的时间，要根据五行相克的时日来预测。

🔥 癫疾

黄帝问：癫疾的情况怎样？岐伯答：脉象大而且滑的，经过一段时间可以治好；如果脉象小，而且坚急的，就是绝症。黄帝问：癫疾之脉，虚实情况怎样？岐伯答：脉象虚缓的可治，而坚实的就会死。

🔥 消瘅病

黄帝问：消瘅病的虚实情况怎样？岐伯答：脉象实大的，病的时间虽然长，但可以治愈；假如脉象悬小而坚，病的时间又较长，就是不治之症。

🔥 痈肿、霍乱、惊风等病的针刺疗法

黄帝说：形度、骨度、脉度、经度，怎样才能测量出来呢？黄帝又接着说：春季取用络穴治疗；夏季用各经的腧穴治疗；秋季用六腑的合穴治疗；冬季是收藏的季节，主闭塞，因此就要多用药物，少用针石。但少用针石，不包括痈疽等病。痈疽等病变化快，是一刻也不许迟疑不决的，必须立即治疗。痈毒初起，不知它病因在何处，疼痛的地方又不固定，诊脉也找不到，在这种情况下，可在手太阴旁胃经穴刺三次，颈部的胃经穴左右各刺两次。腋痛的病人，症状为全身大热，应在足少阳经的穴位刺五次，针刺以后，如果热仍不退，可在手厥阴心包经穴位刺三次，在手太阴肺经的络穴和肩贞穴再各刺三次。急性痈肿、筋缩，随着病情恶化，疼痛会加剧，汗出不止。此症结在于膀胱经气不足，所以应该在膀胱经的腧穴进行针刺治疗。

腹部突然胀痛，按之仍然胀痛的，应该取手太阳经的络穴，就是胃的募穴

和少阴肾经的腧穴，用员利针治疗。霍乱病的针法：取肾俞两旁的志室穴刺五次，足阳明的胃仓穴和上方意舍穴各刺三次。惊痫病的刺法分为五个步骤：取手太阴经的经穴刺五次，在手太阳小肠经的阳谷穴刺五次，在手少阴经络旁的支正穴刺一次，在足阳明经解溪穴刺一次，在足踝上五寸的筑宾穴刺三次。

一般来说，诊治消瘅、突然跌倒、半身不遂、气逆、中满等病证，如果患病的是肥胖丰盈的权贵人士，则是吃肉类、精粮太多所造成的。如果出现郁结不舒、气闭不行、上下不通的症状，则是暴怒或忧虑所引起的病变。突然厥逆、不知人事、耳聋、大小便不通，就是阳气上迫引起的病变。有的病，不是从内部引发的，而是外中风邪，因为风邪留滞，久而化热，慢慢肌肉消瘦，极为明显。有的人行走偏跛，是因受寒或是风湿而形成的病。

黄帝总结说：黄疸、突发性剧痛、癫疾、气逆发狂等症发病的原因在于经脉之气久逆于上而不下行；五脏不和产生的原因在于六腑闭塞；头痛、耳鸣、九窍不利，是肠胃的病变所引起的。

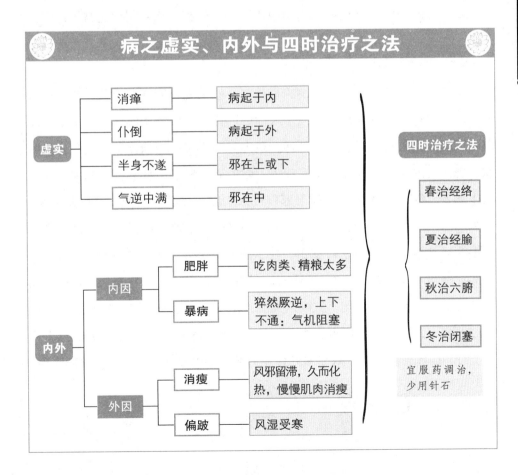

病之虚实、内外与四时治疗之法

虚实
- 消瘅 — 病起于内
- 仆倒 — 病起于外
- 半身不遂 — 邪在上或下
- 气逆中满 — 邪在中

内外
- 内因
  - 肥胖 — 吃肉类、精粮太多
  - 暴病 — 猝然厥逆，上下不通：气机阻塞
- 外因
  - 消瘦 — 风邪留滞，久而化热，慢慢肌肉消瘦
  - 偏跛 — 风湿受寒

四时治疗之法
- 春治经络
- 夏治经腧
- 秋治六腑
- 冬治闭塞

宜服药调治，少用针石

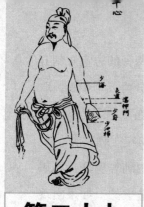

太阴阳明论篇

本篇主要论述了太阴、阳明两条经脉的相互关系及其作用。

太阴经与阳明经的表里关系

黄帝问：太阴经和阳明经，这两条经脉互为表里，都是属于脾胃的经脉，而所产生的疾病不同，为什么呢？岐伯答道：太阴经属于阴经，阳明经属于阳经，两条经脉所运行的部位不同，在四季的虚实顺逆也不一样。有时为虚，有时为实，疾病或从内而起或因外邪侵袭，病名因而也就不同了。

阴经和阳经的循行方向

黄帝道：希望您讲讲各种不同的情况。岐伯说：阳气好比天，相当于人体的外侍卫；阴气好比地，相当于人体的内侍卫。阳气常实，阴气常虚。所以贼风虚邪伤人时，阳气首当其冲，最先受到伤害；而饮食不节制，作息时间不规律，内在的阴气必会受到损害。阳气遇到病邪，就会传入六腑；阴气发生病变，随之进入五脏。如果邪气进入六腑，症状为发热、睡眠不安稳、气喘。如果病变出现在五脏，症状为胀满发闷、飧泄，经过一段时间，就会发展为肠澼病。喉是负责呼吸的，主天气；咽是负责吞咽食物的，主地气。风邪易侵袭阳气，湿邪易攻击阴气。三阴的经脉，由足上行至头，再由头而下，沿着臂至手指的尖端。三阳的经脉，由手上行至头，再下行至足。所以阳经的病邪，先上行到极点，再向下行；阴经的病邪，先向下行到极点，再向上行。因此外感风邪，病变多开始在上部；外中湿气，病变多在下部出现。

脾胃的重要作用

黄帝问：脾如果有病，四肢就不能正常活动，为什么呢？岐伯答：四肢的营养都来自胃气。但胃气无法直接到达四肢的经脉，要经过脾气的运化，才能布达于四肢。假设脾有病了，胃的津液就不能输送出去，水谷精气也就不能到达四肢的经脉对之进行滋养，经气一天天地衰弱，最后经脉不通，筋骨肌肉得不到营养，因此四肢也就丧失了正常的功能。

黄帝问：脾脏不能单独主旺一个季节，原因是什么？岐伯说：脾属土而位居中央，必须根据四季的变化通过或借助其他四脏来达到其主管四季的目的，体现得最为明显的莫过于每个季节最后的十八天。单单主管一个季节，对脾而言是不够的。因为脾脏的功用，是把胃中的水谷精气传输布达到全身，相当于天地生养万物一样，从头至足，无处不到，所以仅仅主管一个具体的时令是不可以的。

黄帝问：脾和胃之间仅仅连着一层膜，脾却能够代替胃输送水谷精气，为什么呢？岐伯说：足太阴脾经，属于三阴经脉，它的经脉贯通于胃，连属于脾，环绕着咽喉，所以太阴经脉能够运送阳明之气，入于手足三阴经；足阳明胃经，为足太阴脾经之表，就像五脏六腑的营养海洋，所以胃经也能运送太阴之气，入于手足三阳经。五脏六腑都能借助脾经而接受阳明的水谷精气，因此说脾能替胃输送水谷精气。如果脾脏不给胃输送津液，阳明水谷之气就不能到达四肢，气血日益衰弱，输送阴气的经脉也不通畅了，缺乏水谷之气滋养的筋、骨、肌肉，从此就渐渐失去了正常功能。

太阴阳明互异表

脏腑经脉	阳明经	太阴经
阴阳	为阳，主外，天气	为阴，主内，地气
逆从	春夏为从，秋冬为逆	秋冬为从，春夏为逆
虚实	阳道实，病则身热、不得卧、气喘	阴道虚，病则胀满发闷、飧泄、肠澼
内外	外受虚邪贼风，传入六腑	内伤饮食起居不节制，阴气进入五脏
病位	邪风先上行至头，再向下行，病变多开始在上部	病邪先向下行到足，再向上行，病变多在下部出现

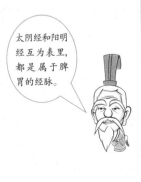

太阴经和阳明经互为表里，都是属于脾胃的经脉。

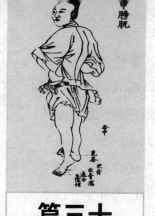

阳明脉解篇

篇三十

本篇主要阐释了阳明经脉的几种病变的原因。

🔥 阳明经脉几种病变的原因

黄帝问道：足阳明经脉有病的人，不愿意看见人和火，听到树木的声音就诚惶诚恐。对钟鼓的声音听而不闻，只是听到木类的声音就害怕，为什么？我不明白其中的道理。岐伯答道：足阳明是归属于胃的经脉，在五行里属土，听到木的声音就惊恐，这是木克土的缘故。

黄帝道：有道理！那么有的病人对火很厌恶，又是什么原因？岐伯说：肌肉为足阳明经所主宰，其经脉多血多气，阳明经遇外邪侵袭，就会发热，如果太热，就会走向极端，病人自然就会讨厌火。

黄帝问：那么出现病人不喜欢见人的情况，又是什么引起的？岐伯答：阳明经气上逆，就会引起呼吸喘促，心中烦闷，因而就不愿意见人。

黄帝说：同样都是患厥逆的病人，都有呼吸急促的症状，为什么有的病人能够活下来，而有的病人却死去了？岐伯说：经气厥逆而达到内脏，病变就到了晚期，出现呼吸急促就足以致命了；如果厥逆只是累及于经脉，病情比较轻，呼吸急促也无大碍。

黄帝道：讲得很对！有的病人在病重的时候，会出现反常的情况，如脱掉衣服乱跑，登到高处大叫狂歌，或者几天不吃饭，跳墙上房。他平常所不能够做到的事情，反而在病重时能够做到。这其中有什么道理？岐伯回答：四肢是阳气的根本，阳气盛，四肢就充实，所以能够登高。

黄帝问：病人为什么要脱掉衣服乱跑呢？岐伯答：身上的热邪过盛，所以就会想不穿衣服，于是就脱掉它，到处乱跑是为了消耗更多的热量。

黄帝问：有的病人常胡言乱语，还骂人，也不考虑亲疏关系，有时又

图解黄帝内经·素问

随意地唱起歌来，这是什么原因引发的呢？岐伯答：阳气过盛，扰动心神，就会使人神志失常，所以无论亲人还是陌生人，他都敢胡言乱语、骂人，并且不想吃饭，到处乱跑，乱叫乱跳。

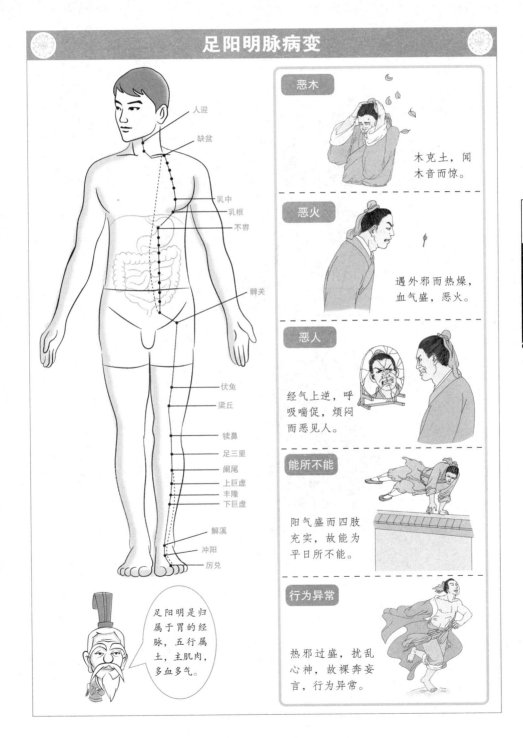

足阳明脉病变

恶木

木克土，闻木音而惊。

恶火

遇外邪而热燥，血气盛，恶火。

恶人

经气上逆，呼吸喘促，烦闷而恶见人。

能所不能

阳气盛而四肢充实，故能为平日所不能。

行为异常

热邪过盛，扰乱心神，故裸奔妄言，行为异常。

人迎
缺盆
乳中
乳根
不容
髀关
伏兔
梁丘
犊鼻
足三里
阑尾
上巨虚
丰隆
下巨虚
解溪
冲阳
厉兑

足阳明是归属于胃的经脉，五行属土，主肌肉，多血多气。

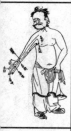

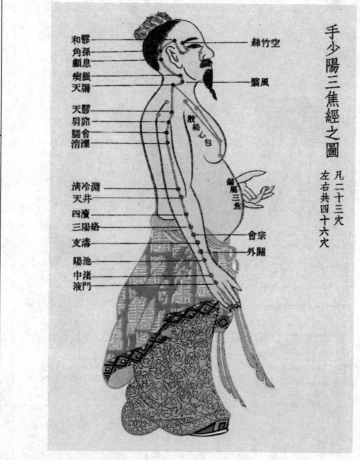

手少陽三焦經之圖

凡二十三穴
左右共四十六穴

和髎
角孫
顱息
瘈脈
天牖

天髎
肩節
臑會
消濼

清冷淵
天井
四瀆
三陽絡
支溝
陽池
中渚
液門

絲竹空

翳風

散絡心包

偏屬三焦

會宗
外關

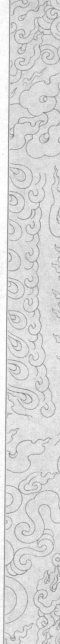

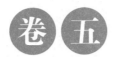

病 能 论

本卷详细论述了各种疾病的病因病机、病证，以及相应的针刺治疗之法，提出外感"六淫"、内伤"七情"为致病的主要原因。同时，以"四时五脏阴阳"诠释人体五脏相互生克制化，以及阴阳失调、正邪相搏的发病观点。对疾病的发生发展过程中的变化也做了详细论述。

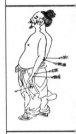

本章内容提要

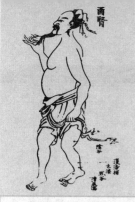

热论篇

本篇论述了感受外邪所引起发热性疾病的发病形式、传变次序、六经主症、一般治疗原则等。

🔥 热病治疗效果不同的原因

黄帝问道：伤寒一类的病就是一般所说的热病。根据情况的不同，有的能够痊愈，有的却死亡了。对于死亡的情况，去世时间多在发病后的六七天之间；对于痊愈的情况，却要持续十天以上才能恢复健康。这是为什么，我不明白。希望请您解释其中的道理。岐伯答道：足太阳经，是诸阳所会合的地方，它的经脉和风府穴相连，所以能够统领全身的阳气。寒邪伤人的时候，身体就要发热，如果仅仅表现出发热的症状，即使很严重，也没有生命危险。但阳经、阴经同时感受了寒邪而生病，就必死无疑了。

🔥 六经传变情况

黄帝道：请您详细讲一讲伤寒的症状。岐伯说：伤寒的第一日，寒邪侵袭了太阳经，所以头项、腰脊都会有痛感。第二日，寒邪传到了阳明经。阳明经主肌肉，它的经脉挟鼻，连络于目。如果出现身热、眼痛、鼻干、不能安卧的症状，就是阳明经气不通畅引起的。第三日，寒邪传到了少阳经。少阳经主胆，它的经脉循行于两胁，连络于两耳。如果少阳经气不通畅，胸胁痛、耳聋的症状就会出现。寒邪虽然传遍三阳经，但还没有传入到脏腑，可以通过发汗的方法治愈。第四日，寒邪传到太阴经。太阴经脉分布于胃，连络于咽喉。如果太阴经气不通畅，就会因腹胀满而感到咽喉发干。第五日，寒邪传入少阴经。少阴经脉通肾，连络肺，再连接于舌根。如果少阴经气不畅通，就会感到口燥、舌干、口渴。第六日，寒邪传入厥阴经。厥阴经脉环绕阴器，连络于肝，所以就会感到烦闷、阴囊收缩。如果三阴三阳经、五脏六腑都让病邪侵害了，以至于营卫也发挥不了作用，五脏精气也不能畅通，那人离死亡就很近了。

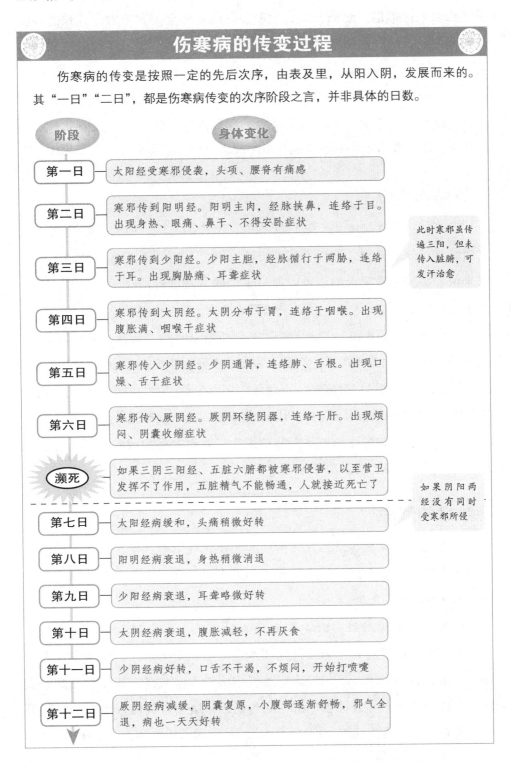

伤寒病的传变过程

伤寒病的传变是按照一定的先后次序，由表及里，从阳入阴，发展而来的。其"一日""二日"，都是伤寒病传变的次序阶段之言，并非具体的日数。

阶段　　　　　**身体变化**

第一日——太阳经受寒邪侵袭，头项、腰脊有痛感

第二日——寒邪传到阳明经。阳明主肉，经脉挟鼻，连络于目。出现身热、眼痛、鼻干、不得安卧症状

第三日——寒邪传到少阳经。少阳主胆，经脉循行于两胁，连络于耳。出现胸胁痛、耳聋症状

第四日——寒邪传到太阴经。太阴分布于胃，连络于咽喉。出现腹胀满、咽喉干症状

第五日——寒邪传入少阴经。少阴通肾，连络肺、舌根。出现口燥、舌干症状

第六日——寒邪传入厥阴经。厥阴环绕阴器，连络于肝。出现烦闷、阴囊收缩症状

濒死——如果三阴三阳经、五脏六腑都被寒邪侵害，以至营卫发挥不了作用，五脏精气不能畅通，人就接近死亡了

此时寒邪虽传遍三阳，但未传入脏腑，可发汗治愈

如果阴阳两经没有同时受寒邪所侵

第七日——太阳经病缓和，头痛稍微好转

第八日——阳明经病衰退，身热稍微消退

第九日——少阳经病衰退，耳聋略微好转

第十日——太阴经病衰退，腹胀减轻，不再厌食

第十一日——少阴经病好转，口舌不干渴，不烦闷，开始打喷嚏

第十二日——厥阴经病减缓，阴囊复原，小腹部逐渐舒畅，邪气全退，病也一天天好转

如果是阴阳两经没有同时受寒邪侵犯的情况，到第七日，太阳经脉的病就会缓和，头痛的症状也会好转一些；到第八日，阳明经脉的病会衰退，身热也会稍微消退；到第九日，少阳经脉的病邪会得到控制，耳聋的情况也略微好转，已经能够听到轻微的声音；到第十日，太阴经脉的病邪会受到一定程度的抑制，胀起的腹部也慢慢恢复到与往常一样，也不再厌食；到第十一日，少阴经病情好转，口不渴了，不烦闷，舌也不再干燥，并且开始打喷嚏；到第十二日，厥阴经脉的病邪减缓，阴囊不像以前那样收缩着，小腹部渐渐也觉得舒服，邪气全部退去，病也一天天好转。

🔥 热病的治疗

黄帝问：怎样治疗呢？岐伯回答说：治疗的方法，应根据疾病所在的脏腑经脉，分别施治，这样，病邪日渐衰退，身体就渐渐恢复健康了。一般来说，生病未满三天的，可以通过发汗的方法进行治疗，汗出了，病就好了；发病已超过三天的，可以采用泻法治疗，病就会痊愈。

黄帝道：热病已经好了，为什么还常常有余热难消的情况呢？岐伯说：之所以有余热难消这种情况，都是因为在发热重的时候，还勉强进食引起的。像这样，虽然病痛已经减轻了，可是体内还有余热，因为没有消化的食物产生的热与余热相互作用于体内，所以余热不消的现象就出现了。

黄帝说：那么怎样治疗呢？岐伯说：只要根据病的虚实情况，分别采用正治和反治的治疗方法，病就会好的。

🔥 热病的禁忌

黄帝道：有关热病，应注意哪些禁忌呢？岐伯说：生热病的，病稍好些如果再吃肉类的东西，就会复发；如果多吃谷食，也会有余热。这就是对身患热病的人的忠告。

黄帝道：阴阳两经同时受寒邪侵袭的病人，脉象和症状各是怎样的呢？岐伯说：这种病人，第一日病邪入侵太阳和少阴二经，症状表现为头痛、口干、烦闷而渴；第二日病邪入侵阳明与太阴二经，其症状是腹中胀满、发热、厌食，并且神志不清，胡言乱语；第三日病邪入侵少阳与厥阴经，就有耳聋、阴囊抽缩、厥逆的症状。如果病情再发展到不能喝水吃饭、神志昏迷，到第六日，人也就死亡了。

黄帝说：五脏都已损伤，六腑不通畅，营卫不调和，病情发展到这样的阶段，为什么三天之后，人才会死亡呢？岐伯说：十二经脉中最重要的经脉就是阳明经，它血气最盛，所以此处患病情况就特别严重，病人就容易神志昏迷，三天以后，阳明经的血气就已经衰竭了，所以人即将死亡。

凡因寒邪侵袭伤人而引起的温热病，在夏至前发病的称为温病，在夏至后发病的称为暑病。暑病宜用发汗疗法，使热邪随汗一起排出，切不可采用止汗的治疗方法。

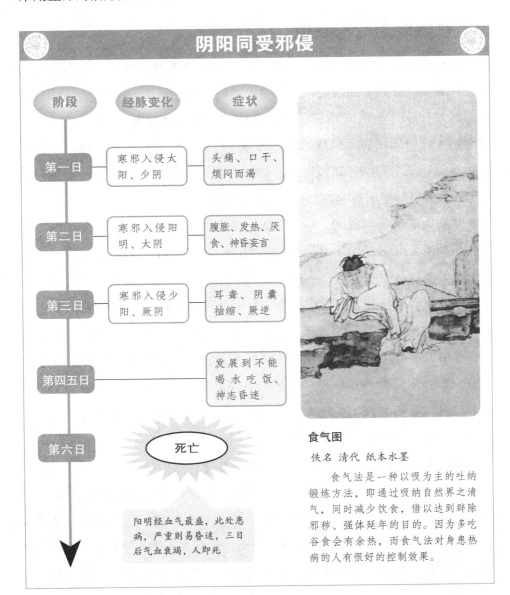

阴阳同受邪侵

阶段	经脉变化	症状
第一日	寒邪入侵太阳、少阴	头痛、口干、烦闷而渴
第二日	寒邪入侵阳明、太阴	腹胀、发热、厌食、神昏妄言
第三日	寒邪入侵少阳、厥阴	耳聋、阴囊抽缩、厥逆
第四五日		发展到不能喝水吃饭、神志昏迷
第六日	死亡	

阳明经血气最盛，此处患病，严重则易昏迷，三日后气血衰竭，人即死

食气图

佚名 清代 纸本水墨

食气法是一种以吸为主的吐纳锻炼方法，即通过吸纳自然界之清气，同时减少饮食，借以达到辟除邪秽、强体延年的目的。因为多吃谷食会有余热，而食气法对身患热病的人有很好的控制效果。

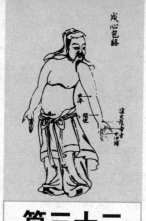

戊心包络

刺热篇

本篇主要论述了热病的针刺方法。

篇三十二

🔥五脏热病的临床表现

热病由肝脏所引发的，病人首先会出现小便发黄、腹痛、喜欢躺着而不喜欢运动、身体发热的症状。热邪偏盛的，就会狂言，多惊惧，胁胀痛，手足躁动不安，不能安睡。在庚、辛日时，病就会加重。在甲、乙日时，就会出大汗。如果病人出现气逆，再到庚、辛日时就会死去。治疗方法为取足厥阴和足少阳两经进行针刺。如果有肝气上行的情况，病人就会头痛眩晕，这是肝脉牵引热邪而上冲到头部的缘故。

热病由心脏所引发的，病人首先会表现为愁闷，过几天就会发热。热邪偏盛的就会出现心痛、烦闷、恶心、头痛、面部发红、无汗的症状。在壬、癸日时，病就会加重。在丙、丁日时，就会出大汗。如果病人出现气逆，到壬、癸日时，就会死去。治疗方法是取手少阴和手太阳两经进行针刺。

热病由脾脏所引发的，病人会出现头部沉重、面颊疼、烦闷、额部发青、想呕吐、身体发热等症状。热邪偏盛，就会感到腰痛以至不能俯身和仰身，腹部胀满而泄泻，两颊疼痛。在甲、乙日时，病当会加重。在戊、己日时，就会出大汗。若病人气已混乱，到甲、乙日时，就会死去。治疗方法是取足太阴和足阳明两经进行针刺。

热病由肺脏所引发的，病人首先感到寒冷，然后出现汗毛直立、怕风寒、舌苔发黄、身体发热的症状。热邪偏盛的，就会气喘咳嗽，咳嗽时会震得胸痛，并牵连到背，不能深呼吸，头也痛得厉害，直冒冷汗。在丙、丁日时，病会加重。在庚、辛日时，就会出大汗。若病人气已混乱，到丙、丁日时，就会死去。治疗方法是取手太阴和手阳明两经进行针刺，刺出黄豆大的血滴，热邪随血液排出来了，病就快好了。

热病由肾脏所引发的，病人会有腰痛、小腿发酸、口渴、身体发热等症状。热邪偏盛，就会头颈痛楚，小腿发冷而酸麻，足心发热，不愿意说话。如果肾气上逆，就会感到颈项隐隐作痛，头晕。在戊、己日时，病就会加重。在壬、癸日时，便会出大汗。若病人气已混乱，到戊、己日时，就会死去。治疗方法是取足少阴和足太阳两经进行针刺。

肝热的病人，赤色首先出现在左颊；心热的病人，赤色首先出现在额上；脾热病人，赤色先出现在鼻部；肺热的病人，赤色先出现在右颊；肾热的病人，赤色先出现在腮部。在疾病还没有发作的时候，一旦见到面部呈现红色，立即采用针刺法治疗，这称为治未病。如果五脏热病表现为面庞相应部位变红，那么只要及时给予治疗，到了该脏所主之日，病就会好

五脏热病的诊断及针刺疗法

热病治疗的关键在于发汗，若在五脏热病还未发作时，看到面部呈现红色，立即采用针刺法治疗，此为治未病。在热病相应部位变红时，若及时治疗，在所主之日汗出，也有望治愈。

类别	诊断	症状	刺法
肝热病	左颊先赤	小便先黄、腹痛多卧、身热，热盛则狂言多惊、胁胀痛、手足躁、不得安卧	刺足厥阴、足少阳
心热病	额先赤	先心闷，数日乃热，热盛则心痛、烦闷、恶心、头痛、面赤、无汗	刺手少阴、手太阳
脾热病	鼻先赤	先头重、颊痛、烦闷、额青、欲呕、身热，热盛则腰痛不可俯仰、腹胀而泻、两颊痛	刺足太阴、足阳明
肺热病	右颊先赤	先汗毛直立、怕风寒、舌苔黄、身热，热盛则喘咳、痛走胸背、不能深呼吸、头痛、冒冷汗	刺手太阴、手阳明
肾热病	腮先赤	先腰痛、腿酸、口渴、身热，热盛则头颈痛、小腿冷而酸麻、足心热、少言	刺足少阴、足太阳

的。如果采用的针刺法完全相反，那就必然延长治疗时间，需要经过三周才会好起来。如果再诊治错了，贻误了治疗的最佳时间，那就一定会因病情恶化导致死亡的恶果。总之，热病治疗的关键在于发汗，若及时正确治疗，到了所主之日，就能够汗出而有治愈的可能。

🔥 热病的针刺方法

治疗热病的一般过程是这样的，先让病人喝清凉的水，然后再运用刺法，并建议病人一定要穿单薄的衣服，住的地方要凉爽。这样，等身上的热渐渐消退了，病也就基本好了。

热病的症状，首先呈现为胸胁痛、手足躁动不安的，就针刺足少阳经，来补足太阴经；若病情较重的，就采用"五十九刺"的方法。热病症状最先表现为手臂痛的，针刺手阳明、太阴两经，汗出则热退。热病症状最先出现在头部的，针刺足太阳经，汗出则热退。热病症状最先出现在足胫的，刺足阳明经，汗出则热退。如果病人有身体沉重、骨节痛、耳聋、嗜睡的热病初期症状，就刺足少阴经；如病情较严重，就采用"五十九刺"的方法。病人如果有眩晕、胃热、胸胁胀闷的热病初期症状，就刺足少阳经。

足太阳经脉的病，赤色显现在颧骨上，这也是热病的症状，如果荣色未败，说明病在浅表。只要等到太阳经气旺盛的时候使其出汗，病自然会好的。但如果同时还有厥阴经的脉象，那么不会超过三天，死亡的日子就到了。这是因为此热病与肾相关联，又见了少阳脉色的缘故。少阳经脉的病，赤色显现在面颊上，这是热病的迹象，如果荣色未败，只要使其得汗，病很快就痊愈了。如果同时又有少阴经的脉象，病人就活不过三天了。

治疗热病的气穴：第三脊椎下面主治胸中的热病；第四脊椎下面主治膈中的热病；第五脊椎下面主治肝热病；第六脊椎下面主治脾热病；第七脊椎下面主治肾热病。治疗营血的病，应刺尾骶骨处。颈项第三椎以下凹陷的中央，是大椎穴。通过诊察面部气色，可以推知腹部的疾病，如赤色从面颊下上逆到颧骨的，为痢疾病；赤色从面颊下部到牙床的，为腹部胀满病；赤色呈现在颧骨后部的，为胁痛病。一般来说，赤色呈现在面颊上的，都是膈上出现病变。

热病的针刺疗法

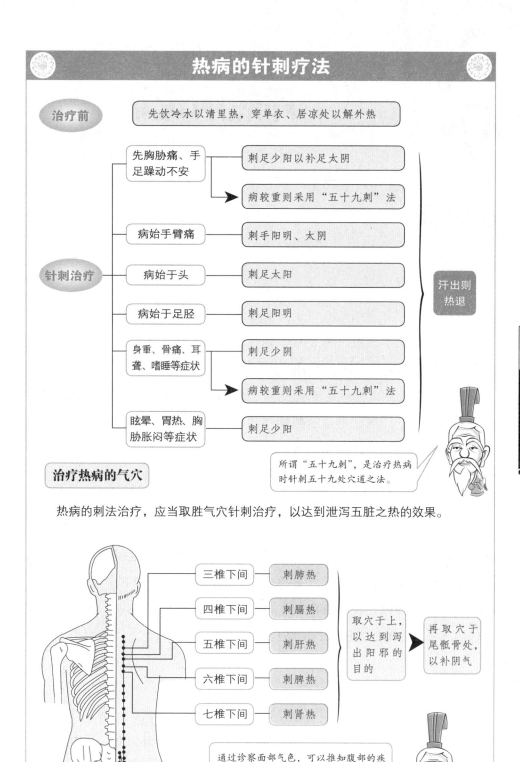

治疗前　先饮冷水以清里热，穿单衣、居凉处以解外热

针刺治疗

- 先胸胁痛、手足躁动不安
  - 刺足少阳以补足太阴
  - 病较重则采用"五十九刺"法
- 病始手臂痛 —— 刺手阳明、太阴
- 病始于头 —— 刺足太阳
- 病始于足胫 —— 刺足阳明
- 身重、骨痛、耳聋、嗜睡等症状
  - 刺足少阴
  - 病较重则采用"五十九刺"法
- 眩晕、胃热、胸胁胀闷等症状 —— 刺足少阳

汗出则热退

所谓"五十九刺"，是治疗热病时针刺五十九处穴道之法。

治疗热病的气穴

热病的刺法治疗，应当取胜气穴针刺治疗，以达到泄泻五脏之热的效果。

- 三椎下间 —— 刺肺热
- 四椎下间 —— 刺膈热
- 五椎下间 —— 刺肝热
- 六椎下间 —— 刺脾热
- 七椎下间 —— 刺肾热

取穴于上，以达到泻出阳邪的目的 ▶ 再取穴于尾骶骨处，以补阴气

通过诊察面部气色，可以推知腹部的疾病。如颊下赤色上逆于颧，为痫疾；下逆于牙床为腹胀；赤色在颧后为胁痛。一般来说，赤色在颊，皆为膈上病。

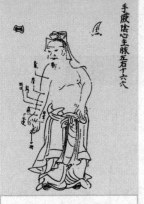

评热病论篇

本篇评述了某些热性病，阐述了热病中的阴阳交症，以及风厥、劳风、风水等病的机理、临床表现、治疗方法等。

🔥 阴阳交症

黄帝问道：有温病的人，汗出以后身体又发热，脉象急躁而且快，汗出了，病情也没有缓解，并且胡言乱语，不吃东西，这是什么病呢？岐伯答道：这是一种绝症，病名为阴阳交。

黄帝道：我希望详细了解这种病。岐伯说：水谷入胃，化生精微之气，所以人会出汗。汗液就是由这些精气转化而来。热病后期，人体的精气与病邪相互斗争而出汗，表明病人的精气战胜了邪气。精气胜，人就应该能吃东西，而不再发热。如果出汗之后又发热，说明邪气还存在于人体之内。不吃东西，是精气缺乏，这样就会导致热邪更盛。如果出汗了，身体余热不退，那么病人就危在旦夕了。而且《热论》里说过：汗出而脉尚躁动旺盛的，则死。现在脉象与出汗不相对应，就是精气不能克制病邪，这显然是死的征象。至于言语狂乱，是神志失常的缘故，而这样的严重病情也会导致死亡。三种死亡征兆都出现了，而看不见一点生的迹象，那么即使有好转的现象，也无法逆转死亡的结局了。

🔥 风厥

黄帝道：有的病人身体发热，出汗，非常烦闷，而且汗出来了，烦闷也没有随之有所缓解，这又是什么病？岐伯说：汗出而身体发热，是由风邪引起的；汗出而烦闷难以排解的，是气上逆造成的，这个病的名称为风厥。

黄帝道：我希望您谈一谈其中蕴含的道理。岐伯说：太阳经能够主宰诸阳之气，是全身的表面，所以容易最先受到病邪侵犯。而少阴和太阳互为表里，如果少阴受太阳经发热的影响，从而随之上逆，就会成为厥证。

黄帝说：怎样治疗？岐伯说：刺太阳和少阴两经的穴位，同时内服汤药，双管齐下地进行医治。

热病的变证与治疗（1）

阴阳交、风厥、劳风、肾风、风水诸病都属于热病范畴，从诸病的病机、症状来看，都表现出邪正相争。从"邪之所凑，其气必虚"的特点来看，疾病的痊愈或转重，即取决于邪正两方的消长形势。

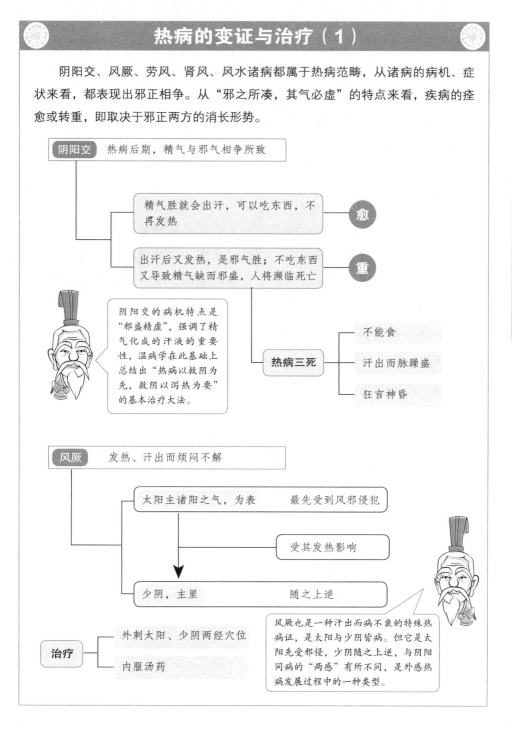

| 阴阳交 | 热病后期，精气与邪气相争所致 |

精气胜就会出汗，可以吃东西，不再发热 —— 愈

出汗后又发热，是邪气胜；不吃东西又导致精气缺而邪盛，人将濒临死亡 —— 重

阴阳交的病机特点是"邪盛精虚"，强调了精气化成的汗液的重要性，温病学在此基础上总结出"热病以救阴为先，救阴以泻热为要"的基本治疗大法。

热病三死
- 不能食
- 汗出而脉躁盛
- 狂言神昏

风厥 发热、汗出而烦闷不解

太阳主诸阳之气，为表　　最先受到风邪侵犯

受其发热影响

少阴，主里　　随之上逆

风厥也是一种汗出而病不衰的特殊热病证，是太阳与少阴皆病。但它是太阳先受邪侵，少阴随之上逆，与阴阳同病的"两感"有所不同，是外感热病发展过程中的一种类型。

治疗
- 外刺太阳、少阴两经穴位
- 内服汤药

劳风病

黄帝道：劳风病，有哪些症状表现呢？岐伯说：劳风病的病变部位在肺下，症状为头项强直、目视不明、口吐黏痰，恶风侵邪引发身体寒栗。

黄帝说：怎么治疗呢？岐伯说：首先要调节呼吸，注意休息；其次是针刺足太阳经导引肾经之气，以解郁闭邪气。通过这样的治疗，青壮年精气旺盛，三天可治愈；中年人精气稍衰弱的，五天可治愈；老年或精气不足的，七天可以治愈。患这种病的人，常常会咳出青黄色的痰，类似稠脓，弹丸般大小。应当从口中咳出或从鼻中排出这种痰；如果不能排出，就会损伤肺，伤了肺就会死亡。

肾风和风水病

黄帝道：患肾风的病人，面部、足背浮肿，说话也不流利，这样的状况，可以用针刺治疗吗？岐伯说：肾已经重虚，用刺法治疗不适宜，假如已经运用了刺法，五天后病气也一定会返回来的。黄帝紧接着问：病气来了，会如何？岐伯说：当病气来了，一定会感到呼吸短促，时常发热，热也会从胸背上传到头部，出现流汗、手发热、口常干渴、小便黄色、眼睑水肿、腹中鸣响、身体沉重、行动困难。如果妇女有此病，月经就会停止，胸中烦闷，不能吃饭，也不能仰卧，一仰卧就咳嗽得非常厉害，此病称为"风水"，详细的论述见《刺法》篇。

黄帝道：希望您解释其中的道理。岐伯说：因为正气不足，邪气才得以聚集。肾阴不足时，阳邪就乘虚侵入，所以呼吸少气，时常发热、出汗、小便黄色，这是因为有了内热。不能仰卧，原因在于胃中不和。仰卧就咳嗽加重，是水气向上压迫肺。凡是有水气病的人，往往首先见到其眼睑部轻度水肿。

黄帝说：为什么会这样？岐伯说：水属于阴，目下也属于阴。腹部为至阴脾脏所在的位置，所以腹中有水，目下必然会出现略微水肿。心气上逆，所以口苦舌干，不能仰卧。仰卧就会咳嗽吐清水。凡是水气病患者，都不能仰卧，因为卧后会感到惊悸不安，而惊悸就会引发咳嗽加重。因为胃肠中有水气，所以腹中鸣响。如果水气压迫脾脏，就会烦闷而不想吃东西，而食物不能下咽，是因为胃中有阻隔。身体沉重，行动不便，是胃的经气下行于足部的缘故。妇女月经不来，主要原因在于胞脉闭塞。胞脉属于心脏，向下连络于子宫，现在水气上逆压迫肺脏，心气不能下通，血气不能运行，所以月经就停了。*黄帝赞同道：非常正确！*

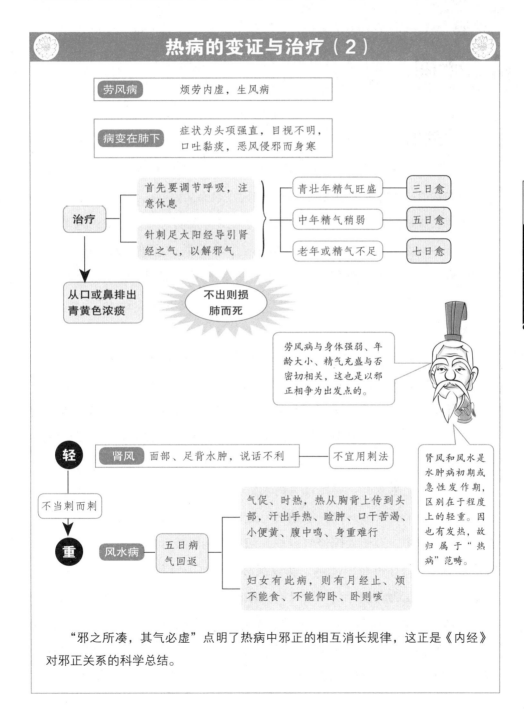

热病的变证与治疗（2）

劳风病 —— 烦劳内虚，生风病

病变在肺下 —— 症状为头项强直，目视不明，口吐黏痰，恶风侵邪而身寒

治疗
　首先要调节呼吸，注意休息
　针刺足太阳经导引肾经之气，以解邪气

青壮年精气旺盛 —— 三日愈
中年精气稍弱 —— 五日愈
老年或精气不足 —— 七日愈

从口或鼻排出青黄色浓痰

不出则损肺而死

劳风病与身体强弱、年龄大小、精气充盛与否密切相关，这也是以邪正相争为出发点的。

轻 —— 肾风 面部、足背水肿，说话不利 —— 不宜用刺法

不当刺而刺

重 —— 风水病 —— 五日病气回返

气促、时热，热从胸背上传到头部，汗出手热、睑肿、口干苦渴、小便黄、腹中鸣、身重难行

妇女有此病，则有月经止、烦不能食、不能仰卧、卧则咳

肾风和风水是水肿病初期或急性发作期，区别在于程度上的轻重。因也有发热，故归属于"热病"范畴。

"邪之所凑，其气必虚"点明了热病中邪正的相互消长规律，这正是《内经》对邪正关系的科学总结。

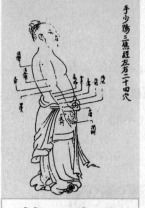

逆调论篇

本篇论述了违背调摄所引起的一些疾病，包括里寒证、内热证、肉烁证、挛急证、喘息证及不能卧证的形成机理及病证。

🔥 几种疾病

黄帝问：有的患者并没有多穿衣服，也感到发热且烦闷，这是什么原因？岐伯答道：阴气少，阳气胜，所以引起发热而又烦闷。黄帝道：有的患者不是因为衣服单薄，体内也没有因风寒侵入而形成的寒气，却感到寒冷是来自于身体内部。为什么会有这样的感觉呢？岐伯说：这种病人，长年阳虚，阴气偏盛，所以气血运行阻滞不畅，阳气不能通达，而形成寒痹。所以感到全身发冷，好像骨缝、骨髓都散发寒气，就像刚从冷水里出来一样。

黄帝道：有一种病，症状是这样的：四肢先发热，遇到风邪，热得像火烧木炭一样，这是什么原因呢？岐伯说：这种人的体质是阴气虚少，阳气偏盛，于是阳气独旺于外。这种现象产生的原因主要是：四肢为阳，两阳相结合，阴气自然就虚少，也就不能平衡旺盛的阳火。如果出现这种情况，就有害健康了。所以对于这样遇到风邪就像火烤一样的病人，肌肉必然会慢慢消瘦干枯。

黄帝道：还有一种情况，身体非常寒冷，即使用热水泡澡、靠近火温暖身体，仍然感觉不到热；穿比较厚的衣服，也不觉得温暖，但也不至于冻得直打哆嗦。这是什么怪病呢？岐伯说：这种病人天生肾气偏盛，由于长期处于潮湿的环境中，致使太阳经气衰弱，阳气不能温暖肾的阴精，所以肾的阴精枯萎不长。肾在五行中属水，所以又称为水脏。肾具有储藏阴精的功能，并能将阴精转化为骨髓，所以肾又有关联骨的功能。如果肾经中的阴精枯萎不长，则骨髓就不充满，所以常常会有寒冷至骨的感觉。病人之所以感到寒冷而不发抖，是因为"一水不能胜二火"。"一水"指两肾，"二火"指肝、心。一个性质属水的肾脏不能克胜于心、胆二火，所以，这种病人虽然寒冷，但不发抖，故把这种病称为骨痹。此人还会有关节拘挛的症状。

黄帝道：有一种病人肌肉麻木，纵然接触到衣被，也没什么感觉，这是什么病呢？岐伯说：营气虚弱，卫气充实，这是主要的原因。营气虚弱的，皮肉就麻木；卫气虚弱的，肢体就行动不便。营气、卫气都虚弱了，人就既麻木不仁，又行动不便，肌肉也就更加麻木了。如果人的形体与神志不能相调和，那也注定要死亡的。

✤逆气病各种症状的形成原因

黄帝道：患逆气病的人，有各种各样的情况，有不能躺下，呼吸是有声音的；有不能躺下，而呼吸没有声音的；有起居如常，而呼吸是有声音的；有能够躺下，一旦行动就气喘的；有不能躺下，也不能够行动而且还气喘的；有不能躺下，躺下去就气喘的。这些都是哪个脏器的病变所引起的呢，我想知道其中的原因。

岐伯说：阳明经脉之气上逆，就会导致不能躺下且呼吸有声；足三阳经脉之气由下行转为逆而上行，自然就出现呼吸不畅而发出声音了。阳明经是胃脉，胃是六腑的海洋，胃气也是下行的，如果阳明气逆，胃气就不能按原路下行，所以就不能平躺了。《下经》曾说"胃不和则卧不安"，指的就是这个意思。若起居如常而呼吸有声，病因在于肺的络脉不顺，络脉之气不能随经脉之气上下，其气停留在经脉而不运行于络脉，但络脉的病比较轻，所以起居如常，只是呼吸有声而已。若不能平躺或躺下就会喘，主要是由于水气侵犯肺脏引起的。水气是沿着津液流行的道路而流动的，肾是水脏，主管人身体的津液运输与分布，又主睡卧和气喘，如果肾的功能出现障碍，水气逆行向上侵犯肺脏，就出现了气喘而不能平躺的症状。黄帝说：很有道理！

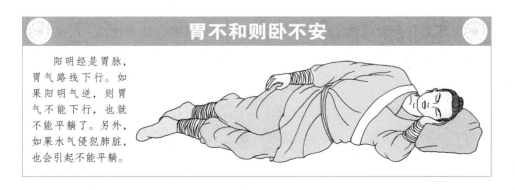

胃不和则卧不安

阳明经是胃脉，胃气路线下行。如果阳明气逆，则胃气不能下行，也就不能平躺了。另外，如果水气侵犯肺脏，也会引起不能平躺。

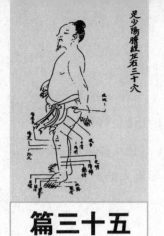

疟论篇

本篇论述了疟疾的病因、病机、症状及各种发作形式；指出了疟疾与风病的异同点；讨论了寒疟、温疟、瘅疟的各自特点及其机理；阐述了疟疾的治疗原则。

疟疾的病因

黄帝问道：疟疾都是因为感受了风邪而引起的，它的潜伏或发作都有一定的时间，这是为什么？岐伯答道：疟疾开始发作的时候，先是出现毫毛竖立，接着身体、神志都感到疲倦，然后寒冷发抖，下巴打战鼓动，腰脊酸痛，到寒冷过去的时候，全身内外又发热，头痛得简直要裂开，口渴，想要喝冷饮解热。

黄帝道：什么邪气会产生这样的病呢？岐伯说：这是阴阳上下相争、虚实交替发作、阴阳相互转化的缘故。阳气合并到阴气中，所以阴气实而阳气就虚。阳明经气虚了，就会寒冷得发抖、战栗以至于下巴打战鼓动。太阳经气虚了，就会引发腰脊头项疼痛。三阳经气都虚了，则阴气更盛。阴气盛，就会引起骨节寒冷疼痛。寒从内生，所以里外都觉得冷。阳主外，阳盛的时候，就要生外热；阴主内，阴虚的时候，就要生内热；如果内外都发热了，就会出现气喘、口渴、喜欢喝冷饮解热的症状。

夏天被暑气所伤就容易引发疟疾病。热气过盛，藏在皮肤之内肠胃之外，也就是邪气占据了营气停留的地方。由于暑热，人的汗孔舒张，腠理开泄。遇上秋天的肃杀之气，汗出时就会感受风邪，或者洗澡、洗头时受到风邪水气的入侵，病情就会进一步发展。这样，风邪水气停留在皮肤之内，与卫气相结合，疟疾就会发作。卫气是白天行于阳分，夜间行于阴分。这种邪气并入阳气时就会向外发散，并入阴气时就向内里侵袭，阴气、阳气内外相互对抗，所以每天都要发作一次。

疟疾

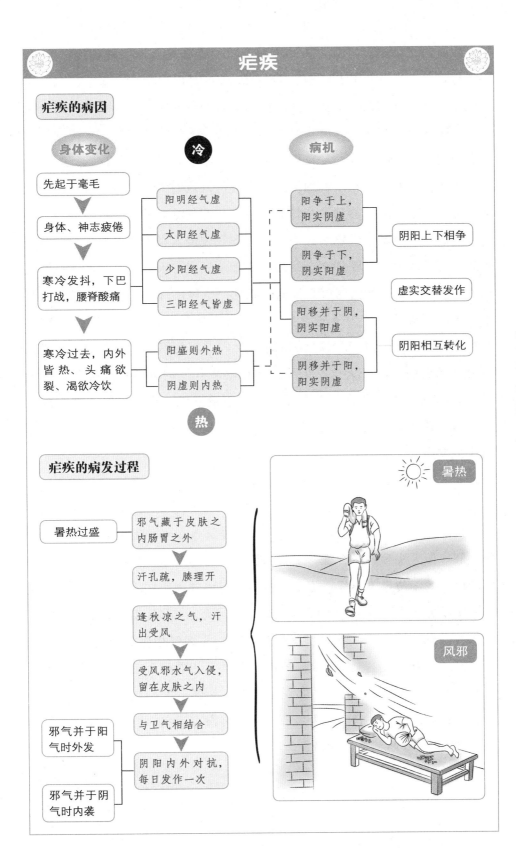

疟疾的病因

身体变化　　**冷**　　**病机**

先起于毫毛
↓
身体、神志疲倦
↓
寒冷发抖，下巴打战，腰脊酸痛
↓
寒冷过去，内外皆热、头痛欲裂、渴欲冷饮

- 阳明经气虚
- 太阳经气虚
- 少阳经气虚
- 三阳经气皆虚

- 阳盛则外热
- 阴虚则内热

热

- 阳争于上，阳实阴虚
- 阴争于下，阴实阳虚
- 阳移并于阴，阴实阳虚
- 阴移并于阳，阳实阴虚

- 阴阳上下相争
- 虚实交替发作
- 阴阳相互转化

疟疾的病发过程

暑热过盛

邪气藏于皮肤之内肠胃之外
↓
汗孔疏，腠理开
↓
逢秋凉之气，汗出受风
↓
受风邪水气入侵，留在皮肤之内
↓
与卫气相结合
↓
阴阳内外对抗，每日发作一次

邪气并于阳气时外发

邪气并于阴气时内袭

暑热

风邪

黄帝问道：疟疾有隔一天而发作的，这是为什么呢？岐伯说：这样，阴气与阳气相互斗争却使邪气得不到发散，所以隔日才发作一次。

黄帝道：感觉就是这样的道理！那么对于一些疟疾病，在发作的时间上，有的早，有的晚，原因在哪里？岐伯说：人体的卫气每一昼夜在风府穴有一次会合。这时候，人体表面的汗孔就会舒张开。如果邪气趁机侵入，与卫气合并，就会导致疾病的发作。邪气侵入风府穴后，沿着脊柱逐渐下移，每过一天便向下移动一个骨节，卫气与邪气会合的时间日益推迟，所以发病的时间也就一天比一天晚。这是邪气先侵入脊骨的缘故。卫气每当到达风府穴的时候，腠理便会开泄；腠理一开泄，则邪气就会侵入；邪气侵入，于是病就发作。这就是发病一天比一天晚的原因。邪气从风府穴开始每天向下移动一节，经过二十五天，到达骶骨；第二十六天进入脊椎，沿冲脉向上；经过九天到达任脉的天突穴。因为邪气的位置逐日上行，与卫气相遇的时间一天比一天早，所以病发作的时间就逐日提前。有关隔日发病的情形，主要是因为邪气在内压迫五脏，横连膜原。因距离较远，邪气深藏，循环运行缓慢，不能与当日卫气同时共进共出，所以隔日才会发作。

黄帝道：您曾讲过如果卫气到达了风府穴，腠理就开泄了，病邪就会趁机而入，这样就会引发疾病。现在卫气每天下行一节，邪气并不在风府穴，疾病仍然每天发作，你能解释一下是什么道理吗？岐伯说：上面所讲的是邪气侵入头顶，沿脊椎骨下行的情况。人体的组织，分为虚实，而病邪所侵入的部位也不一样。因此，就不一定要到风府穴才发病。所以邪气侵入头项的，当卫气此时正好运行到头项，就会与邪气相遇而发病；邪气侵入背部的，恰好卫气此时也运行到背部，与邪气相遇就会发病；同样，邪气侵入腰脊的，卫气运行到腰脊时，与邪气相遇就会发病；邪气侵入手足的，卫气运行到手足时，与邪气相遇就会发病。总之，卫气所在的地方，与邪气相遇，就要发病。因为风邪侵入时并没有固定的地方，只要卫气经过，腠理开泄，邪气与之相逢，就会发病。

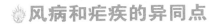
风病和疟疾的异同点

　　黄帝道：风病和疟疾，从表面看起来，似乎属于同一类情况。那为什么风病持续发作，疟疾却间歇发作呢？岐伯说：风邪病常常停留在所侵犯之处，所以它持续发作；疟气随经络循行，是依次内传的，要等到卫气和它相遇时，病才能发作，所以有间歇性的特点。

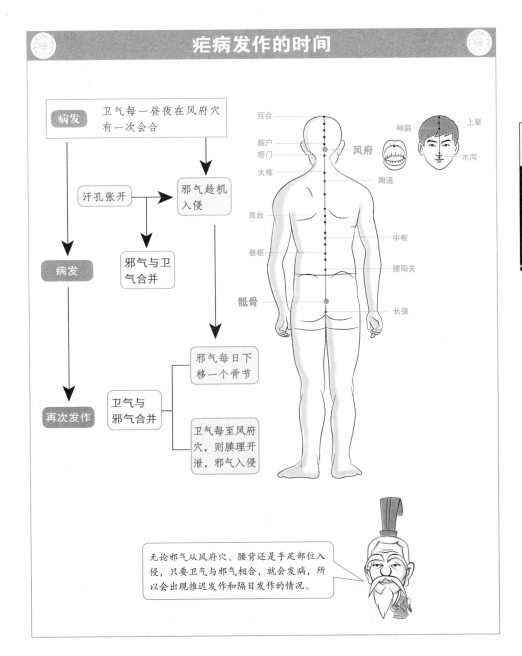

疟病发作的时间

病发　卫气每一昼夜在风府穴有一次会合

汗孔张开 → 邪气趁机入侵

病发 → 邪气与卫气合并

再次发作　卫气与邪气合并

邪气每日下移一个骨节

卫气每至风府穴，则腠理开泄，邪气入侵

百会
脑户
哑门
大椎
灵台
悬枢
骶骨

风府
陶道
中枢
腰阳关
长强

神庭
上星
水沟

无论邪气从风府穴、腰背还是手足部位入侵，只要卫气与邪气相合，就会发病，所以会出现推迟发作和隔日发作的情况。

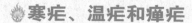寒疟、温疟和瘅疟

　　黄帝道：疟疾发作，为什么有先感觉寒冷而后感觉发热的现象？岐伯说：夏天感受了严重的暑气，流了很多汗，腠理开泄了，寒凉水湿之气便趁机侵入，藏在皮肤里面，到秋天时被风邪所伤，就转为疟疾病了。寒性质为阴，风性质为阳，先伤于寒气，后伤于风邪，所以先发寒而后发热。这种病的发作有一定的时间，称为"寒疟"。

　　黄帝道：那么，另一种先热而后寒的疟疾病，又如何解释呢？岐伯说：显然，这是先被风邪所伤，然后又被寒邪所伤造成的。这种病的发作同样也有一定的时间，称为"温疟"。

　　其中只发热而不发寒的这种病，是因为阴气先断绝，阳气单独旺盛起来，所以在病发作时，患者就会感到呼吸气少，烦闷，手足发热，想要呕吐。医学上把这种病称为"瘅疟"。

　　黄帝道：医书中曾提到有余的应当泻，不足的应当补。现在认为发热为有余，发冷为不足。疟疾病患者的寒冷，即使用热水和烤火，也不能使之温暖；发热时，就是用冰水，也不能使之清凉。这种寒热症状，都属于有余或不足之类。当其发热发冷的时候，就是良医也只能顺应当时的情况，耐心等待身体自行冷热衰退时，才可采用针刺法治疗。这是为什么？希望听您详细分析其中的道理。

不能进行针刺治疗的情况

　　岐伯说：医经上指出，有三种情况不能进行针刺治疗。第一种是高热时，第二种是脉搏混乱时，第三种是汗大出时。原因在于病在逆行，所以不能治疗。疟疾在开始发作时，外阳并于里阴，这时是阳分虚而阴分实，体外无阳气，所以先感到寒冷战栗。到阴气逆乱到了极点，则又外出到达阳分，因此阴阳又相并于外部，这时转为阴分虚而阳分实，所以感到热而干渴。疟疾并于阳分则阳气胜，并于阴分则阴气胜。阴气胜就发寒，阳气胜就发热。由于风寒之气的变化异常，阳热到了极点，则阴邪的寒气来了；阴寒到了极点，则阳邪的热气来了，疟疾就是这样形成的。当疟疾发作的时候，热时就像火在燃烧，寒时就像风雨般不可抵御。所以医经上说，当

邪气正盛的时候，不要攻邪，待邪气衰退时，治疗才更有效果，就是这个意思。疟疾在没有发作的时候，阴气没有并入阳分，阳气也没有并入阴分，这时如果能够及时进行调治，那么正气不会损伤，也把邪气除去了。由于病人在发病的时候，正气和邪气逆乱，所以医生此时不能对病人进行治疗。

寒疟、温疟和瘅疟之不同

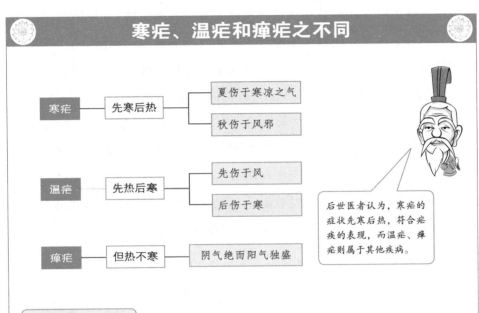

寒疟 ── 先寒后热 ┬ 夏伤于寒凉之气
　　　　　　　　　└ 秋伤于风邪

温疟 ── 先热后寒 ┬ 先伤于风
　　　　　　　　　└ 后伤于寒

瘅疟 ── 但热不寒 ── 阴气绝而阳气独盛

后世医者认为，寒疟的症状先寒后热，符合疟疾的表现，而温疟、瘅疟则属于其他疾病。

针刺治疗之正误

疟疾发作之时，正是正邪相争而邪气盛时，高热、发汗、脉象紊乱，此时不宜进行针刺治疗。恰当的针刺时机，当在病邪发作之前及病邪发作后消退之时。

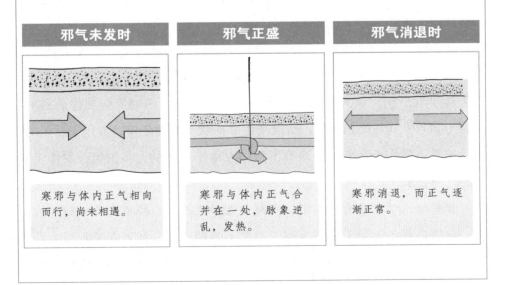

邪气未发时	邪气正盛	邪气消退时
寒邪与体内正气相向而行，尚未相遇。	寒邪与体内正气合并在一处，脉象逆乱，发热。	寒邪消退，而正气逐渐正常。

🔥 治疗疟疾的方法

黄帝道：究竟该怎样治疗疟疾？应当怎样掌控治疗时间？岐伯说：疟疾将要发作时，正是阴阳也将相移的时候，它必定是从四肢的末端开始发作，原因在于人体的阴阳经脉是在四肢末端交接。如果阳气已被邪气所伤，阴气定会受影响，所以就在阴阳之气还没有合并的时候，用绳子牢固地绑住病人四肢的末端，使邪气不能侵入，阴气不能跑出，再仔细地审察脉络的情况，找到孙络充实的地方，观察其瘀血所在的位置，将血刺出。这样就能达到除掉真邪气，而邪气没有并入体内的效果。

黄帝道：疟疾在没有发作的时候，情况是怎样的？岐伯说：在人体内，疟气会使阴阳虚实轮流更替，它依据邪气的所在部位而发作。当病在阳分时，就会发热而脉搏躁疾；当病在阴分时，就会发冷而脉搏沉静；当病到达极点时，阴气、阳气都已经衰退了，卫气和邪气分离，疟疾也就暂时不对人体发生作用了；但当卫气与邪气再相合时，病就会重新发作。

🔥 疟疾发作的原因

黄帝道：疟疾的发作，有的间隔两天，有的间隔数天；发作时有口渴的症状，也有不口渴的情形，为什么会出现这样的情况？岐伯说：因为邪气与卫气会于风府的时间不一样，有时是错开的，所以要间隔几天再发作。疟疾是阴阳轮流相胜，阳气比阴气重些就会感到很热；阳气比阴气轻些就会感到冷，所以有时口渴，有时不口渴。

黄帝道：医经上写着，夏天被暑气所伤，秋天就一定会得疟疾。可是现在有些疟疾，却不一定是这样的情况引起的，这是什么道理呢？岐伯说：夏天被暑气所伤，秋天就一定得疟疾，这是就顺应四时发病规律而言的。也有与四时发病规律相反的，所以产生了症状不同的疟疾。发作于秋天的，寒冷较重；发作于冬天的，寒冷不重；发作于春天的，多怕风；发作于夏天的，便会多汗。

黄帝道：对于温疟和寒疟，病邪是怎么侵入的？停留在哪一脏？岐伯说：温疟是在冬天受了风寒，寒气留在了骨髓里面，到了春天阳气生发的时候，因邪气不能自行外出，到了夏天，暑热炽盛，就会使人倦怠、头脑昏沉、肌肉消瘦、腠理开泄，这时一旦劳动强度大一些，邪气就会随着汗出到体外。这种病是邪气先伏藏于肾，当发作的时候，邪气是从内出向外。此病证，阴气先虚，而阳气偏盛，阳盛就会发热，但盛到极点就会衰减，邪气又乘机回到人体内。这样阳气又虚，阳虚就发冷。这是先发热后发寒的病，所以命名为温疟。

黄帝道：瘅疟的情况是怎样的？岐伯说：瘅疟由于肺内先有热，肺气盛，气逆上冲，胸中气实不能向外发泄，如果正赶上劳累之后，腠理开泄，风寒侵袭于皮肤之间、肌肉之内，那么就会发病。发病时，阳气偏盛而不衰退。病邪始终停在体表的阳气中，而没有深入体内并入阴气，所以只热不寒。邪气内藏于里，而外留于肌肉之间，能使人肌肉消瘦的这种病，就叫作瘅疟。

疟疾的治疗

针对疟疾的治疗，无论是针刺疗法，还是药石治疗，其宗旨都是治其未发的祛邪截疟法。根据病证的不同表现，分别配合和解表里、清热疏表、辛温达邪、益气养血等治法。

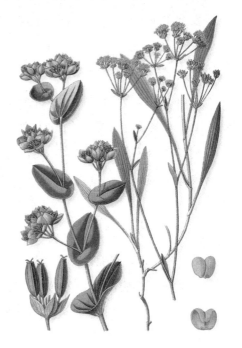

柴胡

辛，苦，微寒。疏风退热，疏肝解郁，升举阳气。用于感冒发热、寒热往来、胸胁胀痛、月经不调、子宫脱垂、脱肛。

【方药】柴胡截疟饮

吴谦等 《医宗金鉴》 清代

处方：柴胡10克，黄芩12克，党参15克，法半夏9克，常山9克，乌梅9克，槟榔9克，桃仁9克，生姜6克，大枣5枚，甘草6克。水煎服，每日2剂。

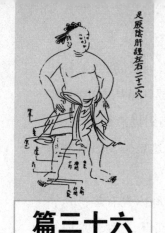

足厥阴肝经左右二十二穴

刺疟篇

本篇论述了疟疾的针刺原则和方法。

六经疟

病人腰痛、头部沉重，寒冷从背部起，先寒后热，热势很盛，热止汗出。这就是足太阳经疟疾的症状，这种疟疾，不易痊愈。用刺委中穴出血的方法进行治疗。

病人身体倦怠，发冷不很厉害，发热也不厉害，怕见人，见人就感到恐惧，发热的时候比较长，汗出得也多。这就是足少阳经疟疾的症状，用刺足少阳经的方法进行治疗。

病人先感到冷，寒冷得厉害，经过一段时间又发热，热一退，汗也就停止了，喜欢见日月光火焰，才感到舒适。这就是足阳明经疟疾的症状，用刺足阳明经足背上冲阳穴的方法进行治疗。

病人闷闷不乐，好叹气，不想吃东西，多寒热，汗出。病发时就呕吐，呕吐后病势就减轻了。这就是足太阴经疟疾的症状。用刺足太阴经的方法进行治疗。

病人呕吐得很厉害，多发寒热，热多寒少，总想紧闭门窗待在房间里。这就是足少阴经疟疾的症状，病到这种程度，就不易痊愈了。

病人腰痛，小腹胀满，小便不利，症状类似于癃病，小便次数多，易恐惧，气不足，腹中瘀滞不通畅。这就是足厥阴经疟疾的症状，用刺足厥阴经的方法进行治疗。

五脏疟

病人心里感到发冷，冷极了就发热，发热的时候容易害怕，像看到什么东西一样。这是肺脏疟疾的症状，用刺手太阴、手阳明两经的方法进行治疗。

病人心里烦热得厉害，喜欢喝冷水，这样反而寒多，不太发热。这是心脏疟疾的症状，用刺手少阴经的方法进行治疗。

病人面色苍青，常叹息，严重时如同死人一般。这是肝脏疟疾的症状，用刺足厥阴经穴出血的方法进行治疗。

病人冷得难受，腹中疼痛。脾热下行又会使人肠鸣，肠鸣后汗出。这是脾脏疟疾的症状，用刺足太阴脾经的方法进行治疗。

各种疟疾症状及针刺方法

	病名	病症	针刺疗法
六经疟	足太阳疟	腰痛、头重、先寒后热	刺委中穴出血
	足少阳疟	身倦、寒不甚热不甚、恶见人	刺足少阳胆经
	足阳明疟	先寒后热、喜见火光、热去汗出	刺足阳明胃经足背上的冲阳穴
	足太阴疟	不乐、好叹气、厌食、多寒热、汗出、喜呕	刺足太阴脾经
	足少阴疟	呕吐甚、多寒热、热多寒少、欲闭门而处	阳热宜刺其邪，阴盛又不宜刺，病难已
	足厥阴疟	腰痛、小腹胀满、小便不利而多、易恐、气不足、腹中悒悒	刺足厥阴肝经
五脏疟	肺疟	心寒、寒后热甚、善惊	刺手太阴肺经、手阳明大肠经
	心疟	心烦、喜喝冷水反寒多、热不甚	刺手少阴心经
	肝疟	面色苍青、叹息、状如死	刺足厥阴肝经出血
	脾疟	冷甚、腹痛、肠鸣汗出	刺足太阴脾经
	肾疟	有寒意、腰脊疼痛、大便不畅、目眩、手足冷	刺足太阳膀胱经、足少阴肾经
	胃疟	善饥而不食，食则腹胀	刺足阳明胃经、足太阴脾经络脉出血

病人感到有寒意，腰脊疼痛，不能转动，大便不通畅，目眩，手足发冷。这是肾脏疟疾的症状，用刺足太阳、少阴两经的方法进行治疗。

病人胃里发热，感到饥饿，但不想吃东西，腹部胀满膨大。这是胃脏疟疾的症状，用刺足阳明、太阴络脉出血的方法进行治疗。

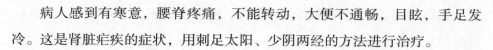针刺原则

在身体正热的时候，如果疟疾发作，就要刺脚背上的动脉，开穴通经，放出一些血，立时就可退热。在刚要发冷的时候，如果疟疾发作，那就应该刺手阳明和手太阴，足阳明和足太阴上的穴位了。若疟疾病人的脉搏满大而急，就刺取背部的腧穴，即用中等针，靠近五胠俞各取一穴，根据病人的形体胖瘦，确定针刺出血量的多少。若病人脉搏小实而急，就针灸胫部的少阴穴，并刺手指脚趾末端的井穴。

疟疾病人的脉搏缓大而虚的，就要用药治疗，不宜用针刺。对于疟疾的治疗，应在病发作之前一顿饭的时候，给予诊治，错过了这个时间，就没有最佳时机了。假如疟疾病人的脉伏而不见的，急刺十指之间，血出病就会好了；如果先看见皮肤上长出赤小豆般的红点，都可以用针刺去。上面的十二种疟疾，它们的发作时间各不相同，一定要观察病人的症状，就可以了解病是属于哪一经脉。如果在发作前约一顿饭的时候就用针刺，刺第一次，邪气就可减退；刺第二次，疗效就很显著；刺第三次，病就痊愈。如果还没好，可刺舌下两脉出血。如果这样，还没有很好的效果，可取委中穴血盛的经络，刺出其血，并刺颈项以下挟脊两旁的经穴。如此这般，病就一定会好的。上面所说的舌下两脉，指的是足少阴廉泉穴。

采用针刺法治疗疟疾病，一定要先询问病人，了解在病发作时，其最先感觉症状的部位，再进行针刺。如果头痛、头部沉重是最先出现的症状，就先刺头上及两额两眉间出血。如果项背痛是最先出现的症状，就先刺项部背部。如果腰脊痛在先，就先刺委中穴出血。如果手臂痛在先的，就刺手少阴、阳明十指间的孔穴。若是足胫酸痛在先的，就刺足阳明十指间的孔穴。风疟病发作时，汗出怕风，可刺太阳经背部的腧穴出血。如果病人小腿酸痛剧烈，按触都承受不了的，这叫作"胕髓"病，可用头大而锋利的镵针刺绝骨穴出血，马上就不痛了。如果病人身体稍感疼痛，刺至阴，

但注意诸阴经的井穴，都不可刺出血，应隔一天刺一次。疟疾口不渴而隔天发作的，刺足太阳经；如口渴而隔天发作的，刺足少阳经。温疟而汗不出的，用"五十九刺"的方法来治疗。

村医疗疾图

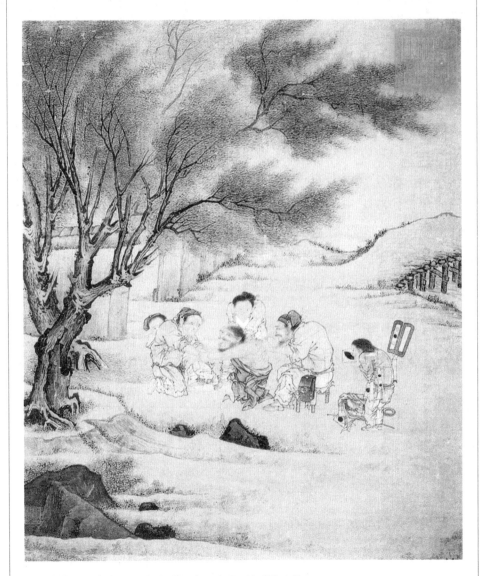

村医疗疾图 李唐 宋代 绢本设色 台湾故宫博物院藏

　　春寒料峭中，树下一位村医在专心地为一老翁进行背部的针刺治疗。旁边一个人拉着病者的胳膊。《黄帝内经》所提到的各种治疗方法，在民间就是这样开展的。

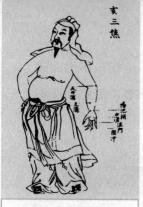

玄三焦

气厥论篇

本篇论述了五脏寒邪相移所产生的病变，五脏热邪相移所产生的病变。

篇三十七

🔥 寒邪相移所产生的病变

　　黄帝问道：五脏六腑的寒热是怎样相互转移的呢？岐伯说：寒从肾移至脾，会生痈肿病和气虚病。寒从脾移到肝，会生痈肿病和痉挛病。寒从肝移到心，会生狂症病和心气不通病。寒从心移到肺，会形成"肺消"。肺消病的症状，是饮水一份，小便要排两份，这种病还没有办法治愈。寒从肺移到肾，形成"涌水"。涌水病的症状，是病人的下腹部，按之不坚硬，但因水气侵犯大肠，当走得快时，可以听到肠中濯濯的水声，像皮囊里装着浆水一样，这是由水气形成的病证。

🔥 热邪相移所产生的病变

　　热从脾移到肝，易出现惊恐和鼻出血的症状。热从肝移到心，会导致死亡。热从心移到肺，时间长了，就会形成膈消病。热从肺移到肾，时间长了，就会形成柔痉病。热从肾移到脾，会损伤脾的阳气，从而形成肠澼病，那就没有办法治疗了。热从胞宫移到膀胱，就会出现小便泌结并尿血。热从膀胱移到小肠，便会肠道阻塞，大便不通，如果这时热气上行，人就会口舌糜烂。热从小肠移到大肠，就会热结不散，形成"伏瘕"，或者生痔疮病。热从大肠移到胃，多吃饭反而消瘦无力，称为"食亦"病，即虽然能吃，但身体懈怠懒惰。热从胃移到胆，也称为食亦。热从胆移到脑，鼻梁内就会觉得辛辣而形成"鼻渊"病。鼻渊的症状就是恶浊的鼻涕下流不止，时间长了，就会鼻中出血，双目不明。这些就是因寒热气逆，在脏腑中互相移传而引起的气厥证。

五脏六腑的寒移热移

五脏寒移

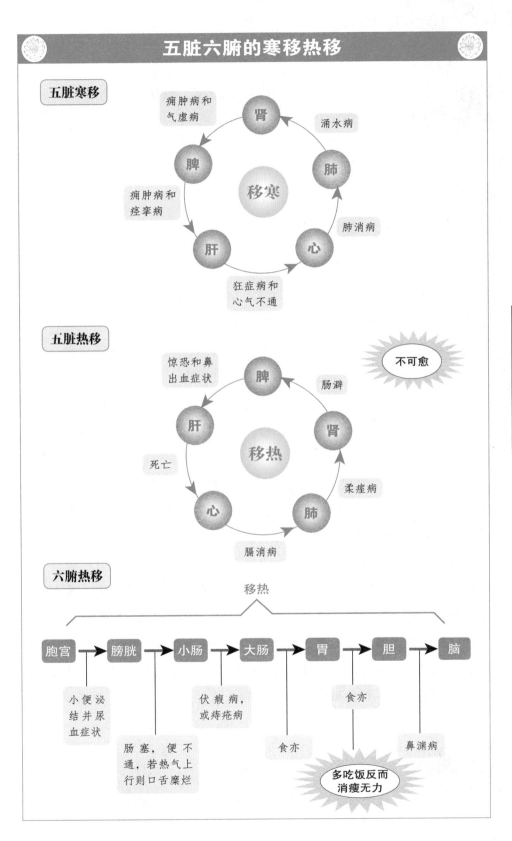

痈肿病和气虚病

涌水病

肾

脾

肺

移寒

痈肿病和痉挛病

肝

心

肺消病

狂症病和心气不通

五脏热移

不可愈

惊恐和鼻出血症状

脾

肠澼

肝

肾

移热

死亡

柔痓病

心

肺

膈消病

六腑热移

移热

胞宫 → 膀胱 → 小肠 → 大肠 → 胃 → 胆 → 脑

小便泌结并尿血症状

伏瘕病，或痔疮病

食亦

肠塞，便不通，若热气上行则口舌糜烂

食亦

鼻渊病

多吃饭反而消瘦无力

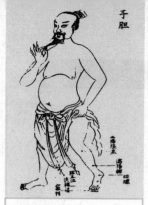

于胆

咳论篇

本篇论述了五脏六腑咳的病因、病机、临床表现及其治疗原则。

篇三十八

五脏咳

黄帝问：肺脏能使人咳嗽，这是什么道理？岐伯说：不只是肺脏，五脏六腑都能使人咳嗽。黄帝说：请您具体讲一讲。岐伯说：皮毛属表，和肺是相对应的。皮毛受了寒邪，寒邪就会侵入肺脏。例如喝了冷水，吃了冷的食物，寒气入胃，从通肺的经脉注入肺，也会引起肺寒。这样，内外的寒邪互相结合，停留在肺脏，就会形成肺咳。关于五脏的咳嗽，是五脏各在所主的时令受病，并不是肺在它所主之时受病，是五脏的病传给肺的。人体的五脏同季节有一定的对应关系，所以五脏各在它所主的时令受寒邪侵袭，得了病，轻微的，只是咳嗽；严重的，则会寒气入里，造成泄泻、腹痛。一般而言，秋天的时候，肺先受邪；春天的时候，肝先受邪；夏天的时候，心先受邪；长夏的时候，脾先受邪；冬天的时候，肾先受邪。

黄帝问：那么这些咳嗽又有什么差别呢？岐伯说：咳嗽时，喘息有声音，严重时，还会唾血，这是肺咳的症状。咳嗽时，感到心痛，喉头像有东西梗塞，严重时咽喉就会肿痛闭塞，这是心咳的症状。咳嗽时，两胁会疼痛，如果很严重，行走都会很困难，这时如果想要行走，就会造成两肋胀满，这就是肝咳的症状。咳嗽时，右胁下痛，隐隐作痛并牵连肩背，严重时便不能动，一动，就会咳得更厉害，这是脾咳的症状。咳嗽的时候，腰背互相牵扯痛，严重时，就要咳出痰涎来，这是肾咳的症状。

六腑咳

黄帝问道：六腑咳嗽有什么症状呢？又是如何受病的呢？岐伯说：五

脏咳嗽，日久不愈，就会传移到六腑。例如，脾咳止不住，胃就要受病；咳而呕吐，严重时，也可能呕出蛔虫，这就是胃咳的症状。肝咳止不住，则胆就要受病；咳嗽起来，可吐出苦汁，这就是胆咳的症状。肺咳止不住，大肠就要受病；咳嗽时，大便失禁，这就是大肠咳的症状。心咳止不住，则小肠就要受病；咳嗽放屁，常常是咳嗽和放屁同时发生，这就是小肠咳的症状。肾咳止不住，那么膀胱就要受病；咳嗽时，小便会失禁，这就是膀胱咳的症状。上述这些咳嗽，如果总是治不好，那么三焦就要受病；咳嗽时腹肠胀满，不想吃东西，这就是三焦咳的症状。所有的咳嗽，最终都会影响脾胃，再进一步影响肺，引起人多吐稠痰、面目浮肿和气逆。

　　黄帝问：既然这样，那么治疗的方法是什么？岐伯说：要取腧穴来治疗五脏的咳嗽；要取合穴来治疗六腑的咳嗽；由于咳嗽而导致浮肿这样的情况，就要取经穴治疗。

肺咳与五脏六腑

肺咳 ──┬── 外寒：皮毛先受邪气
　　　　　└── 内寒：饮食寒气入肺

传于肺
↓

五脏咳 ── 五脏于所主时令受病

春	夏	长夏	秋	冬
肝受邪	心受邪	脾受邪	肺受邪	肾受邪

六腑咳 ── 五脏咳不止而传移至六腑

肝咳伤胆	心咳伤小肠	脾咳伤胃	肺咳伤大肠	肾咳伤膀胱

久咳不止伤三焦

　　所有的咳嗽，最终都会影响脾胃，进而影响肺，引起多痰、面目浮肿和气逆的症状。

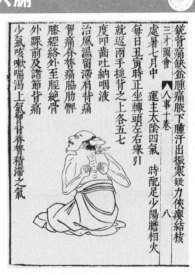

锐背痛缺盆肿痛腋下腫汗出振寒疝力侠瘿結核
三才圖會　【人事十卷】
處暑七月中　運主太陰四氣　時配足少陽膽相火
每日丑寅時正坐轉頭左右舉引
就返兩手捶背之上各五七
度叩齒吐納咽液
治風濕留滯肩背痛
腎痛脊膂痛滯肩背痛
膝經絡外至脛絕骨
外踝前及諸節皆痛
少氣咳嗽喘渴上氣胸背脊椎骨積滯之氣
八

处暑七月节气坐功图

陈希夷二十四节气导引坐功图势

坐功：每日丑寅两个时辰，正坐，左右转头举引，反背两手捶背各三十五次，再叩齿吐纳吞津。

治病：风湿病，肩背痛，胸痛，脊背骨痛，胁、肋、髀、膝、经络外至胫绝骨外踝前及诸节皆痛，少气咳嗽，喘渴上气，胸背脊椎骨积滞之病。

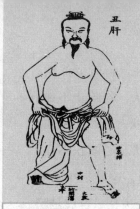

丑肝

篇三十九

举痛论篇

本篇主要论述了各种痛证，包括痛证的一般诊断方法，各种痛证的病因、病机、特点，九气病的病机。

黄帝问道：我听说精通天道的，一定会运用天道验证于人；精通古今的，一定能把古代的事情与现实紧密联系起来；精通分析别人的，一定能够和自己的实际情况相结合。因此，对于万事万物的规律，才没有心存疑惑，也才能够透彻理解其中重要的道理。现在我要向您请教的是，关于言而可知、视而可见、按而可得的诊法，使我有所体验，启发蒙昧，解除疑惑这方面，能够谈谈您的高见吗？

岐伯拜了拜，然后接着问：您要问哪方面的道理？黄帝说：五脏突然作痛，是什么邪气造成的？岐伯回答说：人体经脉中的气血，周游全身，循环不止，假如寒气侵入经脉，经血就会滞留，凝涩而不通畅。假如寒邪侵袭在经脉之外，血液自然就会减少；若侵入脉中，则脉气不通，就会突然作痛。

🔥 各种疼痛的区分

黄帝道：疼痛也有各种各样的情况。有的忽然就不痛了；有的持续剧痛；有的特别痛，甚至不能揉按；有的揉按后就不痛了；有的即使揉按，也没有什么效果；有的痛处跳动应手；有的心和背相牵引而作痛；有的胁肋和小腹牵引作痛；有的腹痛牵引大腿内侧；有疼痛日久不愈而转成小肠气积的；有突然剧痛，就像死了一样，不省人事，过一会儿才能够苏醒过来；有又痛又呕吐的；有腹痛而又泄泻的；有痛而胸闷不舒畅的。对于所有这些表现各不相同的疼痛情况，应当怎样加以区别呢？

岐伯说：由于经脉外受到寒气侵袭，经脉便会受寒；经脉受寒就会收缩蜷曲，造成经脉痉挛拘急，进而牵引在外的细小脉络，所以就会忽然间有疼痛感，但只要再感受热，马上就不疼了。假如再受寒气侵犯，疼痛就不易消除。如果寒气侵袭到经脉之中，然后与经脉里的热气相互交流，经脉就会满盛，满盛则实，所以就会痛得厉害，并且还会持续下去。一旦寒气停留，热气便会紧跟而来，冷热相搏，这样就使经脉充溢满大，脉内气血混乱，产生剧痛，即使轻轻触按引起的疼痛都难以忍受。如果寒气侵入肠胃之间、膜原之下，血气聚集而不能散行，细小的脉络就绷紧牵引而产生痛感，用手揉按，则可以散行血气，所以按摩后就不痛了。如果寒气侵入了督脉，重按也不能够达到病所在的地方，所以按摩也不会有效果。如果寒气侵入冲脉，那么它的脉阻塞，气也就因而不通畅。冲脉是从关元穴起，沿着腹部上行，所以手试探腹部就能感到疼痛。如果寒气侵入背腧足太阳之脉，则血脉运行凝涩，这样就会引起血虚，进而产生疼痛。因为背腧与心相连，所以互相牵引作痛，若用手按之则手热，热气到达病所在之处，痛就可以消除了。如果寒气侵入厥阴脉，气血凝滞不流畅，脉道阻塞，胁肋与小腹就会互相牵引而作痛。厥阴脉连络阴器，并与肝联系紧密，逆行寒气侵入阴股，寒气上行至小腹，阴股的血凝涩，在下相牵引，所以腹痛和阴股有关联。如果寒气侵入到小肠膜原之间、络脉之中，血脉凝涩，不能运行到大的经脉里去，因而血气停留，不畅通，这样时间长了就积为气了。

各种疼痛及产生原因

寒邪入侵	症机	症痛
经脉外受寒	蜷曲，造成经脉痉挛	忽然而痛
经脉中受寒	寒热相交，经脉满盛而实	痛不休
	寒滞而冷热相搏，经脉充溢混乱	剧痛不可按
肠胃之间、膜原之下受寒	血因寒而滞，小络牵引肌膜	按之痛止
督脉受寒	寒滞于不可及之处	按之无益
冲脉受寒	脉不通而气逆	按腹而痛
背俞足太阳之脉受寒	脉涩血虚，与心相互牵引	痛，按之而止
厥阴脉受寒	血涩脉涩	胁肋与小腹牵引而痛
小肠膜原之间、络脉之中受寒	血滞不行	血积而痛

如果寒气侵入五脏，则厥逆之气向上散发，阴气衰竭，阳气郁结不通，所以会忽然痛死，不省人事；当阳气恢复时，仍然可以苏醒过来。如果寒气侵入肠胃，则厥逆之气上行，所以会产生腹痛并且呕吐。

如果寒气侵入小肠，小肠就不能正常行使其功能，水谷不能停留，所以就后泄而腹痛了。热气停留在小肠，肠中会产生疼痛，并且发热干渴，大便坚硬不能排出，所以大便秘结不通，同时伴有疼痛。

黄帝问：可以通过问诊了解以上病情，那么通过目视可以清楚哪些病情呢？岐伯说：在面部各有五脏六腑所属的部位。借助观察面部的五色可以知道，黄色和赤色为热，白色为寒，青色和黑色为痛。这体现了视而可见的诊法。

黄帝问：怎样通过按脉就可了解病情？岐伯说：这要看主病的脉象。脉象坚实的，是邪盛；脉象陷下的，是不足，这些是可以用手按切诊断出来的。

九气病

黄帝说：讲得很对！我听说由于气的影响而产生了许多疾病。例如暴怒则气上逆，大喜则气缓散，悲哀则气消散，恐惧则气下陷，受寒则气收聚，遇热则气外泄，过惊则气混乱，过劳则气耗损，思虑则气郁结。这九种气的变化，各不相同，那么它们分别导致什么疾病呢？岐伯说：大怒则气上逆，严重的，甚至可以引起呕血和飧泄，所以称为"气逆"。高兴气就和顺，营卫之气通利，所以称为"气缓"。过于悲哀，心就急，肺叶胀起，上焦不通，营卫之气不散，热气郁结在内部，所以称为"气消"。恐惧会使精气衰退，这样就导致上焦闭塞；上焦不通，必然影响下焦，下焦气郁，就会胀满，所以称为"气下"。寒气冷气，能够闭塞腠理，营卫之气不能通行，所以称为"气收"。暑热能够开放腠理，这时营卫之气又过于疏泄，出汗量大，所以称为"气泄"。过忧就会心悸，好像没有依靠，神气无所归宿，心中疑虑不定，所以称为"气乱"。过劳则气喘汗出，内外都在消耗，这就是所谓的"劳则气耗"。思虑过多就会导致心气凝聚，精神呆滞，气就会凝滞而不能运行，这就是所谓的"思则气结"。

百病生于气

各种疼痛及产生原因

寒邪入侵		症机	症痛
五脏受寒		厥逆之气上泄，阴竭阳郁	痛如死，而后苏
肠胃受寒		厥逆之气上行	腹痛且呕痛
小肠受寒		不得传化	后泄腹痛
		热不得泄	肠痛，焦渴，便秘而痛

喜则气缓

过喜而致心气涣散，神不守舍，甚至会表现出精神无法集中、精神恍惚、嬉笑癫狂等症。

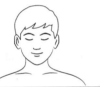

怒则气上

暴怒激发肝气，使之郁勃上冲，并引起气血奔迫于上，出现眩晕头痛、面赤耳鸣、昏厥等症状。

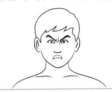

悲则气消

过度悲忧会伤肺气，导致形体憔悴、毛发干枯、精神不振、生气索然等病态表现。

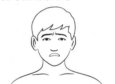

恐则气下

过度恐惧而使肾气失固，气泄于下。如果不能自制，则可因人而异出现两便失禁、精滑遗泄等症状。

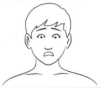

惊则气乱

猝然惊吓而引起的气机逆乱，与胆气不壮相关，严重者可影响肝、肾两脏，出现惊厥、失精等症状。

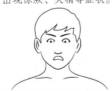

思则气结

常由思虑过度而伤及心脾，引起气机郁结。可出现心悸少寐、不欲饮食、脘腹闷胀等心脾两伤的表现。

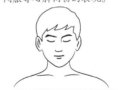

劳则气损

过劳则气喘汗出，内外都在消耗。

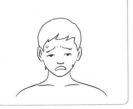

寒则气收

过寒则寒气闭塞腠理，营卫之气不能通行。

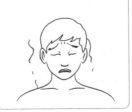

热则气泄

过热则腠理开放，营卫之气又过于疏泄，出汗量大。

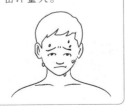

篇三十九 举痛论篇

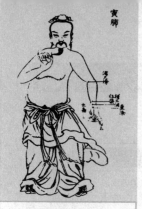

腹中论篇

本篇论述了腹中的多种疾病，包括鼓胀、血枯病、伏梁、热中、消中、厥逆病，以及妊娠的特征等。

鼓胀

黄帝问：有一种病，早上吃了东西，晚上就不想再吃了，属于心腹胀满病的一种。这种病的医学名称是什么呢？岐伯回答道：这种病称为"鼓胀"。黄帝又问：应当如何治疗呢？岐伯说：用鸡矢醴治疗，服一剂就可见效；服两剂，病就可治愈。黄帝又问：可有的病人，治好之后又复发，为什么会出现这种情况呢？岐伯说：这有两种原因，一是由于不节制饮食，所以有时会复发；二是病虽然接近痊愈，但因为受风，冷气又会聚集腹中，也会引起病复发。

血枯病

黄帝问：有一种属于胸胁胀满的病，饮食受影响，发病时先闻到有腥臊气味，鼻流清涕，吐血，四肢寒冷，目眩晕，大小便经常出血。这种病在医学上的名称是什么？什么原因导致病人得了这种病呢？岐伯说：这种病称为血枯，病因一种是在年少时，曾经有过大出血病而留下了病根；另一种是在大醉以后行房事，致使精气耗竭、肝脏损伤，所以月经减少，严重的就会闭经。黄帝问：如何治疗呢？用什么方法能对血气恢复有效？岐伯说：取四份乌贼骨、一份芦茹，把两种药放在一起，用雀卵调和制成如小豆大小的丸药，先服药后吃饭，一次五粒，用鲍鱼汁送服，能利肠中而下行，并能补益受伤的肝脏。

伏梁

黄帝问：与上下左右的组织有粘连，是小腹盛满病中的一种，这叫作什么病呢？能治疗吗？岐伯说：这种病称为"伏梁"。黄帝问：那么伏梁病的病因是什么呢？岐伯说：小腹里包着脓血，长在肠胃外面，所以治疗很难。在治疗时，如果按重了，甚至都可以置人于死地。黄帝问：为什么会这样呢？岐伯说：如果这种病在下腹部，部位靠近肛门和尿道，就会出现从大小便中排出脓血的症状；如果病的部位在上腹部，接近胃和横膈膜，就会引起胃和横膈膜之间生成脓肿包块，成为病程迁延、很难治愈的重病。因此，部位在脐以上的伏梁病严重难治，部位在脐以下的就稍微轻些。尽量避免触动患处，也不能用猛药，以免引起穿孔。在《刺法》里，记载了有关这种病的详细论述。

黄帝问：有的病人出现大腿和小腿部位肿痛，并且有环绕脐部疼痛的症状，这叫作什么病呢？岐伯说：这种病也称为"伏梁"，不过，这是因饱

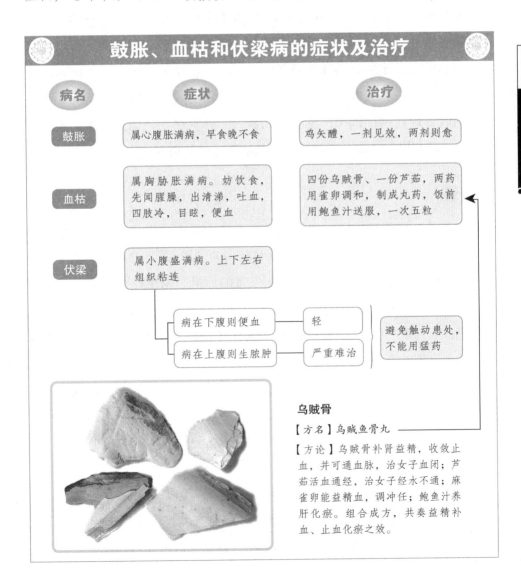

鼓胀、血枯和伏梁病的症状及治疗

病名	症状	治疗
鼓胀	属心腹胀满病，早食晚不食	鸡矢醴，一剂见效，两剂则愈
血枯	属胸胁胀满病。妨饮食，先闻腥臊，出清涕，吐血，四肢冷，目眩，便血	四份乌贼骨、一份芦茹，两药用雀卵调和，制成丸药，饭前用鲍鱼汁送服，一次五粒
伏梁	属小腹盛满病。上下左右组织粘连	

病在下腹则便血 —— 轻

病在上腹则生脓肿 —— 严重难治

避免触动患处，不能用猛药

乌贼骨

【方名】乌贼鱼骨丸

【方论】乌贼骨补肾益精，收敛止血，并可通血脉，治女子血闭；芦茹活血通经，治女子经水不通；麻雀卵能益精血，调冲任；鲍鱼汁养肝化瘀。组合成方，共奏益精补血、止血化瘀之效。

受风寒而发病的。风寒之气充斥大肠，滞留在肠外的脂肪系膜上，由于该系膜的根源在气海，所以环脐而疼痛。对于这种病不能重按患处，也不可轻率地用猛药治疗，否则会造成小便泌结。

热中、消中

黄帝问道：您多次提到患热中、消中的病人，不能吃厚味精粮，也不可以用芳草、石类药物。因为吃了石类药物容易出现发癫症状，吃了芳草药物容易患发狂病。但生热中、消中病的，大多数是富贵人。忌吃厚味精粮，显然不符合他们的意愿，并且如果不用芳草、石药，病怎么能够治好呢？希望能请您具体解释。岐伯说：芳香的草药多数性质是辛热的，矿石类药物多数性质是猛烈的，这两类药物，都有急疾坚劲的性质，所以只有心气缓和的人，才能服用这两类药物。黄帝问：服用这两类药为什么不可以呢？岐伯说：热气本身是轻捷猛烈的，药物的气也是同样的情况，两者如果同时出现在一个部位，就会损伤脾气。脾气属土，而土忌木，服用这类药物，遇到甲、乙日，要再诊察症状加重减轻的情况。

厥逆

黄帝道：很正确！有一种病，症状为胸肿颈痛、胸满腹胀，这叫作什么病？病是怎样引起的？岐伯说：这种病名为"厥逆"。黄帝问：应当怎样治疗呢？岐伯说：采用灸法就会造成失音的后果，采用砭法就会引起发狂症，必须等待它的上下之气交合，才可以进行治疗。黄帝问：理由是什么？岐伯说：阳气重，就是上部有余，假如再用灸法，无异于以火济火，阳盛入阴，就会出现失音的症状；如果采用砭石疗法，则阳气就会随之外出，而阳气外出，就会出现神志失常以至发狂的症状。所以对于这种病的处理，只有等待上下之气交合，然后进行治疗，治愈的疗效才可能达到。

妊娠的特征

黄帝道：事实应当就是这样的！对于妇女怀孕将要分娩，怎样才能诊断出来呢？岐伯说：妇女身体不舒服，好像是有病，但又切不出来有病象的脉息。这就是妇女处于这种情形的脉象，以此来进行诊断。

🔥 热病的脉象

黄帝道：发热且觉得身体有的地方疼痛，出现这样的症状是什么原因呢？岐伯说：凡是发热的病，都可见阳脉。三阳经脉，显然是动的。病在少阳，人迎脉比气口脉大一倍；病在太阳，人迎脉比气口脉大两倍；病在阳明，人迎脉比气口脉大三倍。病邪由阳入阴，病在头部与腹部，就会引起腹胀和头痛。黄帝道：讲得非常有道理！

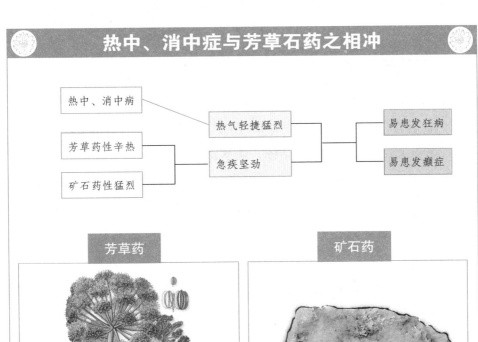

热中、消中症与芳草石药之相冲

```
热中、消中病 ─┐
             ├─ 热气轻捷猛烈 ─┐      ┌─ 易患发狂病
芳草药性辛热 ─┐                ├──────┤
             ├─ 急疾坚劲 ─────┘      └─ 易患发癫症
矿石药性猛烈 ─┘
```

芳草药

矿石药

当归

甘、辛，温。补血活血，调经止痛，润肠通便。用于血虚萎黄、眩晕心悸、月经不调、经闭痛经、虚寒腹痛、风湿痹痛、跌扑损伤、痈疽疮疡、肠燥便秘。酒当归活血通经，用于经闭痛经、风湿痹痛、跌扑损伤。

滑石

甘、淡，寒。利尿通淋，清热解暑；外用祛湿敛疮。用于热淋、石淋、尿热涩痛、暑湿烦渴、湿热水泻；外治湿疹、湿疮、痱子。

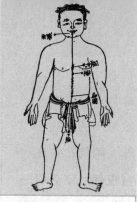

刺腰痛篇

篇四十一

本篇论述了各种腰痛的针刺方法，根据症状依经脉取穴针刺的原则。内容主要包括足三阳经、足三阴经发生病变所产生的腰痛及兼证的循经取穴方法。

足三阳经腰痛

如果是足太阳经脉发生病变所引起的腰痛，痛的时候牵引颈椎和尾骶部背面，好像背着沉重的东西一样。治疗方法是将足太阳经的委中穴针刺出血。要注意的是如果在春季治疗，就不要刺出血。

如果是足少阳经脉发生病变所引起的腰痛，痛感就好像用针刺皮肤一样，顺着经脉的动息，人既不能俯仰，也不能回顾。治疗方法是刺胫骨的起点（即膝关节外侧的骨头突出的部分）出血。应注意的是如果在夏季治疗，就不要刺出血。

如果阳明经脉发生病变，这种病人爱悲哀，腰痛起来不能回顾，假如回顾，似乎有所见。治疗方法是刺阳明经的三里穴。为了调和上下，刺之出血，但如果在秋季治疗，最好不要刺出血。

足三阴经腰痛

如果足少阴经脉发生病变，腰痛会牵引着脊骨内侧都痛。治疗方法是刺少阴经的复溜穴两次。要特别注意的是，如果在春天治疗，不要出血，若出血太多，就会血虚，是很难恢复的。

如果厥阴经脉发生病变，腰痛的时候，感觉腰中就像弓弦张开紧绷般地难受。治疗方法是刺厥阴络脉。在腿肚与足跟中间鱼腹突出处的外侧，即蠡沟穴，当摸到好似串珠一样的地方，就可进行针刺。如果病人话语多，但并没有胡说，就可进行三次针刺。

图解黄帝内经·素问

诸脉腰痛（一）

如果是解脉发生病变而引起的腰痛，痛的时候，腰间像要裂开，而平常时候也像折了一样，心中常有恐怖的感觉，并且痛会牵引到肩部，从而使眼睛模糊，且常常遗尿。治疗方法是针刺解脉。解脉是膀胱经分散在膝关节后的小血络，络脉结为小米般块状物，位置在膝后两筋之间委中穴外侧的横纹处。刺法的关键是把解脉刺出血，待到血色由紫黑变红时才停针。

如果是同阴之脉发生病变所引起的腰痛，痛起来好像有小锤在里面敲击，外部突然肿大。治疗方法是针刺同阴之脉。同阴脉是胆经在腿部的一个分支，位置在外踝上绝骨尽处的阳辅穴，要进行三次针刺疗法。

如果是阳维之脉发生病变所引起的腰痛，痛处的经脉会突然肿起。治

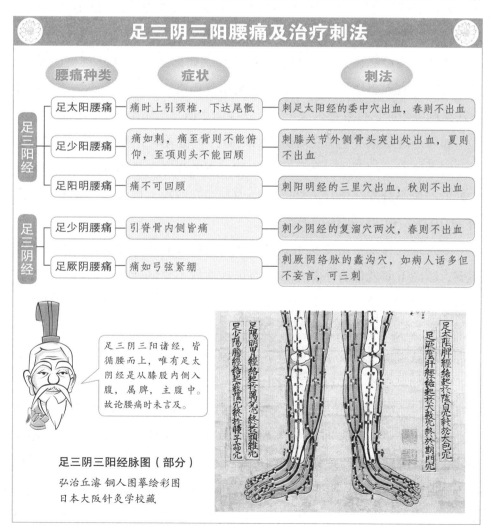

足三阴三阳腰痛及治疗刺法

腰痛种类	症状	刺法
足三阳经 足太阳腰痛	痛时上引颈椎，下达尾骶	刺足太阳经的委中穴出血，春则不出血
足少阳腰痛	痛如刺，痛至背则不能俯仰，至项则头不能回顾	刺膝关节外侧骨头突出处出血，夏则不出血
足阳明腰痛	痛不可回顾	刺阳明经的三里穴出血，秋则不出血
足三阴经 足少阴腰痛	引脊骨内侧皆痛	刺少阴经的复溜穴两次，春则不出血
足厥阴腰痛	痛如弓弦紧绷	刺厥阴络脉的蠡沟穴，如病人话多但不妄言，可三刺

足三阴三阳诸经，皆循腰而上，唯有足太阴经是从膝股内侧入腹，属脾，主腹中。故论腰痛时未言及。

足三阴三阳经脉图（部分）

弘治丘濬 铜人图摹绘彩图
日本大阪针灸学校藏

疗方法是刺阳维之脉，鉴于阳维脉与太阳经相合，所以在腿肚下部取穴，即距离地面一尺左右的部位。

如果是衡络脉发生病变所引起的腰痛，痛起来不能俯仰，仰则担心跌倒。这种病是因用力举重而伤及腰部，从而导致横络阻绝，恶血灌注。衡络脉是膀胱经在大腿外侧的一个小分支，治疗方法是刺委阳、殷门两穴，其位置离臀下横纹数寸，要进行两次针刺疗法，并要刺出血。

🏵 诸脉腰痛（二）

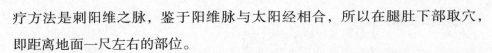

如果是会阴之脉发生病变所引起的腰痛，痛的时候会不断地出汗，汗挥发了，人便想喝水，喝完水就想小便。治疗方法是对直阳脉进行三次针刺，其位置在上郄阳跷脉中穴下的承筋穴处，要在看起来血络盛满的地方，刺其出血。

如果是飞阳脉发生病变所引起的腰痛，痛起来心里会感到惝惝不安，甚至会有悲哀和恐惧的心理。飞阳脉是膀胱经络穴处的一个小分支，治疗方法是刺飞阳脉，位置在内踝上五寸、少阴之前，与阴维交会的地方。

如果是昌阳脉发生病变所引起的腰痛，痛起来牵引胸部，眼睛会模糊，严重时甚至会出现腰痛反折，舌短卷缩，不能说话。昌阳脉是肾经在复溜穴处的一个小分支，治疗方法是刺筋内复溜穴两次，位置在内踝上大筋之前太阴后的交信穴，即内踝上二寸处。

如果是散脉发生病变所引起的腰痛，会使人发热、过热，人便会烦躁不安，腰的下面就像有条横木，甚至出现遗尿不禁的症状。散脉是脾经在小腿部的支脉，治疗方法是刺散脉。位置在膝关节前骨肉间，络外侧的小脉上，要进行三次针刺疗法。

如果是肉里之脉发生病变所引起的腰痛，这种痛就客观上要求病人避免咳嗽，如果咳嗽，筋脉就会发生痉挛。治疗方法是刺肉里之脉两次。肉里之脉是胆经在小腿部位的分支，它在太阳经的外侧，少阳经绝骨之端。

如果腰痛牵连到脊部而一直痛到巅顶的，头部也会觉得沉重，眼睛惊视着，好像要跌倒，治疗方法是刺足太阳委中出血。假如腰痛时有寒冷的感觉，就应当取足太阳、阳明经进行针刺；假如腰痛时有热的感觉，就应当取足厥阴经进行针刺；假如腰痛时不可以俯仰，就应当取足少阳经进行针刺；

假如腰痛并伴有内热气喘，就应当取足少阴经进行针刺，并刺委中穴血络。

总之，若腰痛时有感觉寒冷、不能四顾的症状，就应当刺足阳明经；若腰痛时上部感觉燥热，就应当刺足太阴经；若腰痛并且有内热气喘的症状，就应当刺足少阴经；若腰痛而且有大便困难的症状，就应当刺足少阴经；若腰痛并有小腹胀满的症状，就应当刺足厥阴经；若腰痛如折，不可以俯仰，也不能活动，就应当刺足太阳经；若腰痛牵引到脊骨内侧痛，就应当刺足少阴经；若腰痛牵引小腹，拉扯得季胁也不好受，不能向后仰，就应当刺骶骨部位的下髎穴，其穴在腰下两旁胯骨上坚肉处。按照月亮盈亏计算针刺次数，针刺立即就能见效。痛在左部的，要取右部穴；痛在右部的，要取左部穴。

诸脉腰痛症状及治疗刺法

腰痛种类	症状	刺法
解脉腰痛	痛引肩、目模糊、遗尿	刺解脉出血
同阴脉腰痛	痛如锤击、外部肿大	刺同阴脉的阳辅穴，刺三次
阳维脉腰痛	痛处突然肿起	刺阳维脉
衡络脉腰痛	痛不可俯仰	刺委阳、殷门两穴两次，出血
会阴脉腰痛	痛时汗出，欲饮欲溲	刺直阳脉三次，出血
飞阳脉腰痛	痛时心不安、悲恐	刺飞阳脉
昌阳脉腰痛	痛引胸，目模糊，重时不能言	刺筋内复溜穴两次
散脉腰痛	发热、烦躁、遗尿不禁	刺散脉三次
肉里脉腰痛	痛不能咳，咳则筋脉痉挛	刺肉里脉两次
痛引脊顶，头重		刺足太阳委中穴出血
痛感冷		刺足太阳、阳明经
痛感冷，并不能四顾		刺足阳明经
痛感热		刺足厥阴经
痛并腹胀		刺足厥阴经
痛并上部燥热		刺足太阴经
痛并内热气喘		刺足少阴经，并刺委中穴血络
痛不可俯仰		刺足少阳经
痛如腰折，不可俯仰、活动		刺足太阳经
痛引小腹、季胁，不能后仰		刺骶骨部位的下髎穴
痛并大便困难		刺足少阴经
痛引脊内		刺足少阴经

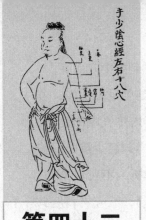

手少阴心经左右十八穴

风论篇

本篇论述了风邪侵袭人体所形成的各种病证。内容包括寒热、热中等病的机理，脑风、目风等风病的概念，介绍了疠风、五脏风等风病的临床表现、病理机制及五脏风病的诊断方法。

🔥 风邪形成的疾病

黄帝问道：风邪伤害人体，病情不一样，病名也不相同。有的发为寒热病；有的发为热中病；有的发为寒中病；有的成为疠风病；有的成为偏枯病；有的是其他风邪引起的病；有的侵入内部，直达五脏六腑之间。其中的道理，我不明白，希望向您好好学习一下这方面的理论。

岐伯回答说：风的行动最快，病变也就多种多样。风气侵入了人体的皮肤，既不能在内部得到流通，又不能向外部发散。腠理开的时候，会使人觉得寒冷；腠理闭的时候，会使人觉得热闷。发寒就会引起食欲减退，发热就会造成肌肉消瘦，所以把使人寒战而不想吃东西的这种病，就称为寒热病。

风气从阳明经入胃，沿着经脉上行一直到眼角内侧。假如是肥胖的病人，风邪之气就会滞留，很难向外发泄，时间长了，就发展成为热中病，出现眼珠发黄的症状；如果是肌肉消瘦的病人，阳气容易向外发泄，就会感到寒冷，进而发展成为寒中病，会出现不时流泪的症状。

风气从太阳经脉侵入人体，与卫气纠结在一起，运行于各经腧穴，散布在肌肉之间，这样，气道就不能通畅，肌肉自然就会肿起而成为疮疡。当卫气有所凝滞时，影响运行，那么肌肉就会麻木，不知痛痒。由于营气有热，血气不清，所以会导致鼻茎损伤，面色败坏，皮肤溃烂。这都是风寒久留在经脉里而不能除去的结果，所以把这种病称为疠风，又称寒热。

所谓肝风，是在春季甲、乙日被风邪所伤；所谓心风，是在夏季丙、丁日伤风的；所谓脾风，是在长夏戊、己日伤风的；所谓肺风，是在秋季

图解黄帝内经·素问

风邪引起的疾病

　　风邪侵入人体，既不能在内流通，又不能向外发散，随着人的腠理开闭，就会使人觉得寒冷与燥热，变得食欲减退、肌肉消瘦，这就是寒热病。

风气从阳明经入胃 — 眼角内侧

- 肥者 — 风气滞留，不得外泄 — **热中病** — 目黄
- 瘦者 — 风气外泄 — **寒中病** — 不时泪流

风气从太阳经侵入

- 与卫气纠结 — 经脉之气不通畅，肌肉肿胀 — 疮疡 ┐
- 行于各经腧穴 — 气凝而不得行，肌肉麻木 ├ **寒热**
- 散于通体肌肉 — 营气热，致鼻茎损伤，面色败坏 — 疠风 ┘

风寒久留在经脉里而不能除去，即为寒热病。

四季风邪与五脏

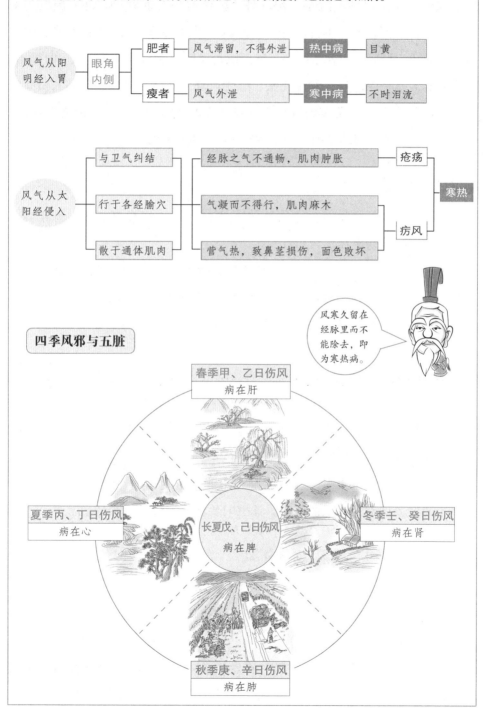

春季甲、乙日伤风
病在肝

夏季丙、丁日伤风
病在心

长夏戊、己日伤风
病在脾

冬季壬、癸日伤风
病在肾

秋季庚、辛日伤风
病在肺

庚、辛日伤风的；所谓肾风，是在冬季壬、癸日伤风的。

引起各种疾病的首要因素就是风邪，它的变化极多，而且发展为其他疾病时，也没有一定的规律。风邪侵入五脏六腑的腧穴，就形成了五脏六腑的风病。无论风邪侵袭络、经、脏、腑任何一个地方，都会发展成为偏风。风邪侵入后，沿着风府经脉上行到脑，就成为脑风；风邪进入头中的目系，就成为目风，也就是眼寒；醉后感受风邪，就是漏风病；入房时汗出，感受风邪，就是内风病；刚洗完头，感受风邪，就是头风病；风邪久留肌肉腠理，伤及脾胃，就成为肠风飧泄；外在腠理之间的，自然就成为泄风病。简而言之，各种致病的原因，归根到底是来自风气的侵入。

🔥 五脏风病

黄帝问：五脏的风病都表现出哪些不同的症状？希望请您谈谈其临床情况和诊察的注意事项。

岐伯说：多汗怕风，面色苍白，时而咳嗽气短，白天较轻，傍晚较重。这是肺风的症状。诊察时要注意眉的上部，色白就是这种病。

多汗怕风，形体消瘦，经常发怒，面有赤色，病重时说话不爽快。这就是心风的症状。诊察时要注意口舌，当见赤色。

多汗怕风，表情悲伤，面色微青，咽喉干燥，容易发怒，常常讨厌女人。这就是肝风的症状。诊察时要注意目下，当见青色。

多汗怕风，身体疲倦，四肢不愿意活动，面色微黄，厌食。这就是脾风的症状。诊察时要注意鼻上，当见黄色。

多汗怕风，面部浮肿，腰脊疼痛，不能长时间站立，面色黑得像煤炭，小便不通畅。这就是肾风的症状。诊察时要注意面颊，当见黑色。

🔥 胃风、头风、漏风和内风

颈部多汗怕风，饮食不下，膈部闭塞不通，腹满闷。如果少穿衣服，腹部就会更显胀满。吃了凉食，就要泄泻。这就是胃风的症状。诊察时要注意病人形瘦腹大这一特点。

头痛，面部多汗怕风。在风气将发的前一天，就已感到很痛苦，头痛厉害，不愿到外面去。到了发病那一天，头痛的情况，反而会减轻。这就是头风的症状。

汗多，不能穿单薄的衣服，一吃饭就出汗，甚至全身大汗，气喘，怕风，衣裳总是被汗水浸湿，口干特别渴，不能劳累。这就是漏风的症状。

汗出多了，沾湿衣裳，口中干燥，身上因有水浸渍而有风，而一劳累身体就会承受不了，周身疼痛且发冷。这就是内风的症状。

黄帝说：讲得很精彩！

五脏之风

无论是五脏风，还是胃风、头风、漏风、内风等症，虽表现各有不同，但都有"多汗恶风"的共同证候，反映了风邪致病的特点。同时，五脏之病色见于面，分别出现白、赤、青、黑、黄等色。

多汗恶风

肺风

面色苍白，时而咳嗽气短，白天轻而傍晚重，这是肺风

心风

面有赤色，形体消瘦，经常发怒，病重时说话不爽快，这是心风

肝风

面色微青，表情悲伤，咽喉干燥，容易发怒，常常讨厌女人，这是肝风

肾风

面色黝黑，浮肿，腰脊疼痛，不能长时间站立，小便不通畅，这是肾风

脾风

面色微黄，身体疲倦，四肢不愿意活动，厌食，这是脾风

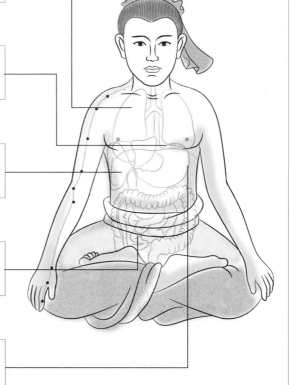

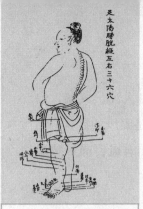

痹论篇

本篇是论述痹证的，主要包括痹证的病因、病机、症状、分类和治疗方法，痹证的形成和营卫气血、自然气候的关系。

痹证病因

黄帝问：痹证是怎样产生的？岐伯说：风、寒、湿三气一起袭来，相互错杂形成痹证。偏重于风则为行痹，偏重于寒则为痛痹，偏重于湿则为着痹。

痹证的分类

黄帝问：痹证可分为哪五种？岐伯说：痹证分为骨痹、筋痹、脉痹、肌痹、皮痹。所谓骨痹，就是在冬天得的痹证；所谓筋痹，就是在春天得的痹证；所谓脉痹，就是在农历六月生的痹证；所谓肌痹，就是在夏季得的痹证；所谓皮痹，就是在秋天得的痹证。

痹证的形成机理

黄帝问：痹证的病邪滞留于五脏六腑，是由什么气形成的？

岐伯说：五脏与筋、脉、肉、皮、骨，是内外相应的。病邪久留在体表而不离开，就会侵入它相应的内脏。因而骨痹没有治好，当感受了邪气时，就会内藏于肾；筋痹没有治好，当感受了邪气时，就会内藏于肝；脉痹没有治好，当感受了邪气时，就会内藏于心；肌痹没有治好，当感受了邪气时，就会内藏于脾；皮痹没有治好，当感受了邪气时，就会内藏于肺。所以说，痹证，是其在所主季节里感受了风、寒、湿三气而形成的。

五脏六腑的痹证

痹证侵入五脏，所发生的病变是不同的。烦闷，气喘而呕吐，这是肺痹的症状表现。血脉不通，心烦而且心跳，暴气上冲而气喘，咽喉干燥，经常嗳气，逆气上乘于心，易惊恐，这是心痹的症状表现。夜间睡眠多受惊，喜欢饮水，小便次数多，小腹部膨胀得像怀孕时一样，这是肝痹的症状表现。浑身肿胀，胀得只能坐而不能行，好像用尾骨着地，又好像颈骨下倾、脊骨上耸，这是肾痹的症状表现。四肢倦怠无力，咳嗽，吐沫，胸部闭塞，这是脾痹的症状表现。常喝水却小便困难，中气喘急，偶尔发生飧泄，这是肠痹的症状表现。小腹、膀胱用手按之有痛感，并且腹中感觉热，好像灌了热汤，小便涩滞，上部鼻流清涕，这是胞痹的症状表现。

五脏的阴气，当处于安静的环境时就使精神内藏；当处于躁动的环境时就易于耗散。假如吃得过多，就会损伤肠胃。气不平和，人就喘息急促，那么风寒湿的痹气就容易凝聚在肺；气不平和，人就忧愁思虑，那么风寒湿所致的痹气就容易凝聚在心；气不平和，人就可能遗尿，那么风寒湿所致的痹气就容易凝聚在肾；气不平和，人就容易疲乏口渴，那么风寒湿的痹气就容易凝聚在肝；气不平和，人就会过度饥饿而损伤胃，那么风寒湿所致的痹气就容易凝聚在脾。

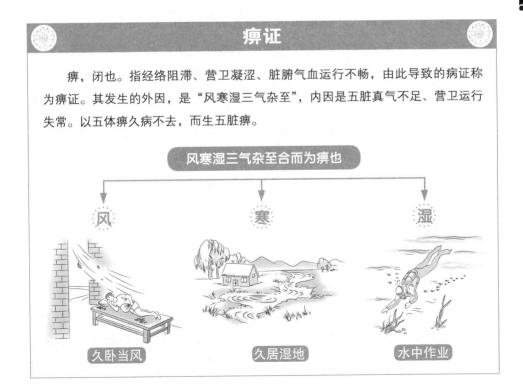

痹证

痹，闭也。指经络阻滞、营卫凝涩、脏腑气血运行不畅，由此导致的病证称为痹证。其发生的外因，是"风寒湿三气杂至"，内因是五脏真气不足、营卫运行失常。以五体痹久病不去，而生五脏痹。

风寒湿三气杂至合而为痹也

风   寒   湿

久卧当风   久居湿地   水中作业

各种痹证很长时间没有治愈，就会逐渐向人体的内部发展。如果属于风气偏盛的，那么病就比较容易治好。

黄帝问：患痹证后，也会有不同的结果。常常存在这样几种情况：有死亡的，有疼痛长期不好的，有很快就好的。这是为什么呢？岐伯说：痹证如果发展到五脏，就会导致病人死亡；如果还在筋骨间徘徊，疼痛的时间就会很长；如果邪气只停留在皮肤上，那就容易治好。

黄帝道：有的痹证为什么会侵入六腑？岐伯说：导致腑痹的根本原因是饮食不节制，房屋不适合居住。六腑各有腧穴，风寒湿三气从外面侵袭了某个腧穴，恰好饮食又失调，内外相应，病邪就顺着腧穴而进入，各自潜留在相应的腑中。

黄帝道：用针刺法可以治疗痹证吗？岐伯说：五脏有腧穴，六腑有合穴，根据脏腑经脉的分布，各种疾病都有其所主处，只要在其所主处进行治疗，病就会治愈的。

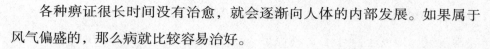 营气和卫气

黄帝问：营气、卫气也能够与风寒湿三气相结合而形成痹证吗？

岐伯说：所谓营气，就是由水谷转化而成的精气，它能够调和五脏，散布在六腑，并进入脉中，循着经脉的道路而上下，具有贯通五脏、联络六腑的作用。所谓卫气，就是由水谷转化而成的悍气，悍气流动快而且滑利，不能进入脉中，所以只能循行于皮肤之中、腠理之间，在上熏蒸于肓膜，在下散布于胸腹中。如果营气和卫气运行紊乱，就会产生疾病；相反，营气和卫气运行正常，疾病就会痊愈。如果营气和卫气正常运行，又没有机会与风、寒、湿邪相结合，痹证是不会发生的。

痹证的各种情况

黄帝道：讲得有道理！痹证有各种各样的情况：有痛的，有不痛的；有麻木的，还有寒、热、燥、湿等不同的情况，这是怎么回事？岐伯说：痛是由感受寒邪偏多造成的，寒气使气血运行缓慢，经脉阻滞，所以疼痛。倘若不痛而麻木不仁，就表明生病的时间很久了；病邪继续深入，营卫之气运行滞涩不畅通，但经络有时还能疏通，所以痛。皮肤得不到营养，所

以麻木不仁。假如寒多，就说明阳气少、阴气多，阴气加剧了风寒湿的痹气，所以就寒冷；假如热多，就说明阳气多、阴气少，阳盛于阴，病气占上风，所以把这称为痹热。如出汗量大而沾湿衣服，就说明感受湿气过多，阳气不足，阴气有余，阴气和湿气相互感应，所以出现多汗而沾湿衣服的情况。

　　黄帝问：痹证也有不痛的情况，这是为什么？岐伯说：痹在骨的，身体就沉重；痹在脉的，血就凝滞而不流畅；痹在筋的，四肢就弯曲而伸不直；痹在肌肉的，就会出现麻木不仁的症状；痹在皮肤的，就会发寒。如果这五种症状都同时具备，就不会有疼痛的感觉。一般来说，痹证这类疾病，遇到寒气就会加重，遇到热气就会减轻。

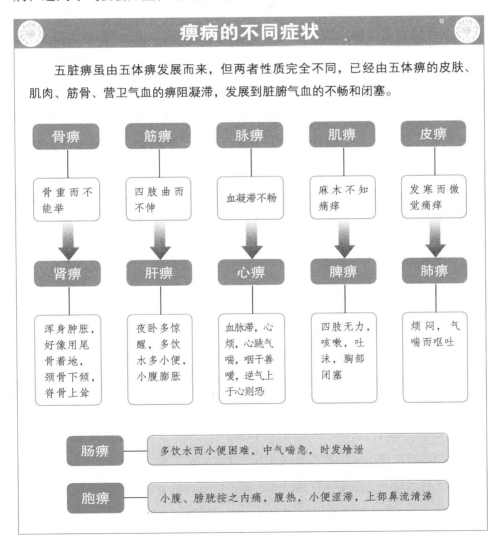

痹病的不同症状

　　五脏痹虽由五体痹发展而来，但两者性质完全不同，已经由五体痹的皮肤、肌肉、筋骨、营卫气血的痹阻凝滞，发展到脏腑气血的不畅和闭塞。

骨痹	筋痹	脉痹	肌痹	皮痹
骨重而不能举	四肢曲而不伸	血凝滞不畅	麻木不知痛痒	发寒而微觉痛痒

肾痹	肝痹	心痹	脾痹	肺痹
浑身肿胀，好像用尾骨着地，颈骨下倾，脊骨上耸	夜卧多惊醒，多饮水多小便，小腹膨胀	血脉滞，心烦，心跳气喘，咽干善嗳，逆气上于心则恐	四肢无力，咳嗽，吐沫，胸部闭塞	烦闷，气喘而呕吐

肠痹	多饮水而小便困难，中气喘急，时发飧泄
胞痹	小腹、膀胱按之内痛，腹热，小便涩滞，上部鼻流清涕

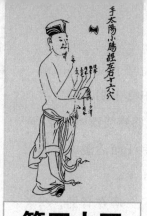

痿论篇

本篇论述了痿证的各种情况。从五体和五脏的关系出发，阐述了脉痿、皮痿、筋痿等痿证的病因、病机、症状，以及各种痿证的特点。

各种痿证

黄帝问：五脏的病能引发人四肢生痿弱的病，这是什么道理呢？岐伯说：全身的皮毛由肺主管，全身的血脉由心主管，全身的筋膜由肝主管，全身的肌肉由脾主管，全身的骨髓由肾主管。因此肺脏有热，肺叶就会枯萎，皮毛也呈现出虚弱枯干的症状，严重的，就会转变成痿病。心脏有热，下行之脉就会逆而上行，导致上盛下虚，虚就形成了脉痿，关节像断了一样，不能互相联系，足胫松弛无力不能走路。肝脏有热，可使胆汁上移而感觉口苦，筋膜没有营养而干枯，这样一来，就会引发挛急，生筋痿病。脾脏有热，可使胃内津液干燥、口渴、肌肉麻木不仁，形成肉痿病。肾脏有热，精液就会耗竭，腰部和脊柱不能活动自如，骨枯脆，骨髓减少，形成骨痿病，症状表现为足跟疼痛难以承受自身重量。

痿证的形成原因

黄帝问：痿证是由什么引起的呢？

岐伯说：肺是脏器的元首，覆盖在心脏的上面，它也是各脏器的主管。如果精神受到刺激，或者欲望得不到满足，肺气就会不通畅而发生病变，热邪造成肺叶焦枯，不能将津液输送到全身，而产生痿躄症的原因就在这里。过于悲哀，就会损伤胞络，进而伤害心脏，体内的阳气妄动，迫使血液从下部溢出体外，这样就会出现小便尿血的症状。所以《本病篇》中说：大的经脉空虚，形成脉痹，最后转变为脉痿。思虑过多，而又达不到愿望，意念受外界影响而迷茫，或者房事不加节制，导致宗筋弛缓，就会发展成为筋痿，引起遗精、白带等病。所以《下经》中提到：筋痿是由房事过度引起的，根源在于肝。肉痿则是因为久居湿地引起的。受到湿邪侵袭，爱好饮酒，体内有湿热，又居住在潮湿的地方，肌肉为湿所困，以致麻木不仁，就发展成为肉痿。骨痿，是由大热引起的。有的因为远行劳累，又遇到炎热天气，感到口渴。渴就是内部的阳明之气不足，导致虚热侵入肾脏。肾是水脏，如果水不能克制火热，就会骨枯髓空，以至两脚不能支撑身体，发展成为骨痿。

黄帝问：怎样对五种痿证进行区别呢？ 岐伯答道：面色苍白而毛发败坏，为肺脏有热；面色红而小络脉浮见，为心脏有热；面色青而爪甲干燥，为肝脏有热；面色黄而肌肉软，为脾脏有热；面色黑而牙齿枯槁，为肾脏有热。

治疗方法

黄帝问：您以上所说是有很多可取之处的。但古代医论中说：治疗痿证，应该独取阳明，这是为什么呢？ 岐伯说：阳明为五脏六腑的源泉，能够润养宗筋。约束骨肉并使关节滑利，就是宗筋的功能。冲脉为经脉的源泉，它能渗透灌溉肌肉间隙，与阳明合于宗筋。阴经、阳经都在宗筋处相聚，再复合于气冲穴。阳明是它们的统领，都连属于带脉，而系络于督脉。所以阳明经虚，那么宗筋就会弛缓，带脉也就不能收引，致使足部痿弱，正常功能出现障碍。

黄帝问：那么用什么方法治疗呢？ 岐伯答道：对发病经脉的荥穴进行针刺，疏通各经的腧穴，以调和虚实逆顺，无论筋、脉、骨、肉，都各在其当旺的月份进行治疗，病就会好。*黄帝说：讲得好极了！*

痿证的病机

痿证，是指肌肤枯萎、筋骨关节弛缓、痿弱不用的一类病证。其发病机理在于"五脏使人痿""肺热叶焦……生痿躄"，即痿证的病变部位虽在四肢，但其产生的根源却在五脏。而五脏之中尤以肺为关键。

彩绘导引图

敬慎山房主人昆岚绘制 清代 彩绘本 中国中医研究院图书馆藏

这套导引图共24幅，各姿势包括了肢体运动、按摩、气功等。可治疗腰痛、腹痛、遗精、身体虚弱等不同病证。本图功效在于养血，疗手足痿痹不仁。

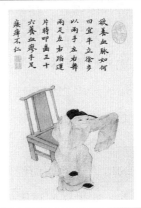

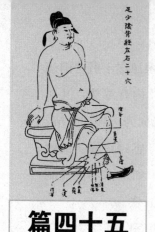

厥论篇

本篇论述了厥证的病因、病机、症状及治疗原则。它的内容包括厥证的形成，寒厥、热厥的病因及其机理，十二经厥逆的症状及治疗方法。

🔥 寒厥与热厥

黄帝问：厥证有寒厥与热厥之分，为什么会出现这样的情况？岐伯回答说：所谓寒厥，就是指阳气从足部渐衰；所谓热厥，就是指阴气从足部渐衰。

黄帝问：热厥一定先从脚底下开始，这是什么原因？岐伯说：阳经之气运行在足五趾的外侧，足的阴经之气汇集于足心处，如果阳经之气偏盛，阴经之气不足，阳气就会趁机夺取阴经的位置，因此足底发热。

黄帝问：寒厥的寒冷，一般先从足五趾发生，然后上行到膝下，这有什么依据吗？岐伯说：阴气开始于足五趾的内侧，汇集在膝下，然后聚集到膝上。因此阴气偏盛，寒冷就先开始于足五趾，上行到膝上。这种情况的寒冷，是指内部阳虚所导致的寒冷，而不是指从外侵入人体的寒气。

黄帝问：寒厥形成的过程是怎样的？岐伯答道：前阴是宗筋的许多经脉聚集的地方，也是太阴脾经和足阳明胃经的会合部位。一般来说，春夏季阳气偏多而阴气偏少，秋冬季阴气偏盛而阳气偏衰。患寒厥的人，常常自恃身体强壮，在秋冬阳气已衰的季节，房事不加以节制，引起在下的阴气向上浮越，与阳气相争，同时阳气不能内藏，精气漏泄，阴寒之气随之上逆，形成寒厥。寒邪之气，停留在体内，引起阳气逐渐衰退，不能渗透营运于经络之中。这样，阳气日益损耗，只有阴气独盛，就会出现手足发冷的症状。

黄帝问：热厥形成的过程是怎样的？岐伯答道：酒进入胃里，使络脉中的血液充满，而经脉反而显得空虚。脾的作用，是负责输送胃中的津液营养。如果饮酒过度，脾就没有什么可以输送而引起阴气虚弱；阴气虚了，阳气就乘虚而入，这样就导致胃气不和，接着水谷所生的精气衰减，精气一旦衰减，四肢就难以营养了。具有这种症状的病人，必定是由于经常醉酒，饱食后行房纵欲，酒食之气聚于脾中而不宣散；酒气与谷气相搏，酝酿成热，热在体内过盛，而传遍全身发热。因为有内热，所以小便色赤。酒气盛而酒性浓烈的，阴气日益衰退，而阳气独胜于内，因此会出现手足发热的症状。

黄带说：厥证的情况也有多种，如有的人腹部胀满，有的人突然不省人事，或者半天甚至一天才能认识人，这是为什么？岐伯说：上部阴气偏盛，那么下部就虚，这样腹部就容易胀满。上部阳气偏盛，阴气也会并行向上，而邪气是逆行的，邪气上逆就会引起阳气紊乱，一旦阳气紊乱就会

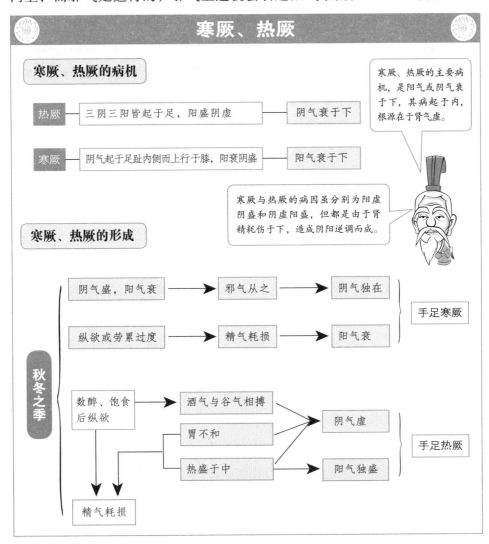

寒厥、热厥

寒厥、热厥的病机

热厥 —— 三阴三阳皆起于足，阳盛阴虚 —— 阴气衰于下

寒厥 —— 阴气起于足趾内侧而上行于膝，阳衰阴盛 —— 阳气衰于下

> 寒厥、热厥的主要病机，是阳气或阴气衰于下，其病起于内，根源在于肾气虚。

> 寒厥与热厥的病因虽分别为阳虚阴盛和阳虚阳盛，但都是由于肾精耗伤于下，造成阴阳逆调而成。

寒厥、热厥的形成

秋冬之季

阴气盛，阳气衰 → 邪气从之 → 阴气独在 }
纵欲或劳累过度 → 精气耗损 → 阳气衰 } 手足寒厥

数醉、饱食后纵欲 → 酒气与谷气相搏 → 阴气虚
胃不和
热盛于中 → 阳气独盛 } 手足热厥

精气耗损

直接导致人突然不省人事了。

🔥六经厥证

　　黄帝说：讲得很有道理！我希望您讲一讲六经厥证的症状。

　　岐伯说：厥证发生在太阳经，病人感觉头脚都沉重，脚不能行走，头晕眼花而跌倒。厥证发生在阳明经，就会发展成为癫疾，病人狂走呼叫，腹部胀满，不能安静躺下，面红发热，神志不清，出现幻觉，而且胡言乱语。厥证发生在少阳经，病人突然耳聋，面颊部肿大，胸部发热，两胁疼痛，大腿不能行动。厥证发生在太阴经，病人肚腹胀满，大便不顺畅，不思饮食，吃了就呕吐，不能安卧。厥证发生在少阴经，病人口干，小便赤色，腹部胀满，心痛。厥证发生在厥阴经，病人小腹肿痛，腹胀，小便不利，睡眠时喜欢蜷腿，前阴萎缩，足胫内侧发热。以上厥证的治疗方法为：病人身体强壮的，就采用泻法；病人身体虚弱的，就采用补法；病人属于既不强壮又不虚弱的情况，就针刺所在病变的本经主穴。

　　经气厥逆发生在足太阴经，会出现小腿拘挛，并伴有心痛牵连腹痛的症状，取患病经脉上的穴位进行治疗。经气厥逆发生在足少阴经，会出现腹部虚满、呕逆、下泻清水等症状，取患病经脉上的穴位进行治疗。经气厥逆发生在足厥阴经，会出现筋挛、腰痛、小便不通、胡言乱语等症状，取患病经脉上的穴位进行治疗。如果经气厥逆同时发生在太阴、少阴、厥阴，就会出现大小便不通，并且手足逆冷，上至肘膝的症状，三天后就会死亡。经气厥逆发生在足太阳经，会出现突然昏倒、呕吐带血和鼻出血等症状，取患病经脉上的穴位进行治疗。经气厥逆发生在足少阳经，会出现筋骨关节不灵活、腰部难以动弹、颈项不能回顾的症状，如果同时还出现肠痈症状，病就会更加难以治疗，当病人有发惊的表现，就会死亡。经气厥逆发生在足阳明经，就会出现喘促咳嗽、身体发热、容易惊骇、鼻出血、呕血等症状，取患病经脉上的穴位进行治疗。

　　经气厥逆发生在手太阴经，会出现胸腹虚满、咳嗽、常常呕吐出痰水等症状，取患病经脉上的穴位进行治疗。经气厥逆同时发生在手厥阴经和手少阴经，就会出现心痛连及咽喉等症状，如果身体再发热，就会死亡，这是不治之症。经气厥逆发生在手太阳经，会出现耳聋、流眼泪、头颈不能回顾、腰不能前后俯仰等症状，取患病经脉上的穴位进行治疗。经气厥逆同时发生在手阳明经和少阳经，会出现喉痹、咽部肿痛、颈项强直等症状，取患病经脉上的穴位进行治疗。

手足六经厥逆的症状与治疗

人体脏腑经络阴阳气血，顺则治，逆则乱；协调为生理，失调为病理。厥证，就是脏腑经脉阴阳失调，气机逆乱，升降失常所致。而手足六经经气厥逆所出现的症状，往往与该经脉的循行部位及所属脏腑功能异常有关。

手足六经		症状	治疗
足三阴	足太阴经厥逆	小腿拘挛、心痛牵连腹痛	取患病经穴治疗
	足厥阴经厥逆	筋挛、腰痛、小便不通、妄言	
	足少阴经厥逆	腹部虚满、呕逆、下泻清水	
	三阴同时厥逆	大小便不通、手足逆冷至肘膝	三天即死
足三阳	足太阳经厥逆	突然昏倒、呕血、鼻出血	取患病经穴治疗
	足少阳经厥逆	筋骨关节不利、腰部僵硬、颈项不能回顾	死亡
		肠痛、发惊	
	足阳明经厥逆	喘咳、身热、易惊、鼻出血、呕血	取患病经穴治疗
手三阴	手太阴经厥逆	胸腹虚满、咳嗽、呕痰水	
	手厥阴经和手少阴经同时厥逆	心痛连及咽喉	死亡
		若身体再发热	
手三阳	手太阳经厥逆	耳聋、流眼泪、头颈不能回顾、腰不能俯仰	取患病经穴治疗
	手阳明经和手少阳经同时厥逆	喉痹、咽部肿痛、颈项强直	

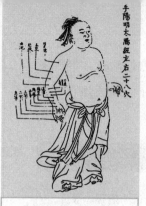
手阳明太肠经左卢二十八穴

病能论篇

篇四十六

本篇论述了多种疾病的症状，其内容包括胃脘痈、卧不安、腰痛、阳厥、酒风的症状和治疗方法，以及几种脉象的特点，几本古医书的基本内容。

图解黄帝内经·素问

🔥 胃脘痈

黄帝问：应怎样诊断病人是否得了胃脘痈病？岐伯答说：首先应当检查他的胃脉，如果患上这种病，他的脉象必然沉细，沉细就说明胃气上逆，然后颈部人迎穴处跳动过快，这说明有热。人迎是胃动脉的要穴，由于胃脉沉涩，出现气逆现象，而人迎脉跳动又盛，这就说明是热气聚结在胃口而不得散发，因此胃脘生痈肿的病证。

🔥 卧不安

黄帝说：讲得很好！有的人睡眠不好，总失眠，这是为什么？岐伯说：这是因为五脏有所损伤，或者情绪过于偏激，如果这两种情况不能消除，睡眠是无法安宁的。黄帝说：还有的人不能仰卧，这又是什么原因？岐伯说：肺脏位置最高，覆盖着各个器官，如果肺内邪气充盛，那么络脉就胀大；肺的络脉胀大，就会引起人不能仰卧。古代医书《奇恒阴阳》篇里曾论述过这样的病证。

🔥 腰痛

黄帝说：又有得气逆病的患者，诊得右手脉搏沉而紧，左手浮而迟，不知道病变发生在什么部位？岐伯说：如果在冬天诊察，右脉应当是沉紧的，这是与四时相适应的；而左手脉搏浮而迟，就与四时相违背了。左手见浮迟脉，应该是肾脏有病变，脉象大约靠近于肺脉，腰部也会感到疼痛。黄帝说：根据什么这样说呢？岐伯说：少阴脉贯穿肾脏，向上联络肺脏，冬天肾气不足就会诊得浮迟之脉，肾脏有病，才引起腰痛之苦。

🔥同病异治

　　黄帝说：讲得对！患有颈痛的病人，用砭石治疗，或者用针治疗，方法不同，却都能治好，这是什么道理？岐伯说：原因在于病名虽然一样，而病的类型却不相同。若是由于气郁结而形成的痈肿，治疗方法为用针刺开其穴，泻去其气；如果气盛血聚、脓已成熟的痈肿，治疗方法为用砭石泻其瘀血。这就是同病异治的情况。

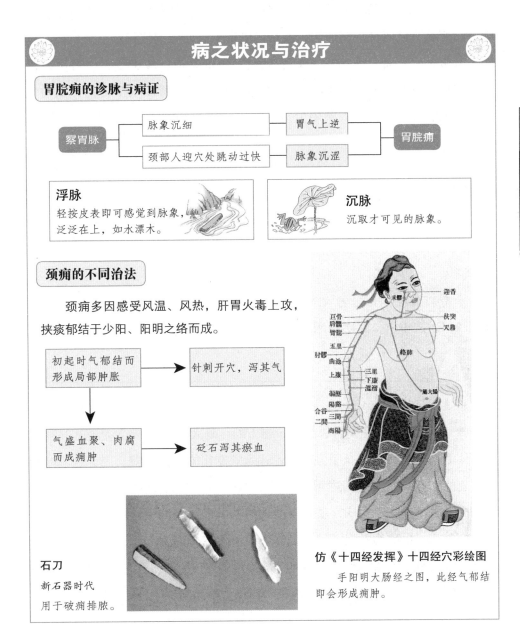

病之状况与治疗

胃脘痈的诊脉与病证

察胃脉 ──┬── 脉象沉细 ──── 胃气上逆 ──┐
　　　　 └── 颈部人迎穴处跳动过快 ── 脉象沉涩 ──┴── 胃脘痈

浮脉
轻按皮表即可感觉到脉象，泛泛在上，如水漂木。

沉脉
沉取才可见的脉象。

颈痈的不同治法

　　颈痈多因感受风温、风热，肝胃火毒上攻，挟痰郁结于少阳、阳明之络而成。

初起时气郁结而形成局部肿胀 ──→ 针刺开穴，泻其气

气盛血聚、肉腐而成痈肿 ──→ 砭石泻其瘀血

石刀
新石器时代
用于破痈排脓。

仿《十四经发挥》十四经穴彩绘图
　　手阳明大肠经之图，此经气郁结即会形成痈肿。

（穴位标注：禾髎　迎香　巨骨　肩髃　臂臑　扶突　天鼎　五里　肘髎　曲池　络腧　上廉　三里　下廉　温溜　属大肠　偏历　阳溪　合谷　三间　二间　商阳）

🔥 阳厥

黄帝问：发怒狂躁病是怎样产生的？岐伯答道：是阳气逆乱引起的。

黄帝又问：为什么阳气逆乱能够使人发狂？岐伯回答：病人突然遭受重大精神刺激又无法排解，导致阳气突然发生逆乱，就容易使人发怒，医学上把这种病称为阳厥。

黄帝说：如何知道病人要犯阳厥证呢？岐伯说：正常人的阳明经脉搏动明显，而太阳经脉、少阳经脉的搏动不明显；倘若本来搏动不明显的经脉突然搏动明显而且频率加快，就是阳厥证善怒而狂的症状。

黄帝又问：那么怎样治疗这种病呢？岐伯答道：减少饮食，就可以治好。这样做的道理在于食物入胃，能够助长阳气，所以减少食物，阳明气衰，病就能好。再让病人服用生铁落制成的汤剂，它具有降气开结、清热、镇定安神的功效。

🔥 酒风

黄帝说：讲得非常正确！有的病人，出现周身发热、四肢倦怠、汗多得像洗澡一样、怕风、感觉气不够用的症状，这是什么病呢？岐伯答：这叫作酒风。

黄帝又问：如何治疗呢？岐伯说：用泽泻、白术各十份，麋衔五份，合到一起研成粉末，每次服用三指撮的量，在饭前服下。

🔥 古医书

总之，沉伏而细小的脉，是指脉象在手指下的感觉像针一样，推之、按之，脉气聚而不散，是坚脉；搏击于指下的，是大脉。《上经》是论述自然界与人体活动关系的书籍；《下经》是论述疾病变化的书；《金匮》是论述诊断疾病生死的书；《揆度》是阐述切脉方法用以诊断疾病的书；《奇恒》是论述异常之病的书。所谓"奇"病，就是不受四时季节的影响而引起死亡的疾病；所谓"恒"病，也称为常病，就是随着四时气候变化而引起死亡的疾病；所谓"揆"，就是通过切脉而推求疾病的所在及其病理；所谓"度"，就是以诊断所了解的病情，结合四时顺逆，分析疾病轻重、生死的规律。

阳厥的症状和治疗

阳厥的病机和病因

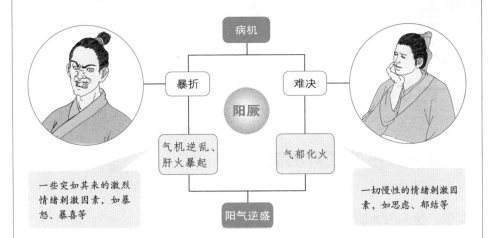

病机

暴折 ⟶ **阳厥** ⟵ 难决

气机逆乱、肝火暴起

气郁化火

一些突如其来的激烈情绪刺激因素，如暴怒、暴喜等

一切慢性的情绪刺激因素，如思虑、郁结等

阳气逆盛

阳厥的脉象

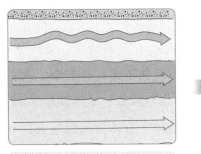

阳明经搏动明显，而太阳、少阳经搏动不明显

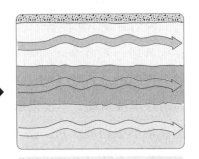

太阳、少阳经突然搏动明显而且频率加快

阳厥的治疗

减少饮食

服用生铁落制成的汤剂

⟶ 阳明气衰，则病愈

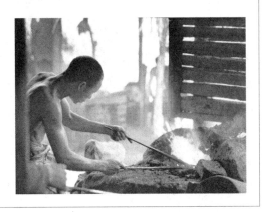

生铁落

　　即锻铁时锤落之铁屑，属金，其气寒而重，最能堕热开结，平木火之邪。故可以下气疾，除狂怒。

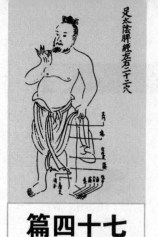

奇病论篇

篇四十七

本篇论述了一些不同于一般疾病的病因、病机、症状和治疗的问题。

🔥 怀孕妇人不能发声的病因

黄帝问：怀孕九个月的妇女，说话时不能发出声音，这是什么缘故？岐伯说：这是因为胎儿压迫子宫中的络脉而引起的症状。

黄帝又问：根据什么得出这样的结论呢？岐伯说：子宫中的络脉，连系于肾脏，而少阴肾脉，贯通肾脏，又上连舌根，所以子宫中络脉受阻，就会造成说话时发不出声音了。

黄帝又问：用什么方法治疗呢？岐伯说：不需要治疗，等到分娩后，自然就会恢复的。古代《刺法》篇指出：不要伤不足、补有余。这主要论述的是治疗虚性疾病，不要采用泻法；治疗实性疾病，也不能够采用补法，以免因误治产生新的疾病。伤不足，就是指对于身体虚弱的病人，不能采用针石疗法。不能补有余，就是指运用补法治疗后，可能精神会好些，但是病邪会牢固地保留在体内，有可能引起其他疾病。

🔥 息贲、伏梁、疹筋和厥逆头痛

黄帝问：病人胁下胀满，气上逆，两三年也没有痊愈，这是什么病呢？岐伯说：它的医学名称为"息贲"，不过这种病对饮食没有影响。对于这种病，切不可采用灸法或针法治疗，应该长期用导引来疏通气血，并服用药物慢慢调治。纯粹依靠药物来治疗，是不能治好病的。

黄帝问：病人身体的髀部、大腿、小腿都肿胀，并且环绕肚脐的周围部位疼痛，这是什么病呢？岐伯说：这是"伏梁"病，风邪是导致这种病的主要原因。在大肠外面邪气遍布，并停留在肓膜，而肓膜的根源在肚脐之下，所以环绕脐部作痛。切不可用按摩法治疗这种病，否则会造成小便困难。

黄帝问：病人尺脉搏动快、筋拘挛，这是什么病呢？岐伯说：这就是所谓的"疹筋"病。患这种病，肚腹一定痛。如果皮肤上出现白颜色或黑颜色，病情就更严重些。

黄帝问：病人头痛，多年来一直是这样的情况，它是怎么引起的？是什么病呢？岐伯说：一定是身体的某个部位受到了很厉害的寒气的侵袭，寒气向内侵入骨髓；脑主骨髓，寒邪之气向上侵犯到脑部，就会出现头痛和牙痛的症状，这称为厥逆头痛。

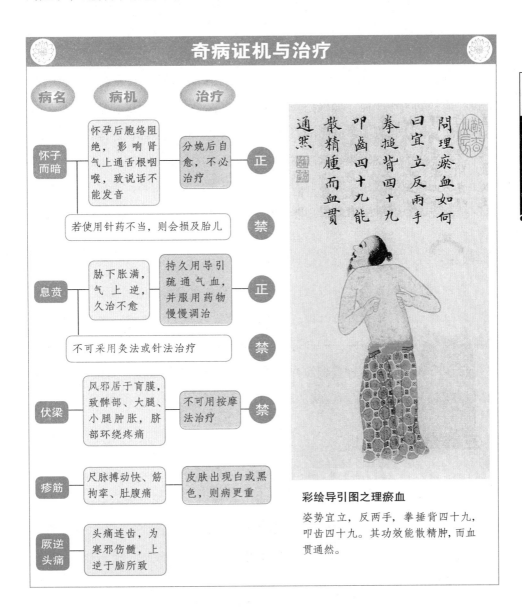

奇病证机与治疗

病名 **病机** **治疗**

怀子而喑
怀孕后胞络阻绝，影响肾气上通舌根咽喉，致说话不能发音 → 分娩后自愈，不必治疗 **正**

若使用针药不当，则会损及胎儿 **禁**

息贲
胁下胀满，气上逆，久治不愈 → 持久用导引疏通气血，并服用药物慢慢调治 **正**

不可采用灸法或针法治疗 **禁**

伏梁
风邪居于肓膜，致髀部、大腿、小腿肿胀，脐部环绕疼痛 → 不可用按摩法治疗 **禁**

疹筋
尺脉搏动快、筋拘挛、肚腹痛 → 皮肤出现白或黑色，则病更重

厥逆头痛
头痛连齿，为寒邪伤髓，上逆于脑所致

問理瘀血如何
曰宜立反兩手
拳搥背四十九
叩齒四十九能
散精腫而血貫
通然

彩绘导引图之理瘀血

姿势宜立，反两手，拳搥背四十九，叩齿四十九。其功效能散精肿，而血贯通然。

脾瘅

黄帝问：有的病人嘴里发甜，病的名称是什么？这种病情是什么引起的？岐伯说：这是五味精气向上泛溢引起的，叫作"脾瘅"。通常，食物进入嘴里，贮藏在胃中，再由脾脏运化，输送所化精气到各个器官。现在脾脏不能正常运行，津液停留在脾，所以人嘴里感觉有甜味，这是饮食过于肥美所诱发的。患这种病的人，多数是经常吃甘美厚味造成的。肥厚食物能够使人体内生热，过食甜品能够使人胸部滞满，所以脾气向上泛溢，时间长了还可能转化为消渴病。应当用兰草进行治疗，它具有排除陈积蓄热之气的功能。

胆瘅

黄帝说：可有的病人嘴里发苦，这又是什么病呢？什么原因引起的？岐伯说：这种病叫作胆瘅。如果把人的肝脏看作将军，主管出谋划策；把胆看作公正的法官，主管判断，肝胆的经脉都经过咽部，那么咽部就好像是肝胆的信使。患胆瘅病的人，因为经常思虑过多，犹豫不决，情绪苦闷，因此胆的正常的功能就无法发挥效用。胆汁向上泛溢，嘴里自然就会发苦。治疗方法为刺胆募、胆俞二穴。古书《阴阳十二官相使》就记载了这种治疗方法。

厥证

黄帝问：病人尿频，一天数十次，这是肾气虚的症状；身上发热像炭火，颈项和胸膺之间，像有东西阻隔，人迎脉躁盛，发喘，气上逆，这是邪气有余的病象；寸口脉微细如发，是正气不足的脉象。这是什么部位发生了病变？病名是什么？岐伯说：这种病根源在太阴脾脏，由于胃热过盛，病情偏重在肺，称为"厥"，是不治之症。这就是患上了"五有余，二不足"的病啊！

五有余，二不足

黄帝说：什么是"五有余，二不足"呢？岐伯说："五有余"就是指身热像炭、颈膺相隔、人迎脉躁盛、喘息、气逆这五种病气有余的情况。"二不足"就是指尿频、寸口脉细如发这两种正气不足的情况。现在外表有五种有余的脉证，内里有两种不足的脉证，对于这种病人，既不能从表治，又不能从里治，所以显然是死症。

🔥 胎病

黄帝说：人有天生就染上癫痫病的，医学名称是什么？怎样患上这种病的？岐伯说：这叫作胎病。顾名思义，这是胎儿在腹中时，其母曾经多次受到很大的惊吓，气逆于上而不下，精气聚在一起，影响到胎儿，因而导致孩子生下来就患有癫痫病。

🔥 肾风

黄帝说：有的病人面部浮肿，像有水气的样子，脉象大而紧，身体不疼痛，形体也不消瘦，但不能吃东西，或者吃得很少，这是什么病呢？岐伯说：这种病的病因在肾脏，病名为肾风。肾风严重到了令人不能吃东西的阶段，就会使人经常恐惧，如果这种状况没有改变，心脏就会衰竭而死。

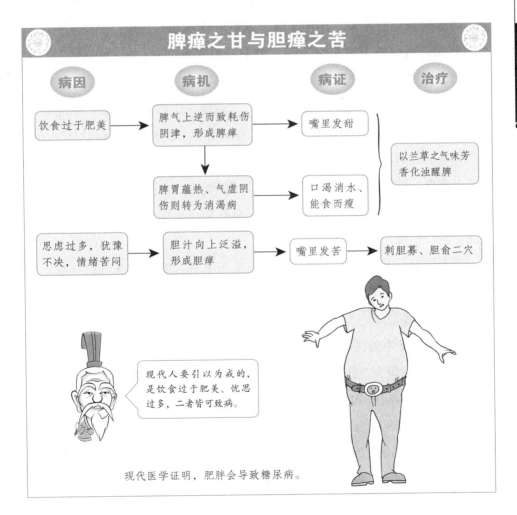

脾瘅之甘与胆瘅之苦

病因	病机	病证	治疗
饮食过于肥美	脾气上逆而致耗伤阴津，形成脾瘅	嘴里发甜	以兰草之气味芳香化浊醒脾
	脾胃蕴热、气虚阴伤则转为消渴病	口渴消水、能食而瘦	
思虑过多，犹豫不决，情绪苦闷	胆汁向上泛溢，形成胆瘅	嘴里发苦	刺胆募、胆俞二穴

现代人要引以为戒的，是饮食过于肥美、忧思过多，二者皆可致病。

现代医学证明，肥胖会导致糖尿病。

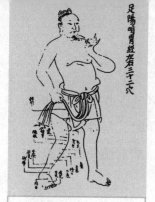

足陽明胃經左右三十六穴

大奇论篇

本篇论述了几种特别少见的疾病。

篇四十八

图解黄帝内经·素问

❀ 以脉象变化分析疾病

肝脉、肾脉、肺脉被邪气阻塞而胀满的病都为实证，即出现痈肿的症状。如果出现气喘、两胁下胀满，就是肺脉壅塞的表现；如果出现两胁胀满、睡眠时会惊骇不安、小便不通，就是肝脉壅塞的表现；如果从胁下至小腹胀满，两腿看上去粗细不一，髀部和胫部有变化，走路身体不平衡，这就是肾脉壅塞的表现，并容易发展成为偏枯病。

心脉满而大，表明体内过热，会出现癫痫、手脚抽搐、筋脉拘挛的现象。肝脉小而急，表明肝脏虚寒，也会出现癫痫、手脚抽搐、筋脉拘挛的现象。如果肝脉紊乱迅急，突然受到惊骇，脉搏一时可能按不到，如同失音一样静无声息，表明这是受惊气逆的脉象，无须治疗，慢慢就会自然痊愈。

肾脉、肝脉、心脉都细小而急疾，且在指下不能搏击，表明腹内气血凝滞；若有积块，都是瘕病的症状。

假若肾脉、肝脉都见沉象的，会发生石水病。假若两脉都见浮脉，便会出现风水病。倘若肾肝二脉都呈现虚象，就是绝症。如果二脉小而弦的，就会引发惊惧症。

肾脉、肝脉中的任一脉大而急沉，都会引起疝气病。

心疝病的脉象为心脉搏动滑利急速，肺疝病的脉象为肺脉沉而搏击于指下。

瘕病表现为膀胱和小肠脉紧，疝病表现为脾肾脉紧，痫厥证表现为心肾脉紧，惊骇病表现为胃和大肠脉紧。

脾脉浮动，而又见沉象的为肠澼病，时间长了自然会好的。肝脉小而缓的脉象为肠澼病，这时邪气轻微容易治疗。肾脉小搏而沉又有便血症状通过审察脉象的阴阳虚实，可以查知对应脏腑的正常与否，以及是否寒热相侵、血瘀、气逆等疾病病理。

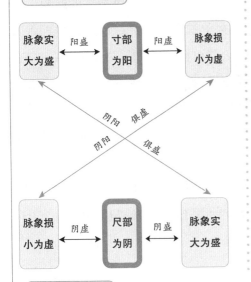

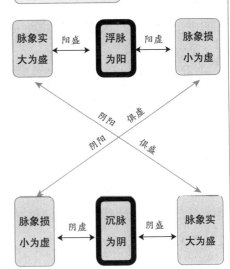

篇四十八 大奇论篇

五脏正常脉象

	本书用语	相当于	描述
心脉	大	脉象洪大，或钩脉	脉象来时略快有力，去时略慢无力，浮取可得
肝脉	急	弦脉	脉气来时，柔软而直长，状如琴弦，按之稍软
脾脉	缓	中缓而大	脉象柔和而起伏有节奏，从容均匀，"如鸡践地"
肺脉	涩	毛脉	应指无润泽之象，轻浮如毛
肾脉	沉	石脉	沉取始得，应指有力

指寸定位法

指寸定位法是以手指骨节为尺寸比例，进行选取穴位的方法，可分为中指同身寸、拇指同身寸和横指同身寸三种测量方法。

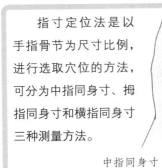

中指同身寸

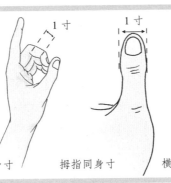

拇指同身寸

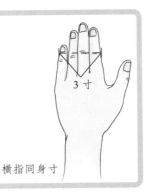

横指同身寸

的也为肠澼病；如果血溢于外，而身体发热的，就是不治之症。心、肝二脏引起的肠澼病，也有便血的症状；如果两脏同病，属于木火相生，就可以治愈。如果是脉细小而沉的肠澼病，身体发热而不退烧，就有死亡的危险；若一直发高烧，到第七天就会死亡。

胃脉沉涩，或者浮动而大，以及心脉小急，全是气血不通的脉象，都可形成偏枯病。如果男子发病在左侧，女子发病在右侧，说话正常，舌头转动灵活，就可以治疗，大约需要三十天就可恢复。如果男子发病在右侧，女子发病在左侧，说话发不出声音，大约需要三年才能恢复。如果患者年龄不满二十岁，处于正在发育的时期，大约三年后就会死亡。

脉来搏动有力，伴有流鼻血、身体发热的症状，就有死亡的危险。脉来浮如悬钩之象的是失血病常呈现的脉象。

脉来像水流般湍急的，为暴厥的脉象。患暴厥的病人，一时不省人事，不能言语。脉来好像有数象，这是热邪冲击心脏，突然受惊引起的，大约过三四天自然就会不治而愈。

精气不足的死亡日期

当人体十二经气不足的时候，脉象在指下像水波一样，变化迅速，在一呼一吸之间，脉搏跳动十次以上。大约从这种脉象微微显现开始，经过九十天人就会死亡。当心脏的精气脱失时，脉来时像火刚燃起来一样旺盛，大约到冬初草枯的时候，人就要死亡。当肝气虚耗时，脉来时像散叶一样，大约到树木叶落的时候，人就要死亡。当肾脏精气不足时，脉象忽来忽去，脉去似乎闭塞欲绝，时而又应指有力，大约在枣树花开到花落期间就会死亡。当胃脉的精气不足时，脉来时像泥丸滚动一样，大约在夏初榆叶落的时候，人就会死亡。当胆气不足时，脉来像有东西横格在指下，大约到深秋禾谷成熟的时候，人便要死亡。当胞络的精气不足时，脉来如弦如缕，如果病人神志错乱多言语，大约到霜降季节便会死亡；如果没有出现多言的症状，就还有救治的希望。脉象如绞滤漆汁一样四处流散，从开始见到这种脉象起，大约经过三十天病人就要死亡。当太阳经脉的精气不足时，脉来像泉水外涌一样，浮动有力，这时出现呼吸气短的症状，到长夏韭菜开花的时候，人就要死亡了。当脾脏的精气虚弱不足时，脉象如颓败的松土一样，按上去虚大无力，如果再见到面部呈现黑色，人的死亡期限就要到了。当十二腧穴的精气不足时，脉象如悬瓮垂一样上大下小，轻按脉小，重按脉大，死亡时间为天寒地冻的时候。当五脏中有郁热时，脉象如仰卧的刀刃，轻按脉小而急，重按脉大而坚，肾脏受到寒热相交之气侵袭，病人卧床不起，到立春时就要死亡。当大肠的精气不足时，脉象如弹丸，滑小无根，按之即无，到初夏枣树生叶的时候，人就会死亡。当小肠精气不足时，脉象轻浮软弱如花絮，病人易恐惧，坐卧不安，行走、站立经常耳鸣，大约到深秋时节就会死亡。

精气不足的脉象与死亡

精气不足	脉象	死亡时间
十二经气不足	变化迅速，呼吸之间跳动十次以上	九十天
心精脱失	脉如火一样旺盛	冬初草枯时死
肝气虚耗	脉如散叶	树木叶落时死
肾精不足	脉如客，来去无常	枣树花开到花落期间死
胃脉精气不足	脉如泥丸滚动	夏榆叶落时死
胆气不足	脉如有物横格	深秋禾熟时死
胞络精气不足	脉如弦如缕	若神志错乱、多言，霜降时死
	脉如绞漆四散	三十天死
太阳经脉精气不足	脉如涌泉	长夏韭菜开花时死
脾脏精虚	脉如颓土，虚大无力	面呈黑色则死期至
十二腧穴精气不足	脉如悬瓮垂，上大下小	冰冻时节死
五脏有郁热	脉如偃刀，轻按小而急，重按大而坚	肾受寒则立春死
大肠精气不足	脉如弹丸，滑小无根	初夏枣树生叶时死
小肠精气不足	脉轻浮软弱如花絮	深秋时死

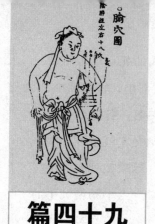

脉解篇

本篇阐释了经脉的病变。

太阳经病变

太阳经病变能够引发腰部肿胀和臀部疼痛，原因在于正月指向寅位，主管太阳。正月阳气向上升发，同时阴寒之气尚盛，阳气暂时只能屈居其下，从而使腰椎部肿痛。出现因阳气偏虚而发生跛足的情况，是因为正月阳气解开地气之冻而上升，由于寒气的影响，体内阳气极感不足，所以偏虚在一侧，从而产生跛足病。出现颈项僵硬强直的情况，是因为阳气上升互相争扰而引起的。出现耳聋的情况，是因为阳气向上生长活跃，所以发生耳聋。出现癫狂的症状，是因为阳气聚集在上部，阴气停留在下部，下虚上实，阴阳之气不能调和，所以产生狂癫病。如果病人气分失调，那么就会因阳气浮而导致耳聋。如果阳气不足，病人就会患失音症。如果色欲过度，使精气耗散而导致厥逆，就会形成瘖痱病，是由于肾脏衰弱，少阴经气不能到达四肢的缘故。少阴经气达不到四肢，还可引起四肢厥逆。

少阳经病变

少阳经病变能够引发心胁疼痛，原因在于少阳属九月，月建在戌，此时气盛，其气现于外，其病本在胆，发病影响到心。九月阳气将尽，阴气方盛，所以心和胁肋发生疼痛。病人出现睡卧时不能辗转身体的情况，是因为九月阴气渐盛，万物闭藏不动，人体相应地表现出喜静而厌动，少阳经也受影响，所以不能转动。病人因少阳经有病而出现想跳跃的症状，原因在于九月万物衰败，草木凋零，人体之气也由阳入阴，由表入里，阴气旺于下，阳气被阻于上，故而想跳跃。

🔥阳明经病变

阳明经病变能够呈现出洒洒振寒的症状，原因在于五月是阳明经兴旺之时，月建在午，五月是阳气极盛而阴气初生的时候，如果阴气不断附加到阳气之上，阻碍了阳气的功能，就会表现出寒冷、颤抖的症状。五月里阳气盛到极点后开始衰弱，阴气开始上升。而阴气一旦上升，便与阳气相争，使阳明经气不和，所以病人出现足胫肿、大腿不能自由屈伸的情况。当阴气自下部上逆，水邪停留在脏腑之间，病人就会出现气逆喘息、水肿的情况。水液属阴，若停留在体内，就会出现胸痛、呼吸短浅的症状。当阳气和阴气相争，水火不协调，病人就会出现厥逆的情况，厌恶人和火光，听见树木的声音，就很害怕。当阴气和阳气相争，阴盛阳衰，阴气主静，

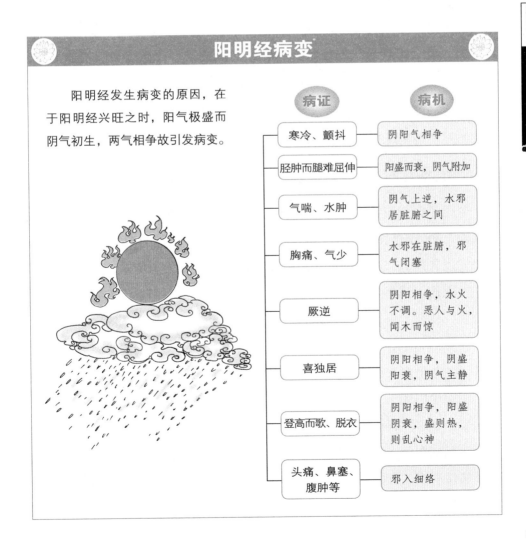

阳明经病变

阳明经发生病变的原因，在于阳明经兴旺之时，阳气极盛而阴气初生，两气相争故引发病变。

病证	病机
寒冷、颤抖	阴阳气相争
胫肿而腿难屈伸	阳盛而衰，阴气附加
气喘、水肿	阴气上逆，水邪居脏腑之间
胸痛、气少	水邪在脏腑，邪气闭塞
厥逆	阴阳相争，水火不调。恶人与火，闻木而惊
喜独居	阴阳相争，阴盛阳衰，阴气主静
登高而歌、脱衣	阴阳相争，阳盛阴衰，盛则热，则乱心神
头痛、鼻塞、腹肿等	邪入细络

病人就会出现喜欢独居一室，关门闭窗的情况。如果病变极端严重，就会出现病人喜上高处，胡乱歌唱，脱衣乱跑的症状，这是由于阴阳二气相争，阳盛阴衰，邪气合并于阳经，阳盛则热，所以病人不想穿衣。阳气扰乱心神，则精神错乱，胡乱歌唱。当阳明经中的邪气侵入头部的细小络脉，病人就会出现头痛、鼻塞、流涕、腹胀的症状。阳明经与太阴经互为表里，若邪气侵袭阳明经，必然会影响到太阴经，所以就会出现腹部发胀的症状。

太阴经病变

太阴经病变能够呈现出腹部胀满的症状，原因在于十一月是太阴经当旺之时，月建在子，为阴中之阴。十一月是万物收藏的季节，人体的阳气闭藏在体内，脾脏经脉散布于腹部，易出现腹部胀满的症状。当阴气旺盛，向上侵入足阳明胃经，阳明胃经的络脉上通于心，这时若阴气侵犯心经，病人就会出现噫气的症状。当脾经功能减弱，食物过多而不能消化，胃气盛满，向上溢出，这时病人就会出现进食呕吐的情况。当十二月阴气盛到极点，渐渐下衰，阳气自然发出，这时腹部胀满的病人大便或放屁后，就会感到很舒畅。

少阴经病变

少阴经病变能够呈现出腰痛的症状，原因在于少阴经对应十月份，此时天地万物的阳气被抑制，三阴已起而阳气已衰，人体的阳气也随着衰弱，所以发生腰痛。当阴气旺盛于下，阳气浮越于上，无所依附，这时病人会因气上逆而出现呕吐、咳嗽、气逆而喘等证候。当阴阳不能安定，万物未有所生，而秋天肃杀之气已来，微霜开始下降，万物随之凋零。人体阴阳之气在体内相争，与这种情况相同。这时病人如果忧虑怅惘，就会出现不能久立，久坐突起则眼睛模糊、看不清东西的症状。当阳气瘀滞，失去调节作用，少阳经气不能外出，肝气郁结不得疏泄，这时病人就会因气少而容易发怒，这种病被称为"煎厥"。当秋气初降，万物的阳气还未尽去，阴气少，阳气在内，阴阳相争，这时病人会出现恐惧不安的症状，好像有人要抓捕他一样。当胃腑失去了消化功能，这时病人就不愿闻到食物的气味。当秋天肃杀之气耗散了内藏的精华，肾脏之气被损伤而衰竭，这时病人的面色就会变黑。有的病人会出现咳嗽及鼻出血的症状，是因为上部的络脉受了损伤，这并不是阳气充盛于上，而是络脉充满了血液。

厥阴经脉病变

厥阴经脉病变有男性阴囊肿大的㿉疝及女性小腹肿胀的症状，原因在于厥阴经的月建在三月，是阳气方虚、阴气将尽的季节，为阳中之阴。当阴邪积聚于小腹内，病人就会出现㿉疝和小腹肿胀的病变。当三月阳气鼓动，草木繁荣，枝叶下垂，呈现俯而不仰之势，人体与之相应，病人就会出现腰痛不可俯仰的症状。当阴邪旺盛，厥阴经脉闭塞不通，病人就会出现㿉疝、癃闭、腹胀的病变。当阴阳相争，产生内热，热伤津液，这时病人就会出现咽喉干燥及身体发热的症状。

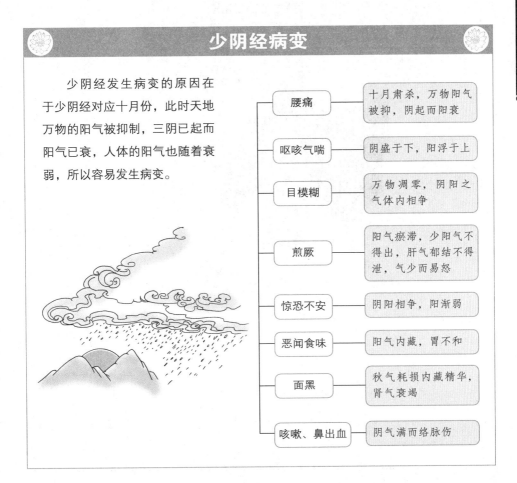

少阴经病变

少阴经发生病变的原因在于少阴经对应十月份，此时天地万物的阳气被抑制，三阴已起而阳气已衰，人体的阳气也随着衰弱，所以容易发生病变。

症状	原因
腰痛	十月肃杀，万物阳气被抑，阴起而阳衰
呕咳气喘	阴盛于下，阳浮于上
目模糊	万物凋零，阴阳之气体内相争
煎厥	阳气瘀滞，少阳气不得出，肝气郁结不得泄，气少而易怒
惊恐不安	阴阳相争，阳渐弱
恶闻食味	阳气内藏，胃不和
面黑	秋气耗损内藏精华，肾气衰竭
咳嗽、鼻出血	阴气满而络脉伤

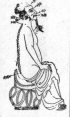

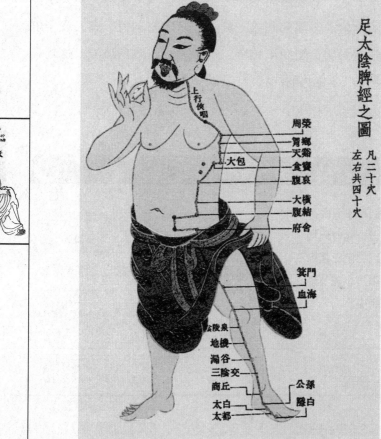

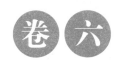

针刺论

本卷论述了不同疾病、部位针刺时所必须遵循的一般规律和法则，重点介绍了皮肤、经络、穴位和骨髓孔窍的不同刺法和根据病之虚实的补泻之法等，探讨了根据不同病位，针刺的深浅程度变化、禁刺部位和误刺的不良后果，以及疾病的标本逆从针刺原则和刺法等。

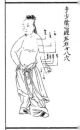

本章内容提要

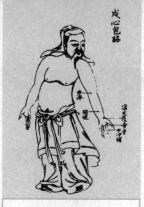

刺要论篇

本篇论述了针刺时所必须遵循的一般规律和法则。

篇五十

🔥针刺的要领

　　黄帝说：我想了解关于针刺的要领。岐伯说：疾病有在表或者在里的区别，所以刺法有浅刺、深刺的不同，疾病在表就应浅刺，在里就应深刺。各自应刺到疾病所在的一定部位，不能违背这一原则。刺得过深，就会损伤五脏；刺得过浅，又达不到病处，反而使在表的气血因受到扰乱而壅滞，这样，邪气就会趁机侵入。所以针刺的深度不恰当，会带来很大的危害，造成五脏功能紊乱，继而引发严重的疾病。这是因为，疾病所在的部位不同，有的在毫毛和皮肤的纹理上，有的在皮肤内，有的在肌肉中，有的在脉中，有的在筋中，有的在骨中，有的在骨髓中。

　　因此应该针刺毫毛腠理的，注意不要损伤皮肤的深层。如果不小心发生了这种情况，就会影响内部的肺脏，以至到秋天就会患温疟病，出现打寒战和怕冷的症状。

　　应该针刺皮肤深层的，注意不要损伤肌肉。如果不小心发生了这种情况，就会影响内部的脾脏，以至在每季的最后十八天出现腹胀烦满、不思饮食的症状。

　　应该针刺肌肉的，注意不要损伤到脉。如果不小心发生了这种情况，就会扰乱心脏功能，到夏天就容易引发心痛的病证。

　　应该针刺脉的，注意不要损伤到筋。如果不小心发生了这种情况，就会影响肝脏功能，到春天就容易引发热性疾病，而且筋也会变得松弛。

　　应该针刺筋的，注意不要损伤到骨。如果不小心发生了这种情况，就会影响肾脏功能，到冬天容易引发腹胀、腰痛等病证。

应该针刺骨的，注意不要损伤到髓。如果不小心发生了这种情况，骨髓便会日渐消减，不能滋养骨骼，以致出现身体消瘦、小腿酸软、肢体倦怠无力、不爱运动等症状。

针刺的要领

针刺的要领，在于根据疾病所在部位的不同，进行相应或深或浅的针刺。刺得过深则损五脏，过浅则使在表气血紊乱而邪气侵入，继而引发更重的疾病。

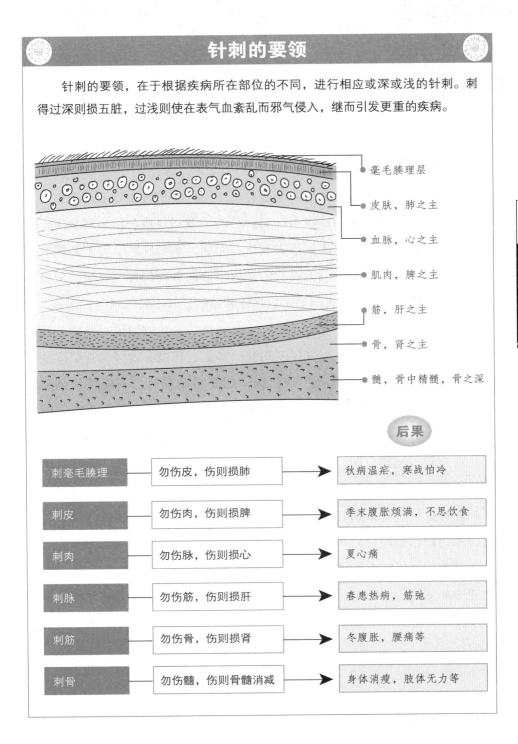

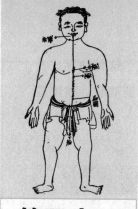

刺齐论篇

本篇论述了不同病位的针刺方法，并探讨了根据各种不同的病位，针刺的深浅程度的变化。

不同病位的针刺方法

黄帝说：请讲一讲刺法里浅深不同的分别。岐伯答说：应当针刺到骨的，就不要浅刺伤害到筋；应当针刺到筋的，就不要浅刺伤害到肌肉；应当针刺到肌肉的，就不要浅刺伤害到脉；应当针刺到脉的，就不要浅刺伤害到皮肤。反之，应当针刺到皮肤的，就不要深刺而伤害到肌肉；应当针刺肌肉的，就不要深刺伤害到筋；应当针刺筋的，就不要深刺伤害到骨。

黄帝说：我不理解其中的道理，请您解释一下。岐伯说：针刺骨而不伤筋，就是指刺骨时，不能仅仅刺到筋的部位，还没有达到刺骨的深度，就停针或者拔出；针刺筋而不伤肌肉，就是指刺筋时，不能仅仅刺到肌肉，还没有达到刺筋的深度，就停针或者拔出；针刺肌肉而不伤脉，就是指刺肌肉时，不能仅仅刺到脉，还没有达到刺肌肉的深度，就停针或者拔出；针刺脉而不伤皮肤，就是指刺脉时，不能仅仅刺到皮肤，还没有达到刺脉的深度，就停针或者拔出。

针刺皮肤不要损伤肌肉，是指病位在皮肤，刺入病变的皮肤就可，不可深刺而损伤肌肉；针刺肌肉不要损伤筋，是指病位在肌肉，针刺病变的肌肉就可，不要再深刺而损伤筋；针刺筋而不伤骨，是指病位在筋，刺入病变的筋就可，不要再深刺损伤骨。所以，在针刺的深浅上超过或达不到应刺病位的深度，都会适得其反。

针刺深浅之要因		原文论述	出处
针刺深浅因时而异		春气在毛，夏气在皮肤，秋气在肉，冬气在筋骨，刺此病者，各以其时为齐	《灵枢·终始》
针刺深浅因人而异	肥瘦	刺肥人者，以秋冬之齐；刺瘦人者，以春夏之齐	《灵枢·终始》
	性别	男内女外，坚据勿出，谨守勿内，是谓得气	《灵枢·终始》
针刺深浅因病而异	病位	病有浮沉，刺有浅深，各至其理，无过其道	《素问·刺要论》
		疾浅针深，内伤良肉……病深针浅，病气不泻……	《灵枢·官针》
		刺骨者无伤筋，刺筋者无伤肉……	《素问·刺齐论》
		痛而以手按之不得者，阴也，深刺之。……痒者，阳也，浅刺之	《灵枢·终始》
		针陷脉则邪气出，针中脉则浊气出，针太深则邪气反沉、病益	《灵枢·九针十二原》
	病证	刺诸热者，如以手探汤；刺寒清者，如人不欲行	《灵枢·九针十二原》
		脉实者，深刺之，以泻其气；脉虚者，浅刺之，使精气无泻出，以养其脉，独出其邪气	《灵枢·终始》
	病程	久病者，邪气入深。刺此病者，深内而久留之……	《灵枢·终始》
针刺深浅因经络而异		刺骨者无伤筋，刺筋者无伤肉……	《素问·刺齐论》
针刺深浅因部位而异		足阳明……其脉大，血多，气盛，热壮，刺此者不深弗散……足阳明刺深六分……	《灵枢·经水》
针刺深浅因脏器而异		刺中心，一日死……	《素问·刺禁论》

针刺深浅与针具

　　根据针刺深浅的不同，所用针具也有所不同。如针刺宜深者，针具宜长；针刺宜浅者，针具宜短。

仿古九针

中国针灸博物馆藏

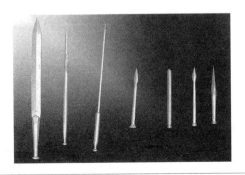

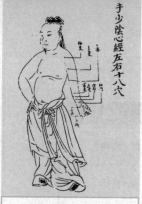

手少陰心經左右十八穴

刺禁论篇

篇五十二

本篇论述了人体禁忌针刺的部位及误刺后所出现的不良结果。

🔥 人体禁忌针刺的部位

黄帝问：我想了解有关人体禁刺的部位。岐伯说：五脏都有其要害的地方，一定要谨慎诊察。肝生长在左侧，肺生长在右侧，心脏调节外表的阳气，肾脏管理体内的阴气，脾脏具有运化输送水谷精华以营养各脏器的功能。胃腑容纳水谷，应该保持通畅；横膈膜上，有维持生命的心、肺二脏；第七脊椎旁里面有心胞络。在针刺这些重要部位时，注意禁忌，就不会犯错误，反之，就会有灾害。

🔥 误刺后所出现的不良后果

若误刺心脏，会出现噫气的症状，大约一天就会死亡。若误刺肝脏，会出现自言自语的症状，大约五天就会死亡。若误刺肾脏，会出现打喷嚏的症状，大约六天就会死亡。若误刺肺脏，会出现咳嗽的症状，大约三天就会死亡。若误刺脾脏，会出现频频吞咽的症状，大约十天就会死亡。若误刺胆，会出现呕吐的症状，大约一天半就会死亡。若误刺足部的大动脉，出血不止，就会死亡。

当针刺面部时，如果误刺了与眼睛相流通的经脉，就会有眼睛失明的危险。当针刺头部时，如果针刺过深，损伤到脑户穴，人就会立即死亡。当针刺廉泉穴时，如果刺入脉中太深，就会血流不止，以致发不出声音不能说话。如果误刺足下散布的经络，就会瘀血而形成局部肿胀。当针刺委中穴时，如果针刺过深，误伤大的血脉，人就会晕倒，面色苍白。当针刺气街穴时，如果误伤血脉，瘀血留在体内出不去，鼠蹊部位就会肿胀。当针刺脊骨间隙时，如果误伤脊髓，就会引发驼背不能伸直的病变。当针刺乳中穴时，如果伤及乳房，乳房就会肿胀，从内部腐蚀溃烂。当针刺缺盆穴时，如果进针太深，伤及肺脏，肺气就会外泄，引发人的喘咳气逆病。当针刺鱼际穴时，如果进针太深，人体局部就会出现肿胀的症状。

大醉的病人、正在大怒的病人、过于疲劳的病人、过饱的病人、过于饥饿的病人、极度口渴的病人，以及刚受到极大惊吓的病人都属于不可针刺的情况。针刺大醉的病人，会造成气血紊乱；针刺正在大怒的病人，会引发气逆病。

当针刺大腿内侧的穴位时，如果误刺大的血脉，病人就会流血不止而死。当针刺客主人穴时，如果进针过深，误伤络脉，会引起耳内化脓、耳聋。当针刺膝盖骨时，如果误伤，关节腔液外流，人就会跛足。当针刺手太阴经脉时，如果误伤血脉，引起失血过多，病人就会立即死亡。当针刺足少阴经脉时，如果病人肾脏原本就虚弱，再误伤出血，肾气就会更虚，会引发舌不灵活、说话困难的疾病。如果针刺胸部太深，气就凝聚于局部而运行不畅，进而损伤肺脏，出现气喘、呼吸困难、身体随呼吸前后俯仰的症状。如果针刺肘弯处太深，气便结聚在局部，导致手臂不能屈伸。如果针刺大腿内侧下三寸的部位太深，病人会出现小便失禁的症状。如果针刺胁肋之间太深，病人会出现咳嗽的症状。如果针刺少腹太深，误伤膀胱，小便就会流入腹腔，引发少腹胀满病。如果针刺小腿肚过深，会导致局部肿胀。如果针刺眼眶而损伤到眼的脉络，就会造成流泪不止，甚至失明的后果。当针刺腰脊或四肢的关节时，如果误伤，关节腔中的体液就会外泄，从而造成关节屈伸的功能障碍。

《类经图翼》明堂图

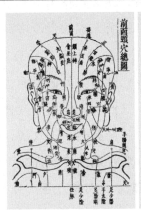
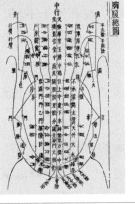

《类经图翼》明堂图

张介宾 明代

明堂图可被分解为十幅局部图，图为其中的"前面颈穴总图""胸腹总图"。《黄帝内经》中对针刺的禁忌部位描述，多在头部和胸腹五脏，误刺则多致死。

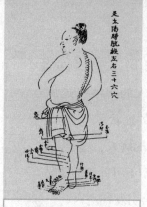

足太陽膀胱經左右三十六穴

刺志论篇

本篇论述了虚实的要领及针刺补泻的手法。

篇五十三

图解黄帝内经·素问

🔥虚实的要领

*黄帝说：我想听听有关虚实的要领。*岐伯说：从身体正常情况的角度来看，气充实的，形体就壮实；气不足的，形体就虚弱。如果与此相反，就是病态。从通常饮食情况的角度来看，饮食量多的，气就充盛；饮食量少的，气就不足。若与此相反，就是病态。从脉象正常状态的角度来看，脉搏充实有力的人，其血液也充实；脉搏虚弱无力的人，其血液就不足。如果与此相反，就是病态。

*黄帝问道：反常现象是怎样的呢？*岐伯说：气旺盛，但身体反而感觉寒冷；气虚少，但身体反而感觉发热；饮食量多，病人反而觉得气虚弱；饮食量少，病人反而觉得气旺盛；脉搏充实有力，但血液不足；脉搏虚弱无力，但血液反而充足，这些都是反常现象。

如果病人受了寒邪的伤害，就会表现出气旺盛而身上寒冷的症状。如果病人受了暑热的伤害，就会表现出气不足而身体发热的症状。如果失血之后，湿邪聚于下部，就会出现饮食量多而气反少的情形。如果邪气侵犯了胃和肺脏，就会出现饮食量少而气反有余的情形。脉搏小但血反而多，是饮酒产生内热的表现。脉搏大但血反而少，是风邪侵犯血脉和饮食不进造成的。实证，是指邪气侵入人体后的亢盛状态。虚证，是指正气外泄后的虚弱状态。邪气实，就会有热；正气虚，就会有寒。用针刺治疗实证与虚证的方法是不同的。当针刺治疗实证时，出针时应左手开针孔，使邪气外泄；当针刺治疗虚证时，出针应左手闭针孔，不使正气外泄。

虚实与病态

气盛	阳气盛，当温，寒则反常	伤寒	**虚**
气虚	阳气衰，当寒，热则反常	暑热	**实**
食多	气宜盛，气少则反常	失血后湿邪聚于下	**虚**
食少	气宜衰，气盛则反常	邪侵胃、肺	**实**
脉盛	内盛，血宜多，少则反常	风邪入脉、饮食不进	**虚**
脉小	内虚，血宜少，多则反常	饮酒内热	**实**

虚 正气外泄后的虚弱状态，为虚证。

实 邪气入侵人体后的亢盛状态，为实证。

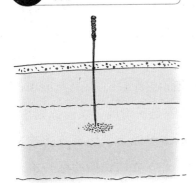

治虚当补

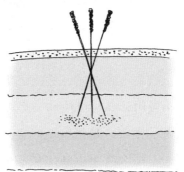

治实当泻

虚实与补泻

- **实证** — 左手开针孔 — 以泻邪气
- **虚证** — 左手闭针孔 — 不使正气外泄

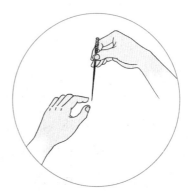

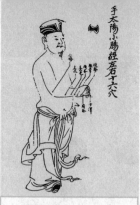

手太陽小腸經若十六穴

针解篇

篇五十四

本篇论述了针刺的一般理论及九针的有关问题。

针刺的一般理论

黄帝说：我想知道关于九针的解析及虚实补泻的道理。岐伯说：必须用补的方法针治虚证，要使病人觉得针下有发热的感觉，如果正气得到充实，就会出现这样的情形；必须用泻的方法针治实证，要使病人觉得针下有凉的感觉，如果邪气衰退，就会出现这样的情形。血液中如果有淤积已久的邪气，应采用放出恶血的方法，祛除邪气。对于邪气亢盛的疾病，出针以后，不要按闭针孔而应使邪气外泄。慢慢地出针，出针后，迅速按闭针孔，正气就不致外泄，这就是所谓的"徐而疾则实"。而迅速地出针，出针后，不按闭针孔，可使邪气得以外散，这就是所谓的"疾而徐则虚"。这里所提及的虚实，是指气至时凉感和热感的多少而言，如果凉感或者热感似有似无，那么就难以断定疾病的虚实了。首先要认识病的标与本，才能确定审察疾病的先后。对于疾病的虚实掌握，医生切不要忘记遵守针法的原则，不要犯错误。假如医生不能准确把握，那就是违背了治疗的准则。治疗虚实证的关键，在于巧妙地运用九针，因为九针各有不同的特点，能适应各种不同的病证。用针补泻的时候，应当与气的开阖相配合。九针有九种名称，形状各不相同，必须根据治疗需要，运用针法发挥其补泻作用。

用泻法治疗实证，要留针等待经气到来，当病人感到针下有寒凉的感觉时，然后出针。用补法治疗虚证，要留针等待经气到来，当病人感到针下有发热的感觉时，然后出针。看到经气到来，应该谨慎守候，不要轻率地改变手法。决定针刺的深浅，要做到心中有数，应先诊察疾病的部位在

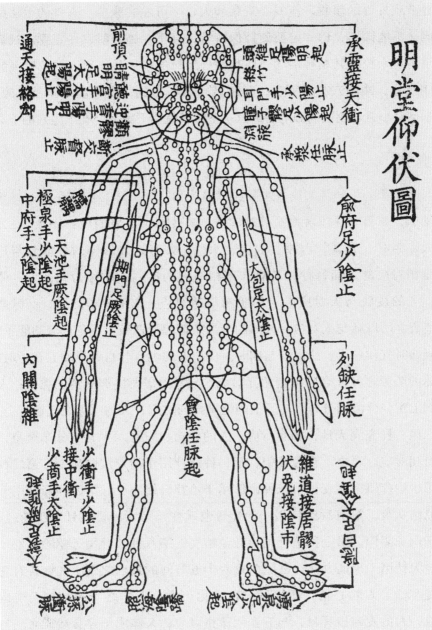

正伏人明堂简图 李梴 《医学入门》 明代

　　由于明堂具有"十二"和"流注"的特性，而汉代时人体四肢孔穴也分十二经，各经之间也都依照一定次序流注，故托名黄帝，以"明堂"来称呼针灸孔穴之书。此明堂图出自明隆庆五年（1571年）《医学入门》一书。

内还是在外。针刺虽然有深浅的区分，但候气之法是相同的。行针时，要像临近深渊，时时小心谨慎。持针时就像握虎一样，要坚定有力。思想不要分散到外界的事物，应专心观察病人，不可左右张望。下针的手法必须正确，不能倾斜，即一定要使针保持端正直下。施针时，一定要注视病人的眼睛，来控制其精神活动，使其经气运行通畅。足三里穴的位置在膝下外侧三寸；冲阳穴在足背上，举膝就很容易看到；上巨虚穴就是上廉穴，在举足时小腿外侧肌肉凹陷的部位；下巨虚就是下廉穴，在上廉穴的下方。

🔥 九针

黄帝说：九针与天地、四时、阴阳是相应合的，想请您详细阐释其中的道理，并把它作为治疗疾病的准则，流传后世。岐伯说：一天、二地、三人、四时、五音、六律、七星、八风、九野，人形体的各部分与这些都是相对应的。而每种针各有与其相适应的疾病，故称为九针。具体来说，人的皮肤与天对应；人的肌肉与地对应；人有动静之分，而脉搏亦有盛衰，所以脉与人对应；人体的十二条筋起于四肢，在各部分功能不同，如同四时气候各异，所以筋与四时对应；人的声音与自然界的五音相对应；人体的阴阳之气配合与脏腑相互对应，与六律需要协调的情况类似；人的面部七窍与牙齿的分布，与天上的七星排列对应；人的呼吸之气运行全身，如八风一样充满天地，相互对应；人的九窍、三百六十五络分布全身，与九野相对应。总之，在九针中，第一种镵针用于治疗皮肤病变，第二种员针用于治疗肌肉病变，第三种鍉针用于治疗脉络病变，第四种锋针用于治疗筋络病变，第五种铍针用于治疗骨骼病变，第六种员利针刺脏腑经脉，用于调和阴阳，第七种毫针用于补益精气，第八种长针用于驱除风邪，第九种大针用于疏通九窍，祛除三百六十五节间的病邪之气。九针各有它的功能主治。人的心情，像八风一样变化无常；人体之气运行与天气运行相应；人的发毛齿耳目，与五音六律相对应；人体阴阳经脉运行血气与大地江河百川相对应；人的肝脏与目相通，目又属于九窍，所以肝目与九数相应。

九针与天地四时、人体病证的对应

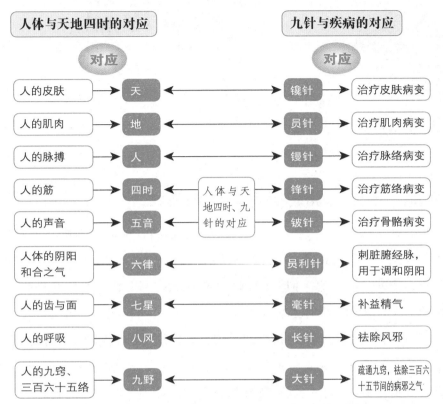

人体与天地四时的对应		**九针与疾病的对应**	
对应		对应	
人的皮肤 → 天	←	→ 镵针	→ 治疗皮肤病变
人的肌肉 → 地	←	→ 员针	→ 治疗肌肉病变
人的脉搏 → 人	←	→ 鍉针	→ 治疗脉络病变
人的筋 → 四时	人体与天地四时、九针的对应	锋针	→ 治疗筋络病变
人的声音 → 五音		铍针	→ 治疗骨骼病变
人体的阴阳和合之气 → 六律	←	→ 员利针	刺脏腑经脉，用于调和阴阳
人的齿与面 → 七星	←	→ 毫针	→ 补益精气
人的呼吸 → 八风	←	→ 长针	→ 祛除风邪
人的九窍、三百六十五络 → 九野	←	→ 大针	疏通九窍，祛除三百六十五节间的病邪之气

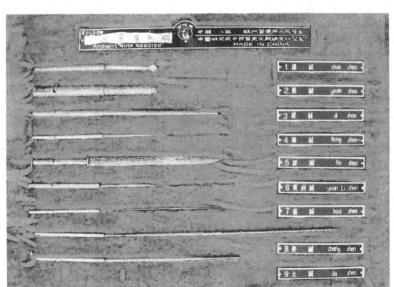

古九针模型

苏州医疗用品厂制 中国中医研究院医史文献所监制

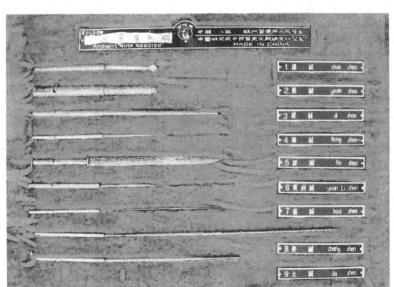

篇五十四 针解篇

221

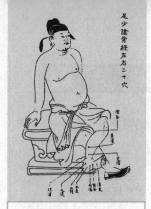

足少阴背经左右二十六穴

长刺节论篇

篇五十五

本篇论述了各种疾病的针刺准则，其内容包括头痛、寒热、痛肿等病的针刺部位和针刺方法。

🔥头痛、寒热、痛肿等病的针刺方法

精通针术的医生，有时在还没有开始诊脉时，就先听取病人的自述，再进行针刺治疗。头部生病，且头痛剧烈，可在头部取穴用针刺治疗，针刺至骨，病就可以治好。但针刺的深浅要适当，不要伤及骨肉和皮肤，皮肤是针出入的道路，特别注意不可损伤。

所谓阴刺的手法，就是指中间直刺一针，周围针刺四次，这种方法可治寒热病。如果病邪深入，而专攻于内脏的，应当取五脏的募穴进行针刺。如果邪气迫近五脏的，应当取背部的腧穴进行针刺。背部为内脏之气聚集的部位，等到腹中的寒热消除，针刺此穴位可以祛除迫近内脏的邪气。针刺的要领是，在皮肤浅显处，出针时要稍微出点血。

对于痛肿的治疗，就要在痛肿的部位进行针刺，并根据其大小来确定针刺的深浅。大的痛肿，脓血较多，浅刺就可；而小的痛肿，部位较深，就应当深刺。注意持针要端正，直刺而下，到达病所在的部位即可停止进针。

疾病在小腹间并有积聚的，应当对从上腹部到小腹部皮肉较厚的穴位进行针刺，然后再针刺第四椎间两旁的穴位和髂骨两侧的居髎穴，以及季胁肋间等处的穴位，引导腹中热气下行，病就可以治好了。

🔥疝、筋痹、肌痹和骨痹的针刺方法

小腹产生病变，疼痛而大小便不通，这种病为"疝"，它是由寒邪引起的。治疗时，应先针刺小腹与两股之间的穴位，再针刺腰部和髁骨之间的

头痛的特殊刺法

先听病人自述，再行针刺 ➡ 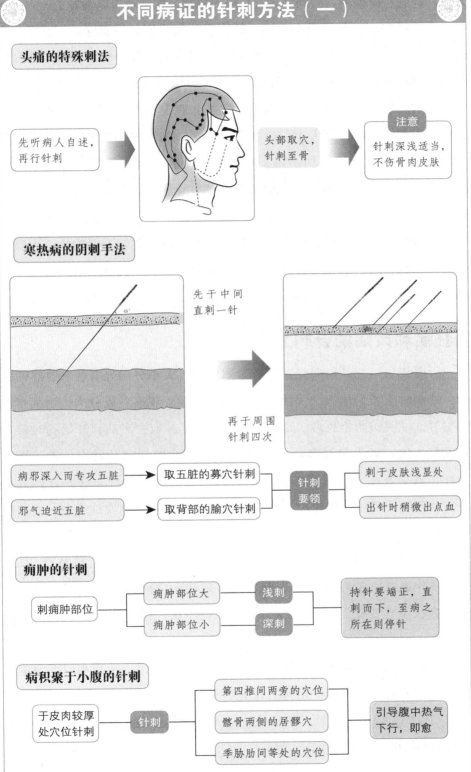 头部取穴，针刺至骨 ➡

注意
针刺深浅适当，不伤骨肉皮肤

寒热病的阴刺手法

先干中间直刺一针

再于周围针刺四次

病邪深入而专攻五脏 ➡ 取五脏的募穴针刺

邪气迫近五脏 ➡ 取背部的腧穴针刺

针刺要领

刺于皮肤浅显处

出针时稍微出点血

痈肿的针刺

刺痈肿部位 —— 痈肿部位大 —— 浅刺

痈肿部位小 —— 深刺

持针要端正，直刺而下，至病之所在则停针

病积聚于小腹的针刺

于皮肉较厚处穴位针刺 —— 针刺 —— 第四椎间两旁的穴位

髂骨两侧的居髎穴

季胁肋间等处的穴位

引导腹中热气下行，即愈

篇五十五 长刺节论篇

穴位，针刺穴位要多，等到小腹有发热的感觉，疾病就可以治好了。

所谓筋痹，就是指病变在筋，筋拘挛，关节痛，不能行动。治疗方法是刺在患病的筋上，针要从分肉间刺入，不可刺伤骨，刺后等到筋脉出现热感，表示病已治好，就可以停针了。

所谓肌痹，就是指病变在肌肤，皮肤和肌肉都疼痛。它是因受了寒湿侵犯而引起的。应针刺大小肌肉会合之处，针刺要深，要多针刺几处，以局部产生热感为标准。切不可损伤筋骨，倘若伤害了筋骨，就会引发痛肿这类的病。假如针刺时各肌肉会合处都有热感，说明病快好了，可以停针了。

所谓骨痹，就是指病变发生在骨，病人身体沉重，不能抬举，骨髓深处感到酸痛，局部感觉寒冷。治疗时应深刺，不要刺伤脉和肌肉。如果针刺至大小分肉之间，病人骨部感觉发热，表示病已痊愈，就可以停针了。

🔥狂病和风病的针刺方法

所谓狂病，就是指病变发生在各阳经脉，大小分肉处有忽寒忽热的感觉。针刺时应当采用泻法，使阳脉的病邪外泄。观察各处分肉，当都有了热感时，说明病即将痊愈，这时就可以停针了。有一种病，开始的时候每年发作一次，如果错过最佳治疗时机，就会发展到每月发作一次，再不治疗，就会发展到每月发作四五次，这就是癫病。治疗方法是针刺大小分肉及各部的经脉，如果没有寒气外出，就需要用针刺调理气血，直到病好为止。

一般而言，风侵袭人体，会出现时寒时热的症状，发热就会汗出，一日发作数次。治疗方法是先刺分肉腠理间和络脉。如果出汗和时寒时热的症状没有变化，就应当改为三天针刺一次，经过百天，疾病就可以好转了。

如果是大风侵袭身体，就会出现周身骨关节沉重，胡须和眉毛脱落的症状，这种病叫作大风。治疗方法是针刺肌肉，使之出汗；经过百天后，再针刺骨髓，仍使之出汗，再治疗一百天；总共要治疗二百天，直到胡须眉毛重新长出，才可以停止针刺。

不同病证的针刺方法（二）

	症	治
狂病	各阳经脉病变，大小分肉处忽寒忽热	针刺用泻法，各分肉有热感即愈
癫病	年发一次，不治则月发，继而月发四五次	无寒气外出则以针刺调理气血
风病	时寒时热，汗出数次	刺分肉腠理间和络脉
大风	骨关节沉重，毛发脱落	刺肌肉使出汗，百天后再刺骨髓使出汗，再百天，毛发新长即愈

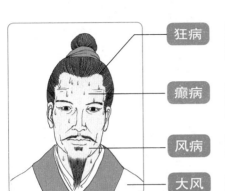

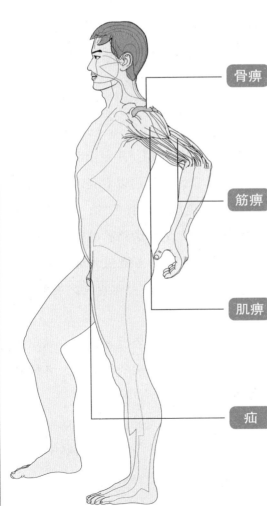

骨痹 身重不能举，骨髓酸痛，局部感冷 **症**

深刺至大小分肉之间，不可伤脉和肌肉，骨部感到发热即愈 **治**

筋痹 筋拘挛，关节痛，不能行动 **症**

针从分肉间刺在病筋上，不可伤骨，筋脉出现热感即愈 **治**

肌痹 皮肤和肌肉疼痛 **症**

针刺大小肌肉会合之处，刺深而多，不可伤筋骨，局部有热感即愈 **治**

疝 小腹疼痛，大小便不通 **症**

针刺小腹与两股之间的穴位，再刺腰部和髁骨之间的穴位，小腹发热即愈 **治**

篇五十五 长刺节论篇

225

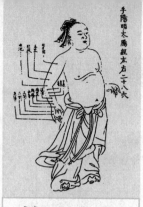

皮部论篇

本篇论述了三阴、三阳经脉在皮肤上的分布。

篇五十六

黄帝说：皮肤上有十二经脉分属的部位，脉的分布有横有纵，筋的分布有结有络，骨的大小长短也有一定的度量。它们所产生的疾病各不相同，这就要根据十二经脉在皮肤上所分属的部位来区别，同时要考虑到左右上下阴阳的部位及疾病的发展过程。请您具体解释其中的道理。

🔥 三阳之络

岐伯说：想要了解皮肤上的分区，它是按照经脉循行的部位划分的，各经都是这样的情况。阳明经的阳络，称为"害蜚"。手足阳明经的上下都是相同的。阳明经的络脉在阳明经上下分布区内都可以看到，是浮现在体表的小血脉。这些小络脉如果有痛证，颜色大多是青色的；如果有痹证，大多数络脉的颜色是黑色的；如果有热性病，大多数络脉的颜色是黄赤色的；如果有寒性病，大多数络脉的颜色是白色的；如果五种颜色都有，就说明是寒热相兼的病。络脉的邪气盛，就会向体内侵犯它所归属的经脉，络脉属阳主外，经脉属阴主内。

少阳经的阳络，称为"枢持"，并且手足少阳经都是相同的。少阳经的络脉是在少阳经上下分布区内所看到的，浮现在体表的小血脉。络脉中的邪气盛了，就会向体内侵犯它所归属的经脉。

太阳经的阳络，称为"关枢"，手足太阳经都是相同的。太阳经的络脉是在太阳经上下分布区内所看到的，浮现在体表的小血脉。络脉中的邪气盛了，就会向体内侵犯它所归属的经脉。

图解黄帝内经·素问

皮肤的经脉与络脉

		比较		现代认识

经脉 — 人体气血运行的通路。分布在人体的表面，连接各个穴位

里
- 深入体内，加强与脏腑之间的联系
- 出于头面，加强阴经与头面的联系
- 向心而行，加强脏腑与心的联系

微血管

络脉 — 经脉分布于全身的细小分支脉

表 — 在体表加强阴阳两经的联系

毛细血管

络脉从本经脉别出后，均走向相表里的经脉，即阴经别走于阳经，阳经别走于阴经

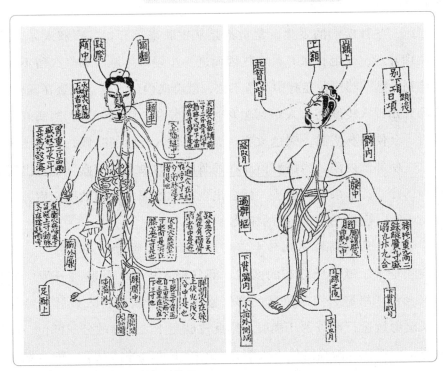

《活人图》经络图

朱肱 宋刊本《重校正活人书》 宋代（1118年）

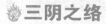

三阴之络

少阴经的阴络，称为"枢儒"，手足少阴经都是相同的。少阴经的络脉是在少阴经上下分布区内能看到的，浮现在体表的小血脉。络脉中的邪气盛了，就会向体内侵犯它所归属的经脉。病邪从阳络传入经脉，再出于经脉，侵犯到骨骼。

厥阴经的阴络，称为"害肩"，手足厥阴经都是相同的。厥阴经的络脉是在厥阴经上下分布区内能看到的，浮现在体表的小血脉。络脉的邪气盛了，就会向体内侵犯它所归属的经脉。

太阴经的阴络，称为"关蛰"，手足太阴经都是相同的。太阴经的络脉是在太阴经上下分布区内能看到的，浮现在体表的小血脉。络脉中的邪气盛了，就会向体内侵犯它所归属的经脉。总之，十二经络脉，都是分布在皮肤各个部分的。

病邪的传变次序

因此，各种疾病的发生，常常都是从皮肤毫毛开始。病邪入体表后，就使腠理开泄，毫毛孔张开，邪气因而进一步侵入络脉。邪气久留不去则向内传到经脉；邪气在经脉中久留不去，就会向内传入腑，积聚在肠胃中。当病邪开始侵入皮肤时，人感到恶寒而毫毛竖起，腠理开泄。当病邪侵入络脉时，会使络脉盛满，颜色改变。当病邪侵入经脉的时候，本来已虚的经脉之气使邪气内陷。当病邪留滞在筋骨间，如果寒气偏盛，就会出现筋挛骨痛的症状；如果热气偏盛，就会出现筋脉松懈，骨肉消瘦，肩、肘等处肌肉坏死，毛发枯槁而衰败的症状。

黄帝说：您提到的皮肤的十二部，发生病变的情况是怎样的？岐伯说：皮肤是十二经络脉分布的区域。邪气侵入皮肤，使腠理开泄，邪气趁机又会侵入络脉，引起络脉的邪气盛满，接着就会传入经脉；经脉盛满，又会继续运行而停留于腑脏。因此皮肤是十二经脉的分属部位，如果不注意，邪气就会沿经络传入脏腑；在治疗不及时的情况下，就会发展为大病。

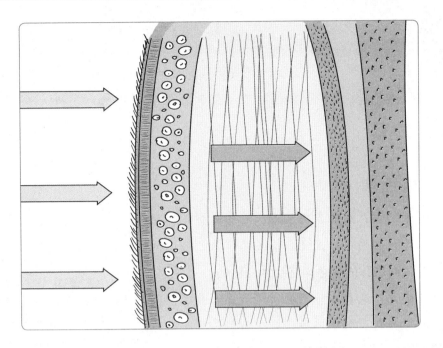

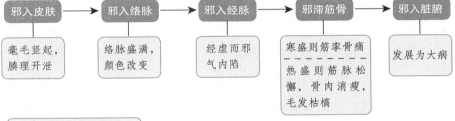

邪入皮肤 →	邪入络脉 →	邪入经脉 →	邪滞筋骨 →	邪入脏腑
毫毛竖起，腠理开泄	络脉盛满，颜色改变	经虚而邪气内陷	寒盛则筋挛骨痛，热盛则筋脉松懈，骨肉消瘦，毛发枯槁	发展为大病

邪入络脉的颜色变化

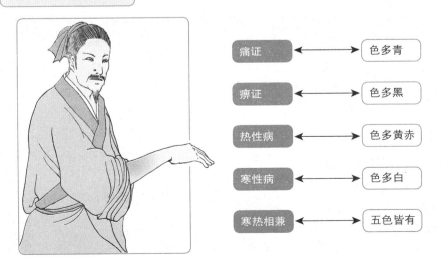

痛证	↔	色多青
痹证	↔	色多黑
热性病	↔	色多黄赤
寒性病	↔	色多白
寒热相兼	↔	五色皆有

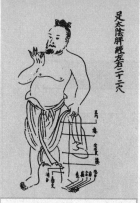

足太陰脾經左右二十六穴

经络论篇

篇五十七

本篇论述了经络的常色和病色，以及根据经脉色泽变化诊断内脏疾病的情况。

🔥 经络色诊

黄帝问道：络脉表现于外，它有五种各不相同的颜色，分别为青色、黄色、赤色、白色、黑色。这是为什么？岐伯回答说：经脉的颜色是固定不变的，而络脉的颜色却是经常变化的。

黄帝说：既然经脉具有固定不变的颜色，那么这种颜色是什么？岐伯说：心主赤色，肺主白色，肝主青色，脾主黄色，肾主黑色。经脉和脏腑相通，因此经脉所主的颜色和内脏主色相对应。

黄帝问道：阴络和阳络，也与其经脉的颜色相对应吗？岐伯说：阴络的颜色与其经脉相应，阳络的颜色则变化无常，随着季节的改变而变化：过于寒冷，血液就迟滞，因而呈现青黑色；过于温热，血液就滑利加速，因而呈现黄赤色。如果体表络脉五色同时出现，就是病人患有寒热病所引起的。

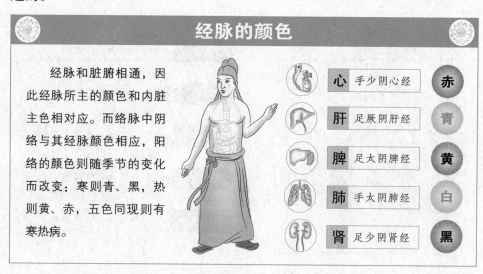

经脉的颜色

经脉和脏腑相通，因此经脉所主的颜色和内脏主色相对应。而络脉中阴络与其经脉颜色相应，阳络的颜色则随季节的变化而改变：寒则青、黑，热则黄、赤，五色同现则有寒热病。

心 手少阴心经		赤
肝 足厥阴肝经		青
脾 足太阴脾经		黄
肺 手太阴肺经		白
肾 足少阴肾经		黑

图解黄帝内经·素问

经络之探索

二十世纪五十年代

　　有人认为古人所说的经络就是现代解剖学中的血管，并不存在一套独立的经络系统。

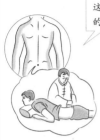

这类人只占人群中的很小一部分。

　　人们在针刺中发现一种奇怪的现象：有些人接受针刺治疗时，会产生一种沿经脉路线移动的感觉。后来正式命名这一现象为循经感传现象，称能产生这一现象的人为"经络敏感人"。

二十世纪七十年代

　　人们对循经感传现象进行了更为深入的研究，发现了循经感传的一些奇异特性：

- 速度较慢，为每秒厘米量级。

- 可被机械压迫、注射生理盐水及冷冻降温所阻断。

- 可绕过疤痕组织及通过局部麻醉区，而趋向病灶。

- 循经感传的路线上有时会出现血管扩张、轻度水肿并可测出肌电发放。

- 发现部分截肢病人在截肢部位出现经络感传。

二十世纪八十年代

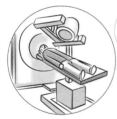

它可是客观证实经络存在的一个里程碑。

　　用 Γ 照相机拍摄到同位素循经脉路线运动的轨迹。使用生物物理学手段对经络进行研究发现了经脉路线上具有低电阻、高声振动和较好的声光热传导及同位素迁移等物理学特性。

二十世纪九十年代

形成了若干假说

- **神经论**：认为循经感传是神经元之间兴奋传递的结果。
- **体液论**：认为中医经络中的气血指人体中的各种体液，经络是体液运行的通道，体液运动刺激神经产生循经感传。
- **能量论**：认为经络是某种物理能量与信息的传输渠道。

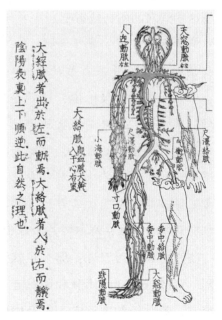

解剖学中的经络

三谷公器《解体发蒙》　1813 年

　　《内经》认为，经络是"气"的运行通道，古人也认为经络与气功有关。西方医学则认为所谓的经络，是血液运行的通道，即微血管和毛细血管，故众多经络多通向心脏。

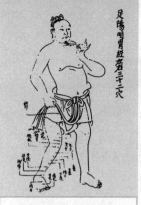

气穴论篇

本篇论述了三百六十五穴在人体的分布情况，穴位与经脉、络脉、孙络、溪谷和营气、卫气的关系。

篇五十八

🔥 三百六十五穴

黄帝说：我知道人的身体有三百六十五个气穴，与一年的天数相对应，但不清楚这些气穴的部位，请您不吝赐教。岐伯叩头再拜回答说：这个问题，实在太高深了，我恐怕也会因回答不好而感到困窘。如果不是圣帝，谁还会深入研究这些道理呢？既然您提出来了，我就尽量详尽地介绍一下这些气穴的所在位置吧。

黄帝谦逊地说：先生所讲，一定会对我很有启发。眼睛虽然还没看见您要讲的事物，耳朵虽然还没听到您要讲的道理，但却使我已经耳聪目明、心领神会了。岐伯说：这就是先人所说的"圣人易语，良马易御"的道理！黄帝说：我并不是您所说的那种天资聪颖，领悟能力极强的圣人。俗话说，探索事物的道理，可以开拓人的思维。但今天我要请教的内容，不过是想启发我的蒙昧，解答我的疑惑，还谈不上讨论什么高深的道理。我希望详细地了解气穴的部位，掌握其中的精髓，并且一定要把所学到的内容珍藏到金匮里，绝不轻易泄露出去。

岐伯再拜后回答说：那么我就冒昧讲解一下吧！背部属于阳，胸部属于阴。背部与胸部因阴脉和阳脉互相牵扯而疼痛，治疗时，应取任脉经的天突穴，督脉经的中枢穴，以及中脘穴、关元穴。胸背部的经脉斜着牵引着前后左右，发病时会出现背部胸部疼痛不能呼吸，不能平卧，呼吸短促，或者偏于一侧疼痛，经脉胀满的症状。原因在于经脉中的斜脉向下连于尾骶部，再连络到胸胁部，其中的分支脉入心连贯到膈，与任脉交会于天突穴，再向下斜行到肩，交会于背部第十胸椎之下。

脏俞有五十个穴位，腑俞有七十二个穴位。治疗热病的穴位有五十九个，治疗水病的穴位有五十七个。此外，头部有五行，每行有五穴，五五共二十五穴；脏的背俞在脊椎两旁各有五穴，共计十穴；大椎上面两旁各有一穴，共两穴；眼旁的瞳子髎和耳旁的浮白，左右两侧共四穴；两侧髀枢中有环跳二穴；犊鼻穴二穴；听宫穴二穴；眉根部攒竹穴二穴；完骨二穴；项中央风府一穴；枕骨处窍阴穴二穴；上关穴二穴；大迎穴二穴；下关穴二穴；天柱穴二穴；上下巨虚左右共四穴；地仓穴二穴；天突穴一穴；天府二穴；天牖二穴；扶突二穴；天窗二穴；肩井二穴；关元一穴；委阳二穴；肩贞二穴；哑门一穴；脐中央的神阙一穴；胸部有十二穴；背部膈俞左右共二穴；膺俞有十二穴；足外踝有阳辅穴二穴；踝上横骨处有解溪穴，左右共二穴；阴跷穴、阳跷穴，左右共为四穴；治水病的穴位在各条经脉的肌肉之间，治热病的穴位都在各条经脉阳气汇聚之处，治寒热的穴位在左右两侧骸厌中有二穴；大禁穴是五里穴，禁二十五刺，位置在天府

铜人图与穴位

铜人图，是以针灸铜人为模型而绘制的人体全身穴位图，对研究古代针灸穴位定位有很高的学术价值。

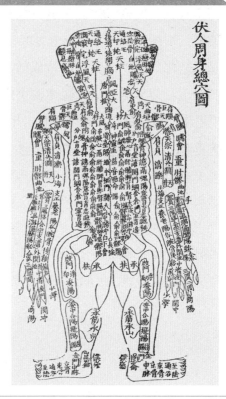

伏人周身总穴图

赵文炳《针灸大成》铜人简图
明代（1601 年）

下五寸处，左右共二穴。以上总计为三百六十五穴，是针刺时所取的穴位。

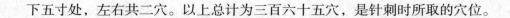孙络和溪谷

　　黄帝问道：我已经了解了气穴的部位和用针取穴的位置，还想学习有关孙络和溪谷的知识，它们也各有对应吗？岐伯答道：孙络与三百六十五穴内外相会，也和一年相对应。散发邪气，畅通营卫之气，是孙络的功能。如果邪气侵入人体，造成营血内溢，卫气外散，卫气亏竭而营血留存，在外就会发热，在内就会少气，需要赶快用针泻其邪气，以使营卫流畅。只要遇到以上情形，就采用泻法，而不必考虑诸穴的会合情况。

　　黄帝说：讲得很好，请再谈谈溪谷交会的情况。

　　岐伯说：人体肌肉的大会合处称为"谷"，肌肉的小会合处称为"溪"。肌肉之间，也就是溪谷的会合之处，可以畅通营卫，也可以会合宗气。如果外邪亢盛，正气壅塞，脉络发热而肌肉败坏，营卫就不能通行，肌肉必定因之产生脓肿，向内可使骨髓败坏，向外蔓延可使大的肌肉破溃。如果邪气停留在关节，必将引起筋骨败坏的重症。如果寒邪侵入人体，长时间滞留而不离去，则营气和卫气就不能正常循行，内部就会过寒，筋络拘急不能伸展，这样，在内可以形成骨痹，在身体表面呈现为皮肤的麻木不仁。这都是大寒之气滞留于溪谷所造成的。溪谷与三百六十五穴相会合，也和一年相对应。如果病是从较轻微的小痹渐渐形成的，邪气也能随着络脉往来，可以采用微针疗法，和一般刺法相同。

　　黄帝遣开左右侍卫，起身再拜说：今天承蒙您的启发，解除了我的困惑，我要把这些内容藏在金匮里，决不轻易拿出来给别人看。并将金匮藏于金兰之室，题名为"气穴所在"。岐伯说：孙络之脉是经脉分出来的别支，当其血盛时就可采用泻法。孙络也有三百六十五脉，但都贯注于络脉，再转注于十二经脉，不局限于十四络脉，但实际已经包括在其中了。如果要从内驱散病邪，可取五脏的十条经脉进行泻法治疗。

孙络和溪谷

 孙络

 定义
> 人体中络脉的分支，即络脉中的细小部分。与三百六十五穴内外相会，也和一年相对应

功能
> 散发邪气，畅通营卫之气

溪谷

 定义
> 溪　肌肉小会合处
> ----
> 谷　肌肉大会合处

> 与三百六十五穴相会合，也和一年相对应

功能
> 溪谷的会合处，可畅通营卫之气，也可会合宗气

邪气侵入的病证

外邪亢盛，正气壅塞，脉络发热 → 肌肉坏损，产生脓肿

向内则使骨髓败坏　　向外则大肌肉溃坏

邪气滞于关节 → 筋骨败坏

寒邪滞留溪谷 → 筋络不能伸

在内则为骨痹　　在体表则为皮肤的麻木不仁

人体经穴正面图

董德懋 实用铜人经穴图 1940 年

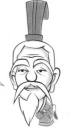

> 如果邪气是循孙络而往来于身，则可取五脏的十条经脉泻之，与大寒滞留溪谷不同。

篇五十八　气穴论篇

235

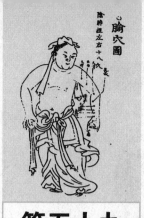

气府论篇

本篇介绍了手、足三阳经，任脉、督脉、冲脉等经脉的穴位数目及大体部位，还有足厥阴经、手少阴经、阴跷脉、阳跷脉的个别穴位。

篇五十九

🔥 足三阳经的穴位分布情况

足太阳经脉之气所通达灌注的穴位有七十八个，分别为：两眉头陷中的攒竹穴各一个；自眉头上行进入头发至前顶穴，其中有神庭穴、上星穴、卤会穴，共长三寸半，前顶穴居中央一行，两旁各有二行，共五行，中央一行与外面两行相距三寸；太阳经脉之气上浮于头部皮肤中，共五行，每行有五个穴位，五五共二十五穴；后颈大筋两侧各有一个天柱穴，风府穴两旁各有一风池穴，自此下行至脊两旁，从大椎往下至尾骶，有二十一节，其中十五个脊椎骨间两旁约一寸半处，左右各有一个穴位；五脏的腧穴左右各有五个，六腑的腧穴左右各有六个，共计二十二穴；从委中穴下到足小趾旁，左右各有六个穴位。

足少阳经脉之气所通达灌注的穴位有六十二个，分别为：两头角上各有两个穴位；从瞳孔直上发际内各有五个穴位；耳前角上各有一穴；耳前角下各有一穴；鬓发下各有一穴；客主人穴左右各一穴；耳后陷中各有一穴；下关穴左右各一穴；耳下牙车之后各有一穴；髀枢中左右各有一穴；膝以下到足小趾侧的次趾，左右足各有六个穴位。

足阳明经脉之气所通达灌注的穴位共有六十八个，分别为：额颅发际旁各有三个穴位；颧骨下骨空中间各有一个穴位；大迎穴在骨空陷中左右各一穴；人迎穴左右各一穴；缺盆外骨空陷中各有一穴；胸膺部每根肋骨中间各有一穴；挟在鸠尾穴之外，正在乳房下三寸，挟着胃脘左右各有五穴；挟着脐部，旁开三寸左右各有三穴；脐下二寸，左右各有三穴；在动脉跳动处是气街穴，左右各一穴；伏兔穴上左右各有一穴；从足三里穴开始，向下到足中趾，左右各有八穴，这十六个穴位分布在一定的孔穴中。

手三阳经的穴位分布情况

手太阳经脉之气所通达灌注的穴位共有三十六个，分别为：眼睛内眦各有一个穴位；眼睛外眦各有一个穴位；颧骨下左右各一穴；耳廓上各有一穴；耳中左右各一穴；巨骨穴左右各一穴；曲掖上各有一穴；柱骨上陷中各有一穴；天窗上四寸处各有一穴；肩解部各有一穴；肩解下三寸处各有一穴；肘部以下到手小指端处，各有六个穴位。

手阳明经脉之气所通达灌注的穴位共有二十二个，分别为：鼻孔外侧和项上各有两个穴位；大迎穴在骨空中，左右各一穴；项肩相接之处各有一穴；肩臂相接之处各有一穴；肘部以下至手大指侧的次指间，左右手各有六个穴位。

手少阳经脉之气所通达灌注的穴位共有三十二个，分别为：颧骨下面各有一个穴位，眉后各有一个穴位；头角处各有一穴；下完骨后各有一穴；项中足太阳经之前各有一穴；扶突穴左右各一穴；肩贞穴左右各一穴；肩贞穴下三寸左右各有一穴；肘部以下到手小指侧的次指端，左右各有六个穴位。

病之状况与治疗

足少阳胆经主要分布于下肢外侧中线、侧胸腹及侧头面。

足少阳胆经上的保健穴

Ⓐ 风池：聪耳明目、醒脑开窍、疏风解热，对神经衰弱、落枕、目赤痛、中风、耳鸣等症均有一定防治作用。

Ⓑ 环跳：有较强的通经活络作用，对腰胯腿痛、中风偏瘫、风寒湿痹、坐骨神经痛、下肢麻痹诸症均有一定防治作用。

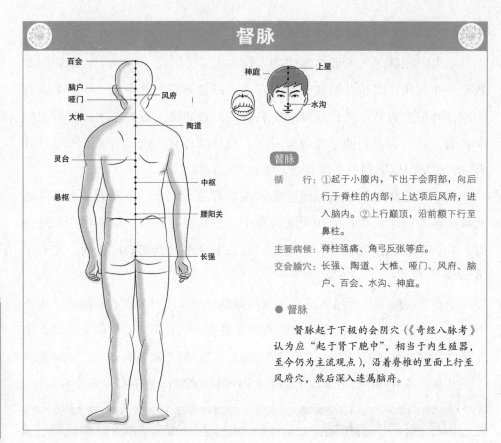

督脉

百会
脑户
哑门
大椎
灵台
悬枢

风府
陶道
中枢
腰阳关
长强

神庭
上星
水沟

督脉

循　行：①起于小腹内，下出于会阴部，向后行于脊柱的内部，上达项后风府，进入脑内。②上行巅顶，沿前额下行至鼻柱。

主要病候：脊柱强痛、角弓反张等症。

交会腧穴：长强、陶道、大椎、哑门、风府、脑户、百会、水沟、神庭。

● **督脉**

　　督脉起于下极的会阴穴（《奇经八脉考》认为应"起于肾下胞中"，相当于内生殖器，至今仍为主流观点），沿着脊椎的里面上行至风府穴，然后深入连属脑府。

督脉、任脉和冲脉的穴位

　　督脉之气所通达灌注的穴位共有二十八个，分别为：项部中央有两个穴位；从前发际到后发际，中央有八个穴位；面部中央有三穴；大椎以下至尾骨及其两旁共有十五个穴位；从大椎到骶骨共二十一节，这是根据脊椎骨来确定穴位的方法。

　　任脉之气所通达灌注的穴位共有二十八个，分别为：喉中央有两个穴位；胸膺骨陷各有一穴，共六个穴位；鸠尾下三寸是上脘穴；上脘穴至脐中相距五寸，脐中与横骨毛际相距六寸半，每寸各有一穴，共计十四穴，这是腹部取穴的方法。下部前后二阴的中间，有会阴穴；眼睛下有承泣穴，左右各一个；唇下有一个承浆穴，外加一个龈交穴。

　　冲脉之气所通达灌注的穴位共有二十二个，分别为：挟鸠尾外两旁各横开半寸到脐部左右各有六个穴位，每穴各相距一寸，挟脐两旁各横开五分，下至横骨部左右各有五个穴位，每穴各相距一寸，这就是腹部经脉取穴位的方法。

🔥 个别穴位

　　足少阴经脉之气所通达灌注的穴位有两个：在舌下有两个穴位；足厥阴经脉之气所通达灌注的穴位，在毛际左右各有一急脉穴；手少阴经左右各有一个穴位；阴蹻、阳蹻各有一个穴位。手足两旁肌肉丰满隆起之处，都是经脉之气通达灌注的部位。这就是全部的三百六十五个穴位。

任脉和冲脉

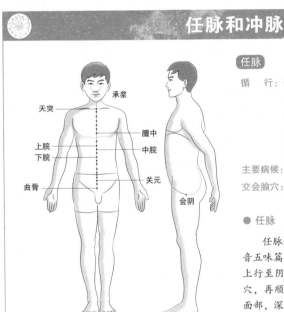

任脉

循　　行：①起于小腹内，下出会阴部。②向上行于阴毛部。③沿着腹内，向上经过关元等穴。④到达咽喉部。⑤再上行环绕口唇。⑥经过面部。⑦进入目眶下（承泣穴属足阳明胃经）。

主要病候：疝气、带下、腹中结块等症。

交会腧穴：会阴、曲骨、中极、关元、阴交、下脘、中脘、上脘、天突、廉泉、承浆。

● 任脉

　　任脉起于中极穴之下的会阴穴（《灵枢·五音五味篇》则认为"冲脉、任脉皆起于胞中"），上行至阴毛处，然后沿着腹腔内部上行至关元穴，再顺着正中线到达咽喉，再上至额下，走面部，深入眼内连接舌。

冲脉

循　　行：①起于小腹内，下出于会阴部。②向上行于脊柱内。③其外行者经气冲与足少阴经交会，沿着腹部两侧。④上达咽喉，环绕口唇。

主要病候：腹部气逆等症。

交会腧穴：会阴、阴交、气冲、横骨、大赫、气穴、四满、中注、肓俞、商曲、石关、阴都、通谷、幽门。

● 冲脉

　　冲脉起于气冲穴处，并行于足少阴肾经内侧，挟脐两侧而上，到达胸部而分散。

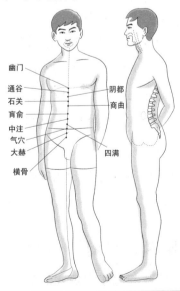

239

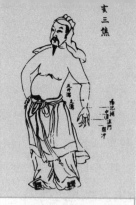

骨空论篇

本篇论述了部分骨骼的孔窍，其内容包括风邪致病的病证，针灸治疗疾病的穴位。

风邪致病的病证

黄帝问道：我获悉风邪是产生一切疾病的原因，应采取什么样的针刺方法进行治疗呢？岐伯答道：风邪从外侵入人体，使人出现寒战、出汗、头痛、身体沉重、怕风寒的症状，治疗时应取风府穴进行针刺以调和阴阳。对于正气不足的情况，采用补法；对于邪气有余的情况，采用泻法。

如果因感受严重的风邪而出现颈项痛症状的，应当针刺风府穴。风府穴的位置在颈椎第一节上面。如果因感受严重的风邪而出汗的，应当针灸噫嘻穴。噫嘻穴位于背部下第六脊椎旁三寸，用手指压其穴位，病人就会感觉疼痛而发出噫嘻的声音，此时医生的手指下能感觉到穴位的跳动。

已受过风寒侵袭的、害怕受风寒的病人，应当针刺眉头攒竹穴。因失枕引起的颈项疼痛，应取肩上横骨之间的穴位治疗。并让病人伸臂，然后引两肘尖相合寻找正当脊部中央的部位，进行针灸治疗。

对于眇络季胁牵引脐下而痛胀的情况，要针刺噫嘻穴进行治疗。

对于腰痛不能转侧摇摆，牵引睾丸疼痛的情况，要针刺八髎穴和疼痛部位。八髎穴在腰尻骨间孔隙中。

患了鼠瘘病，寒热往来，应当针刺寒府穴，寒府穴位于膝上外侧的骨缝中。取膝上外侧的孔穴时，要让病人弯腰，做揖拜的姿势；如果取足心的涌泉穴时，就要求病人做跪的姿势。

任脉、冲脉、督脉、足少阴肾经循行路线

任脉起源于中极穴的下面，上行至毛际，再沿腹部上行经关元穴到咽

喉，又上行至颐，顺着面部进入目中。冲脉起源于气街穴，与足少阴肾经相并，挟脐左右上行，到胸中分散。如果任脉发生病变，对于男子而言，就会生腹部的七种疝病；对女子而言，就会生带下、瘕聚病。如果冲脉发生病变，就会出现气逆上冲、腹内疼痛的症状。

如果督脉发生病变，就会出现脊柱强硬反折的症状。督脉开始于小腹以下的横骨中间。女子督脉循行入廷孔，廷孔就是尿道的入口。然后从这里分出一支络脉，循着阴户会合于会阴部，绕行于肛门后面，再分出一支绕臀部到足少阴与足太阳经中的络脉处。与足少阴经会合后上行经股后面而上，穿过脊柱连属于肾脏，与足太阳经共同起源于目内眦，上行至额部，在巅顶交会，又向内连络于脑，回返时循项下至肩胛骨内，挟脊抵腰中，入内沿着背脊的干骨结络于肾处。男子督脉则循阴茎，下至会阴，这与女子是相同的。不同的是，此后它从少腹直上，穿过脐中央，再向上通过心进入喉，又上行到颐，并环绕口唇，再上行系于两目中央之下。如果督脉发生病变，男子就会患上冲疝病，其症状是气从少腹直上，冲心而痛，不能大小便。在类似的情况下，女子就不能怀孕，出现小便不利、痔疾、遗尿、咽喉干燥等症状。简而言之，督脉生了病，还是应当对督脉进行治疗，对于病轻微的情况，可取脊骨或横骨的穴位去治；病严重的情况，就取脐下阴交穴治疗。

如果患者气逆并且喘息有声音的，治疗时，应取廉泉穴和天突穴。如果逆气上冲喉部，就治侠颐处大迎穴。

督脉病变与治疗

	男子	女子
病变	冲疝病	不孕
症状	气从少腹直上，冲心而痛，不能大小便	小便不利、遗尿、咽喉干燥等
治疗	病轻	取脊骨或横骨穴位治疗
	病重	取脐下阴交穴治疗

督脉循行图

吴谦《刺灸心法要诀》奇经图 清代（1742 年）

针治膝痛

对于行走困难，膝关节能伸不能屈的病人，治疗时，可取股腱部的穴位；对于坐下时膝痛的病情，治疗时可取环跳穴；当站立时，感到骨缝欲裂且有热痛感的，治疗时可取膝关节经穴；对于膝痛牵引到拇指的病情，取其膝弯处委中穴进行治疗；对于坐下时，膝痛就像有东西潜伏在里面的这种情况，治疗时可取髀枢穴；对于膝痛不可屈伸的情况，治疗时可取背部足太阳经的腧穴；当疼痛牵连小腿部，而且这种疼痛简直就和腿折断的情形差不多时，可取足阳明胃经的陷谷穴进行治疗；对于膝痛如分离般的情况，治疗时可取太阳经的荥穴通谷、少阴经的荥穴然谷；对于膝部酸痛无力，不能久立的病情，治疗时可取少阳经络脉的光明穴，此穴位于外足踝上五寸处。

辅骨的上面，腰横骨的下面称为"楗"，侠髋骨相接的地方称为"机"。膝部的骨缝也叫作"骸关"，侠膝两旁的高骨称为"连骸"，连骸的下面称为"辅骨"，辅骨上面的膝弯称为"腘"，它的上面称为"骸关"。头后部的横骨称为"枕骨"。

治疗水病的腧穴

治疗水病的腧穴有五十七个穴位，分别为：尻骨上有五行，每行各有五个穴位；伏兔上有两行，每行各有五个穴位；其左右各一行，每行各有五个穴位；足内踝上各一行，每行各有六个穴位。髓空在脑后三分，都在颅骨边际锐骨的下面，有一穴位在断基的下面，有一穴位在项后伏骨的下面，有一穴位在脊骨上空的风府穴上面；脊骨下空位于尻骨下面的孔穴中。有几个髓空位于面部侠鼻两旁，还有的位于口唇下方与两侧肩骨相平之处；两肩髃骨孔穴在肩膊中的外侧；臂骨的骨孔在外侧，离手踝四寸处两骨的中间；股骨上面的骨孔在股骨上至膝四寸的地方，胫骨的骨孔在辅骨的上端，股际的骨孔在阴毛中的动脉下面，尻骨的骨孔在髀骨的后面相距四寸的地方。扁骨有血脉渗灌的纹理，没有髓孔。

寒热证的针灸疗法

针灸治疗寒热证的方法是，先灸项后的大椎穴，根据病人年龄来决定艾灸的次数。次灸尾骶骨的尾闾穴，也是以年龄确定艾灸的次数。运用灸法的部位有：背部有凹陷的地方，举起手臂肩上有凹陷的地方，两侧季胁间的京门穴，足外踝上绝骨的阳辅穴，足小趾和次趾间的侠溪穴，小腿肚下凹陷处的承山穴，外踝后的昆仑穴，缺盆骨上方按之坚硬如筋而痛的地方，胸膺中陷骨间的天突穴，手腕部横骨之下的大陵穴，脐下三寸的关元穴，毛际边缘有动脉跳动处的气冲穴，膝下三寸的三里穴，足阳明经所行足跗上动脉处的冲阳穴，头顶上的百会穴。

被狗咬的，可在被咬处针灸三次，依据犬伤病的治疗方法进行医治。以上针灸寒热证的部位共有二十九处，因伤食而发寒热的，如果采用针灸法没有明显效果的，一定要细察经脉过于阳盛的地方，在相应的穴位多针灸几次，同时配合药物治疗。

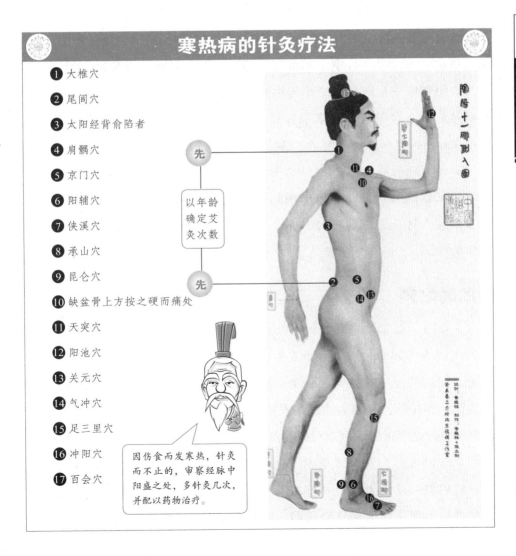

寒热病的针灸疗法

❶ 大椎穴
❷ 尾闾穴
❸ 太阳经背俞陷者
❹ 肩髃穴
❺ 京门穴
❻ 阳辅穴
❼ 侠溪穴
❽ 承山穴
❾ 昆仑穴
❿ 缺盆骨上方按之硬而痛处
⓫ 天突穴
⓬ 阳池穴
⓭ 关元穴
⓮ 气冲穴
⓯ 足三里穴
⓰ 冲阳穴
⓱ 百会穴

以年龄确定艾灸次数

因伤食而发寒热，针灸而不止的，审察经脉中阳盛之处，多针灸几次，并配以药物治疗。

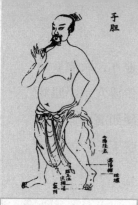

于胆

水热穴论篇

本篇讲述了治疗水肿病的五十七穴，
治疗热性病的五十九穴。

篇六十一

🔥 积水两脏：肾和肺

黄帝问道：少阴为什么主肾？肾又为什么主水？

岐伯答道：肾位于人体的下半部，为阴中之阴，所以它属于至阴之脏，而阴属水，因此说肾是主水的脏器。肺属于太阴之脏。肾脉属少阴，这是因为少阴在冬季最旺，而冬季与水相对应，足少阴经的气在冬季最旺，少阴经脉起源于肾脏，它的末端分支入肺，因此与水有关的病的根本在肾，标末在肺，肺肾两脏如不健全，都能够积水形成病变。

黄帝又问道：那么，为什么肾脏能够积水而生病呢？岐伯说：肾脏就相当于胃的闸门，此关口出现问题，水液就会停留聚在一起而形成病。其水液在人体上下，泛溢于皮肤，从而形成浮肿病，也就是水液积聚所产生的病证。

🔥 四时之刺

黄帝问：在春天采用针刺疗法时，要取络脉分肉之间，这是为什么？岐伯说："春天属木，肝气开始发生；肝气的性质是急躁，其感受风邪也很迅速，但肝的经脉往往藏于深处，当风邪刚进入体表就与卫气相互搏结，不能深入到经脉，又因为病邪在人体表层的络脉与肌肉之间，所以针刺时，取络脉分肉之间进行浅刺就可以达到治疗效果。

黄帝问道：在夏天采用针刺疗法时，应取盛经皮肤腠理，这是为什么？岐伯说：夏天为火当令，人体内与之相应的心气也开始旺盛起来，因此虽然脉形瘦小而搏动气势微弱，却充满了阳气，热气熏蒸于分肉腠理之

主水之肾与水肿病

肾为"水脏"

肾主水即"肾为水脏"，它在调节体内水液平衡方面起着极为重要的作用。

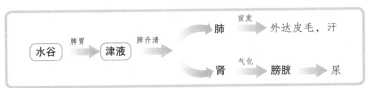

肾的生理特征

肾

① **肾性潜藏**：肾具有闭藏的特性。肾性潜藏的特点决定了人体一切潜藏、摄纳、封藏的生理活动皆由肾所主。具体表现在肾主藏精、藏血、纳气等方面

② **肾恶燥**：肾为水脏，主藏精，主津液。燥易伤阴津、耗损肾液，故具恶燥的特性。因此肾病治疗不宜过用燥烈之品

③ **肾为先天之本**：肾藏先天之精，先天之精秉受于父母，为人体生命活动的原初物质及动力所在

④ **肾为水火之脏**：肾寓真阴真阳，为一身阴阳之根本。真阴、真阳闭藏于肾，为五脏六腑阴阳的发源地

⑤ **肾通于冬气**：肾在五行属水，冬季亦属水。所以肾气在冬季最为旺盛，而冬季也多肾的病变

肾与水肿病

胃之闸门

肾少阴经分支入肺

 本 肾 —————— 肺 **末**

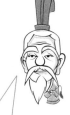

水液积聚而成病

肾气上通，水气客于肺

外邪入侵首先犯肺

水液泛溢于皮肤，形成水肿病

"其本在肾，其末在肺"为后世论治水肿病的理论依据，明代医学家张介宾又补充了"其制在脾"，使水肿病的病机理论更臻系统、完善。

间，向内进入经脉，所以应取盛经分腠进行针刺治疗。针刺只透过皮肤，就能把病治好，这是病邪居于浅表的缘故。"盛经"就是指阳脉。

黄帝问道：在秋天采用针刺疗法时，应取各经的腧穴，为什么呢？岐伯说：秋天为金当令，肺脏之气与秋天收敛清肃之气相对应。这时候火气渐衰，金气渐盛，人体的阳气处于合闭的过程中。秋季阴气开始旺盛，如果湿邪侵犯人体，由于阴气还没达到太盛的程度，所以不能深入机体内部，因此应取阴经的腧穴以泻阴邪，取阳经的合穴来泻阳热的病邪。因为体表的阳气开始衰弱，而向内运行到合穴之处，所以要取合穴进行针刺治疗。

黄帝问：在冬天采用针刺疗法时，应取各经的井穴和荥穴，这是为什么？岐伯说：冬天为水当令，人体内与之相对应的肾气开始闭藏，呈现出阳衰阴盛的气象。足太阳经气伏沉在骨，阳气随之下行，所以应取井穴以抑制阴逆的太过，取荥穴以充实阳气的不足。因此说"冬取井荥，春不鼽衄"，它的科学依据就在这里。

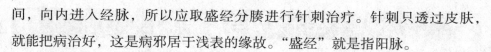

🔥 五十九个腧穴的位置

黄帝道：先生所谈到的治疗热病的五十九个腧穴，我们已经探讨了它们的含义，但还不知道它们所在的部位，现在我想了解其部位的所在和作用。岐伯说：头上有五行，每行有五个穴位，针刺之，能够散发诸阳经上逆的热邪。对大杼、膺俞、缺盆、背俞这八个穴位进行针刺，可以泻除胸中的热邪。对气街、三里、上巨虚、下巨虚这八个穴位进行针刺，可以泻除胃中的热邪。对云门、髃骨、委中、髓空这八个穴位进行针刺，可以泻除四肢的热邪。五脏的腧穴旁左右各五穴，针刺这十个穴位，可以泻除五脏的热邪。以上五十九个穴位，都在热邪发生部位的附近，可以用泻法治疗。

黄帝道：人受了寒邪，会转为发热，这是什么原因？岐伯说：盛极必衰，寒邪太盛，就会郁而发热。

四时的针刺疗法

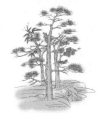

| 春刺 | ➡ 取络脉分肉之间浅刺 |

春属木，肝气躁而受风疾

肝之经脉深，风邪入体，与卫气相搏结而不能深入，病邪在络脉与肌肉之间

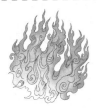

| 夏刺 | ➡ 取盛经皮肤腠理针刺 |

夏属火，心气始长，脉瘦小、搏动弱而阳盛

热气熏蒸于分肉腠理之间，向内进入经脉，病邪居于浅表

针刺透过皮肤病即愈

| 秋刺 | ➡ 腧穴 |

秋属金，肺气收，阳衰而阴始盛

阴气未太盛而不能深入

取阴经的腧穴以泻阴邪

取阳经的合穴来泻阳热的病邪

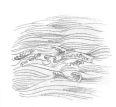

| 冬刺 | ➡ 井穴和荥穴 |

冬属水，肾气闭藏，阳衰阴盛

足太阳经气伏沉在骨，阳气随之下行

取井穴以抑制阴逆的太过

取荥穴以充实阳气的不足

鼽衄的预防之法"冬取井荥，春不鼽衄"即据此而来。

五输穴

十二经脉在肘膝关节下的五个重要腧穴——井、荥、输、经、合，并称为"五输"。

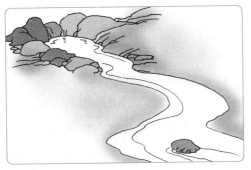

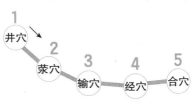

1 井穴 → 2 荥穴 3 输穴 4 经穴 5 合穴

五输穴按井、荥、输、经、合的顺序，如水流自源而出，由小到大，由浅入深。

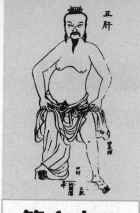

调经论篇

本篇主要论述了经脉的重要作用；神、气、血、形、志的有余与不足的含义、形成、症状及治疗方法；气血相并、外邪侵袭、阴阳失调等的病理、病证及其治疗，虚实证的调理方法。

经脉的重要作用

黄帝问道：刺法上写道，病属有余的采用泻法治疗，病属不足的采用补法治疗。但是怎样区分有余和不足呢？岐伯回答说：有余的和不足的各有五种，您要问哪一种呢？黄帝回答：希望您能全部讲给我听。岐伯说：神分为有余和不足，气分为有余和不足，血分为有余和不足，形分为有余和不足，志也可分为有余和不足。这十种情况，其气各不相同，变化无穷。

黄帝问道：人有精、气、津、液、四肢、九窍、五脏、十六部、三百六十五节，能够产生各种疾病，而对于各种疾病，都有虚实的不同。现在，您只泛泛提及有余的有五种，不足的也有五种，它们究竟是怎样发生的呢？岐伯说：这都产生于五脏。心主藏神，肺主藏气，肝主藏血，脾主藏形，肾主藏志，五脏各有不同的分工，而形成了有机的人体。但人体只有精神愉快，气血才能流通正常；外在的形体与内部骨髓相连，才能使五脏的功能和全身正常协调，形成一个健康的人体。五脏是人体的中心，它们和身体各部分的联系，都是借助经脉形成的通道，从而能够运行血气。假如气血不调，就会引起各种疾病。所以诊断治疗的要领，应当以经脉变化作为依据。

神有余和神不足

黄帝问：神有余和神不足的症状是怎样的？岐伯说：神有余就会大笑不止，神不足就会经常悲哀。如果病邪还没有并入血气，那么五脏功能就正常而安定。这时病邪还只是滞留在形体中，恶寒只是侵袭肌肤表面和毫毛之间，还没有进入经络，这就叫作神病之微。

黄帝又问：怎样运用补泻之法进行治疗呢？岐伯说：对于神有余的情况，应当刺小络脉，使之出血，但不要深刺，更不要刺伤大的经脉，这样，神气自然就能协调，恢复正常。对于神不足的情况，要找准虚络的部位，用按摩引导气血到达虚络之中，再配合以针刺法，不要使其出血，也不要使其气外泄，只要疏通了经脉，病人的神气就会协调正常了。

黄帝说：应该怎样运用针刺法治疗微邪呢？岐伯说：对病变部位进行按摩，针刺时要浅刺，不可向里面进针，通过运针把气血引导到虚弱不足的部位，神气就可以恢复正常了。

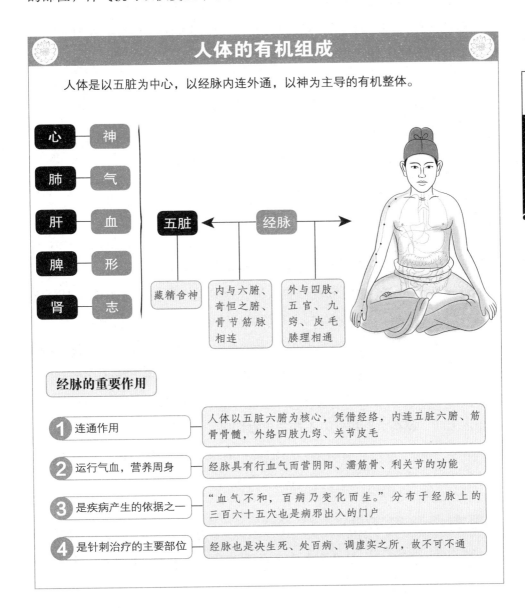

人体的有机组成

人体是以五脏为中心，以经脉内连外通，以神为主导的有机整体。

心	神
肺	气
肝	血
脾	形
肾	志

五脏 ← 经脉 →

藏精舍神

内与六腑、奇恒之腑、骨节筋脉相连

外与四肢、五官、九窍、皮毛腠理相通

经脉的重要作用

1 连通作用 —— 人体以五脏六腑为核心，凭借经络，内连五脏六腑、筋骨骨髓，外络四肢九窍、关节皮毛

2 运行气血，营养周身 —— 经脉具有行血气而营阴阳、濡筋骨、利关节的功能

3 是疾病产生的依据之一 —— "血气不和，百病乃变化而生。"分布于经脉上的三百六十五穴也是病邪出入的门户

4 是针刺治疗的主要部位 —— 经脉也是决生死、处百病、调虚实之所，故不可不通

气有余和气不足

黄帝道：很有效的方法！气有余和气不足的症状是怎样的？岐伯说：气有余，就会出现气喘咳嗽、气向上逆行的症状；气不足，就会出现鼻塞、呼吸不利、气短的症状。如果邪气还没有与气血相杂，那么五脏就功能正常而安定，这时的病邪只是侵入人体皮肤肌肉的表层，对肺脏的功能活动只造成轻微影响，这样的病证叫作肺气微虚。

黄帝问：治疗气的病变时，怎样运用补泻法呢？岐伯说：对于气有余的情况，就泻其经脉，但不要损伤机体深处的大经脉，针刺时不要放血，也不能使经气外泄。对于气不足的情况，应该用补法来充实病人的经脉之气，不能使经气外泄。

黄帝又问：怎样运用针刺法治疗微病呢？岐伯说：针刺前应先按摩发病的部位，同时拿出针对病人说："我准备深刺。"但实际进针时一定要改为浅刺，这样病人的精气自然贯注于内，不与邪气结合；而邪气散乱在浅表，无处停留，就只好从腠理排泄出，正气自然就能恢复正常。

血有余和血不足

黄帝说：很有道理！血不足和血有余的症状是怎样的？岐伯说：血有余就容易发怒，血不足就容易恐惧。如果邪气还没有并入血气，那么五脏功能就正常而安定。这时邪气侵犯人体，也只是在体表的孙络中；但孙络被邪气阻塞不通畅，有血液外溢，则说明络脉中有瘀血留滞的现象。

黄帝又问：应该怎样运用补泻法治疗与血有关的这些病变呢？岐伯说：血有余，就泻其气充盛的经脉，使之出血；血不足，就补其气虚弱的经脉。观察虚经的分布，将针刺入经脉后，留针候气，并注意病人的目光，等到脉象洪大时，就要立刻拔针，不使它出血即可。

黄帝又问：怎样针刺留血？岐伯说：看准有留血的络脉，刺出其血，但注意不要让恶血流入经脉，而引起其他疾病。

形有余和形不足

黄帝道：非常好！形有余和形不足的症状是怎样的？岐伯说：形有余

就会出现腹部发胀、小便不通利的症状；形不足就会表现出四肢不灵活的症状。如果邪气还没有与血气相混杂，那么五脏功能就正常而安定，即使外邪侵袭，也仅仅是肌肉有些蠕动的感觉，这称为"微风"。

黄帝又问：怎样运用针刺补泻的方法治疗与形有关的病变呢？岐伯说：对于形有余的情况，就要泻足阳明胃经之气；对形不足的情况，就要补足阳明胃经的络脉之气。黄帝又问：应该怎样治疗微风病呢？岐伯说：针刺时应针刺到肌肉之间，用以驱散邪气，但不要刺中经脉，也不要损伤络脉，这样才能促使卫气恢复，那么邪气也就消散了，可达到治疗的效果。

五有余和五不足的症状与治疗

	虚实	有余不足	症状	治疗
心（神）	实证	神有余	大笑不止	刺小络脉出血，勿深，勿伤经脉
	虚证	神不足	经常悲哀	找准虚络位置，按摩引导气血而至，配以针刺，勿出血，勿泻气，疏通经脉即可
	微病	神病之微	血气未并，五脏安定。邪滞于形，恶寒侵袭皮毛，未入经络	于病位处按摩，针刺需浅，运针把气血引导到虚弱处
肺（气）	实证	气有余	喘咳，气上逆	泻其经脉，勿伤大经脉，勿出血，勿泻气
	虚证	气不足	鼻塞、呼吸不利、气短	补其经气，勿使外泄
	微病	肺气微虚	血气未并，五脏安定。邪入肌肤，影响轻微	名深实浅，于病人精气自然贯注于内时针刺，使邪气散乱无居，从腠理排出
肝（血）	实证	血有余	易怒	泻其有余之经，出血
	虚证	血不足	易恐	补其气虚之经。针刺时视其脉象洪大时拔针，勿出血
	微病	留血	血气未并，五脏安定。邪在孙络，阻塞而溢血	刺留血的络脉使出血，勿使其流入经脉
脾（形）	实证	形有余	腹胀、小便不利	泻足阳明胃经之气
	虚证	形不足	四肢不灵活	补足阳明胃经的络脉之气
	微病	微风	血气未并，五脏安定。外邪使肌肉蠕动	针刺肌肉之间，不要刺中经、络脉，促使卫气恢复
肾（志）	实证	志有余	腹胀、大小便不利	泻法刺然谷穴出血
	虚证	志不足	手足厥冷	补法刺复溜穴
	微病	骨微病	血气未并，五脏安定。邪在骨节而有轻微疼痛	对骨节疼痛处针刺，勿伤经脉

志有余和志不足

　　黄帝道：很对！志有余和志不足的症状是怎样的呢？岐伯说：志有余就会出现腹胀和大小便不利的症状；志不足就会出现手足厥冷的症状。如果邪气还没有与气血相混杂，那么五脏功能就正常而安定，即使外邪侵袭，也只是骨节里有轻微疼痛的感觉。

　　黄帝又问：应该怎样运用针刺补泻的方法治疗志的病变呢？岐伯说：对于志有余的情况，采取泻法刺然谷穴出血；对于志不足的情况，就采用补法针刺复溜穴。

　　黄帝又问：在邪气与血气还没有相并的时候，针刺的方法是怎样的？岐伯说：对骨节疼痛处进行针刺，但不要深刺损伤经脉，这样，邪气就能很快被祛除。

虚实证

　　黄帝说：讲得好！我已经了解了各种虚实病变的表现，但还不清楚是怎样产生这些虚实病变的。岐伯说：虚实的产生，是由于邪气与血气相混杂，阴阳相互失去平衡。这样，气在卫表乱窜，血逆行于经脉，血气不能正常运行，就形成了一实一虚的情况。如果血与阴邪相混，气与阳邪相混，就会引发惊狂症。如果血与阳邪相混，气与阴邪相混，就会引发内热病。如果血与邪气在人体上部相混杂，气与邪气在人体下部相混杂，人就会出现心中烦闷、多怒的症状。如果血与邪气在人体下部相混杂，气与邪气在人体上部相混杂，人就会出现思维混乱、健忘的症状。

　　黄帝问：血与阴邪相杂，气与阳邪相混，对于这种血气分离的情况，什么是实，什么是虚呢？岐伯说：血和气的特性都是喜欢温暖而厌恶寒冷，寒冷会导致血气涩滞不能畅通；而当温暖时，血气就消散而易于运行。因此当气偏盛时，就出现血虚的现象；当血偏盛时，就出现气虚的现象。

　　黄帝道：人体所具有的莫过于血和气了，现在您只提到血偏盛、气偏盛都为虚，难道就没有实了吗？岐伯说：多余的就称为实，不足的就称为虚。因为气偏盛，血就相对不足；血偏盛，气就相对不足。现在血和气相分离，所以就成为虚。络脉和孙络里的血气，最终都流注汇集到经脉中；

图解黄帝内经·素问

如果血与气汇集到经脉，那就成为实。如果血和气汇集经脉后，沿着经络上逆，就会引发大厥的病证；患了这种病，就会突然昏死过去。在血气能够复返而下降，手足还暖和的情况下，尚能救活，否则就会死亡。

黄帝道：实是从何处而来？虚又向何处去？关于虚实的实质，我诚恳地向您请教其中的道理。岐伯说：人体的阴经和阳经，也就是脏腑的气血和外在肌表的气血，都有腧穴相互流注交会。阳经的气血，灌注到阴经，阴经气血充满了，就溢出，阴阳内外之气相互平衡，从而充实人的形体，人体三部九候的脉象也就协调了，这样才能称为健康正常的人。凡邪气伤人引起的病变，有些开始于内脏，有些开始于肌表。疾病从肌表开始的，是由于受了风雨寒暑的侵袭；疾病从内脏开始的，是饮食不当，起居没有规律，情欲过度，喜怒无常造成的。

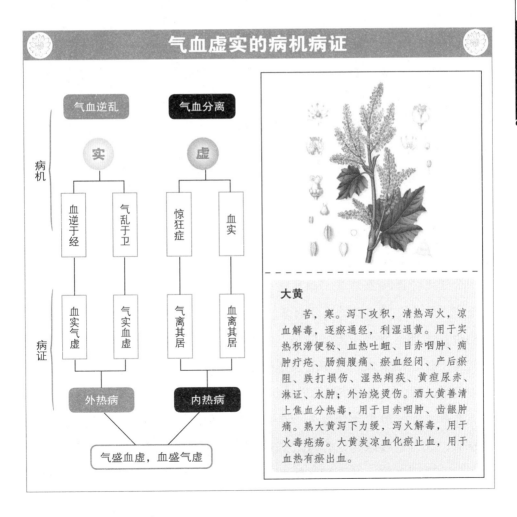

气血虚实的病机病证

气血逆乱

气血分离

病机

实

虚

血逆于经　气乱于卫　惊狂症　血实

病证

血实气虚　气实血虚　气离其居　血离其居

外热病　内热病

气盛血虚，血盛气虚

大黄

　　苦，寒。泻下攻积，清热泻火，凉血解毒，逐瘀通经，利湿退黄。用于实热积滞便秘、血热吐衄、目赤咽肿、痈肿疔疮、肠痈腹痛、瘀血经闭、产后瘀阻、跌打损伤、湿热痢疾、黄疸尿赤、淋证、水肿；外治烧烫伤。酒大黄善清上焦血分热毒，用于目赤咽肿、齿龈肿痛。熟大黄泻下力缓，泻火解毒，用于火毒疮疡。大黄炭凉血化瘀止血，用于血热有瘀出血。

外邪伤人

黄帝问：风雨邪气是怎样伤害人体的？岐伯说：风雨邪气损伤人体，一般先侵入人体的皮肤，然后进入细小的孙脉中；孙脉中的邪气充满了，就会输送传入到大的经脉中，并且病邪和人体的血气相合并，混杂侵袭到分肉腠理之间，这时可以诊察病人的脉象为坚实而大，因此叫作实性病证。实证的外形坚实而充满，不可以按压，按压就会引起疼痛。

黄帝又问：寒湿是怎样伤人的呢？岐伯说：寒湿伤人，一般先引起人体皮肤松弛不能收敛，功能失常，肌肉反而坚紧密实，血液受寒后凝涩而运行不畅，卫气受到损伤而不足，所以叫作虚性病证。患有虚性病证的人，局部发生病变的皮肤往往松弛而有皱纹，体表卫气不足；所以对局部病变处进行按摩，按摩后气血通行而感到温暖，病人就会感到舒服而不疼痛了。

阴阳虚实、内外寒热的机理

黄帝道：非常正确！那么由阴经引发的实性病证是怎样形成的？岐伯说：多怒而不进行控制，就会引起阴气上逆。如果出现这样的情况，下部就显得空虚，阳气因而趁机下行侵占原本属于阴气的部位，所以这种病就为实性病证。

黄帝又问：由阴经引发的虚性病证是怎样形成的？岐伯说：如果欣喜过度，气就会下陷；过于悲哀，气就会消散。气消耗，血脉就虚，如果同时又吃了寒冷的饮食，寒气趁虚充满经脉，就会造成血涩滞而气耗散，所以这种病就为虚性病证。

黄帝道：医经上写着，阳虚就会产生外寒，阴虚就会产生内热；阳盛就会产生外热，阴盛就会产生内寒。我知道这种说法，但不知其中的道理。岐伯说：阳都是受气于上焦的肺，它的作用是温养皮肤腠理之间。现在寒气侵袭于外，使上焦之气不能通达于肤腠之间，以至寒气独留在皮肤肌肉之中，所以就会出现恶寒战栗的症状。

黄帝又道：阴虚为什么会产生内热？岐伯说：假如疲劳过度，形体就会衰弱，气力就会减少，脾胃之气也会不足。这样，既不能将饮食精华向上正常输送到上焦，又不能将糟粕从下部顺利排出，糟粕滞留胃中腐化生成热邪，向上熏蒸胸中，因此产生内热。

　　黄帝又问：阳盛为什么会产生外热？岐伯说：由于肺气不通畅，就使皮肤紧密，腠理闭塞，毛孔不通，卫气不能向外发散，所以就会产生外热。

　　黄帝又问：阴盛为什么会产生内寒？岐伯说：由于厥气向上逆行，寒气积在胸中不能散发，就使阳气散去，寒邪独留，因而血液凝涩，经脉运行不通畅，其脉象盛大而涩，所以形成内寒。

　　黄帝道：阴与阳相混杂，同时又与血气相混杂。病已经形成时，该怎样运用针刺疗法呢？岐伯说：治疗这样的病证，一般应取经脉上的穴位进行针刺。用深刺法对血的病变进行调理治疗，用浅刺法对气的病变进行调理治疗。同时依据病人形体的高矮胖瘦和四时气候的情况，来确定针刺穴位的数目。

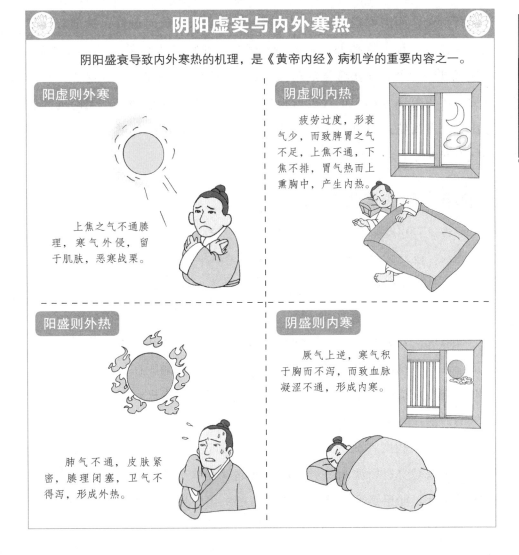

阴阳虚实与内外寒热

阴阳盛衰导致内外寒热的机理，是《黄帝内经》病机学的重要内容之一。

阳虚则外寒

上焦之气不通腠理，寒气外侵，留于肌肤，恶寒战栗。

阴虚则内热

疲劳过度，形衰气少，而致脾胃之气不足，上焦不通，下焦不排，胃气热而上熏胸中，产生内热。

阳盛则外热

肺气不通，皮肤紧密，腠理闭塞，卫气不得泻，形成外热。

阴盛则内寒

厥气上逆，寒气积于胸而不泻，而致血脉凝涩不通，形成内寒。

泻法治实证与补法治虚证

黄帝又问：邪气已经和血气相混杂，病已经形成，阴阳已经失去了平衡，这时应怎样运用补法和泻法呢？岐伯说：用泻法治疗实证的方法是，在病人吸气时进针，使针与气一起进入人体内，并摇大针孔，从而打开邪气外泄的门户；在病人呼气时出针，针随着呼气而拔出体外，这样，人的正气不会受到损伤，邪气也会退去。因为针孔是邪气外泄的门户，所以针孔不能闭合，以利于邪气排出。甚至可以摇大针孔，从而拓宽邪气外出的道路，这就是所谓"大泻"的治疗方法。出针时一定要加重手法，迅速出针，这样自然就会战胜邪气。

黄帝又问：怎样运用补法治疗虚证呢？岐伯说：医生持针后，不要立即进行针刺，而需要稳定病人的情绪，等待病人呼气时进针，针随着呼气进入体内。这样，针孔四周就会变得紧密，也就使人体的正气不能外泄。等经气到来针下有充实感觉的时候，迅速出针，并按闭针孔。这样，邪气散去，不再复还人体，正气也就得以保全。总之，在针刺时，无论进针还是出针都不要错过时机，这样才能避免已经来到针下的气散失，并把远处的气引导到针下。这就是针刺的补法。

经脉之病的调理方法

黄帝道：您提到虚和实的病变有十种，都是由五脏所引发。五脏只有五条经脉，但人体有十二经脉，都能够产生各种病变。您只是谈了五脏，那十二经脉，连络人体的三百六十五个气穴，每个气穴都可能出现病变，这也必定波及经脉，经脉的病也分为虚实，它们与五脏的虚实又是如何对应的呢？

岐伯说：五脏本来和六腑有表里的关系，其经络和支节，各有虚实的病证，这要审视病变的所在，随即进行调治。如果病变在脉的，治疗时可以对血进行调治；如果病变在血的，治疗时可以对络进行调治；如果病变在气的，治疗时可以调理卫气；如果病变在肌肉的，治疗时可以对肌肉进行调治；如果病变在筋的，治疗时可以对筋进行调治；如果病变在骨的，治疗时可以对骨进行调治。对于风寒痹痛、经脉拘急的病证，可以用火针劫刺其患处。如果病变在骨，要进行深刺，出针后，用药温熨患处。如果

图解黄帝内经·素问

病人说不清疼痛部位，可针刺阳跷、阴跷二脉。如果身体有病痛，而九候的脉象没有病变，就采用缪刺法进行治疗。如果左侧疼痛，而右脉脉搏出现异常，就要采用巨刺的方法进行治疗。因此，一定要谨慎审察病人九候的脉象，然后选择适当的方法进行针刺。这样，针刺的原理才算完备了。

虚实证的针刺补泻之法

虚实证的针刺治疗原则，不外因人、因时、因病施治，和补虚泻实、扶正祛邪两点。这也同样适用于一切病证的中医治疗。

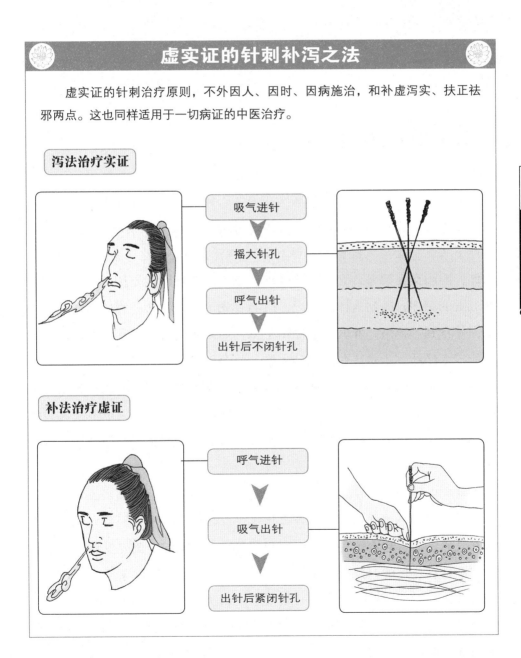

泻法治疗实证

吸气进针
↓
摇大针孔
↓
呼气出针
↓
出针后不闭针孔

补法治疗虚证

呼气进针
↓
吸气出针
↓
出针后紧闭针孔

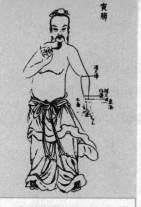

缪刺论篇

本篇论述了各经络脉病变的缪刺方法，其内容包括缪刺与巨刺的异同点及各自的适应症状，各经络脉的病证、缪刺部位和针刺方法。

缪刺法和巨刺法

黄帝问：有一种缪刺法，我听说过，但不了解它的具体情形。究竟什么是缪刺法呢？岐伯回答说：邪气在侵袭人体时，一定先侵入皮毛。如果它滞留下来，就会进入孙络；再停留不能散发出去，接着就会进入络脉；照此下去，又会进入经脉。经脉和体内的五脏相连，这又会分散到肠胃。因此，阴阳交互偏盛，五脏就要受到损伤。这就是邪气先从皮毛进来，到达五脏的顺序。碰到这样的情况，应当首先治疗其经穴。假如邪气侵入皮毛，并且到了孙络，邪气就会停留下来，而络脉闭塞，运行不畅通，邪气不能传入经脉，于是转而流溢到大络，就会引发一侧病变。当邪气进入大络以后，从左流窜到右，又从右流窜到左，或者上下流窜干扰经脉正常功能，并进而流布到四肢。邪气流窜，没有固定的停留之所，也不侵入经脉的腧穴，这时候采取的治疗方法是左病刺右，右病刺左。这种刺法就叫作缪刺法。

黄帝道：我希望听您讲解在缪刺法中，"左病刺右，右病刺左"所蕴含的道理，它和巨刺法的区别在什么地方呢？岐伯说：邪气侵袭到经脉，左侧邪气盛，而引起右侧先发病；右侧邪气盛，而引起左侧先发病。但是也有相互转移变化的时候，如左边疼痛还没有好，右侧的脉象已经呈现发病的迹象了。对于这样的情况就必须采用巨刺法。但使用巨刺法必须刺中邪气留存的经脉，而不是络脉。因为络脉疼痛的部位与经脉疼痛的部位不同，所以称为缪刺。

🪷 缪刺取法

黄帝道：希望您详细阐述怎样进行缪刺，如何取穴？

岐伯说：当邪气侵入足少阴肾经的络脉后，病人会出现突然心痛、腹胀、胸胁部胀满等症状。当邪气没有积聚时，就可以刺然谷穴出血，大约一顿饭的时间，病就治愈了。如果病情没有缓解，就需要采用左病取右，右病取左的针刺方法。对于复发症的情况，运用针刺法后过五天，身体就可以康复了。

当邪气侵入手少阳三焦经的络脉后，病人会出现咽喉疼痛、舌头上卷、口干、心中烦闷、手臂外侧疼痛不能高举到头部等症状。这种病的治疗方法，是取小指次指上的关冲穴进行针刺，在距离指甲根约韭菜叶那样宽的地方，左右各刺一次。对于身强力壮的病人，马上就会好转；对于年老体弱的病人，稍等一会儿就可以见到疗效。病在左侧，要刺右侧；病在右侧，要刺左侧。假如是最近发生的病变，过几天身体就可以恢复健康了。

当邪气侵袭足厥阴肝经的络脉后，病人会发生突然疼痛的疝气病。这种病的治疗方法，是取足大趾趾甲和肉相接处的大敦穴进行针刺，左右各刺一次。对于男性病人，立刻就会痊愈；对于女性病人，稍过一些时候就可以好。针刺的方法不变：病在左侧取右侧穴位针刺，病在右侧取左侧穴位针刺。

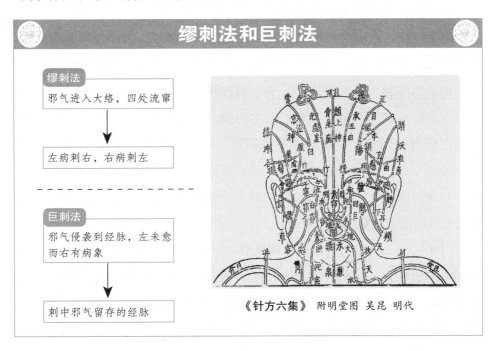

缪刺法和巨刺法

缪刺法

邪气进入大络，四处流窜

↓

左病刺右，右病刺左

- - - - - - - - - - - - - - - - - -

巨刺法

邪气侵袭到经脉，左未愈而右有病象

↓

刺中邪气留存的经脉

《针方六集》 附明堂图 吴昆 明代

当邪气侵入足太阳膀胱经的络脉后，病人会出现头颈痛、肩痛的症状。这种病的治疗方法，是取足小趾趾甲和肉相接处的至阴穴进行针刺，左右各刺一次，一般可立刻见效。如果病还没有痊愈，再对外踝下的金门穴针刺三次，左侧有病针刺右侧，右侧有病针刺左侧。这样，一般过一顿饭左右的时间，病就可以痊愈了。

当邪气侵入手阳明大肠经的络脉后，病人会出现胸中气满、喘急、胸内发热的症状。这种病的治疗方法，是取手食指的指甲，距离顶端如韭菜叶宽处的商阳穴进行针刺，左右各刺一次，依然是左病刺右，右病刺左。约一顿饭的时间，病就可痊愈了。

当邪气侵入臂掌之间，病人就会出现腕关节不能屈伸、活动不便的症状。这种病的治疗方法，是对手腕关节之后的部位进行针刺。先用手指按压痛处，然后进针。要根据月亮的盈亏来决定用针的次数。在上半月，月亮由缺变圆时，初一刺一针，初二刺两针，逐日递增一针，到十五那一日刺十五针。在下半月，月亮由圆变缺时，每日递减一针，如十六日刺十四针等。

当邪气侵入足部的阳跷脉后，病人会出现眼部疼痛的症状，这种疼痛是从眼内角开始的。这种病的治疗方法，是取外踝下面半寸处的申脉穴进行针刺，左右各刺两次，遵循左病刺右，右病刺左的原则，一般经过大约走十里路的时间，病就可以痊愈了。

由于跌伤，人的瘀血留在体内，会引起腹中胀痛、大小便不通的症状。这时要先服用通便导瘀的药物。这种病是损伤了上部的厥阴经的经脉、下部少阴经的络脉所致。治疗时，应当对内踝下面足厥阴肝经的中封穴和然谷穴前少阴经的络脉进行针刺，使之出血，再针刺足背上动脉跳动处的足阳明胃经的冲阳穴。如果病情不见好转，可以再针刺足大趾上的大敦穴，左右各刺一次，出血后，立刻可以看到病好转。左侧病痛就针刺右侧的穴位，右侧病痛就针刺左边的穴位。对于经常出现悲哀惊恐、闷闷不乐的病人，也可采取上述刺法进行针刺。

当邪气侵入手阳明大肠经的络脉后，病人会出现时好时坏的耳聋症状。这种病的治疗方法，是取手大拇指侧食指端距离指甲如韭菜叶宽处的商阳穴进行针刺，左右各刺一次，病人就能恢复听觉。如果没有效果，改刺中指指甲和肌肉相交处的中冲穴，病人立刻就能听见声音；如果不能立即听见，说明络气已绝，不能够用针刺治疗了。假如耳鸣就像有风声在耳旁，也可采取同样的刺法，依然按照左病刺右，右病刺左的方法进行。

一般来说，痹证的疼痛到处流窜，没有固定的地方，那么就在疼痛的肌肉部分进行针刺。以月亏月盈的日期作为次数标准，如果针刺次数超过了当天应刺的次数，人体的正气就会受到损伤；如果针刺的次数达不到当天应刺的次数，就不能祛除邪气。左侧有病的刺右侧，右侧有病的刺左侧。病好就停止针刺。如果还没有治好，仍可以采用上面的刺法。月亮由缺变圆的初一刺一针，初二刺两针，以后逐日增加一针，到十五日刺十五针；以后逐日递减一针，即十六日刺十四针。

当邪气侵入足阳明胃经的络脉时，病人会出现流鼻涕、流鼻血、上齿寒冷等症状。这种病的治疗方法，是取足中趾、第四趾趾甲与肌肉交接处的厉兑穴进行针刺，左右各刺一次。左病刺右，右病刺左。

当邪气侵入足少阳胆经的络脉时，病人会出现胁痛、呼吸不畅快、咳嗽、出汗等症状。这种病的治疗方法，是取足第四趾趾甲与肌肉交接处的窍阴穴进行针刺，左右各刺一次。这样，呼吸不畅的症状就会消除，出汗也会立刻停止。对于咳嗽的病人，就要注意衣服饮食，保持温暖。大约过一天，疾病就可痊愈。左侧有病刺右，右侧有病刺左，一般疼痛立刻就会好转。假设还没有见效，那么就按照上述的方法再进行针刺。

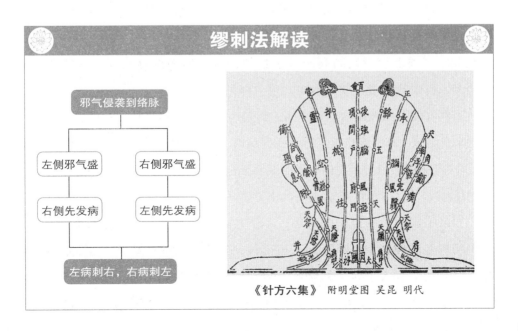

缪刺法解读

邪气侵袭到络脉

左侧邪气盛　　　右侧邪气盛

右侧先发病　　　左侧先发病

左病刺右，右病刺左

《针方六集》 附明堂图 吴昆 明代

当邪气侵入足少阴肾经的络脉时，病人会出现咽喉作痛、不能进食、无故发怒、气上逆至胸膈等症状。这种病的治疗方法，是取足心的涌泉穴进行针刺，左右各刺三次，共六针，立刻就可见效。刺法是左病刺右，右病刺左。

如果咽喉肿胀以至不能吞咽唾液、口有涎沫也不能吐出时，应当对然骨前面的然谷穴进行针刺，针刺出血，会立即见效。刺法是左病刺右，右病刺左。

当邪气侵入足太阴脾经的络脉时，病人会出现腰痛连及小腹，一直牵引到季肋下面，并且使人不能挺胸呼吸。这种病的治疗方法，是取腰尻部骨缝中间脊两旁之肌肉上的下髎穴进行针刺。以月亮的盈亏来决定针刺的多少。针刺完毕拔出针后，会立即见效。刺法是左病刺右，右病刺左。

当邪气侵入足太阳膀胱经的络脉时，病人会出现背部拘急、牵引胁肋疼痛。进行针刺时，应当从项后数着脊椎，沿着脊骨两旁，迅速按到病人感到疼痛的地方，并针刺脊骨旁三针，马上就不痛了。

当邪气侵入足少阳胆经的络脉时，病人会出现环跳部疼痛、大腿不能抬起的症状。这种病的治疗方法，是运用极细的毫针，刺环跳穴。对于寒太重的情况，留针时间要长。以月亮的盈亏来确定针刺的次数，病情会很快好转。

用针刺的方法治疗各经的疾病时，当经脉所过的部位没有发生病变，就要采用缪刺法。

采用针刺手阳明经的商阳穴治疗耳聋，如果病情没有好转，就要对手阳明经所经过耳前分支上的听宫穴进行针刺。

采用针刺手阳明经的商阳穴治疗龋齿病，如果没有取得明显的效果，就要刺入齿中的经络，放出恶血，可立即见效。

当邪气侵入到人体内五脏之间，引起病变，经脉和络脉相互牵引而疼痛，有时来自络脉，有时终止于经脉。根据病情，采用缪刺法针刺病人手足上的井穴，并查看相关经脉分布区内有无血液郁滞的络脉。如果发现了这样的脉，就可针刺其出血，隔日针刺一次；若一次不见病情好转，连刺五次就可以治好了。

如果手阳明大肠经中的病邪，不能按正常途径运行，而是反常地流入足阳明胃经的经脉中，牵连到上齿部位，发生齿唇痛的症状。这种病的治疗方法是要对病人手背上的络脉有瘀血的地方，针刺出血，然后针刺足阳明胃经中趾趾甲上的内庭穴和手大拇指侧食指指甲上的商阳穴，各刺一次，针刺后立刻就好。左侧病变取右侧治疗，右侧病变取左侧治疗。

尸厥治法

如果邪气侵入到手少阴心经、足少阴肾经、手太阴肺经、足太阴脾经、足阳明胃经的络脉中，由于这五经的络脉都聚集在耳中，并上绕到左耳上面的额角，如果这五种络脉的脉气全都衰竭，即使人全身经脉运行如常，形体却会失去知觉，像死尸一样，这种病叫作尸厥。治疗时取病人的足大趾内侧趾甲上距离顶端韭菜叶宽度的隐白穴进行针刺，然后刺足心的涌泉穴，再刺足次趾的厉兑穴各一针，而后再刺手大拇指内侧距离顶端一片韭菜叶宽处的少商穴和掌后锐骨端少阴的神门穴各一针，会立刻见效。如果没有效果，再用竹管吹病人的两耳，可立刻见效。如果仍无效，就把病人左头角上的头发，剃下一方寸来，用火烧，研成粉末，用好酒一杯冲服。如果遇到病人失去知觉而不能饮服的情况，就把酒灌入病人口中，很快就可以将其挽救过来。

总之，针刺治疗的医术，首先要观察病人的经脉，按脉来探索，详审虚实，调其气血。对于偏虚偏实的症状，就采用巨刺法治疗。对于有疼痛而经脉没有病变的情况，就采用缪刺法，并且还要看看皮部是否有瘀血的络脉；如果有，就要把全部瘀血都刺出来，这就是缪刺法的要领。

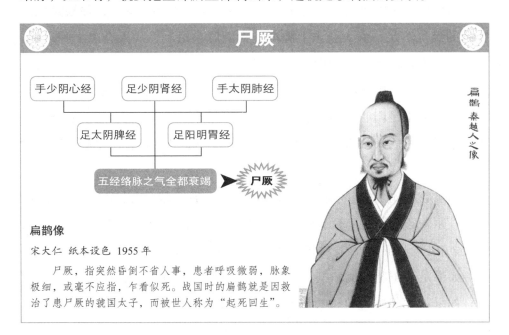

尸厥

手少阴心经　足少阴肾经　手太阴肺经
足太阴脾经　足阳明胃经
五经络脉之气全都衰竭　➤　尸厥

扁鹊秦越人之像

扁鹊像

宋大仁　纸本设色　1955 年

尸厥，指突然昏倒不省人事，患者呼吸微弱，脉象极细，或毫不应指，乍看似死。战国时的扁鹊就是因救治了患尸厥的虢国太子，而被世人称为"起死回生"。

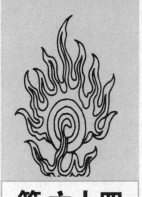

四时刺逆从论篇

本篇论述了六经有余、不足及滑涩脉象的病证，四时逆从针刺的内容，刺伤五脏的危害性。

🔥 六经有余和不足的病证

如果足厥阴肝经的经气有余，病人就会患上因气血凝滞不通形成的阴痹；如果足厥阴肝经的经气不足，病人就会患上热痹。厥阴脉象滑利，则邪气充盛，病人就要患狐风疝；厥阴脉象涩滞，就说明经气不足，少腹中有积气。

如果足少阴肾经的经气有余，进而影响到肺经，病人就会出现皮痹和隐疹的症状；如果足少阴肾经的经气不足，影响到肺，就可能致使病人患上肺痹。少阴脉象滑利，病人会患上肺风疝；少阴脉象涩滞，就会引发病积聚和尿血。

如果足太阴脾经的经气有余，会出现肉痹和寒中的病证；如果足太阴脾经的经气不足，病人会患上脾痹。太阴脉象滑利，病人会患上脾风疝；太阴脉象涩滞，就会引发病积聚和心腹胀满。

如果足阳明胃经的经气有余，影响到心，病人就会患上脉痹，身体时常发热；如果足阳明胃经的经气不足，影响到心，病人就会患上心痹。阳明脉象滑利，病人就会患上心风疝；阳明脉象涩滞，就会引发病积聚和时常惊恐症。

如果足太阳膀胱经的经气有余，影响到肾，病人就会患上骨痹，身体总是沉重；如果足太阳膀胱经的经气不足，病人就会患上肾痹。太阳经脉象滑利，病人会患上肾风疝；太阳经脉象涩滞，就会引发病积聚和头部疾病。

如果足少阳胆经的经气有余，影响到肝，病人就会患上筋痹，胁部满闷；如果足少阳胆经的经气不足，病人就会患上肝痹。少阳脉象滑利，说明侵入的外邪很严重，病人可能会患上肝风疝；少阳脉象涩滞，就会引发病积聚、筋脉拘急和眼部疼痛。

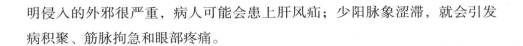 四时逆从针刺

这是因为人体的脏腑之气是随着四时气候的变化而发生相应变化的。春季，人体的气血在经脉；夏季，人体的气血在孙络；长夏，人体的气血在肌肉；秋季，人体的气血在皮肤；冬季，人体的气血在骨髓。

黄帝道：我希望了解其中的道理。

岐伯说：春天，是自然界中万物开始生长的季节，阳气开始生发，阴气开始趋于衰弱，冻土已解，冰也融化，水开始流动；与之相对应，人体经脉中的气血也开始旺盛，在经脉中流通，因此这时人体的气血旺盛在经脉中。夏天，是自然界万物生长最旺盛的季节，人体经脉中的气血充盈，孙络得到了血的滋养，皮肤也就充实。在长夏季节，人体中的经脉与络脉都很旺盛，能够充分地润泽肌肉。秋天，是收获的季节，自然界的阳气开始收敛，人体的腠理闭塞，皮肤也随之收缩。冬天，是万物闭藏的季节，人体的血气也收藏在内，聚集在骨髓中，贯通于五脏。所以邪气常常随着四时气血的变化而侵入人体相应的部位。至于病邪侵入人体后的种种变化，就很难预测了。但是，治疗所有的疾病都必须遵循四时的经气变化规律来

六经有余与不足之病证

六经	经气有余	经气不足	脉象滑利	脉象涩滞
足厥阴肝经	阴痹	热痹	狐风疝	少腹有积气
足少阴肾经	皮痹、隐疹	肺痹	肺风疝	病积聚、尿血
足太阴脾经	肉痹、寒中	脾痹	脾风疝	病积聚、心腹胀满
足阳明胃经	脉痹、发热	心痹	心风疝	病积聚、惊恐症
足太阳膀胱经	骨痹、身重	肾痹	肾风疝	病积聚、头部疾病
足少阳胆经	筋痹、胁部满闷	肝痹	肝风疝	病积聚、筋脉拘急和眼部疼痛

排除病邪。邪气被祛除了，气血就调和而不致逆乱。

黄帝道：在治疗时，违背了四时气候变化的规律，为什么会产生血气逆乱的情况？

岐伯说：春气在经脉，如果针刺络脉，血气就会向外散溢，使人出现气短的症状；如果针刺肌肉，血气就会循环逆乱，使人出现气喘的症状；如果针刺筋骨，血气就会滞留在内，使人出现腹胀的症状。夏气在孙络，如果针刺经脉，血气就会衰竭，使人出现疲倦懈惰的症状；如果针刺肌肉，血气就会内闭，阳气不通，使人出现容易惊恐的症状；如果针刺筋骨，血气就会逆行而上，使人表现出容易发怒的症状。秋气在皮肤，如果针刺经脉，气血就会上逆，使人表现出健忘的症状；如果针刺络脉，气就会虚损而不能卫外，使人出现嗜睡、不想活动的症状；如果针刺筋骨，就会气血散乱于内，使人出现寒战的症状。冬气在骨髓，如果针刺经脉，气血就会虚脱，使人出现目视不明的症状；如果针刺络脉，血气就会向外泄出，使人出现大痹的症状；如果针刺肌肉，阳气就会竭绝，使人出现记忆力减退的症状。

以上这些四时的刺法，都是因严重地违背了四时变化，从而导致疾病的产生，所以在治疗气血逆乱之病时必须遵从四时变化而进行针刺。如果违反了，必定会产生逆乱之气，而逆乱之气泛滥就会扰乱人体，招致疾病，甚至引起病变的扩大。所以说，针刺时若不懂得四时经气的盛衰和疾病产生的原因，不顺应四时变化而违背这个规律，就会使正气内乱，邪气和精气相搏击。因此诊断时一定要仔细审察三部九候之脉，并进行针刺，如此正气不致紊乱，邪气也不会与精气相结合而产生病证。

刺伤五脏的危害性

黄帝道：讲得很详细！针刺五脏时，若针刺中心脏，一天左右就会死亡，其病变的症状是噫气；若针刺中肝脏，五天左右就会死亡，其病变的症状是多语；若针刺中肺脏，三天左右就会死亡，其病变的症状是咳嗽；若针刺中肾脏，六天左右就会死亡，其病变的症状是打喷嚏和打哈欠；若针刺中脾脏，十天左右就会死亡，其病变的症状是总表现出吞咽之状。总之，误刺损伤了人的五脏必死无疑。刺中后所引起的病变，因所损伤的脏器不同而各有变化，并可以根据它的症状，测知病人死亡的日期。

四时与针刺

症

针刺络脉 → 血气外溢 → 气短

针刺肌肉 → 血气循环逆乱 → 气喘

针刺筋骨 → 血气滞留 → 腹胀

阳生阴衰

春气在经脉

症

针刺经脉 → 血气衰竭 → 倦怠

针刺肌肉 → 血气内闭 → 容易惊恐

针刺筋骨 → 血气上逆 → 易怒

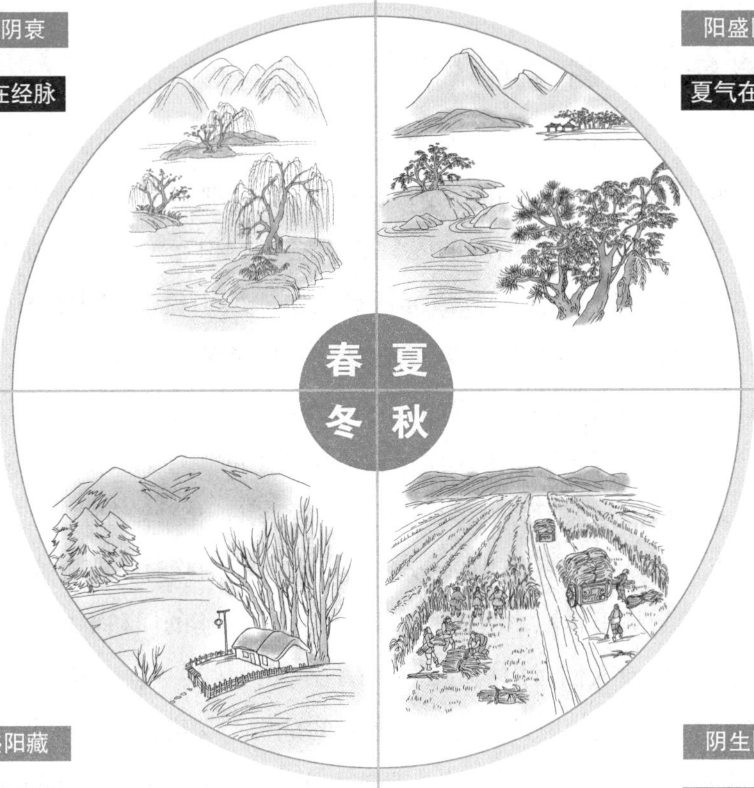

阳盛阴藏

夏气在孙络

春 夏
冬 秋

阴盛阳藏

冬气在骨髓

针刺经脉 → 气血虚脱 → 目视不明

针刺络脉 → 血气外泄 → 大痹

针刺肌肉 → 阳气竭绝 → 记忆力减退

症

阴生阳衰

秋气在皮肤

针刺经脉 → 气血上逆 → 健忘

针刺络脉 → 气损不能卫外 → 嗜睡

针刺筋骨 → 气血散乱于内 → 寒战

症

篇六十四 四时刺逆从论篇

267

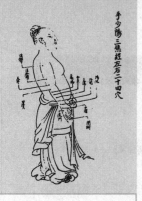

标本病传论篇

本篇论述了疾病标本逆从的针刺原则和方法，疾病传变的一般规律、针刺原则及对死生的判断方法。

病有标本，刺有逆从

黄帝问：疾病有标与本的区别，针刺的方法有逆和从的差异，这是为什么？

岐伯回答说：对于针刺的原则，一定要先辨别病情的性质属于阴还是属于阳，并把病变过程中出现的先后症状之间的相互关系分析清楚，然后确定施行逆治还是施行从治，治标还是治本。所以说有些病在标而治标，有些病在本而治本，有些病在本而先治标，有些病在标而先治本。因此在治疗方法方面，有先治标而见效的，有先治本而后病情缓解的，有运用逆治法而治愈的，也有运用从治法而达到治疗效果的。理解了逆治与从治的方法，就可正确地治疗而不必过多疑虑；明白了治标和治本的轻重缓急，治疗时才能游刃有余，万无一失。如果分不清标和本，治疗时必然盲目混乱。

关于病情的阴阳属性，治疗的逆治、从治，疾病的标和本，这些治疗的基本原理，可以使人们对疾病的认识由小到大，从某一点出发，触类旁通，就可以知道各种疾病的原理和对人体造成的危害；又可以由少推多，由浅到深，从一种疾病而推知各种疾病，观察目前的现象可以推知未来。尽管如此，讲标与本的道理比较容易，但要真正掌握，却不容易做到。

治疗时违背标和本的原理，叫作逆；治疗时遵从标和本的道理，叫作从。如果先患某病，然后才气血逆乱的，要治本病，即先犯之病；若先因气血逆乱，然后才患病的，也应先治本病，即气血逆乱。对于先因寒邪致病而后发生其他病变的情况，应当先治其寒病；先患其他病证而后生寒病的，应当先治其原本所犯的病。对于先患热病而后发生其他病变的情况，应当先治热病；如果先患热病而后出现中腹胀满的，则应当先治疗中腹胀满的标病。

对于先患病而后发生泄泻的情况，应当先治疗先患之病；对于先患泄泻而后又生其他病的，则应当先治疗泄泻。即先把泄泻调治好，才可以治疗其他病证。对于先患病而后发生中腹胀满的情况，应当先治疗中腹胀满的标病；对于先患中腹胀满，而后出现烦心的情况，应当先治疗其中腹胀满的本病。人体所发生的疾病，有的是由外界邪气引起的，有的是由体内本身的邪气引起的。病由外界邪气引发的为标病，病由体内固有的邪气引起的为本病。对于由某种疾病引起的大小便不通利的情况，应先治疗大小便不通这一标病，然后再治其本病。如果是邪气偏盛引起的实性疾病，应先治其本，后治其标；如果是正气不足导致的虚性疾病，应采用标而本之的治疗方法，即先治其标，后治其本。要谨慎地观察病情的轻重缓急，根据具体情况进行适当的治疗。病轻的可以标本兼治；病重的就要从实际出发，或者治本或者治标。另外，如果先是大小便不通利，而后引发其他疾病的，应当先治疗大小便不通利这一本病。

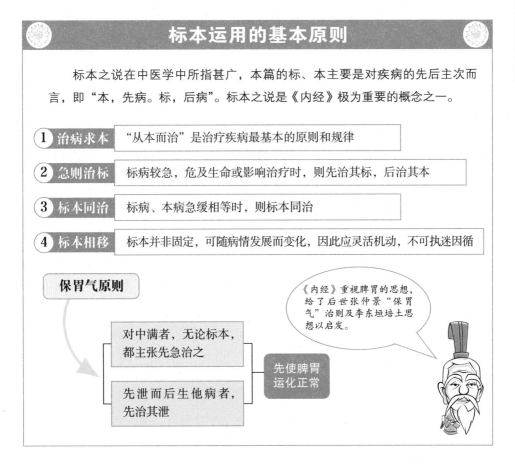

标本运用的基本原则

标本之说在中医学中所指甚广，本篇的标、本主要是对疾病的先后主次而言，即"本，先病。标，后病"。标本之说是《内经》极为重要的概念之一。

1. **治病求本** "从本而治"是治疗疾病最基本的原则和规律

2. **急则治标** 标病较急，危及生命或影响治疗时，则先治其标，后治其本

3. **标本同治** 标病、本病急缓相等时，则标本同治

4. **标本相移** 标本并非固定，可随病情发展而变化，因此应灵活机动，不可执迷因循

保胃气原则

对中满者，无论标本，都主张先急治之

先泄而后生他病者，先治其泄

先使脾胃运化正常

《内经》重视脾胃的思想，给了后世张仲景"保胃气"治则及李东垣培土思想以启发。

疾病传变的一般规律

疾病的传变，与五行中生克制约的规律相对应，必先传到患病之脏所克制的脏中。如果心脏有病，则先有心痛发作，大约经过一天，病传到肺，出现咳嗽的症状；大约经过三天，病传到肝，有胁部胀痛的症状；大约经过五天，病传到脾，出现大便闭塞不通的症状，身体疼痛且沉重；如果再过三天没有好转的迹象，五脏就要受到损伤，必然导致死亡。在冬天多死在半夜的时候，在夏天多死于中午的时候。

如果肺脏有病，先是喘咳，大约经过三天，病传到肝，出现胁肋胀满疼痛的症状；大约经过一天，病传到脾，出现身体沉重疼痛的症状；大约经过五天，病传到肾，出现肿胀的症状；如果再过十天仍然没有治好，就会导致死亡。在冬天多死于日落的时候，在夏天多死于日出的时候。

如果肝脏有病，首先感到头目眩晕，胁肋胀满，大约经过三天，病传到脾，出现身体沉重并伴有疼痛的症状；大约经过五天，病传到胃，出现腹胀的症状；大约经过三天，病传到肾，出现腰脊、小腹疼痛，腿胫发酸的症状；如果再过三天还没有治愈，就会死亡。在冬天多死于日落的时候，在夏天多死于吃早饭的时候。

如果脾脏有病，首先感觉身体疼痛、沉重，大约经过一天，病传到胃，产生胀闷的症状；大约经过两天，病传到肾，出现小腹、腰脊疼痛、腿胫发酸的症状；大约经过三天，病传到膀胱，出现背脊筋痛、小便不通的症状；如果再过十天还没有好转的迹象，就会导致死亡。在冬天多死于夜深人静的时候，在夏天多死于吃晚饭的时候。

如果肾有病，则会感到小腹、腰脊疼痛，胫部发酸，经过三天，病传到膀胱，出现背脊筋痛、小便不通的症状；再经过三天，病传到小肠，出现小腹膨胀的症状；然后再过三天，病传到心，出现两胁胀痛的症状；如果再过三天仍没有治好，就会导致死亡。在冬天多死于天亮的时候，夏天多死于吃晚饭的时候。

如果胃有病，首先感觉腹部胀满，大约经过五天，病传到肾，出现腹、腰脊疼痛、胫部发酸的症状；大约经过三天，病传到膀胱，出现背脊筋痛、小便不通的症状；大约经过五天，病传到脾，就会出现身体沉重的症状；如果再过六天仍没有治愈，就会导致死亡。在冬天多死于半夜以后，夏天多死于午后。

如果膀胱有病，首先出现小便不通的症状，大约经过五天，病传到肾，出现小腹胀满、腰脊疼痛、胫部发酸的症状；大约经过一天，病传到小肠，出现腹部膨胀的症状；大约经过一天，病传到心，出现身体沉重、疼痛的症状；如果再过两天治不好，就会导致死亡。在冬天多死于半夜后，在夏天多死于午后。

所有的病证依据次序相传递，如按上述次序相传的，都有一定的死期，不可以采用针刺法进行治疗。但间隔一个脏器或隔三个脏器、四个脏器相传的，还是可以进行针刺治疗的。

疾病的传变规律

疾病的传变规律有二：按五行相克关系传变，按脏腑表里相合关系传变。据此，决定了针刺与否的原则：按五行相克依次传变者不可刺，按反克规律、相生关系或间隔传变者可针刺。

以心病的传变为例

由于心病是按五行相克的规律依次传变的，所以不可以针刺。

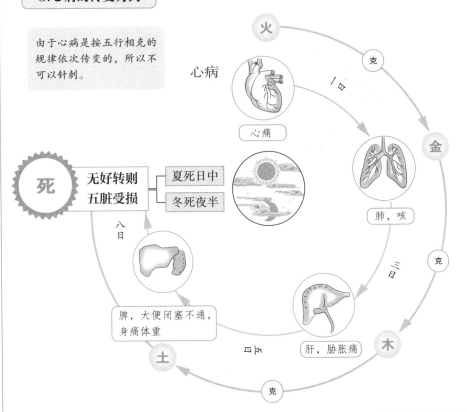

心病

心痛

火

克 一日

金

肺，咳

克

死

无好转则五脏受损

夏死日中
冬死夜半

八日

脾，大便闭塞不通，身痛体重

土

五日

三日

肝，胁胀痛

木

克

克

271

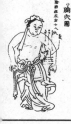

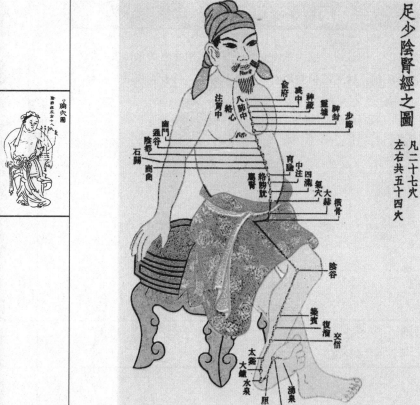

足少陰腎經之圖

凡二十七穴
左右共五十四穴

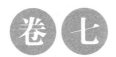

运气论

本卷以天文、气象、生物、物候、历法等多种学说来阐述自然气候变化规律对生物、对人体生命的影响，反映出"人与天地相应"的中医整体观，突出了自然变化和人体生命活动的各种节律，并进行了各年气候变化和疾病流行情况的推测，以及据此应如何预防疾病的措施。

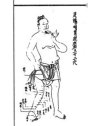

本章内容提要

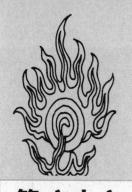

天元纪大论篇

本篇论述了五运六气演变的一般规律，其内容包括：天干地支作为推演五运六气的工具，六气与六经有关系，五运六气演变的一般规律，五运六气的演变与天地阴阳、四时气候的关系。

🔥 五运六气的演变

黄帝问：天有五行，统治五方之位，所以产生寒、暑、燥、湿、风的气候变化。人有五脏化生五气，所以产生喜、怒、思、忧、恐五种情绪变化。《六节藏象论》提到：五运之气相承袭而各有主治之时，到年终的那一天已轮回一个周期，然后重新开始循环。我已经懂得了这些道理，希望再了解五运与三阴三阳这六气是怎样结合的。

鬼臾区恭敬行礼回答说：您的问题很有深度啊！五运阴阳是天地间的规律，是一切事物的准则，是千变万化的起源，是生长、毁灭的根本，是精神活动的大本营，难道可以不通晓它吗？因此万物的生长叫作"化"；万物发展到极端就叫作"变"；阴阳的变化无穷叫作"神"；运用到出神入化，遍及各方而没有一方不具备就叫作"圣"。阴阳变化的作用，在天就是幽远玄妙的宇宙，在人就是深刻的哲理，在地就是万物的化生。地能够化生，就产生了万物的五味；人明白了这些道理，就产生了智慧；天幽远玄妙，就产生神妙难测的变化。而这些变化，在天为风，在地成木；在天为热，在地成火；在天为湿，在地成土；在天为燥，在地成金；在天为寒，在地成水。总之在天为无形的六气，在地为有形的五行，形气相互感应，万物就化生了。因此，天地之间是一切事物化生的场所，左为阳，右为阴，左右是阴阳升降的道路；水为阴，火为阳，水火是阴阳的具体表现；金木是万物生长与收成的始终。六气有多有少，五行有盛有衰，阴阳形气上下相互感召，所以不足和有余变化的道理就很明显了。

五运六气与人

运气学说是古人在长期的生活和实践中，把天体运动、自然气候现象和人体生理现象统一起来，从客观表现上来探讨气候变化和人体健康与疾病的关系，充分反映了中医学"天人相应"的观点。

运气学说

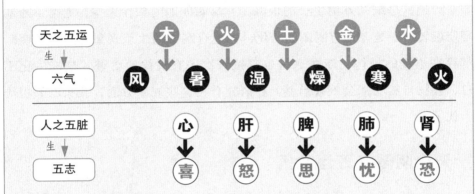

五运阴阳的规律

古人认为，虽然对于天道变化一时不容易弄清，却可以通过自然界的客观表现，如天体日月星辰的变化，自然界中生物的生长变化、季节气候，人体发病与自然变化的关系等，来寻找其中的规律。

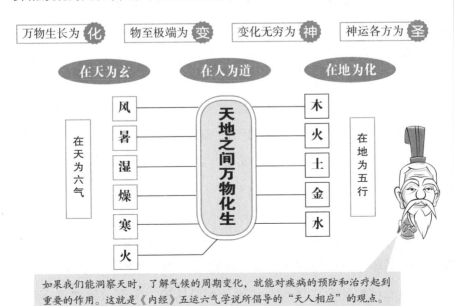

如果我们能洞察天时，了解气候的周期变化，就能对疾病的预防和治疗起到重要的作用。这就是《内经》五运六气学说所倡导的"天人相应"的观点。

🔥 五运主四时

黄帝道：我很想了解关于五运主四时的情况。鬼臾区说：五气运行，每运各主一年，终而复始，并不是单独主一个时期。

黄帝又问：请讲讲其中的道理。鬼臾区说：我长年累月地查考《太始天元册》一书，它里面有这样的论述：广阔无垠的天空，是宇宙造化化生的基础，万物依靠它而有了开始。五运之气循行于天道，天元真灵之气敷布于天地，是统领万物生长的根源。九星明朗地闪耀在天空，七曜不断地环绕旋转。于是天道有阴阳的变化，大地有刚柔的生杀现象，昼夜的明暗都存在不变的规律，四时寒暑也都按着次序有规律地更替，这样生化不息，万物自然就都会繁荣昌盛。在研究有关这些规律方面，我家已经祖传十代了。

🔥 天地阴阳与五运六气

黄帝说：讲得不错！那么怎样解释气有多少，形有盛衰呢？鬼臾区说：所谓气有多少，是指阴气和阳气，各有多少的不同，所以有三阴三阳之别。所谓形有盛衰，是指五行主岁运，各有太过与不及。在开始的时候，如果太过，随之而来的下一运便为不足；如果开始不足，接着的下一运便为太过。领悟有余和不足的道理，就可以推知运气的周期。凡运气与司天之气相应而符合的称为"天符"，与该岁的年支相符的称为"岁直"。如果运气相同，既是天符，又符合岁直的称为"三合"。懂得这些就可以开始研究天运、五运六气的道理了。

黄帝道：上下互感的情况是怎样的呢？鬼臾区说：寒、暑、燥、湿、风、火为天的阴阳之气，人体的三阴三阳与之相对应。木、火、土、金、水，为地的阴阳，生长与收藏的变化与之相对应。春季和夏季，在上半年属阳，所以有春生夏长；秋季和冬季，在下半年属阴，所以有秋收冬藏。天有阴阳，地也有阴阳，天地相合，则阳中有阴，阴中有阳。所以要想了解天地阴阳变化的情况，就必须知道五行与六气相感应是运转不息的，每五年岁运循环一个周期，并自东向西右迁一步。此外，还必须了解天的六气与地的五运相配合，是每六年为一个周期的。由于天地之气有动有静，上下相应，阴阳相互交错，由此产生了六十年的运气变化。

　　黄帝道：天地上下循环的变化，也有一定的规律吧？鬼臾区说：天以六气为节，地以五行为制。六气司天，六年方能循环一周；五运制地，五年才能循环一周。因为君火主宰神明，只有相火主运，所以运仅有五，而气有六，五六相合，总计三十年有七百二十个节气，称为一纪。经过一千四百四十个节气，是六十年，而成为甲子一周，于是各年运气的不及和太过，就都可以知道了。

🔥 五运六气相合

　　黄帝道：您上面所讲的内容，上通天气，下达地理，包罗万象，应当说极为详细了。我要把学到的这些规律珍藏起来，对上，可以治疗百姓的疾苦；对下，可以保护自己的健康，并使百姓们也明白这些道理，上下和睦，德泽遍施，子孙都不用担忧疾病之苦，并传于后世，使其没有结束的

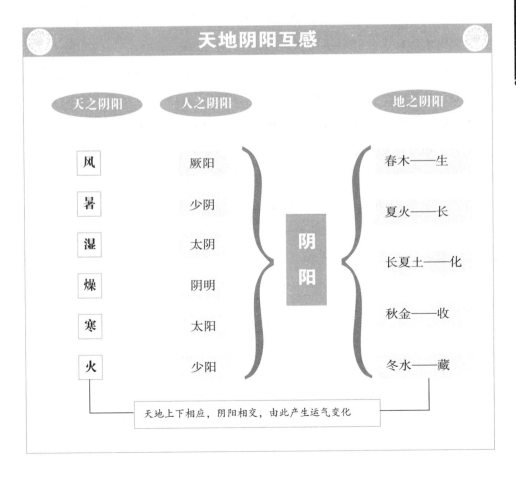

天地阴阳互感

| 天之阴阳 | 人之阴阳 | | 地之阴阳 |

风　　厥阳　　　　　　　　　春木——生

暑　　少阴　　　　　　　　　夏火——长

湿　　太阴　　　阴阳　　　长夏土——化

燥　　阴明　　　　　　　　　秋金——收

寒　　太阳　　　　　　　　　冬水——藏

火　　少阳

天地上下相应，阴阳相交，由此产生运气变化

时候。关于这个至深的道理，您能不能再跟我说一说呢？**鬼臾区说：**关于五运六气相合的规律，应当说是近乎微妙的；运用这一规律的时候，可以追溯到以往之气的变化，也可以推测将要发生之气的情况。重视这些变化规律，就可以避免疾病；忽视它，人体就会受到伤害，发生疾病，甚至死亡。如果违背了这个道理，必然会遭到灾祸。所以必须谨慎地遵循运气的自然规律，那我就讲讲其中的主要道理吧！

　　黄帝道：善于谈论事物起源的，必然研究事物发展的结局；善于熟悉事物现状的，也必然通晓将来的发展。只有这样，对于五运六气的道理，才能深刻理解，不会迷惑。希望您按照这样的方法进行推理，有条不紊，简明扼要地进行阐释，以使其能永久流传而不断绝，容易推广应用，难以忘记。对于五运六气的规律，我愿意详尽地了解。**鬼臾区说：**您的问题非常好呀！而运气的道理又是这么显而易见啊！这个问题对您来说，是很简单的，就像鼓槌敲在鼓上，发出的声音立刻得到了回响。我也曾知晓：甲年和己年都属土运，乙年和庚年都属金运，丙年和辛年都属水运，丁年和壬年都属木运，戊年和癸年都属火运。

　　黄帝道：五运六气与三阴三阳是怎样配合的呢？**鬼臾区说：**子年和午年都是少阴司天，丑年和未年都是太阴司天，寅年和申年都是少阳司天，卯年和酉年都是阳明司天，辰年和戌年都是太阳司天，巳年和亥年都是厥阴司天。地支阴阳的次序，是以子年开始，亥年结束，所以少阴为首，厥阴为终。风主厥阴的本气，热主少阴的本气，湿主太阴的本气，火主少阳的本气，燥主阳明的本气，寒主太阳的本气，因为风、暑、湿、火、燥、寒是三阴三阳的本气，又都是天元一气所化，所以称为"六元"。

　　黄帝道：您阐述得太透彻了，请允许我记载在玉版上，藏在金匮里，题名为《天元纪》。

天干地支与五运六气

天干地支

　　天干和地支，是运气学说的推演符号。五运配以天干，六气配以地支，根据各年纪年由干支组合成的甲子，来推测气候变化和发病情况。

十干统运

● **天干**：甲、乙、丙、丁、戊、己、庚、辛、壬、癸

	甲	乙	丙	丁	戊	己	庚	辛	壬	癸
五运属性	木		火		土		金		水	
五行属性	土	金	水	木	火	土	金	水	木	火

● **地支**：子、丑、寅、卯、辰、巳、午、未、申、酉、戌、亥

		子	丑	寅	卯	辰	巳	午	未	申	酉	戌	亥
属相		鼠	牛	虎	兔	龙	蛇	马	羊	猴	鸡	狗	猪
月份		11	12	1	2	3	4	5	6	7	8	9	10
节气	节	大雪	小寒	立春	惊蛰	清明	立夏	芒种	小暑	立秋	白露	寒露	立冬
	气	冬至	大寒	雨水	春分	谷雨	小满	夏至	大暑	处暑	秋分	霜降	小雪
季节		冬		春			夏			秋			冬
时辰		0:00	2:00	4:00	6:00	8:00	10:00	12:00	14:00	16:00	18:00	20:00	22:00
五行属性		水	土	木		土	火		土	金		土	水
五运属性		君火	土	相火	金	水	木	君火	土	相火	金	水	木
六气属性		暑	湿	火	燥	寒	风	暑	湿	火	燥	寒	风

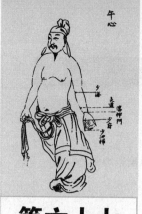

午心

五运行大论篇

本篇论述了五气五运的演变规律及其对人体的影响，其内容包括五气在天空的分布，司天、在泉及左右间气的变化规律，五运六气的变化对自然万物的影响。

🔥 五行运气在天空的分布

黄帝坐在明亮的厅堂中，开始正视天道的规律，观看八方的地形地势，研究五行运气阴阳变化的理论，并请来天师岐伯，请教他说：有的书上这样写道，天地的运行变化，可以通过观察日月星辰作为标志和准则；阴阳的升降，可以通过四时寒暑的变迁，来觉察它的征兆。我曾跟您学习过五运的规律，您所讲的仅仅是五运主岁，应以甲子为首。我曾针对这个问题与鬼臾区讨论过。鬼臾区说：土运主甲年和己年，金运主乙年和庚年，水运主丙年和辛年，木运主丁年和壬年，火运主戊年和癸年；子午两年为少阴司天，丑未两年为太阴司天，寅申两年为少阳司天，卯酉两年为阳明司天，辰戌两年为太阳司天，巳亥两年为厥阴司天，与您所讲的阴阳归类不相符合，这是为什么呢？岐伯说：这是显而易见的道理，因为这里讲的，是五运六气天地的阴阳变化，大凡能数得清的是人体中的阴阳。而事物的阴阳属性是相对且又可分的，所以推演下去，可以从十至百，由百至千，由千至万。天空无限广袤，大地无比辽阔，它们的阴阳变化，是不可能用数字去推算的，只能通过对自然现象的观察来进行推演。

黄帝道：我希望听您谈谈运气的理论是怎样创立的。岐伯说：您的问题总是这样高明。在《太始天元册》中有如下记载：古人观测天空时看见天空中横亘在牛女二宿与戊位之间为赤色的气；横亘在心尾二宿与己位之间为黄色的气；横亘在危室二宿与柳鬼二宿之间为青色的气；横亘在亢氐二宿与昴毕二宿之间为白色的气；横亘在张翼二宿与娄胃二宿之间为黑色的气。所谓戊位，就在奎壁二宿的分界，已位是角轸二宿的分界；奎壁是在立秋到立冬的节气之间，角轸是在立春到立夏的节气之间，所以把它们称为天地的门户。上述的五色云气横布天空的理论，是研究气候变化的第一步，是一定要精通掌握的。黄帝称赞说：讲得精彩极了。

五气经天

《内经》认为十干对应五运的原因，在于观察到天空二十八星宿间有似云雾的五色气，这五色之气流布于有关各宿，各宿又与地上以干支和乾坤巽震排列的二十四方相对应，故而有天干对五运之说。

天门、地户

按明代医学家张介宾依古天文地理的二十八星宿、二十四节气对应的解释，奎壁对应春分，角轸对应秋分，春分司启而秋分司闭，故称奎壁为天门，角轸为地户。

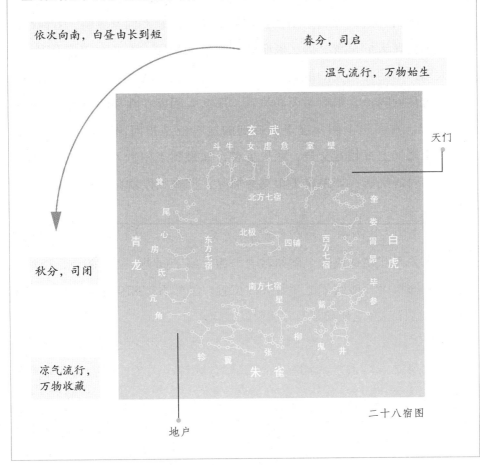

依次向南，白昼由长到短

春分，司启

温气流行，万物始生

天门

秋分，司闭

凉气流行，万物收藏

地户

二十八宿图

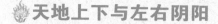

天地上下与左右阴阳

黄帝道：我曾听鬼臾区说过，天地是万物的上下，左右是阴阳运行的道路，具体是什么意思，我还不清楚。岐伯说：所谓上下，是指从该年的司天、在泉，以见阴阳所在的位置。而左右，是指司天、在泉左右两侧的四间气。当司天的位置出现厥阴时，左侧便是少阴，右侧是太阳；出现少阴时，左侧是太阴，右侧是厥阴；出现太阴时，左侧是少阳，右侧是少阴；出现少阳时，左侧是阳明，右侧是太阴；出现阳明时，左侧是太阳，右侧是少阳；出现太阳时，左侧是厥阴，右侧是阳明。这里的方位是上为南，下为北，司天在正南方。左右，是指面向北方所看到的位置。

黄帝道：那么在泉是指什么呢？岐伯说：厥阴在上，即司天的位置，那么少阳就在下，即在泉的位置，它的左面是阳明，右面是太阴；少阴在司天的位置，那么阳明就在在泉的位置，它的左面是太阳，右面是少阳；太阴在司天的位置，那么太阳就在在泉的位置，它左面是厥阴，右面是阳明；少阳在司天的位置，那么厥阴就在在泉的位置，它的左面是少阴，右面是太阳；阳明在司天的位置，那么少阴就在在泉的位置，它的左面是太阴，右面是厥阴；太阳在司天的位置，那么太阴就在在泉的位置，它的左面是少阳，右面是少阴。这里所提到的左右，是指面向南方而确定的位置。五运之气上下相互交合，寒暑更替，如果属于相生关系的，则气候和谐，不会引起疾病；如果属于相克的情况，那么气候就会失常，人们也就会生病。

黄帝又问：有时五气相生也会使人生病，这又是什么原因呢？岐伯说：这是上下关系互换造成的，例如君火与相火属于同类，也不相克，但如果位于下面的相火，换到了上面君火的位置，虽然看似相生关系，但也属于相克的，这样就会气候异常，并能引发疾病。

黄帝道：司天、在泉是怎样运行的？岐伯说：司天之气顺着天体向右运行，在泉之气顺着地气向左运行，左右旋转一周为一年，又回归到原来的位置。

图解黄帝内经·素问

司天、在泉

　　两者是值年客气在这一年中主事的统称。主管每年上半年的客气为司天，主管每年下半年的客气为在泉。司天、在泉加上左右间气，共为六气，是客气六步运动的方式。值年客气逐年推移，因此，司天、在泉和四间气也每年不同。

年支和司天、在泉规律表

年支	子午	丑未	寅申	卯酉	辰戌	巳亥
司天	少阴君火	太阴湿土	少阳相火	阳明燥金	太阳寒水	厥阴风木
在泉	阳明燥金	太阳寒水	厥阴风木	少阴君火	太阴湿土	少阳相火

司天、在泉的阴阳相交规律

　　司天与在泉的阴阳相交规律是：司天为阳则在泉为阴，司天为阴则在泉为阳。其中少阴与阳明、太阴与太阳、厥阴与少阳，又是相合而轮转的。总之，司天之气既定，则在泉之气及左右间气亦随之而定。

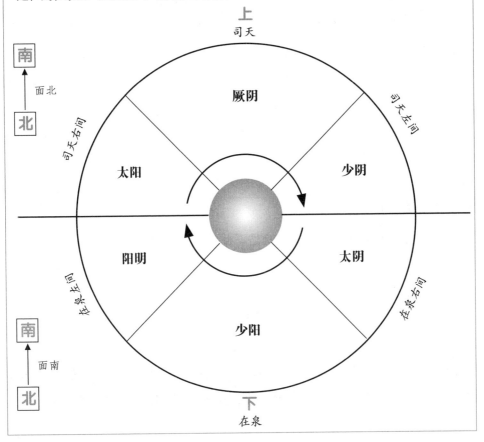

篇六十七　五运行大论篇

黄帝又道：鬼臾区曾说过，与地相对应的气多主静，现在您提到在下者向左运行，不明白具体指什么，希望听您详细介绍万物为什么能够运动？岐伯说：天地阴阳的运动与静止，五行之气的周而复始，都是十分复杂的，鬼臾区也不能全面了解天地阴阳运行的规律。即使他能够观测和推算天的运动是有规律的，地是相对静止的。

对于天地阴阳的运动变化，在天表现为高悬的星象，在地生成万物的形态。日月五星循行于天空，各有各的轨道，五行之气附着于大地，形成各种事物的形体。所以大地盛载着有形体的物质，天空悬列着日月五星，以对应天的精气。大地上的万物与天上的精气交相运作，好像树木的根与枝叶一样，是紧密联系的。因此抬起头观看天象，它虽然幽深玄远，但人类终究是可以探索清楚的。

黄帝问：地是否位于天空的下面呢？岐伯说：大地位于人的下面，处在太空的中间。

黄帝又问：那么它依附什么而存在呢？岐伯说：是大气的力量托浮着它。燥气使它干燥，暑气使它蒸发，风气使它运动，湿气使它润泽，寒气使它坚实，火气使它温暖。风寒在下，燥热在上，湿气位于中央，火气游行于上下。一年之中，寒暑往来，六气分别侵入地面，地面受其影响而化生万物。所以燥气太盛，大地就干燥；暑气太盛，大地就发热；风气太盛，大地上的万物就摇动；湿气太盛，大地就湿润；寒气太盛，大地就冻裂；火气太盛，大地就干涸了。

黄帝道：怎样在脉搏上诊察出天地之气呢？岐伯说：天气与地气的胜复运作，并不表现在人的脉搏上，所以不能诊断出来。《脉法》上写：天地的变化，无法从脉象上来诊察，就是就此而说的。

黄帝道：那么左右间气能不能诊察呢？岐伯说：根据间气的位置，可以诊察左右手的脉搏，而且从脉象可以预知疾病。

黄帝又道：怎样进行预测呢？岐伯说：脉象变化与间气变化是相一致的，身体无病；脉象与间气变化不一致的，就会生病；如果间气不在自己相应的位置上，就会引起疾病；间气位置左右颠倒的，也会引起疾病；脉象上出现相克表现的，病情就很危险；尺部与寸部的脉象变化与间气变化相反的，就会死亡；如果本应当左脉呈现出的脉象而出现于右脉，也会死亡。在诊察脉象时，首先要确定该年的司天、在泉，从而推知它的左右间气，然后才可以推测病人的死生逆顺。

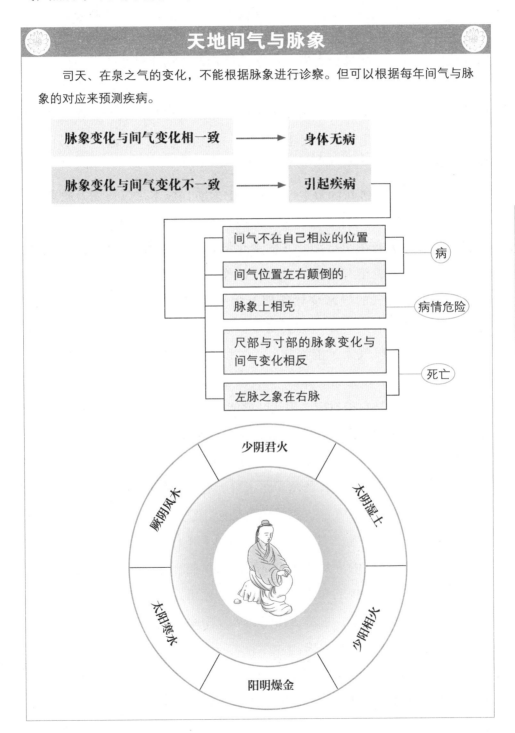

天地间气与脉象

司天、在泉之气的变化，不能根据脉象进行诊察。但可以根据每年间气与脉象的对应来预测疾病。

脉象变化与间气变化相一致 ——→ 身体无病

脉象变化与间气变化不一致 ——→ 引起疾病

间气不在自己相应的位置
间气位置左右颠倒的 ——→ 病
脉象上相克 ——→ 病情危险
尺部与寸部的脉象变化与间气变化相反
左脉之象在右脉 ——→ 死亡

少阴君火

厥阴风木

太阴湿土

太阳寒水

少阳相火

阳明燥金

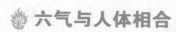

六气与人体相合

黄帝道：天有寒、暑、燥、湿、风、火六气，人体是怎样与之相合的？它们怎样生化万物呢？

岐伯说：东方，春季与它相对应，是产生风的方位，风能使木气生长，木气能生酸味，酸味能够养肝，肝血能够养筋；由于筋生于肝，肝属木，木能生火，所以筋又能养心。六气的变化，在天为玄，表现为幽深邈远，变化无穷；在人为道，表现为能够掌握事物发展变化的规律；在地为化，表现为能使万物生化不息。化能生五味，道能生智慧，玄能生神明。地有化生作用，从而产生了六气。

它在天为风，在五行为木，在人体中为筋，风木之气可使万物柔软，其在五脏中为肝。风木之气的性质温暖，它的本质属于和谐，它的颜色是苍青，它的功能在于运动，它的变化结果是使万物欣欣向荣。风木之气供养的生物，属于有毛的一类，它的作用是发散，它在时令上属于宣散温和。风木之气的异常变化能使万物易受摧折，能使草木折损败坏。它在气味上属于酸类，在情志上属于愤怒。怒会损伤肝，但悲哀的情绪能够抑制愤怒；风气太过能损伤肝，可以用燥气克制风气；酸味太过会伤害筋，可以用辛味克制酸味。

南方，夏季与它相对应，阳气旺盛能生热，热能使火气兴旺，火气能生苦味，苦味能够养心，心能够生血，血充足能够滋养脾。

火热之气在天为六气中的热，在地为五行中的人，在人为五体中的脉。火热之气能使万物生长繁茂，在内脏为心。它的性质是暑热，它的本质是显露，它的功能是躁急，它的颜色是赤，它的变化是使万物繁茂。火热之气供养的生物，属于羽毛类。它在作用上是日照光明，它在时令上是向上蒸腾。火热之气的异常变化，是炎热而枯槁。它所造成的灾害，是发生大火焚烧。它在气味上为苦，在情志上是喜乐。喜乐太过会损害心，但恐惧情绪能够克制喜乐；过热会伤气，可以用寒气克制热气；苦味太过也能伤气，可以用咸味克制苦味。

中央，长夏与它相对应，属土，气候多雨而生湿气，湿能使土气增长，土气能使农作物产生甘味，甘味能滋养脾气，脾气能滋养肌肉，肌肉强壮能使肺气充实。

所以它在六气中为湿，在五行中为土，在人体中为肌肉，湿土之气可使万物充实盈满，在内脏为脾。它的性质沉静而兼容万物，它的本质属于润泽，它的功能属于化生万物，它的颜色是黄色，它的变化是充盛盈满。湿土之气供养的生物，属于裸类。它的作用是安宁静谧，在时令上属于云行雨施。

湿土之气的异常变化，容易引发暴雨或霪雨连绵。它所造成的灾害，为洪水泛滥，它在气味上属于甘味，在情志上属于思虑。思虑太过会损伤脾，但愤怒的情绪能够克制思虑；湿气会伤害肌肉，可以用风气克制湿气；甘味太过，也会损伤脾，可以用酸味克制甘味。

六气与六季

六气风、暑、火、湿、燥、寒是气候变化的本源，它将一回归年分为六个气候季节，用今天的话说，就是风季、暖季、热季、雨季、干季、寒季。

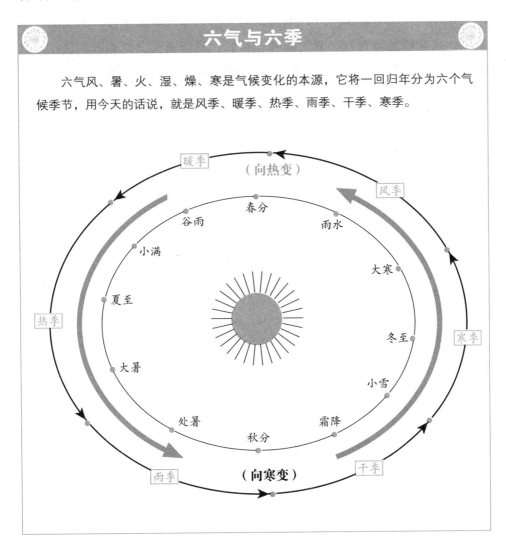

西方，秋季与它相对应，秋天比较干燥，燥能够促进收敛清凉的金气生长。金气能生辛味，辛味能滋养肺气，肺气能滋养皮毛，皮毛润泽又能滋生肾水。它在六气中为燥，在五行中为金，在人体中为皮毛，燥金之气可使万物收成，在内脏中为肺。它的性质清凉，它的本质属于清静，它的功能特点是坚固，它的颜色是白色，它的变化结果是使万物收敛。燥金之气供养的生物，属于有壳的介虫类。它的作用是强劲有力，在时令上的特点是雾露。燥金之气的异常变化，使万物肃杀凋零。它所造成的灾害，是使草木枯萎凋谢。它在气味上是辛味，它在情志上属于忧愁。忧愁太过会伤害肺，但喜乐的情绪能够抑制忧愁；热气太过会伤害皮毛，可以用寒气克制热气；辛味太过，也能损伤皮毛，可以用苦味克制辛味。

北方，冬季与它相对应，阴气盛而生寒，寒气能生水气，水气能产生咸味，咸味能滋养肾气，肾气能滋养骨髓，骨髓充实又能养肝。它在六气中为寒，在五行中为水，在人体中为骨骼。寒水之气可使物体坚固，其在内脏为肾。它的性质清冷，它的本质属于寒冽，它的功能特点是闭藏，它的颜色是黑色，它的变化结果是使万物肃静。寒水之气供养的生物，属于鳞虫类。它的作用是澄澈清冷，在时令上是寒冷冰雪。寒水之气的异常变化，是剧烈的冰冻。它所造成的灾害，是不按季节降冰雹，它在五味中属于咸味，在情绪上属于恐惧。过于恐惧会伤害肾，但思虑能够抑制恐惧；寒气太过会伤害血脉，可以用燥气克制寒气；咸味能伤害血脉，可以用甘味克制咸味。五气运行，交替更换以主时令，是有一定先后次序的。如果五气出现在它不该出现的时令，就是邪气；如果五气与时令相合，就是正常的气候。

黄帝道：邪气引起病变的情况是怎样的？岐伯回答说：气与主时之令相合的，病就轻微；不相合的，病就严重了。黄帝道：五气怎样主岁呢？岐伯说：五运之气有余，不仅加重克制它所能克制的气，还要欺侮本是克制自己的气，增强了克制的力量；另一方面，对于五气不足的情况，则被克制自己的气所压制，连原来自己所克制的气，也轻视自己而轻易侵犯。凡是恃强而欺凌他气的，也会受到邪气的伤害。这是因为它无所畏惧地横行，削弱了本身力量的缘故。黄帝说：讲得很精彩。

年代	著作	内容
战国	《黄帝内经·素问》	其中七篇大论全面论述了自然界天候、气候、物候、病候的变化发展规律，是目前最完整、系统的运气学说文献
东汉	《伤寒杂病论》	从六气角度讨论六气、司天、在泉、胜复等，所论伤寒是指六气之中的伤寒
隋	《五行大义》	从天、地、人的整体角度对五行的象、数、义做了系统阐发
唐	《重广补注黄帝内经素问》	王冰著，第一次辑录运气七篇，并进行注解。运气学说的传播发展始自王冰
唐	《素问·六气玄珠密语》	虽托名王冰所著，但对运气理论颇多发明，是运气论中较早有影响之作
唐	《元和纪用经》《褚氏遗书》	
宋金元	《素问入式运气论奥》	关于运气论非常精粹之著，深入浅出地推究运气理论和格局
宋金元	《圣济总录·运气》	官撰医典，高度重视运气学说。详列甲子六十年的气化及论治。是运气理论及应用的重要专著
宋金元	《梦溪笔谈》《太医局诸科程文格》《三因极一病证方论》《注解伤寒论》《宣明论方》《素问玄机原病式》《伤寒直格》《素问病机气宜保命集》《医学启源》《儒门事亲》《脾胃论》《丹溪心法》《伤寒钤法》	
明清	《医学纲目》	对运气七篇进行了注解发挥，条分缕析，很有见地
明清	《本草纲目》	转述了五运六气对于采药及用药的认识，对运用运气学说指导药物采收和组方用药很有价值
明清	《医经溯洄集》《医学正传》《医学入门》《类经·运气类》《普济方》《运气易览》《六气标本论》《医学汇函·运气》《素问运气图括定局立成》《神农本草经疏》《医学穷源集》《脉决汇辨》《运气论奥疏钞》《医宗金鉴·运气要诀》《温病条辨》等	

篇六十七　五运行大论篇

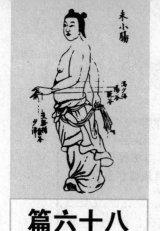

六微旨大论篇

本篇论述了天道六六之节，地理与六节相应，其内容包括标本中气的关系，地理的六节气位、岁会、天符、太乙天符的含义，一年中六气始终的时间，升降出入与生化的意义。

🔥 天道六六之节

黄帝问道：啊！关于天道，真是太奥妙深远了，好像仰头观看天空的浮云，又好像俯视无底的深渊。深渊虽然深，还可以测量，而对于浮云却不可能知道它的边际。您多次提到，应该谨慎奉行天道，我听了以后，记在心里，但又充满了疑惑，不知道其所指有何意义。希望您详尽地阐述，以让它永不泯灭，长久流传。像这样的天体运行之道，可以让我了解吗？

岐伯行礼参拜回答说：您的问题总是这样有深度。所谓天道，就是遵循自然的变化所显示出来的时序和盛衰。

黄帝道：我希望了解天道六六之节的盛衰是怎样的。岐伯说：上下六气有一定的位置，左右升降有一定的范围，所以少阳的右侧由阳明所主，阳明的右侧由太阳所主，太阳的右侧由厥阴所主，厥阴的右侧由少阴所主，少阴的右侧由太阴所主，太阴的右侧由少阳所主。这都是六气之标，要面向南方而确定位置。因此说自然界的时序及盛衰，要靠观看日光移影来确定，正立而耐心地等待，阐明的就是这个道理。

少阳的上面为火气所主，所以中气是厥阴；阳明的上面为燥气所主，所以中气是太阴；太阳的上面为寒气所主，所以中气是少阴；厥阴的上面为风气所主，所以中气是少阳；少阴的上面为热气所主，所以中气是太阳；太阴的上面为湿气所主，所以中气是阳明。以上所提及的"上面"是指三阴三阳的本气，本气的下面是中气，中气之下，是六气之标。由于本标不同，所以六气所反映的现象也是有差异的。

六气之本、标、中

　　天道，即自然界显示出来的时序及盛衰，面南而立，可观察到在上的六气火、燥、风、湿、寒、暑为三阴三阳之本，下之三阴三阳为六气之标，而兼于标本之间的，因阴阳表里相通，如少阳、厥阴为表里，阳明、太阴为表里，太阳、少阴为表里，故彼此互为中见之气。

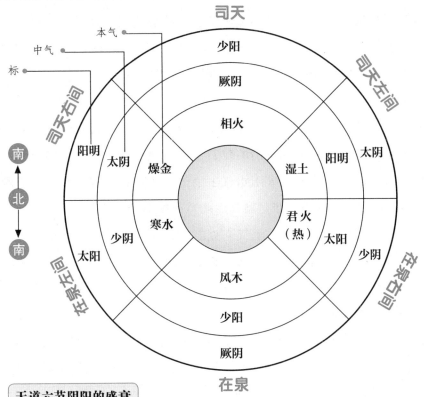

天道六节阴阳的盛衰

司天	在泉	间气加临之首
厥阴	少阳	少阳之右：阳明
少阴	阳明	阳明之右：太阳
太阴	太阳	太阳之右：厥阴
少阳	厥阴	厥阴之右：少阴
阳明	少阴	少阴之右：太阴
太阳	太阴	太阴之右：少阳

六气始于厥阴，阳明燥金为间气加临之首。

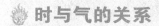

时与气的关系

黄帝道：在时与气的关系方面，有这样一些情况，六气到来时也到来的，时到而六气没有到的，也有六气比时先到的，为什么会出现这样的现象？岐伯说：时到而六气也到的是和谐之气，时到而六气不到的是气不及，时没有到而六气先到的是气有余。

黄帝又道：时到而气不到，时没有到而气先到，又能怎么样呢？岐伯说：时与气相适应就为顺，时与气不能相适应就为逆；逆就产生变化，产生变化就能致病。黄帝道：讲得很好！请您再谈一谈相应的情形。岐伯说：万物的生长变化是与四时相应的，气与脉象是相应的。

黄帝道：妙极了！我想知道六气主时的位置是怎样的。岐伯说：春分以后是少阴君火的位置；君火的右面，后退一步是少阳相火主治的位置；再后退一步，就是太阴土气主治的位置；再后退一步，就是阳明金气主治的位置；再后退一步，就是太阳水气主治的位置；再后退一步，就是厥阴木气主治的位置；再后退一步，就是少阴君火主治的位置。

相火主治之位的下面，有水气来克制它；水气主治之位的下面，有土气来克制它；土气主治之位的下面，有风气来克制它；风气主治之位的下面，有金气来克制它；金气主治之位的下面，有火气来克制它；君火主治之位的下面，有阴精来克制它。黄帝又道：其中有什么道理呢？岐伯说：六气亢盛就会产生损害作用，必须有相应的气来克制它。只有加以克制，才能生化，才能抵抗外来太过或不及的邪气；如果不能制约亢盛，就会产生危害，从而破坏生化之机，形成极大的病变。

岁会、天符与太乙天符

黄帝道：那么，自然界的盛衰又是怎样的呢？岐伯说：不当其位的就是邪气，正当其位的就是正常之气。邪气致病，病就会很严重；正气致病，就相当轻微。黄帝又道：什么叫作当位呢？岐伯说：例如木运遇卯年，火运遇午年，土运遇辰、戌、丑、未年，金运遇酉年，水运遇子年，这些运与所遇年份的地支属性相同，这就叫作岁会，也就是平气。黄帝又道：那不当其位的情形是怎样的？岐伯说：那就是主岁的天干与地支的属性不相同。

黄帝道：土运主岁而司天为太阴，火运主岁而司天为少阳或者少阴，金运主岁而司天为阳明，木运主岁而司天为厥阴，水运主岁而司天为太阳，这些都是怎样划分的？岐伯说：这是司天之气与主岁的运气相合，所以它在《天元册》里的术语为天符。

六气主时

六气主时分为六步，二十四节气分属于六步之中，次序是与五行相生的顺序相一致的。同时，六气主时之下又有六气相克，使其不致亢盛而产生危害。

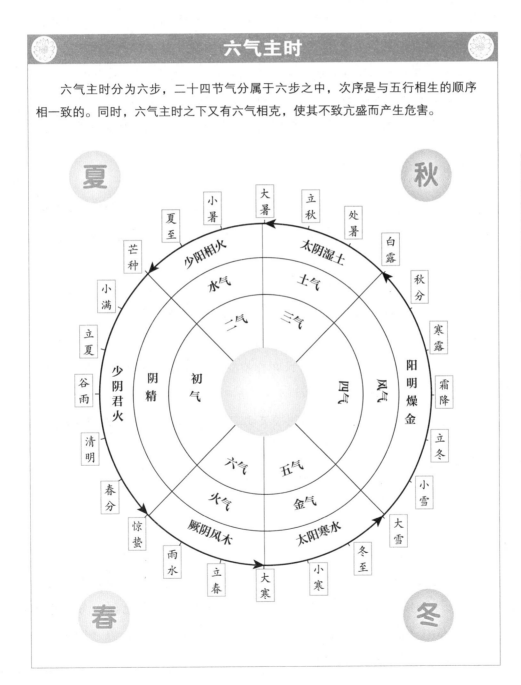

黄帝又道：既是天符又是岁会的怎样命名？岐伯说：这叫作太乙天符的会合。

黄帝又道：它们之间有贵贱的分别吗？岐伯说：天符如同执法的官吏，岁会如同行令的使臣，太乙天符如同君主、贵人。黄帝又问：如果同样感受邪气而发病，这三者有什么区别呢？岐伯说：受执法之邪气侵袭的，发病急而比较危险；受行令之邪气侵袭的，发病较缓而病程较长，正邪之气处于相持状态；受贵人之邪气侵袭的，发病急剧并且很快就会死亡。黄帝道：六气的位置相互变换会出现什么样的情况？岐伯说：君居臣位是顺的，而臣居君位就是逆的。逆则发病就会很急，它的危险就大；顺则发病就会较慢，危险性也就小。所谓六气位置的变换，是指君火与相火而说的。

🔥 六气的始终

黄帝道：讲得不错！我想学习天时的"步"算法，可以吗？岐伯说：所谓步，一步就是六十日有余，所以二十四步以后，其余数积满一百刻，就成为一日。

黄帝道：六气与五行相应的变化怎样？岐伯说：六气的每一气位都有始有终，每一气有初气，有中气，又有天气和地气的不同。所以推求起来也就不能相同了。黄帝又道：怎样推求呢？岐伯说：天气以甲为开始，地气以子为开始，子与甲相互组合，叫作岁立；只要认真地推测四时的变化，就可以推求出六气终始早晚的时刻。黄帝又道：我想详细了解每年六气始终的早晚情况。岐伯说：您的问题很英明啊！六气第一周的始终刻分是这样的：甲子的年份，初之气开始于水下一刻，终止于八十七刻半；二之气开始于八十七刻六分，终止于七十五刻；三之气开始于七十六刻，终止于六十二刻半；四之气开始于六十二刻六分，终止于五十刻；五之气开始于五十一刻，终止于三十七刻半；终之气开始于三十七刻六分，终止于二十五刻。

六气第二周的始终刻分是这样的：乙丑的年份，初之气开始于二十六刻，终止于十二刻半；二之气开始于十二刻六分，终止于水下百刻；三之气开始于一刻，终止于八十七刻半；四之气开始于八十七刻六分，终止于七十五刻；五之气开始于七十六刻，终止于六十二刻半；终之气开始于六十二刻六分，终止于五十刻。

六气第三周的始终刻分是这样的：丙寅的年份，初之气开始于五十一刻，终止于三十七刻半；二之气开始于三十七刻六分，终止于二十五刻；三之气开始于二十六刻，终止于十二刻半；四之气开始于十二刻六分，终止于水下百刻；五之气开始于一刻，终止于八十七刻半；终之气开始于八十七刻六分，终止于七十五刻。

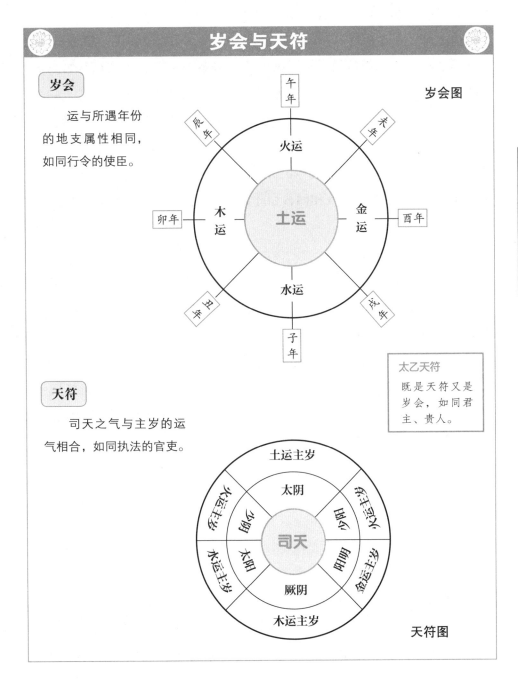

岁会与天符

岁会

运与所遇年份的地支属性相同，如同行令的使臣。

岁会图

天符

司天之气与主岁的运气相合，如同执法的官吏。

太乙天符
既是天符又是岁会，如同君主、贵人。

天符图

六气第四周的始终刻分是这样的：丁卯的年份，初之气开始于七十六刻，终止于六十二刻半；二之气开始于六十二刻六分，终止于五十刻；三之气开始于五十一刻，终止于三十七刻半；四之气开始于三十七刻六分，终止于二十五刻；五之气开始于二十六刻，终止于十二刻半；终之气开始于十二刻六分，终止于水下百刻。接下来是戊辰年初之气，重新从水下一刻开始，不断重复着上述次序，周而复始地循环不已。

黄帝问：我想学习每年的岁候计算法，可以吗？岐伯说：您想知道的可真详细啊！太阳循行第一周，天的六气开始于一刻；太阳循行第二周，天的六气开始于二十六刻；太阳循行第三周，天的六气开始于五十一刻；太阳循行第四周，天的六气开始于七十六刻；太阳循行第五周，天的六气又从一刻开始。这是天的六气四周一次的循环，称为一纪。所以寅、午、戌三年六气终始与岁气相同，卯、未、亥三年六气终始与岁气相同，巳、酉、丑三年六气终始与岁气相同，如此天的六气循环不已，周而复始。

🔥 气的升降

黄帝道：我希望听一听关于六气的作用。岐伯说：论及天气的情况，当推求于六气的本源；论及地气的情况，当推求于主时之六位；论及人体的情况，当推求于天地气交之中。

黄帝又道：什么是气交？岐伯说：天气下降，地气上升，天地上下之气相交之处，就是人类生活的地方。所以说中枢的上面，是由天气所主；中枢的下面，是由地气所主；而气交的部分，人气随之而来，万物也由此化生。它所涉及的就是这个道理。

黄帝又道：什么是初气、中气呢？岐伯说：初气是三十天多一点点，中气也是这样。

黄帝又道：那又为什么要区分初气和中气呢？岐伯说：这是用来区分天气与地气的。黄帝又道：我想要寻根问底。岐伯说：初气代表地气，中气代表天气。黄帝道：气的升降是怎样的？岐伯说：气的上升和下降，天地交互更替着使用。

黄帝又道：我希望您讲一讲它的作用。岐伯说：地气可以上升，但升到极点就要下降，而下降乃是天气的作用；天气可以下降，但降到极点就要上升，而上升乃是地气的作用。天气下降，其气乃流荡于地；地气上升，其气乃蒸腾于天。天为至阳，地为至阴，天气和地气相互招引，上升和下降相互为因，因而才能不断地发生变化。

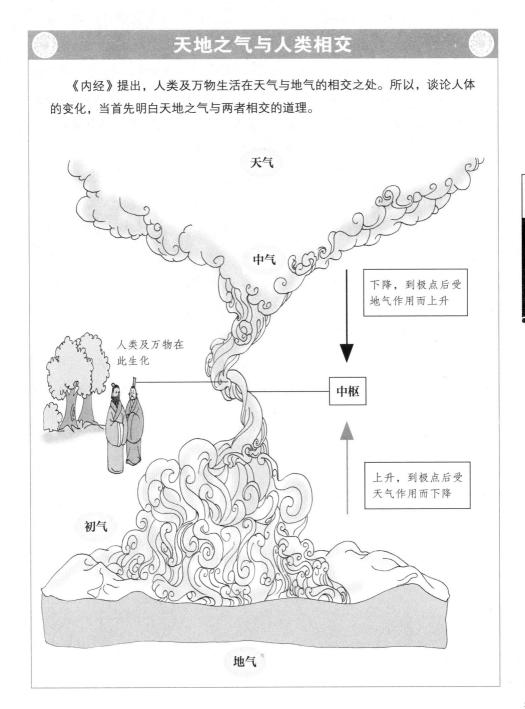

天地之气与人类相交

《内经》提出，人类及万物生活在天气与地气的相交之处。所以，谈论人体的变化，当首先明白天地之气与两者相交的道理。

天气

中气

下降，到极点后受地气作用而上升

人类及万物在此生化

中枢

上升，到极点后受天气作用而下降

初气

地气

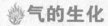气的生化

黄帝道：讲得太好了！寒与湿相遇，燥与热相对，风与火相逢，其中蕴含有更深的道理吗？岐伯说：气有相胜的作用，也有复原的作用，而胜复的变化中，有获得与生化，有作用与变化。一旦有了变化，就会产生病邪气。

黄帝道：什么是邪呢？岐伯说：万物的生成都由于化，万物的终结都由于变。变与化的互相克制，是生长与衰败的根源。所以气有前进有后退，作用有迅速有缓慢，从中就会出现化与变的过程，这就是风气的由来。

黄帝道：慢快进退，是风气产生的原因；由化至变的过程，是随着盛衰的变化而进行的。成败隐伏在其中不停地运动，这是为什么？岐伯说：成败相互隐伏是由于六气的运动，不断地运动，就会发生变化。

黄帝道：变化没有停止的时候吗？岐伯说：没有生，没有化，就是停止的时候。

黄帝道：万物也有不生不死的时候吗？岐伯说：一般而言，动物之类，如果其呼吸停止，那么生命就立即消失；植物、矿物类如果其阴阳升降停止，则其活力也就立即丧失。因此没有出入，就不可能由生而长，由壮而老，然后死亡；没有升降，也就不可能由生而长，开花、结果、收藏了。所以有形之物，都具有升降出入之气。所以有形之物，是生化的所在。如果形体解散，生化也就停止了。因此，任何具有形体的东西，没有不出不入、不升不降的，只是生化的大小和时间早晚的分别而已。升降、出入重要的是要保持常态，假如违反了常态，就会遇到灾害。所以，除非是没有形体的东西，才能免于灾患，就是指这方面而言的。

黄帝道：讲得好极了！那么有没有不生不死的人呢？岐伯说：您真是参悟很深的人呀！能与自然规律相融合，并随其变化的，只有真人才能达到。

运动——生命的基本形态

通过对气的胜复、变化的论述,《内经》阐述了"任何具有形体的东西,没有不出不入、不升不降的"的真理,一言以蔽之,生命的基本形态就是运动。

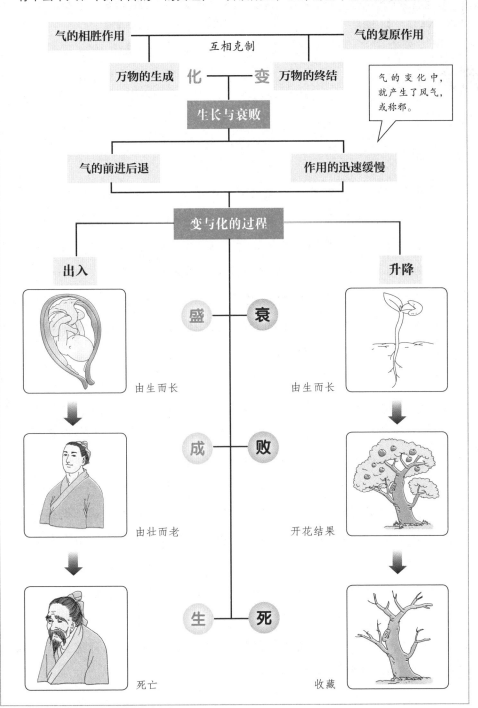

气的相胜作用　　　　　　　　气的复原作用

互相克制

万物的生成　化——变　万物的终结

气的变化中,就产生了风气,或称邪。

生长与衰败

气的前进后退　　　　　作用的迅速缓慢

变与化的过程

出入　　　　　　　　升降

盛　衰

由生而长　　　　　　由生而长

成　败

由壮而老　　　　　　开花结果

生　死

死亡　　　　　　　　收藏

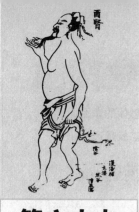

气交变大论篇

本篇论述了五运在气交中太过、不及的变化及其对人体的影响，五运的德、化、政、令对自然界的影响及其与疾病发生的关系。

篇六十九

概述

黄帝问道：五运交替，与天的六气相感应；阴阳往来，和寒暑变化相适应；真气与邪气相争，因而使人体的内外分散，六经的血气波动，五脏之气也失去了平衡而互相转移，出现了太过、不及、专胜及互相兼并的现象。我希望听您讲解它的起始原理和对应于人体的病变情况，可以吗？

岐伯行礼后回答说：您的问题很深入，原本这就是应该阐明的道理，历代帝王对此都非常重视，我的老师把它传授给后人，虽然我不聪慧，却有幸聆听教诲而领会其主要宗旨。

黄帝道：先人曾说过，遇到了可传授的人而不教，就会失去传道的机会；如果传授给不适当的人，就是学术态度不端正，泄露天机。我固然才德菲薄，不符合接受最高深道理的条件，但我很同情黎民百姓因疾病而夭折，因此希望您能以百姓的生命和医学的发扬光大为重，而传授这些理论。我来负责此事，一定按照传授原则行事，您觉得如何？

岐伯说：那我就具体地讲讲吧。《上经》中写道：所谓道，就是上知天文，下知地理，中知人事。只有这样，医学的理论才能宏扬，并代代相传。

黄帝又问：为什么这么说呢？

岐伯说：这里的根本就在于推求天、地、人三气的位置。研究天，就是天文学；研究地，就是地理学；通晓人气变化之至道，是人事。所以太过的气是先天时而至，不及的气是后天时而至。所以天地有常有变，人体的生理病理也必然随之发生变化。

五运气化之太过

黄帝道：五运气化太过的情况是怎样的？

岐伯说：当岁木之气太过时，就会风气流行，脾土受到侵害，病人多出现飧泄、饮食减少、肢体沉重、烦闷、肠鸣、肚腹胀满等症状。这是木气太过，感应天上的木星的关系。如果风气过度旺盛，人就会患上骤然发怒、头眩、眼发黑及头部疾病。这是土气不能发挥作用，木气独胜的现象。因此，风气就更猖獗，使天上的云雾飞腾，地上的草木动摇不定，甚至枝叶摇落，人就会发生胁痛，呕吐不止。如果胃经的冲阳脉绝，就是无法治愈的病证，这时的太白金星分外明亮，显示出金气克木来抑制的效果。

医学与"道"

从岐伯口中，点出了古代"医近道"的观点，即要想探察、治疗人体的疾病，首先就得通晓天文、地理，推求天、地、人三气的位置及变化之道，才能进一步推察随天地变化而变化的人体生理病理。

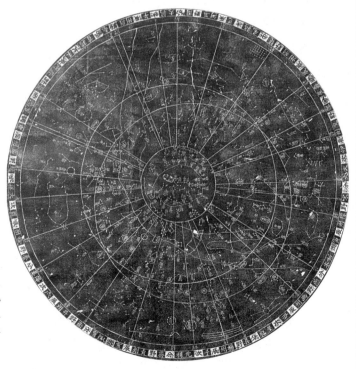

中国古星象图

这是古人所绘制的二十八宿天文图拓片。《内经》将天文、地理与人体机理变化相结合，提出"运气学说"，来阐释人体疾病病理。

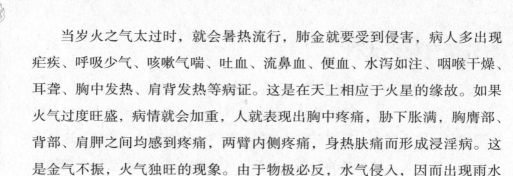

当岁火之气太过时，就会暑热流行，肺金就要受到侵害，病人多出现疟疾、呼吸少气、咳嗽气喘、吐血、流鼻血、便血、水泻如注、咽喉干燥、耳聋、胸中发热、肩背发热等病证。这是在天上相应于火星的缘故。如果火气过度旺盛，病情就会加重，人就表现出胸中疼痛，胁下胀满，胸膺部、背部、肩胛之间均感到疼痛，两臂内侧疼痛，身热肤痛而形成浸淫病。这是金气不振，火气独旺的现象。由于物极必反，水气侵入，因而出现雨水霜寒的变化，在天上对应于水星。假如遇到少阴、少阳司天，火热之气就会更加亢盛，好像火烧一样，以致水泉干涸，植物焦枯，人们的病，多出现胡言乱语、发狂奔走、咳嗽气喘、呼吸有声、二便下血不止。若肺金的太渊脉绝，属于绝症，这时的火星分外明亮。

当岁土之气太过时，雨湿之气就会流行，肾水就要受到侵害，病人多出现腹痛、手足逆冷、情志抑郁、身体不轻快、烦闷等病证。这是在天上对应土星的缘故。如果土气过度旺盛，人体就会肌肉萎缩，两脚痿弱不能行走，经常抽掣拘挛，脚跟痛，水邪蓄积于中而生胀满，吃东西减少，以致四肢不能举动，出现水气不振、土气独旺的现象。因此泉水喷涌，河水满溢，干涸的池塘也滋生鱼类，甚至会发生疾风、暴雨，而出现堤岸崩溃，河水泛滥，鱼类游到陆地上等现象。而对于人，就会患上肚腹胀满、大便溏泄、肠鸣、泄泻不止等病证。如果太溪谷脉绝，人就会无法治疗而死。这时的木星分外明亮。

当岁金之气太过时，燥气就会流行，肝木就要受到侵害，病人多出现两胁下面小腹疼痛、目赤而痛、眼眶溃疡、耳聋等病证。燥金之气过于亢盛，就会出现身体沉重、烦闷、胸痛牵引到背部、两胁胀满，而痛势下连少腹。这是在天上对应于金星的缘故。金气过度旺盛，在人体就会有喘息咳嗽，呼吸困难，肩背疼痛，尾骶、前后阴、大腿、膝关节、髋关节、小腿肌肉、小腿骨骼以及足等部位疼痛的病证。这是金气太过，火气克金，而在天上对应于火星的缘故。如果金气收敛太过，木气就会受到克制，草木就会呈收敛之象，甚至苍老、干枯、凋零。在人体，因为肝气被抑制，所以多表现为胁肋疼痛，因而不能转动翻身。咳嗽气逆，甚至吐血、流鼻血。如果肝经的太冲脉断绝，则属于死症。这时因为在天上对应于金星的缘故。

当岁水之气太过时，就会寒气流行，心火从而受到侵害，病人多出现身热、心烦、焦躁心跳、虚寒厥冷、全身发冷、谵语、心痛等病证。在气候方面是寒气早至，在天上对应于水星。水气过度旺盛，人体就会产生腹水、足胫水肿、气喘咳嗽、盗汗、怕风等病证。由于水气盛，因而会下大雨，尘雾迷蒙不清，需要土气来克制水气，所以在天上对应于土星。如果恰逢太阳寒水司天，就会冰雹霜雪不时下降，湿气太盛，会引起物体改变形状。人们的疾病，多为肚腹胀满、肠鸣、溏泄、食物不化、渴而眩晕等症。如果心经神门脉断绝，就是死症，无法治疗。这时火星昏暗，水星明亮。

五运气化之太过

五运之气化	特征	易发病证	气候特点	死症
岁木太过	风气流行，脾土受邪	飧泄、食少、身重、烦闷、肠鸣、腹胀等	天上云雾飞腾，地上草木动摇不定	冲阳脉绝
岁火太过	炎暑流行，金肺受邪	疟疾、少气咳喘、溢血泄血、咽喉干燥、耳聋、胸热、肩背热等	物极必反，出现雨水霜寒的变化；如逢太阴、少阳司天，则水泉干涸，植物焦枯	太渊脉绝
岁土太过	雨湿流行，肾水受邪	腹痛、手足逆冷、情志抑郁、体重烦闷等	河泉满溢，甚至会发生疾风、暴雨，而使堤岸崩溃	太溪谷脉绝
岁金太过	燥气流行，肝木受邪	两胁胀满、少腹痛、目赤、眼眶溃疡、耳聋等	草木呈收敛之象，甚至干枯、凋零	太冲脉绝
岁水太过	寒气流行，心火受邪	身热心烦、焦躁心跳、虚寒厥冷、全身发冷、谵语、心痛等	下大雨，尘雾迷蒙不清；逢太阳寒水司天，则冰雹霜雪不断，湿气大盛	心经神门脉绝

五运气化之不足

黄帝道：讲得精彩！对于五运不及的情况又如何呢？

岐伯说：您问得太具体了！当岁木之气不及时，燥气流行，生气不能相适应于时令，没有及时而来，草木就要晚荣。肃杀之气极盛，坚硬的树木就会折断，柔嫩的枝叶会萎弱枯干，这是在天上对应于金星的缘故。人们易患中气虚寒、胁肋部疼痛、少腹痛、肠鸣、溏泄等病证。在气候方面，是凉雨时至，这一切均与天上的金星相应。在谷类，则不能成熟，呈现青苍色。如果恰逢阳明司天，木气不能发挥其作用，土气兴起，草木会再度茂盛，因而开花、结果、成熟的过程急速。因为燥、土二气都处于盛时，所以天上的金星、土星都明亮。

木气受克制，而产生火气，那么自然界就会炎热如火，万物湿润的变为干燥，柔嫩的草木也都焦枯，枝叶从根部重新生长，于是一边开花，一边结果。在人体中，会引发寒热、疮疡、痱疹、痈痤等疾病。相应天上的火星、金星，而五谷却因火气克制金气，不能成熟，白露提前下降，肃杀之气流行，寒雨反常而降，损害万物，味甘色黄的谷物遭到虫害。在人则脾土受邪，火气后起，心气虽然旺起较迟，但等到火能胜金的时候，金气就会受到抑制，谷物也不能成熟。在人体会出现咳嗽、流鼻涕等症状，与此相对应，天上的火星明亮，金星昏暗。

当岁火之气不及时，寒气就会大规模流行。夏天生长之气受到抑制，植物就由茂盛走向凋落。寒凉之气过盛，阳气不能生化，植物也由繁茂走向凋零，与此相应的水星分外明亮。人们多出现胸痛，胁部胀满，两胁疼痛，胸膺部、背部、肩胛之间及两臂内侧都感疼痛，甚至有筋脉屈伸不能伸展的病证。

因为火受水气制约，所以在天上对应水星，与火气相应的红色谷物不能成熟。水气克火，就会生土气，于是土湿之气向上蒸发为云，大雨倾盆，水气下降，在人体就会出现大便溏泄、腹满、饮食不下、肠腹中寒冷、肠鸣、泻下如注、腹痛、突然拘挛、筋肉软弱、麻痹失去知觉、足不能支撑身体等病证。与此相对应，土星明亮，水星昏暗，与水气相应的黑色谷物不能成熟。

当岁土之运不及时，风气就会大规模流行，而土气受到抑制。风木能生万物，所以草木茂盛，但只是枝叶飘扬，华秀而不能结实。与此相应的木星分外明亮。在人体多出现飧泄、霍乱、身体沉重、腹痛、筋骨摇动、肌肉跳动酸痛等病证，并时常发怒。土气不及就不能制约水气，寒水之气就偏盛，虫类提前蛰伏在土里。人们一般易患中气虚寒证。由于土被木克，所以金星明亮，木星昏暗，色黄的谷类，遭受虫害，不能结实。土受到木

五运气化之不足

五运之气化	特征	易发病证	气候特点	天象
岁木不足	燥气流行，生气不适应于时令，草木晚荣	中气虚寒、肋胁、少腹疼痛，肠鸣、溏泄等	寒雨反常而降，损害万物，味甘色黄的谷物遭虫害	火星明亮，金星昏暗
岁火不足	寒气大行，生长之气受制，植物由盛而衰	胸、肋、两胁、胸膺、背、肩胛及两臂内侧都感疼痛，甚至筋脉不能屈伸	大雨倾盆，水气下降	土星明亮，水星昏暗
岁土不足	风气流行，土气受抑	飧泄、霍乱、身重、腹痛、筋骨摇动、肌肉跳动酸痛等	高大的树木凋零	金星明亮，木星昏暗
岁金不足	火气流行，长夏之气独旺，万物茂盛	肩背沉重、鼻流清涕、打喷嚏、便血、泻下如注等	突降寒雨、冰雹、霜雪，损害万物	火星明亮，金星昏暗
岁水不足	湿气流行，万物生化迅速	腹胀身重、腹泻、寒疡流脓水、腰股疼痛，烦闷、两脚萎弱厥冷、脚底疼痛、足背浮肿	气候炎热，时常降雨；如遇太阴司天，则强大寒流常常侵袭，虫类提前伏藏，地面上凝积厚冰	土星明亮，水星昏暗

克制，就会引来金气；收敛之气袭来，高大的树木就要凋零。在人体就会引发胸胁突然疼痛，牵引小腹，频频叹气等病证。由于木气被金气克制，所以与木气相对应的青色谷物受到损害。与此相应的金星明亮，木星昏暗。如果恰逢厥阴司天，少阳在泉，那么流水不能结冰，蛰伏的虫类又重新出现，寒水之气不能独断专行，金气也就不能复盛。与此相应，木星正常，人们就能恢复健康。

当岁金之气不及时，火气就会流行，木气正兴，长夏之气独旺，万物因而茂盛。但火气旺盛了，气候就会干燥灼热。与此相对应，天上的火星明亮。人体多出现肩背沉重、鼻流清涕、打喷嚏、便血、泄下如注等病证。

金气被克制，所以收敛之气晚到。与此相对应，金星昏暗，白色的谷类不能成熟。金气被克制以后，就会引来水气，于是突降寒雨，然后降落冰雹霜雪，损害万物。在人体就会出现寒邪旺于下部，而格拒阳气，使阳气浮越于上。阳气上浮，就会引起头后部疼痛，连及脑顶，身体发热。与此相对应，水星明亮，水盛火衰，红色的谷类不能成熟。心火上移，因而口舌生疮，甚至产生心痛病。

当岁水之气不及时，湿气就会大行其道。水气不能克制火，火气反而旺盛，万物生化迅速，气候炎热，时常降雨。与此相应，天上土星明亮。在人体，常常出现腹部胀满、身体沉重、腹泻、寒疡流脓水、腰股疼痛、下肢活动不便、烦闷、两脚萎弱厥冷、脚底疼痛，甚至足背浮肿的症状，这是冬藏之气受到抑制，肾气失掉平衡的缘故。与此相应，水星昏暗，与水气相应的黑色谷物不能成熟。

如果遇到太阴司天，寒水在泉，强大寒流常常侵袭，虫类提前伏藏，地面上凝积厚冰，即使有阳光，也不温暖，人们多患下部寒疾，严重的会生腹满浮肿病。与此相应，土星明亮，与土气相应的黄色谷物能够成熟。由于土气被水气制约，就会引来木气，因而大风肆虐，花草树木偃伏凋零。因为风吹干裂，植物失去鲜艳润泽的气象，人们的面色也萎黄暗淡，筋骨拘急疼痛，肌肉跳动抽搐，两眼看不清东西，甚至出现复视，肌肉长出风疹。如果风气侵入胸膈，就会产生心腹疼痛。这时木气太盛，土气受损，黄色的谷类难以成熟。与此相应，木星明亮，土星暗淡。

🔥 五气与四时的相应规律

　　黄帝道：讲得很正确！我还希望了解五气与四时相应的规律。

　　岐伯说：您要学习的原理真多呀！在木运不及的年份，如果春天有和风使草木萌芽抽条的时令，那么秋天就有雾露润泽而清凉的正常气候；如果春天出现寒冷凄清的金气，夏天就会有酷暑的炎热气候。所以往往在东

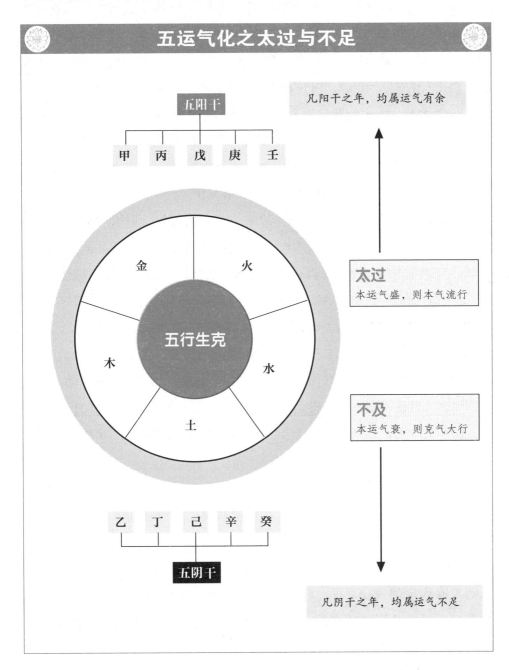

五运气化之太过与不足

五阳干

甲　丙　戊　庚　壬

凡阳干之年，均属运气有余

五行生克

金　火

木　水

土

太过
本运气盛，则本气流行

不及
本运气衰，则克气大行

乙　丁　己　辛　癸

五阴干

凡阴干之年，均属运气不足

方发生灾害，而在人体对应于肝脏；内在胸胁，外在关节，为其发病部位。

在火运不及的年份，如果夏天景色鲜明，那么冬天就会出现严寒霜冻的正常气候；如果夏天出现萧条寒冷的天气，那么就会出现尘埃飞扬、大雨倾盆的气候。所以往往在南方发生灾害，而在人体对应于心脏；内在胸胁，外在经络，为其发病部位。

在土运不及的年份，如果四季之末有云雾润泽的景象，那么春天就有风和日暖、草木萌芽的正常气候；如果四季之末有暴雨狂风、摇断草木的异常现象，那么秋天就有阴雨绵绵的气象。所以往往在与土气相应的四隅发生灾害，而在人体对应于脾脏；内在心腹，外在肌肉、四肢，为其发病部位。

在金运不及的年份，如果夏天有明显的树木茂盛的景象，那么冬天就有严寒冰冻的寒冷之气相对应；如果夏天出现酷热难耐的异常变化，那么秋天就会有冰雹霜雪的气候。所以往往在西方发生灾害，而在人体对应于肺脏；内在胸胁肩背，外在皮毛，为其发病部位。

在水运不及的年份，如果四季之末有湿润的气候，那么就时常有和风生发；如果四季之末有天空昏暗、暴雨骤降的变化，那么就时常会有暴雨狂风、摇断草木的情况。所以往往在北方发生灾害，而在人体对应于肾脏；内在腰脊骨髓，外在腧穴及膝关节、小腿肌肉等部位，为其发病部位。五运之气应保持平衡，太过的要进行抑制，不及的要进行促进；正常的变化有正常的对应之气，异常的变化也必然引起一系列的反应。这是万物生长、化成、收藏的自然规律，也是四时气候的正常现象。如果运气违背这些规律，则天地四时之气就会闭塞不通。所以天地的运动静止，有日月星辰的运行作为参照；阴阳的往来，有寒暑的变迁可以作为征兆，指的就是这个道理。

五气的紊乱变化

黄帝道：您关于五气的变化，四时的相应，解释得很详尽了。但是五气如果发生紊乱，与其他的气结合，经常会引发灾害，而发作的时间，又没有一定的规律，请问怎样能够准确预测呢？岐伯说：五气的紊乱变化，虽然没有固定的规律可循，然而各气的特性、生化的作用、功能和对应的节气、损害的程度及变异，都有不同的现象，这些都是可以提前诊察出来的。

五气与四时的相应

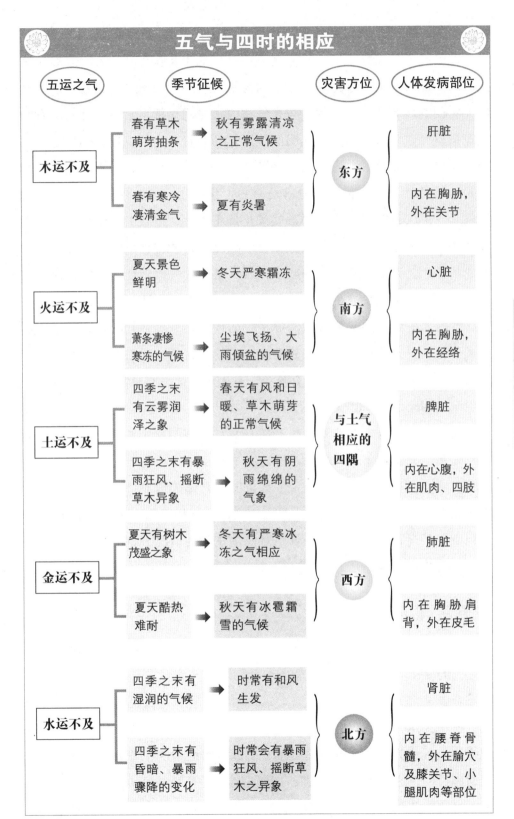

五运之气　　　　季节征候　　　　灾害方位　　人体发病部位

木运不及
- 春有草木萌芽抽条 → 秋有雾露清凉之正常气候
- 春有寒冷凄清金气 → 夏有炎暑

东方
- 肝脏
- 内在胸胁，外在关节

火运不及
- 夏天景色鲜明 → 冬天严寒霜冻
- 萧条凄惨寒冻的气候 → 尘埃飞扬、大雨倾盆的气候

南方
- 心脏
- 内在胸胁，外在经络

土运不及
- 四季之末有云雾润泽之象 → 春天有风和日暖、草木萌芽的正常气候
- 四季之末有暴雨狂风、摇断草木异象 → 秋天有阴雨绵绵的气象

与土气相应的四隅
- 脾脏
- 内在心腹，外在肌肉、四肢

金运不及
- 夏天有树木茂盛之象 → 冬天有严寒冰冻之气相应
- 夏天酷热难耐 → 秋天有冰雹霜雪的气候

西方
- 肺脏
- 内在胸胁肩背，外在皮毛

水运不及
- 四季之末有湿润的气候 → 时常有和风生发
- 四季之末有昏暗、暴雨骤降的变化 → 时常会有暴雨狂风、摇断草木之异象

北方
- 肾脏
- 内在腰脊骨髓，外在腧穴及膝关节、小腿肌肉等部位

黄帝又道：这依据的什么道理呢？岐伯说：东方生风，与木气相应。柔和散发是它的特性，使万物滋生繁荣是它的生化作用，使万物舒展松缓是它的功能，它的表现是风气，它的异常气候为大风怒号，它的灾害是吹散万物使其凋零。南方生热，与火气相应，光明显耀是它的特性，使万物繁茂昌盛是它的生化作用，光明照耀是它的职责，它的表现是热气，它的异常气候是烈日炎炎，它的灾害是焚毁万物。中央生湿，与土气相应，湿热是它的特性，使万物丰满盈盛是它的生化作用，安静是它的主要状态，湿气是它的气候特征，它的异常气候是暴雨如注，以致引发洪涝灾害、堤坝溃决。西方生燥，与金气相应，清洁凉爽是它的特性，使万物紧缩收敛是它的作用，强劲急迫是它的政令，燥气是它的气候特征，它的异常气候是肃寒而损伤万物，它的灾害是使草木干枯、凋零。北方生寒，与水气相应，寒冷是它的特性，使万物清静是它的作用，凝固是它的功能，寒气是它的气候特征，它的异常气候是酷寒，它的灾害是冰雪霜雹。所以观察各气的运动，有特性，有作用，有政令，有表现特征，有异常变动，有灾害，万物与之相配合，人也与之相适应。

黄帝道：您所谈到的五运的太过与不及，而上应五星的变化。现在特性、作用、灾害、变动，不是正常情况下发生的，而属于突然的变化，五运是否也会随之改变呢？岐伯说：如果五运是随天道而行，那就肯定要与五星相对应。突然而来的变化，是由于气候的交相变化，和天运没有关系，所以五星的运行，不受影响。五星对应于正常的情况，而不对应于突然的变化，指的就是这个道理。

🔥 五星与天运

黄帝又道：五星与天运是怎样相应的？岐伯说：那就是各自遵从其天运之气的变化。

黄帝道：五星的运行有快慢顺逆的不同，具体的情况是怎样的？岐伯说：五星在运行的过程中，在顺行的轨道上徘徊不前，或者长久停留而光芒变小，这称为省下，也就是指察看所属分野的情况；若去而速回，或者迂回而行的，这称为"省遗过"，也就是指察看所属分野中是否还有什么遗漏和过错；若久留而回环旋转，似去不去的，称为"议灾"，也就是指议论所属分野中的灾难和福德；如果距离发生变动的时间近，那么其星就小，反之则大。如果是星的光芒大于平常一倍，那气化就亢盛；大于平常两倍的，灾害就会立即发作。小于平常一半的，那气化就小；小于平常四分之一倍的，称为"临视"，好像亲临视察下面的过与德，有德的降福，有过的降灾。所以五星的呈现，如果是高而远，看起来就小；如果是下而近，看起来就大。因此星的光芒大，就表示喜怒的感应期近；星的光芒小，就表示祸福的降临期远。岁运太过，主运之星可能就要背越出轨；运气相和，则五星各自运行在正常的轨道上。所以岁运太过，它所克制之星就会暗淡而兼见母星的颜色；如果岁运不及，那岁星就兼见其所不胜之星的颜色。

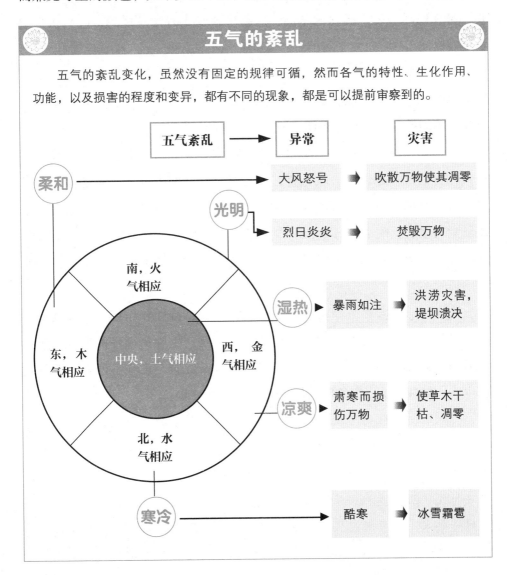

五气的紊乱

五气的紊乱变化，虽然没有固定的规律可循，然而各气的特性、生化作用、功能，以及损害的程度和变异，都有不同的现象，都是可以提前审察到的。

五气紊乱 ⟶ 异常 灾害

柔和 ⟶ 大风怒号 ➡ 吹散万物使其凋零

光明 ↳ 烈日炎炎 ➡ 焚毁万物

南，火气相应

东，木气相应

中央，土气相应

西，金气相应

北，水气相应

湿热 ▶ 暴雨如注 ➡ 洪涝灾害，堤坝溃决

凉爽 ▶ 肃寒而损伤万物 ➡ 使草木干枯、凋零

寒冷 ⟶ 酷寒 ➡ 冰雪霜雹

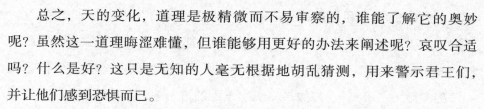

总之，天的变化，道理是极精微而不易审察的，谁能了解它的奥妙呢？虽然这一道理晦涩难懂，但谁能够用更好的办法来阐述呢？哀叹合适吗？什么是好？这只是无知的人毫无根据地胡乱猜测，用来警示君王们，并让他们感到恐惧而已。

黄帝道：五星是怎样应验灾害的？岐伯说：也是各自遵从其岁运气化而有所不同。所以时令的更替有盛有衰，运星的侵犯有顺有逆，星的留守日期有长有短，星的呈象有好坏之分，星宿所属有胜负之分，应验的征兆也有吉凶的分别。

黄帝道：星象的好坏怎样鉴别呢？岐伯说：五星呈象中有喜、怒、忧、丧、呈现恩泽、表现躁动的不同，这是星象变化时常呈现的，应当认真慎重地观察。

黄帝道：星象有喜、怒、忧、丧、泽、躁六种现象，对它所居地位高低的评价有影响吗？岐伯说：星象虽然可看出高低的不同，但在应验上没有什么不同，所以应验在人体方面也是一样的。

黄帝说：您阐释得特别清晰！它们的德、化、政、令、动静、损益又如何？岐伯说：德、化、政、令、灾变都有一定的限度，是不能彼此相叠加或者相减的，也就是既不能增多也不能减少。胜负和盛衰、祸福也是不能随意增多的，往来的日数，多少一样，不能彼此相越。五行阴阳的升降，是互相结合而不是单方面过盛，这都是随五气的运动而与之相应的，且反复出现的。

黄帝道：它怎样影响疾病的发生？岐伯说：特性和作用，是五气正常的吉祥征兆，政令是五气的表现形式，变易是产生胜负循环的准则，灾害是万物受伤的开始。正气和邪气相当的就和谐健康，正气不能抵御邪气就会生病，如果再受厉害的邪气侵袭，病情就要加重了。

黄帝道：这种理论真是精湛高深呀，把这种学说发扬光大，直至无穷之境、无极之地，也是圣人的伟大事业。我听说精通天道的，一定运用天道应验于人；精通历史的，必定运用历史来检验当今；精于气化理论的，必定把气化明确地表现于万物；善于论述天人相应的，就能够把天地的造化统一起来；善于研究生化与变动的，就要了解自然的道理，并探索神秘莫测的世界。除了像您这样的人，谁能够参透这种至道宏论呢？于是，黄

图解黄帝内经·素问

帝选择了一个良辰吉日，把它藏在书房里，每天清晨诵读，命名为《气交变》。黄帝非常虔诚，特别珍视它，只是在斋戒后才小心地打开，并且不肯轻易传授给其他人。

五星怎样影响疾病的发生？

总的来说，在五星相生相克的基础上，正气和邪气相当则和谐健康，正气不能抵御邪气就会生病，再受厉害的邪气侵袭，病情就会更加重。

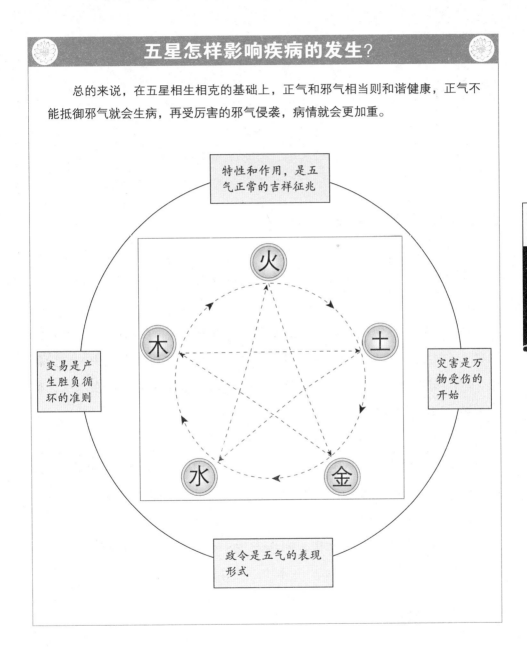

特性和作用，是五气正常的吉祥征兆

变易是产生胜负循环的准则

灾害是万物受伤的开始

政令是五气的表现形式

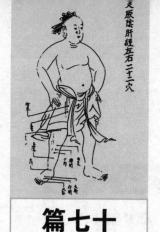

五常政大论篇

篇七十

本篇论述了五运平气、不及、太过所出现的气候、物候、多发疾病及与其相关联的一些情况，地势高低的气候特点及其对人体健康的影响，六气司天、在泉时气象、物候特点，多发疾病及其治疗方法。

图解黄帝内经·素问

🔥 五运的平气、不及与太过

黄帝问道：宇宙深远，天空广阔无边，五运循环不息。其盛衰各不相同，损益也随之而变化。希望知道五运中的平气，它的名称是如何产生的，又是怎样定义的？

岐伯回答说：您提出的问题很英明啊！所谓平气，在木中，称为敷和，取敷布和柔之意；在火中，称为升明，取上升而明之意；在土中，称为备化，取广布生化之意；在金中，称为审平，取宁静平和之意；在水中，称为静顺，取静穆和顺之意。

黄帝道：对于五运不及的情况，名称有怎样的变化？

岐伯说：在木中，叫作委和；在火中，叫作伏明；在土中，叫作卑监；在金中，叫作从革；在水中，叫作涸流。这就是五运不及的名称。

黄帝道：那么五运太过呢？

岐伯说：若太过，在木中，叫作发生；在火中，叫作赫曦；在土中，叫作敦阜；在金中，叫作坚成；在水中，叫作流衍。

🔥 平气的物候

黄帝道：怎样判断平气、不及和太过的物候？

岐伯说：您的问题很具体。敷和，即木运平气，木气的特性得到普及，阳气舒展，阴气敷布，五气弘宣平和。木气性质柔和；它的功用表现为或者曲或者直；它的生化之气能使万物兴旺；其属类为草木；其功能为发散；其征兆为温和；其表现为风；在人体相应于肝，肝木被金克，并主于目；它在谷类与麻相应；在果类与李相应；在果实与核仁相应；它所应的时令是春；在虫类为毛虫类；在畜类为犬；在颜色为苍；它的精气所养的是筋；发病为里急胀满；在五味为酸；在五音为角；在物体是属于中坚之类；河图成数是八。这就是春天木气的正常平气的状况。

升明，即火运平气，火气的特性遍及四方，无所不至，五行的气化从而得以平衡发展。火气性质急速；其作用是燃烧；它的生化之气能使物类茂盛；其属类为火；其功能是使万物明曜；其征兆为炎暑；其表现为热；它在人体相应于心，心火被寒水所克，并主于舌；在谷类与麦相应；在果类与杏相应；在果实中与络相应；它所应的时令是夏；在虫类为羽虫类；在畜类为马；在颜色为赤；它的精气所养的是血脉；发病为肌肉跳动，身体抽搐；在五味为苦；在五音为徵；在物体属于脉络一类；河图成数是七。

五运平气、不及与太过的立名

五运循环不息，其盛衰各不相同，损益也随之而变化。衰损为不及，盛益为太过，不盛不衰、不损不益则为平气。

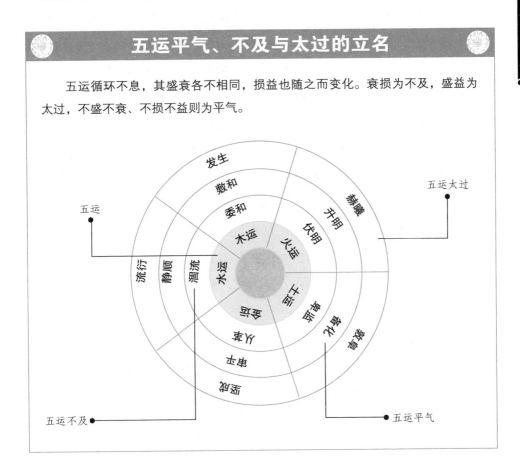

这就是夏天火气正常平气的状况。

备化，即土运平气，天地之气协调，土气的特性流布四方，使五行的气化同时盛行。土气性质柔顺；其变动是或高或低；它的生化之气能使万物成熟盈满；其属类为土；其功能是使万物安静；其征兆为湿热相蒸；其表现为湿；在人体相应于脾，脾土被风木之气所克，并主于口；它在谷类与稷相应；在果类与枣相应；在果实中与果肉相应；它所应的时令是长夏；在虫类为倮虫类；在畜类为牛；在颜色为黄；它的精气所养的是肉；发病为阻塞；在五味为甘；在五音为宫；在物体属于皮肤一类；河图成数是五。这就是长夏土气正常平气的状况。

审平，即金运平气，天地之气收敛约束，但无肃杀残害的现象，五行的气化从而得以通畅、明洁。金气性质刚强锋利，其功用为成熟坠落；它的生化之气能使万物结实收敛；其属类为金；其功能是使万物清劲严肃；其征兆是清凉急切；其表现为燥；在人体相应于肺，肺气被火热之气克制，并主于鼻；它在谷类与稻相应；在果类与桃相应；在果实与壳相应；它所应的时令是秋；在虫类为介虫类；在畜类为鸡；在颜色为白；它的精气所养的是皮毛；发病为咳嗽；在五味为辛；在五音为商；在物体属于外壳坚硬一类；河图成数是九。这就是秋天金气正常平气的状况。

静顺，即水运平气，水气纳藏而对万物无害，生化而善于下行，五行的气化从而得以完整。水气性质润泽下行；它的功用表现为灌溉满溢；其生化之气能使水物凝坚；其属类为水；它的功能是使井泉不竭，河流不息；其征兆是寒静；其表现为寒；在人体与肾相应，肾水被土湿之气制约，并主于二阴；它在谷类与豆相应；在果类与栗相应；在果实与汁液相应；它所应的时令是冬；在虫类为鳞虫类；在畜类为猪；在颜色为黑；它的精气所养的是骨髓；发病为气逆；在五味为咸；在五音为羽；在物体是液体一类；河图成数是六。这就是冬天水气的正常平气的状况。

所以平气的物候特点是：在敷和之年，要滋生万物而不乱杀伤；升明之年，要长养万物而不削罚；备化之年，要化育万物而不限制；审平之年，要收敛万物而不残害；静顺之年，要伏藏万物而不压抑。

平和的物候——平气

平气在于不损不益，无盛无衰。其物候特点在于滋生万物而不杀，长养万物而不罚，化育万物而不限制，收敛万物而不残害，敛藏万物而不压抑。

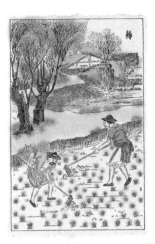

火运平气

其性遍及四方，能使物类茂盛。

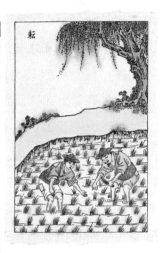

木运平气

其性柔和，能使万物兴旺。

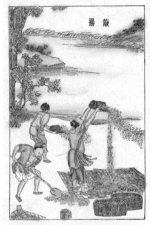

土运平气

其性柔顺，能使万物成熟盈满。

金运平气

其性收敛约束，能使万物结实收藏。

水运平气

其性润泽下行，能灌溉满溢。

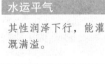

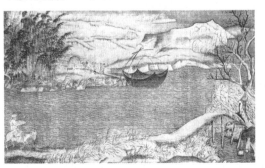

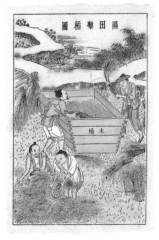

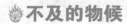 **不及的物候**

　　木运不及，即委和，也叫作"胜生"。木的生发之气不能发挥作用，土气于是散发，火气自然平静，秋收的时令因而提前。这样就会引起经常下凉雨，风云兴起，草木生发得晚，并且易于干枯凋落，但当谷物抽穗结实后，皮肉充实。委和之气收敛，其作用是聚集；在人体的异常症状是筋络收缩弛缓；其发病表现为易于惊骇；在人体中和肝相应；在果类中和枣、李相应；在果实中和核、壳相应；在谷类中和稷、稻相应；它在五味为酸、辛；在颜色为白、青；在畜类为犬、鸡；在虫类为毛虫类、介虫类；它所主时的气候为雾露寒冷凄凉；在声音为角与商。木运不及就要被金克化，所以摇动和恐惧就是其出现病变的情况；这时少角与半商相同，上角与正角相同，上商与正商相同。由于金气会损伤肝气，所以其引发的病变就是四肢痿弱、痈肿、疮疡、生虫等。这时上宫与正宫相同。木气不足，秋气肃杀，随之而来的就是火热蒸腾，其灾害对应于东方。木受金克，主多飞虫、蠹虫、蛆虫和雉鸡。但木气郁到极点，就会转为雷霆。

　　火运不及，即伏明，也叫作"胜长"。火的生长之气得不到宣扬，水气乘机布散，秋收之气也自行发挥作用，土气于是平衡，寒冷之气屡现，暑热之气衰薄。万物虽然承土的化气而生，但因火运不足，生后不能成长，虽能结实，但果实很小，到了生化之时就已经衰老了。由于阳气屈伏，所以虫类提前蛰藏冬眠起来。伏明之气郁结，发作时就会出现横暴；其变化或隐或现并不一定；其发病表现为疼痛；在人体中和心相应；在果类和栗、桃相应；在果实中与络和汁液相应；在谷类中和豆、稻相应；它在五味为苦、咸；在颜色为玄、丹；在畜类为马、猪；在虫类为羽虫类、鳞虫类；它所主时的气候为冰、雪、霜、寒；在声音为徵、羽。火运不及就要被水克化，从而引发神志昏乱、悲哀、健忘。这时少徵和少羽相同，上商和正商相同，人体中所发生的疾病，原因在于邪气伤害了肝木。火运既衰，阴凝惨淡，寒风凛冽，随之连降暴雨，其灾害对应于南方。火受水克，以致暴雨如注、雷霆震惊。但火气郁到极点，又会转为乌云蔽日，阴雨连绵。因此说伏明主暴雨、雷霆及霪雨。

火运不及的物候——伏明

火运不及时，火之气不得宣扬而水气散布，暑热衰弱而寒冷屡现。致使万物虽然化生，却因火运不足而无法成长，值茂盛之时已衰老。

伏明　火气不振，水气胜而金气旺

其病因在于邪气伤害了肝木

气	→	郁结
发作	→	横暴，火性欲发
变化	→	若隐若现，变易无常
病	→	疼、痛
五脏	→	心
果类	→	栗、桃
果实	→	络、濡
谷物	→	豆、稻
味	→	苦、咸
色	→	玄、丹
畜类	→	马、猪
虫类	→	羽虫类、鳞虫类
主时气候	→	冰、雪、霜、寒
声音	→	徵、羽
病证	→	神志昏乱、悲哀、健忘

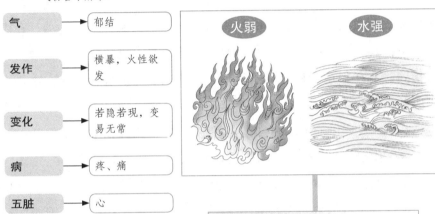

火弱　水强

火运既衰，惨淡而寒风凛冽，随之连降暴雨，其灾害对应于南方。火受水克，以致暴雨如注，雷霆震惊。但火气郁到极点，又会转为乌云蔽日，阴雨连绵。因此，伏明主暴雨、雷霆及霪雨

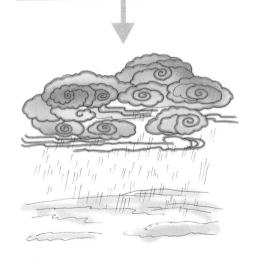

篇七十

五常政大论篇

319

土运不及，即卑坚，也叫作"减化"。土的化气不能起主导作用，木的生气就独自散布，火的长气完整如常，但雨水会过期不降。秋收之气是平缓的，可是风寒并起，草木虽然繁盛壮美，但秀美而不能形成果实，所形成的，只是空壳而已。卑坚之气的特点为发散；它的功用表现是镇静、安定；其病变为疮疡溃烂、痈肿，并发展成为濡湿凝滞；在人体中和脾脏相应；在果类中和李、栗相应；在果实中和仁、核相应；在谷类中和豆、麻相应；它在五味中为酸、甘；在颜色为苍、黄；在畜类为牛、犬；在虫类为倮虫类、毛虫类；它所主时的气候特征是大风刮起，树木摇动；在声音为宫、角；其病变是胀满和阻塞不通，这是土受木克的缘故。这时少宫与少角相同，上宫和正宫相同，上角和正角相同。其发病为飧泄，这是木气伤脾所致。土衰木盛，所以暴风骤起，草木摇折，随之干枯散落，其灾害对应于东南、西北、西南、东北。其所主败坏折伤，如同虎狼之势，清冷之气也发生作用，于是生气的功能受到抑制。

金运不及，即从革，也叫作"折收"。秋收之气后至，春生之气就得以发扬，火气和土气合在一起发挥作用，火的功用也借以施行，因而各种植物繁茂。火气升扬；其作用是躁急；其病变为喘咳、失音、胸闷、气逆；其发病为咳嗽、气喘；在人体中和肺相应；在果类中和李、杏相应；在果实中与外壳和丝络相应；在谷类中和麻、麦相应；它在五味中为苦、辛；在颜色为白、赤；在畜类为鸡、羊；在虫类为介虫类、羽虫类；它所主时的气候为晴朗炎热；在声音为商、徵；金受水克，可以引发的疾病为打喷嚏、咳嗽、流鼻涕、流鼻血。这时少商和少徵相同，上商与正商相同，上角和正角相同。这是火气伤肺所致。金衰火旺，所以火势炎炎；火气过盛，引来水气，随之出现冰、雪、霜、雹，其灾害对应于西方。其主鳞虫、鼠、猪类，冬藏之气提前来到，于是发生大寒。

水运不及，即涸流，也叫作"反阳"。水的藏气受到抑制，土化之气就昌盛，长气也乘机散布，蛰虫不按时冬眠，土气润泽、泉水减少，草木条达茂盛，万物繁荣秀丽饱满兴盛。其气阻塞，其作用为慢慢渗漏。其异常状态为症结不行；其发病为津液枯竭，皮肤干枯；在人体中和肾相应；在

五运不及的物候

　　五运不及，则所主气化不能起作用，所克之气化乘机发散，形成与正常时令不同的气候和人体异常状态，最终使万物受损、人体患病。

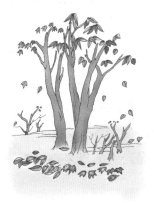

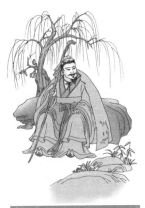

木运不及

物候：经常下凉雨，风兴云起，草木早生易凋

人体异常：筋络收缩弛缓，易于惊骇

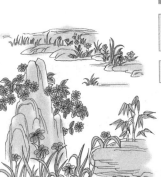

火运不及

物候：寒冷之气屡现，暑热之气衰薄

人体异常：疼痛

水运不及

物候：蛰虫不按时冬眠，尘土昏暗，突然降雨，树木摧拔

人体异常：痿厥和小便不通

土运不及

物候：雨水过期不降，风寒并起，草木繁盛而无果

人体异常：疮疡溃烂、痈肿，并发展成为濡湿凝滞

金运不及

物候：万物繁茂，火气升扬，晴朗炎热

人体异常：喘咳、失音、胸冈气逆

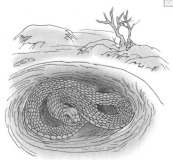

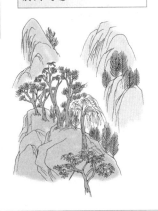

果类中和枣、杏相应；在果实中与液汁和肉相应；在谷类中和黍、稷相应；它在五味中为甘、咸；在颜色为黄、黑；在畜类为猪、牛；在虫类为鳞虫类、倮虫类；它所主时的气候特征，是尘土飞扬天空昏暗；它在声音为羽、宫；水受土克，所引发的病变为痿厥和下部症结。这时少羽和少宫相同，上宫与正宫相同。由于土气伤了肾脏的关系，其病证表现为小便不通或者排尿困难。水运不及，所以尘土昏暗，突然降雨，引来木气，就会看到大风飞扬，树木摧拔的景象。其灾害对应于北方，毛虫狐貉之类都相应地出来活动，而不潜藏起来。总之，所有的灾害乘其危难衰弱而行其时令，不请自来。暴虐而没有道德的行为，最终反而会使自身受到损害。而且，施行暴虐，轻微的情况受到的报复也轻，严重的情况受到的报复也更重，这就是五运六气的常理呀！

太过的物候

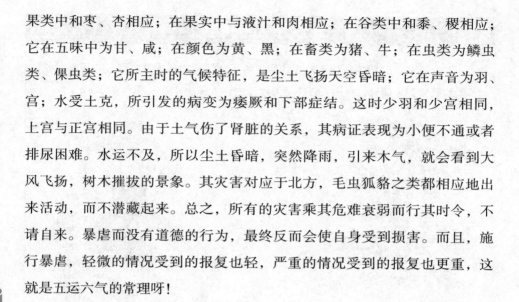

木运太过，即发生，也叫作"启陈"。土气疏松发泄，草木的青气畅达，阳气温和布化于四方，阴气相随，生气淳厚，化生万物，万物欣欣向荣。其运化是生发；万物因其气而秀丽；其功能是向外散布；其时令的表现为舒展畅达；其对应人体的异常状态为眩晕和巅顶部的疾病；它的特性为风和日暖，推陈出新；气候的异常变化为狂风怒号，摧折树木；它在谷类中和麻、稻相应；在畜类中和鸡、犬相应；在果类中和李、桃相应；它的颜色为青、黄、白；在五味中属于酸、甘、辛；在季节中，相对应的是春天；在人体的经脉中为足厥阴及少阳，与肝、胆相应；它在虫类为毛虫类、介虫类；在物体中属内外坚硬；在病变上表现为怒。这时太角与上商相同。如果恰逢少阴君火司天，火性上逆，木旺克土，就会引发气逆吐泻的疾病。倘若木运太旺，不重视坚守自己的品性，那么就会引来金的收气进行制约，以致发生秋令劲急，甚至呈现肃杀之气。如果气候突然清凉，草木枯萎凋零，这是金克木，邪气就会损伤人的肝脏。

火运太过，即赫曦，也叫作"繁茂"。阴气内化，阳气荣耀于外，炎暑发挥蒸腾作用，草木得以昌盛。其运化是成长，其气上升；其功能是推动；

木运太过的物候

　　木运太过，则土气疏松发泄，阳气布化四方而阴气相随，生化万物而欣欣向荣。但木气偏胜而不停止的话，则必然盛极而衰，反而被金所乘，由此有凋零摇落的物候现象。

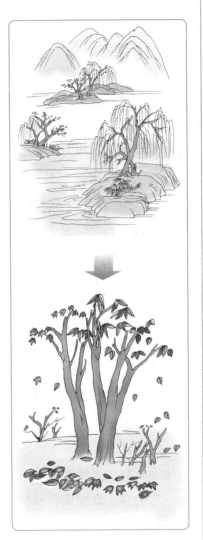

木运太过		
	运化	生发，万物因其气而秀丽
	功能	向外散布
	时令	春季，舒展畅达
	人体异常	眩晕和巅顶部疾病，病变为怒
	特性	风和日暖，推陈出新
	气候异常	狂风怒号，摧折树木
	谷类	麻、稻
	畜类	鸡、犬
	果类	李、桃
	颜色	青、黄、白
	五味	酸、甘、辛
	人体的经脉	厥阴及少阳，与肝、胆相应
	虫类	毛虫类、介虫类
	物体特性	内外坚硬

木气过旺	引发 →	金气制约，金克木	秋令劲急肃杀，气候突然清凉，草木枯萎凋零，邪气损伤人的肝脏

其时令表现为声色显露于外；其对应人体的异常状态为高烧，烦扰不宁；其特性为暑热湿蒸；其气候的异常变化为炎热异常，好像烈焰升腾一样；在谷类中和麦、豆相应；在畜类中和羊、猪相应；在果类中和杏、栗相应；在颜色中属于赤、白、黑；在五味中属于苦、辛、酸；在季节中，相对应的是夏天；在人体的经脉中为手少阴、太阳和手厥阴、少阳；在五脏中和心、肺相应；在虫类中为羽虫类、鳞虫类；在人体中对应于脉络和津液；其病变表现为笑、疟疾、疮疡、出血、发狂、目赤是其引发的疾病。这时上羽与正徵相同。如果火气太过又遇到火气司天，二火相合，则金气受损，而收气作用延后。倘若火运过于暴烈，引来水气抑制它，就会经常看到阴凝惨淡的景象，甚至出现下雨、下霜、下雹并极为寒冷的恶劣天气。火运衰退，邪气就会损伤心脏。

土运太过，即敦阜，也叫作"广化"。土性深厚而清静，使万物顺应时节生长而形体充盈，土的精气充实于内，万物生化而成形。土气太过，尘埃灰土蒸腾好像烟，隐约呈现于丘陵之上，常常下大雨，湿气横行，燥气开始退避。它的生化作用是圆满；其气丰盛；其功能为安静；其时令的表现为周密详备；其对应人体的变化为濡湿蓄积；其特性为柔润光泽；其气候的异常变化为雷霆震动，暴雨骤至，山崩堤溃；在谷类中和稷、麻相应；在畜类中和牛、犬相应；在果类中和枣、李相应；在颜色中属于黄、黑、青；在五味中为甘、咸、酸；在季节中，相对应的是长夏；在人体的经脉中为足太阴及阳明；在五脏中和脾、肾相应；其在虫类中为倮虫类、毛虫类；在物体中属于肉、核之类；其引起的疾病主要为腹中胀满，四肢沉重，行动不便。土运太过，会引来木气进行抑制，所以大风迅速而来，土木相搏，土运衰败，邪气就会损伤脾脏。

金运太过，即坚成，也叫作"收引"。天气洁净，地气明朗，阳气随之而来，阴气生化，燥金之气发挥其作用，因而万物成熟，但秋收之气施布四方，化气就不能尽其职责。它的生化作用是成熟；其气峭利；其功能为肃杀；其时令的表现为尖锐急切；其对应人体的异常状态为折伤、疮疡、皮肤病；其特性为雾、露、萧瑟；其气候的异常变化为肃杀凋零；

五运太过引发的异常物候

　　若五运太过，以强凌弱而使所克之运气消减，物候过于异常，就会招致所胜者前来抑制，并损伤本运所主的五脏。若五运正常发挥，则即使有胜气来入侵，也可能被主岁的运气所同化。

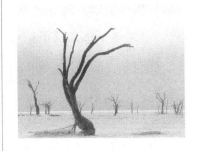

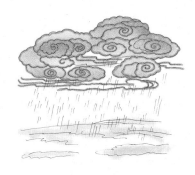

木运太旺

引来金的收气制约，金克木

秋令劲急肃杀，气候突然清凉，草木枯萎凋零，邪气损伤人的肝脏

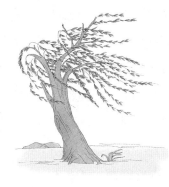

火运太过

引来水气进行抑制，水克火

景象阴凝惨淡，出现下雨、下霜、下雹并极为寒冷的恶劣天气，邪气损伤人的心脏

水运太过

引来土气进行抑制，土克水

水土相搏而天降大雨，邪气损伤人的肾脏

土运太过

引来木气进行抑制，木克土

大风迅疾而来，土木相搏，邪气损伤人的脾脏

金运太过

引来夏天的长气，火克金

出现炎热的天气，蔓草枯槁，邪气损伤人的肺脏

篇七十

五常政大论篇

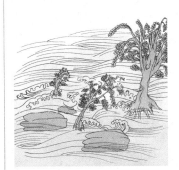

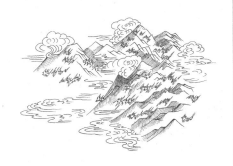

325

在谷类中和稻、黍相应；在畜类中和鸡、马相应；在果类与桃、杏相应；其颜色属白、青、丹；在五味为辛、酸、苦；在季节中，相对应的是秋天；在人体的经脉中为手太阴、阳明；在五脏中和肺、肝相应；在虫类中为介虫类、羽虫类；在物体中属于皮壳和丝络之类；其引起的病变为气喘有声而呼吸困难，甚至要仰面大口呼吸。这时上徵与正商相同。金气受到抑制，木气不受克制，其生就能齐平，病就转变为咳嗽。如果金运太过，而暴虐多变，那么就是金旺而克木，致使树木不能繁茂，草类末梢也会变得枯焦，引来夏天的长气，所以又出现炎热的天气，蔓草枯槁。金运衰败，邪气就会损伤肺脏。

水运太过，即流衍，也叫作"封藏"。闭藏之气主宰一切，天寒地冻，万物凝结，长化之气不能发扬。它的生化作用为寒冷凛冽；其气坚凝；其功能为安静；其时令的表现为流动灌注；其对应人体的异常状态为痛泄、吐涎沫；其特性为阴凝惨淡的寒气；其气候的异常变化为冰雪霜雹；在谷类中和豆、稷相应；在畜类中和猪、牛相应；在果类中和栗、枣相应；它的颜色属于黑、赤、黄；在五味中为咸、苦、甘；在季节中，相对应的是冬天；在人体的经脉中为足少阴、太阳；五脏中和肾、心相应；在虫类中为鳞虫类、倮虫类；在物体中属于浆汁、肌肉之类；其病变为胀满。如果水运太过，就会引来土气进行抑制，于是水土相搏，天降大雨，水运衰败，邪气就会损伤肾脏。所以说，不保持正常的性能，横施暴虐，以强凌弱，就会有克制者前来抑制。若五运正常地发挥作用，即使有胜气来入侵，也可能被主岁的运气同化，就是这个道理。

🌸地势高下、寒热与人类的生化寿夭

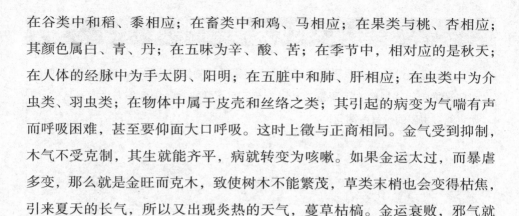

黄帝道：西北的阳气不足，所以北方寒，西方凉；东南方的阴气不足，所以南方热，东方温。为什么会出现这样的情况？

岐伯说：天有阴阳之气，地有高下之理，都有太过与不及的差异。东南方属阳，阳的精气自上而下降，所以南方热，东方温；西北方属阴，阴的精气自下而上奉，所以西方凉，北方寒。又因为地势有高低，气候有温凉，地势高峻气候就寒凉，地势低下气候就温热。因此到西北寒凉地方去就容易生胀病，到东南温热的地方去就容易生疮疡。对于患胀满的病人，可采用通利药的下法治疗；对于患疮疡的病人，可采用发汗药的汗法治疗。这是人体腠理开闭的正常情况，有太过和不及的差异而已。

　　黄帝道：人的寿命长短和这些情况有关系吗？

　　岐伯说：阴精上升的地方，人多长寿。阳精下降的地方，人多短命。

黄帝说：讲得非常好！对于不同地方的疾病，应当如何治疗呢？岐伯说：由于西北方气候寒冷，所以治疗这个地方的病人，应当采取散其外寒，清

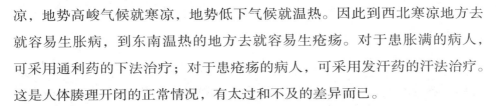

地势高下、寒热与人体疾病、寿夭

　　天有阴阳，地有高下、寒热，人有疾病与长寿，这些都体现了太过和不及的差异。所以医者必须懂得天道和地理、阴阳的盛衰、时令的先后，才能掌握人体发病的原因和寿命长短的异同。

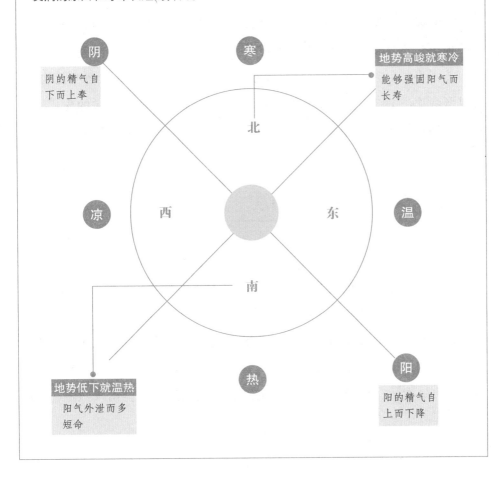

阴

阴的精气自下而上奉

寒

地势高峻就寒冷

能够强固阳气而长寿

北

西

东

凉

温

南

地势低下就温热

阳气外泄而多短命

热

阳

阳的精气自上而下降

其里热的方法；东南方气候温热，则应当采用收敛外泄的阳气、温其内部的风寒的方法，这就是同样发病而治法不同的道理。气候寒凉的地方，多内热，可以用寒凉药治疗，并可用汤水浸渍。气候温热的地方，多内寒，可用温热的方法治疗，要加固内部，不让阳气外泄。治疗方法必须与当地的气候一致，才可使人体正气平复；如果有假热的冷病，或假寒的热病，应当用相反的方法治疗。

黄帝道：讲得很精辟。同一个地区的气候，生化寿夭的情况也存在不同，请您解释这其中的原因。

岐伯说：这是高下不同，地势差异所引起的。地势高的地方多寒，属于阴气所掌管；地势低下的地方多热，属于阳气所掌管。阳气太过，四时气候就来得早；阴气太过，四时气候就来得晚，这就是地势高低与生化早晚关系的一般规律。

黄帝又道：生化的早晚和人们寿命的长短有关系吗？

岐伯说：地势高的地方，因为寒冷，则能够强固阳气而长寿；地势低的地方，因为热，则阳气外泄而多短命。这是地势高下的差别所造成的，差别小的，寿命的长短变化较小；差别大的，寿命的长短变化也大。所以医者必须懂得天道和地理、阴阳的交替盛衰、时令气候的先后，人们寿命的长短及生化时期，然后才可以了解人体内的形气情况。黄帝说：讲得很有道理。

🔥六气司天与人体五脏相从

黄帝道：一年中，应当生病却没有生病，五脏之气应当与岁运相应而不相应，应当发挥作用而没有发挥作用，这是为什么呢？

岐伯说：这是由于受到天气的制约，人体的脏气自然适应天气的关系。

黄帝道：希望您具体谈一谈其中的道理。

岐伯说：少阳相火司天，火气弥漫于地，肺脏的金气上从于天，燥金之气起作用，于是草木受灾，出现火热烧灼的景象。金被火克，且被消耗殆尽。火气太过，炎暑运行，人体的肺脏受其制约，就会出现咳嗽、打喷嚏、流鼻涕、流鼻血、鼻塞、疮疡、疟疾、浮肿等病证。少阳相火司天，则厥阴风木在泉，风气起行于地，尘沙飞扬，引起的病变为心痛、胃脘痛、厥逆、胸膈不通等。由于风行急速，所以发病急暴，变化也迅速。

阳明司天，燥气弥漫于地，肝脏木气上从于天，青木之气发挥作用，凄怆清冷之气经常来临，导致草木被克伐而枯萎。在人体表现为胁痛、目赤、动摇、战栗、筋脉萎弱、不能久立等病证。于是暴热盛行，人体由于阳气郁结于内引发疾病，出现小便赤黄，寒热往来好像疟疾，严重时甚至会发生心痛。火气盛行于草木枯槁的冬季，流水不能结冰，蛰虫不伏藏冬眠反而外出活动。

太阳司天，寒水之气下临于地，心气上从于天，火气发挥作用。寒气太过，水结成冰，人体出现心热烦闷、咽喉干燥、口渴、流鼻涕、打喷嚏，容易悲哀，常常打哈欠等病证。热气妄行于上，寒气在下进行抑制，时常

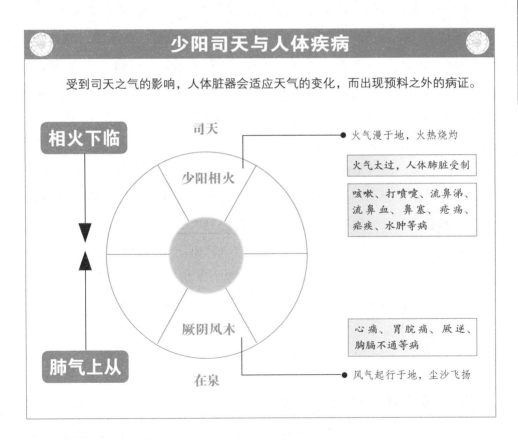

少阳司天与人体疾病

受到司天之气的影响，人体脏器会适应天气的变化，而出现预料之外的病证。

相火下临

肺气上从

司天

少阳相火

厥阴风木

在泉

火气漫于地，火热烧灼

火气太过，人体肺脏受制

咳嗽、打喷嚏、流鼻涕、流鼻血、鼻塞、疮疡、疟疾、水肿等病

心痛、胃脘痛、厥逆、胸膈不通等病

风气起行于地，尘沙飞扬

有寒霜出现。在人体中，寒水伤害心火，所以善忘，甚至发生心痛。所以土气滋润，水流溢满，寒水之客气加临；火为沉阴所化，万物就会因寒湿而发生变化。人体受到气运的影响，可引发水饮内蓄，腹中胀满，不能饮食，皮肤肌肉麻痹，筋脉活动不利，严重的还会发生浮肿，背部生痛肿。

厥阴司天，风气下临于地，脾气上从于天，土气发挥作用。土气太过，水气因之受害，土的功用也随之改变。人们随气运而产生的病变有身体沉重、肌肉萎缩、饮食减少、口不辨味。风气行于天空之间，云气与草木动摇，人也会有目眩、耳鸣的感觉。厥阴风木司天，则少阳相火在泉，风火相煽，所以火气横行，地气暑热。在人体中，则出现大热而消炼津液，多发赤色血痢。这时，应该蛰伏的虫类常见于外，流水不能结冰；风的性质是善于运动变化，所以引起的疾病急骤，变化迅速。

少阴司天，热气下临于地，肺气上从于天，火气起作用，草木于是受害。在人体中，就会引发哮喘、呕吐、寒热、打喷嚏、流鼻涕、流鼻血、鼻塞不通等病。火气当政，所以大暑盛行，甚至引起疮疡病、高烧。炎暑酷热极盛，好像能使金石熔化流动一样。少阴君火司天，则阳明燥金在泉，地气干燥清凉，寒凉之气屡屡到来，在人体易发生胁痛，经常叹息。由于肃杀之气盛行，所以草木也发生了变化。

太阴司天，湿气下降于地，肾气上从于天，寒水起作用，土气上升形成云雨。人体受此影响，就会产生胸中不舒服、阳痿不举等阳气不足的病证。如果遇到湿土之气旺盛的时令，又会感到腰臀疼痛，活动不灵便，厥逆。太阴司天，则太阳寒水在泉，所以地气阴凝闭藏，大寒的气候提前到来，蛰虫很早便开始伏藏。在人体，会产生心下痞塞而痛。如果寒气太过，就会土地冻裂，水结坚冰；对于人，就会出现少腹痛，并影响进食。水气上乘肺金，水得金生，寒凝更加显著，所以井泉水增，水味变咸，而江河流动之水减少。

🔥六气与五虫的生克关系

黄帝道：在一年中，有的虫类能胎孕繁殖，有的不能生育，情况各不相同，究竟是什么气引起这生化的不同呢？

六气司天与人体五脏疾病

　　岁运虽主一年之运，但各年份的运气变化还受当年司天、在泉之气的制约，而人体五脏之气随司天、在泉之气的变化而上从，形成各种不同的疾病。所以说，治病不应孤立地就病论病，而应全面考虑到与人有关的气候环境的影响。

物候
气候潮湿，雨水偏多；下半年异常寒冷，水结成冰，蛰虫早伏藏

物候
火热烧灼，火气太过，炎暑运行

物候
偏凉、偏燥，春天应温不温，草木生长欠佳；下半年则气候偏热，蛰虫不藏

人体
肾气上从，多发胸中不适、阳痿不举、心下痞塞而痛、少腹痛等

人体
肺气上从，多发咳嗽、鼻塞、疮疡、疟疾、水肿、心痛、胃脘痛、厥逆、胸膈不通等

人体
肝气上从，多发胁痛、目赤、抽搐战栗、筋脉萎弱甚至心痛等

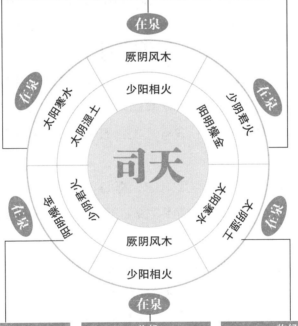

物候
大暑盛行，但地气干燥清凉，寒凉之气屡至

物候
相对多风，火气横行，地气暑热。蛰虫常见于外，流水不结冰

物候
全年气温偏冷，时有寒霜，河水结冰；下半年气候潮湿，万物生长有变

人体
肺气上从，多发哮喘、呕吐、寒热、打喷嚏、鼻塞不通、胁痛等

人体
脾气上从，多发身重、肉萎、食少、大热消津、赤色血痢等

人体
心气上从，寒水伤心火，多发心热烦闷、咽干口渴、心痛、腹胀、肌肤麻痹、筋脉不利、痈肿等

篇七一 五常政大论篇

岐伯说：六气和五行所生化的五种虫类，是相生相克的。当六气与生物的五行属性相同时，生物就会繁盛；当六气与生物的五行属性不同时，生物就会衰减，这是天地孕育的道理，生化的自然规律。所以在厥阴司天时，毛虫类不能生育，羽虫类可以生育，介虫类不能长大；如果厥阴在泉，就会毛虫类生育，倮虫类遭损，羽虫类没有生育迹象。在少阴司天时，羽虫类不能生育，介虫类可以生育，毛虫不能长大；如果少阴在泉，就会羽虫类可以生育，介虫类遭到耗损而不能生育。在太阴司天时，倮虫类不能生育，鳞虫类可以生育，羽虫类不能长大；如果太阴在泉，倮虫类可以生育，鳞虫类虽生育而难以长大。在少阳司天时，羽虫类不能生育，毛虫类可以生育，倮虫类不能长大；如果少阳在泉，就会羽虫类可以生育，介虫类遭到耗损，毛虫类不能生育。在阳明司天时，介虫类不能生育，羽虫类可以生育，介虫类不能长大；如果阳明在泉，就会介虫类可以生育，毛虫类遭到耗损，羽虫类不能长大。太阳司天时，鳞虫类不能生育，倮虫类可以生育；如果太阳在泉，就会鳞虫类遭到耗损，倮虫类不能生育。如果不能孕育生成的五气，又遇到不能孕育的六气，情况就会更严重。所以六气所主各有所胜，而岁运所立，各有其生化的作用。在泉之气，制约其所胜者；司天之气，制约其胜己者。司天之气形成五虫的颜色，在泉之气发育五虫的形体。五种虫类的繁衍和衰败，都和六气相适应，所以有胎孕和不育的分别，治化的不一致，这都是气的正常规律，叫作中根。中根以外的六气，也是依据五行而施化的。所以生化之气不齐，而有臊、焦、香、腥、腐五气，酸、苦、辛、咸、甘五味，青、黄、赤、白、黑五色，毛、羽、倮、鳞、介五类分别。它们在万物中各得其宜。

黄帝道：这是什么原因呢？

岐伯说：所谓神机，是指生物的生命，其根源藏于内的，如果神离去了，则生化的机能也就停止。所谓气立，是指生命根源于外的，假如在外的六气停止，那么生化也就随之断绝。所以运各有制约，各有相胜，各有所生，各有所成。如果不知道岁运和六气的加临，以及六气的同异，就无法探讨万物的生化问题。

🐉六气与饮食五味的生化

黄帝道：万物受到气的滋养而开始生化，气的流动生成万物的形体，气敷布就会有生命繁殖，气到了极点事物就会发生变化，一切物质都是如此。然而饮食五味，在生化上有厚有薄，在成熟的程度上有低有高，其结果与开始也不同，这是什么道理呢？

岐伯说：这是由于受在泉之气的制约，所以生化上有厚薄、多少的差异。所以万物非天气不能生，非地气不能长。

黄帝又道：请您具体阐释其中的道理。

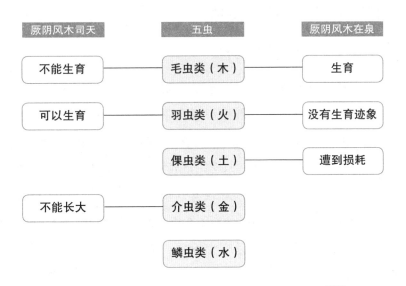

六气与生物的生克关系

以五虫为例，推导六气对生物孕育生长的影响，即当六气与生物的五行属性相同时，生物就会繁盛；当六气与生物的五行属性不同，生物就会衰减。

厥阴风木司天	五虫	厥阴风木在泉
不能生育	毛虫类（木）	生育
可以生育	羽虫类（火）	没有生育迹象
	倮虫类（土）	遭到损耗
不能长大	介虫类（金）	
	鳞虫类（水）	

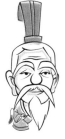

在泉之气，制约其所胜者；司天之气，制约其胜己者。运各有制约，各有相胜，各有所生，各有所成。所以说，明白了岁运和六气的加临，才能明白万物的生化。

岐伯说：寒、热、燥、湿等六气，各有不同的气化。所以少阳相火在泉时，寒毒之物就不能生长；火能克金，所以味辛，主治之味是苦和酸；其在谷类颜色上为青色和红色。当阳明燥金在泉时，湿毒之物就不能生长；金能克木，所以味酸，其气湿，其主治之味为辛、苦、甘；其在谷类颜色上为红色和白色。当太阳寒水在泉时，热毒之物就不能生长；水能克火，所以味苦，其主治之味是淡和咸；在谷类颜色上为土黄色和黑色。当厥阴风木在泉时，清毒之物就不能生长；木能克土，所以味甘，其主治之味为酸和苦；在谷类颜色上为青色和红色。厥阴司天，少阳在泉，木火相生，气化专一，其味纯正。当少阴君火在泉时，寒毒之物就不能生长；火能克金，所以味辛，其主治之味是辛、苦、甘；在谷类颜色上为白色和红色。当太阴湿土在泉时，燥毒之物就不能生长；土能克水，所以味咸，其气热，其主治之味为甘和咸；在谷类颜色上为黄色和黑色。当太阴在泉时，土气较旺，气化淳厚，因土能制水，所以咸味得以内守。其气专精，而能生金，所以辛味也得以生化，能够与湿土同治。

🔥 不足与有余各证的治疗

所以对上下不足的病进行补法治疗，要顺其气而补；对上下有余的病进行施治，要逆其气而治。要依据表现出来的寒热、盛衰加以调治，无论上取、下取、还是内取、外取之法，总要先找到病因，再给予治疗。对于能够耐受剧烈药物的人，就用性味厚的药物；对于不能耐受的，就给以性味薄的药物。如果病气与其病脉象相反，则病在上而治其下，病在下而治其上，病在中而治其两边。治热病用寒药，但应当温服；治寒病用热药，但应当凉服；治温病用凉药，但应当冷服；治清冷的病证用温药，但应当热服。针对患者身体的虚实不同，施治的方法也就不同，有的病采用消法，有的病采用削法，有的病采用吐法，有的病采用下法，有的病采用补法，有的病采用泻法。无论久病还是新病，都要按照这样的方法进行治疗。

黄帝道：如果病变在内部，不实也不坚硬，时而汇聚，时而散开，这应当怎样治疗呢？

岐伯说：您问得真细致呀！对于没有积滞的病，应当从内脏寻求病因，如果是虚的病证就采用补法，先用药祛除病邪，再配合饮食加以调养，用

在泉与饮食五味

万物非天气不能生，非地气不能长。饮食五味受到在泉之气的影响，而产生不同的味道、颜色和主治之味。

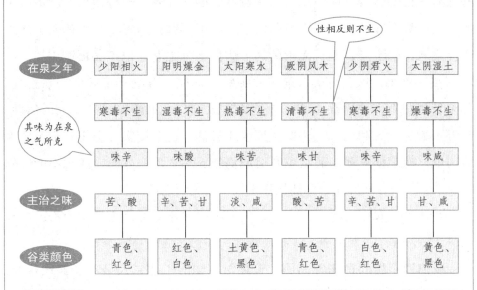

性相反则不生

在泉之年	少阳相火	阳明燥金	太阳寒水	厥阴风木	少阴君火	太阴湿土
	寒毒不生	湿毒不生	热毒不生	清毒不生	寒毒不生	燥毒不生
其味为在泉之气所克	味辛	味酸	味苦	味甘	味辛	味咸
主治之味	苦、酸	辛、苦、甘	淡、咸	酸、苦	辛、苦、甘	甘、咸
谷类颜色	青色、红色	红色、白色	土黄色、黑色	青色、红色	白色、红色	黄色、黑色

释例： 少阳在泉之年，不用辛味药，要用苦味、酸味药，使用青色、红色之谷。

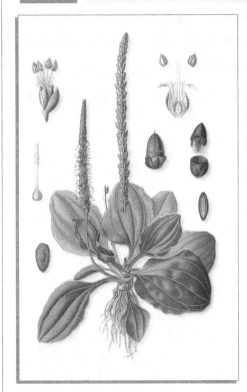

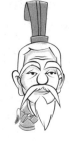

与五虫的生育和司天、在泉相生相克类似，主治之味和谷类也均受司天、在泉的影响，归于"育"之列。可见，就五行生克理论而言，治病可以按"育"选药，使人从危病中寻生机。

车前草

甘，寒。清热利尿通淋，祛痰，凉血，解毒。用于热淋涩痛，水肿尿少，暑湿泄泻，痰热咳嗽，吐血衄血，痈肿疮毒。

水渍法调和内外，这样病就可以完全治愈了。

　　黄帝道：有毒的药和无毒的药，服用时有限制吗？

　　岐伯说：病有新久之分，处方有大小之别，药性分为有毒、无毒，这必然有一定的常规。一般来说，用毒性大的药，病去十分之六，就不可再服；用一般毒性的药，病去十分之七，不可再服；用轻微毒性的药，病去十分之八，就不可再服；无毒的药，病去十分之九，也不必再服用了。以后用谷肉果菜，饮食调养，就可去掉病气，但不可吃得过多而损伤正气。如果邪气仍有残留，还可再按上述方法服药。一定要先了解岁气的偏胜，千万不能攻伐天和之气，不要实证采用补法，这会使实证更重；也不要误治虚证，使虚证更虚，而给患者造成祸患。总之，一方面要注意不能使病邪加重，另一方面要注意不能损伤正气，以免断送性命。

　　黄帝道：有些久病的人，有时气调顺，可身体仍不能恢复健康；后来病好了，而身体仍然瘦弱。这样的情况，如何处理呢？

　　岐伯说：您问得非常高明！天地对万物的生化，人是不能够代替的；四时的次序，人也是不可以违背的。所以只能顺应天地四时的变化，畅通经络，和顺气血，慢慢来恢复正气的不足，或者补养，或者调和，要耐心地观察，谨慎地守护着正气，不要使其耗损。这样，病人的身体就会日益强壮，生气也会逐渐增长，这就是所谓的圣王调养之法。《大要》上说，既不要以人力来代替天地的气化，也不要违背四时的运行规律，必须静养，必须安和，等待正气的恢复，指的就是这个道理。

顺应四时的调养之道

圣王调养之法

《内经》认为，病人的调养不要以人力来代替天地的气化，而要顺应天地四时的变化，畅通经络，和顺气血，慢慢恢复正气，这样病人的身体自然日益强壮。

有毒之药和无毒之药

了解岁气的偏胜

毒性大的药	—— 病去十分之六
一般毒性的药	—— 病去十分之七
轻微毒性的药	—— 病去十分之八
无毒的药	—— 病去十分之九

不可或不必再服 ➡ 谷肉果菜，适当饮食调养即可

顺应四时的养生方法

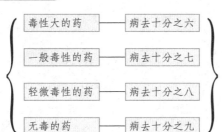

起居：晚睡早起。春天睡卧时间如果太长，会有损于人体的阳气。

饮食：要"省酸增甘"。因为春来肝旺，而酸能助肝，肝太旺易克脾土，导致脾虚，增加甜味可以达到健脾的目的。

衣着：春季气候转暖的同时，会出现"反春寒"，所以不要急于脱去冬装。

起居：夏季艳阳高照，气温较高，可晚睡早起，夜晚不可在露天处睡觉，以免受凉。

衣着：夏季天气炎热，但夜晚和白天有一定的温差，白天可少穿，但到了夜晚要适当添加衣物。

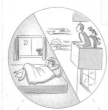

春季

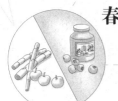

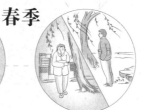

夏季

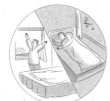

秋季
1. 起居：秋季气候多干燥，可早睡早起。
2. 衣着：特别是早秋，不要急于加厚衣，要适当地"冻一冻"。
3. 饮食：可以进食一些偏于养阴的水果，如梨、梅等。

冬季
1. 起居：冬季气候寒冷，万物蛰藏，可早睡晚起。
2. 衣着：要注意防寒保暖，预防冻疮。
3. 饮食：此时是进补的大好季节，以羊肉为首选美味。

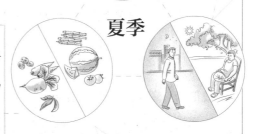

饮食：夏季气候湿热，适宜细菌的生长繁殖，要防止消化道疾病的发生，因此可常服用解暑清热、醒脾开胃的药膳进行养生。

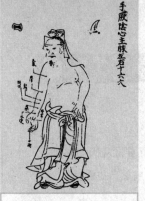

六元正纪大论篇

本篇主要记录了六十年内，六气司天、在泉、五运主岁时的气象、物候、灾异变化规律。

概论

黄帝问：对于六气的正常生化和异常变化，以及胜复之气、淫邪之气的治疗方法，甘苦辛咸酸淡等味先后生化的道理，我已经理解了。但是五行的气运，有各种各样的情况，时而与司天之气相从，时而与司天之气相逆。有时从在泉之气逆司天之气；有时反过来，从司天之气逆在泉之气；或者互相适应，或者不相和谐，我还不能参悟这其中的道理。如果想要符合天之六气的规律，顺应地之五行的法则，就要调和五运的气化，使之上下协调，不互相违背；使天地的升降之气正常运行，使五运之气畅行而不违背它的功能，然后用五味来调和气化的从和逆。具体应当怎样做呢？

岐伯行礼回答说：您提出的问题，真英明啊！这是天地生化的规律，气运变化的本源，如果不是聪明圣贤之人，谁能够探讨这样博大精深的道理呢？尽管我才疏学浅，还是妄自浅谈其中的道理，使其永远不会磨灭，并能长久流传。

黄帝道：希望您能进一步推究它们的先后次序，依据它们的类别和次序来区分六气的位置及所主之气，从而阐明五行气运的气数和法则。关于这些内容，我想了解，可以吗？

岐伯说：首先必须确定纪年的干支，再明确主岁之气，金、木、水、火、土五行运行之数，寒、暑、燥、湿、风、火主从的变化。这样就可以掌握自然规律，就可以调和人们的气机，对于阴阳胜负的原理，就能够清晰认识而不致迷惑。现在，我仅将能够用一般理论进行推算的内容讲解一下吧。

🔥 太阳寒水司天

黄帝道：太阳寒水司天会出现怎样的情况呢？

岐伯说：这是以地支的辰、戌为标志的年份。在壬辰、壬戌年，司天的为太阳寒水，在泉的为太阴湿土。这两年木运太过，叫作太角。木运主风，微风吹拂万物鸣响，自然界万物萌芽，这是它的正常气候表现；狂风震撼，树木摧折，这是它的异常气候变化。头晕目眩、抽搐震颤、视物不清为它所引起的疾病表现。客运以每年的"中运"作为初运，按五行太少相生的顺序分五步运行，逐年随中运变迁，十年为一个周期。起于太角，经少徵、太宫、少商，终于太羽，这就是辰、戌年的客运五步。在这两年，

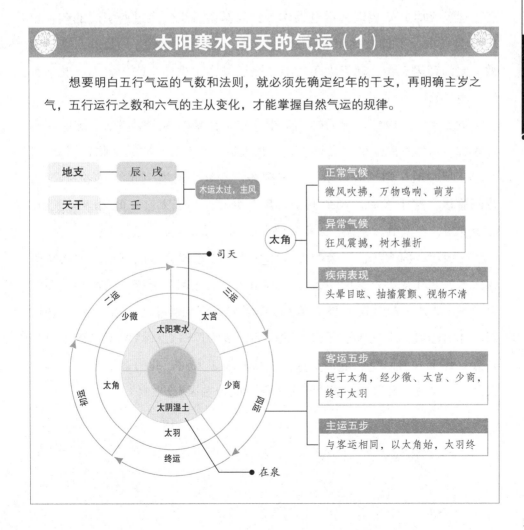

太阳寒水司天的气运（1）

想要明白五行气运的气数和法则，就必须先确定纪年的干支，再明确主岁之气，五行运行之数和六气的主从变化，才能掌握自然气运的规律。

地支 —— 辰、戌

天干 —— 壬

木运太过，主风

太角

正常气候
微风吹拂，万物鸣响、萌芽

异常气候
狂风震撼，树木摧折

疾病表现
头晕目眩、抽搐震颤、视物不清

客运五步
起于太角，经少徵、太宫、少商，终于太羽

主运五步
与客运相同，以太角始，太羽终

司天
二运 三运
少徵 太宫
太阳寒水
四运
初运 太角 少商
太阴湿土
太羽
终运
在泉

客运与主运相同，均以太角开始，以太羽结束。

戊辰年、戊戌年，司天的为太阳寒水，在泉的为太阴湿土。这两年火运太过，叫作太徵。但正当太阳寒水司天，受其制约，因此其气运与火运平气之年相当。其运主热，当火运正常时，则气候温暖并渐渐暑热熏蒸；当火运反常时，则火气炎烈，水气沸腾。火气太过所引起的疾病，多属于热郁在内的证候。在这两年，火由木生，太由少生，所以起于太徵，经少宫、太商、少羽，终于太角，此为客运五步。起于少角，经太徵、少宫、太商，终于少羽，此为主运五步。

甲辰年、甲戌年，司天的为太阳寒水，在泉的为太阴湿土。这两年土运太过，叫作太宫。由于土运太过，又与在泉的湿气相同，所以这种情况也叫作同天符。土运之气为湿，当土运正常时，则地气柔润，雨露滋泽；当土运反常时，就表现为雷电大作，狂风暴雨。土气太过所引起的病，表现为湿气重、下部肢体沉重。起于太宫，经少商、太羽、太角，终于太徵，此为客运五步；起于太角，经太徵、太宫、少商，终于太羽，此为主运五步。

庚辰年、庚戌年，司天的为太阳寒水，在泉的为太阴湿土。这两年金运太过，叫作太商。金运之气为凉，当金运正常时，则雾露降临秋风萧瑟；当金运反常时，则气候肃杀，草木凋零。金气太过所引起的病多为燥病，背闷胸满。起于太商，经少羽、太角、少徵，终于太宫，此为客运五步；起于少角，经太徵、少宫、太商，终于少羽，此为主运五步。

丙辰年、丙戌年，司天的为太阳寒水，在泉的为太阴湿土。这两年水运太过，叫作太羽；又因司天与中运相同，因此都为天符。丙辰年、丙戌年，岁运为水，故其运为寒。当水运正常时，则气候寒冷；当水运反常时，则降冰雪霜雹。水气太过所引起的疾病，多为严寒之气滞留于三百六十五穴会。起于太羽，经少角、太徵、少宫，终于太商，此为客运五步；起于太角，经少徵、太宫、少商，终于太羽，此为主运五步。

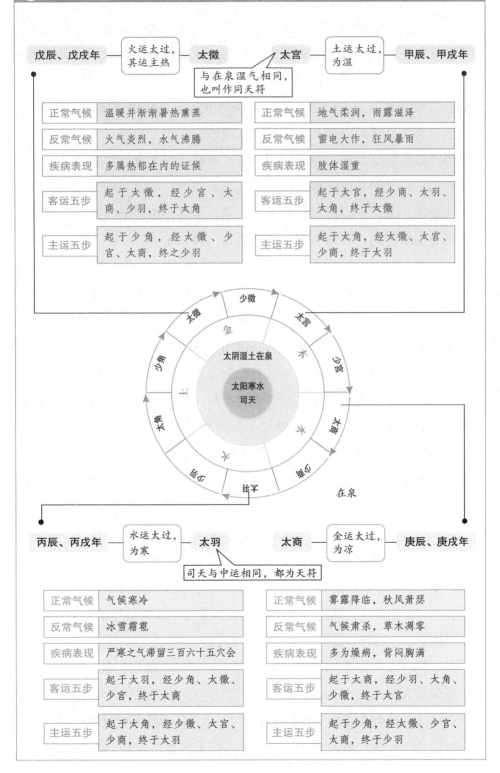

戊辰、戊戌年 —— 火运太过，其运主热 —— 太徵

太宫 —— 土运太过，为湿 —— 甲辰、甲戌年

与在泉湿气相同，也叫作同天符

正常气候	温暖并渐渐暑热熏蒸
反常气候	火气炎烈，水气沸腾
疾病表现	多属热郁在内的证候
客运五步	起于太徵，经少宫、太商、少羽，终于太角
主运五步	起于少角，经太徵、少宫、太商，终之少羽

正常气候	地气柔润，雨露滋泽
反常气候	雷电大作，狂风暴雨
疾病表现	肢体湿重
客运五步	起于太宫，经少商、太羽、太角，终于太徵
主运五步	起于太角，经太徵、太宫、少商，终于太羽

太阴湿土在泉
太阳寒水司天

在泉

丙辰、丙戌年 —— 水运太过，为寒 —— 太羽

太商 —— 金运太过，为凉 —— 庚辰、庚戌年

司天与中运相同，都为天符

正常气候	气候寒冷
反常气候	冰雪霜雹
疾病表现	严寒之气滞留三百六十五穴会
客运五步	起于太羽，经少角、太徵、少宫，终于太商
主运五步	起于太角，经少徵、太宫、少商，终于太羽

正常气候	雾露降临，秋风萧瑟
反常气候	气候肃杀，草木凋零
疾病表现	多为燥病，背闷胸满
客运五步	起于太商，经少羽、太角、少徵，终于太宫
主运五步	起于少角，经太徵、少宫、太商，终于少羽

太阳司天的六气运行

当太阳司天发挥作用的时候，气化的运行比正常的天时先到来，天气清肃，地气宁静。寒湿之气充满宇宙，阳气就不能正常布散，司天的寒水与在泉的湿土互相协调，相应于天上的辰星、镇星，生长的谷物呈现黑色和黄色。其气象清肃，作用徐缓。如果寒气过重，使阴中之阳受到抑制，湖泽里没有了升腾的阳气，火气必会待时而发。到了少阳当令的时候，雨水下降及时。三气之后，雨水就减少了。待到四气之时，在泉的湿土之气发挥作用，云气向北极迁移，湿土之气气运四散，雨水润泽万物。太阳寒水之气布散于上，少阴雷火震动于下，寒气湿气，相持于气交中。这时人们容易患上寒湿病，肌肉萎痹，两足萎弱，伸缩无力，大便濡泻和失血等病证。

初之气，厥阴风木为主气，少阳相火为客气。由于地气迁移，气候极为温暖，于是百草提前就开始繁盛。这时人们很容易患上疫疠病，温病发作，而出现身体发热、头痛、呕吐、肌肤疮疡等症状。

二之气，少阴君火为主气，阳明燥金为客气，有大凉的气候出现。人们感到寒冷，百草遇到寒气，火气受到抑制，就不能生长。这样，人们就容易患气郁，胸腹胀满的疾病，此时司天的寒水之气开始产生。

三之气，少阳相火为主气，司天之气当令，寒气盛行，雨水下降。人们容易患上外寒而内热、痈疽、下痢、心中烦热、神志昏聩、胸闷等病证；如果不及时治疗，就会造成死亡的后果。

四之气，太阴湿土为主气，厥阴风木为客气。主客之气相加，风湿两气交争，风转化为雨水，滋润万物生长、发育、成熟。这时人们容易患上高烧、呼吸少气、肌肉萎弱、两足萎弱无力、赤白痢等病证。

五之气，阳明燥金为主气，少阴君火为客气。这时阳气重新发挥作用，百草因而生长、发育、成熟，人们也舒畅无病。

终之气，太阳寒水为主气，太阴湿土为客气，地气正胜，湿气运行。阴气凝聚在天空，尘土飞扬，蒙蔽四野，人们受这种气候的影响，也感到凄凉；如果再有寒风到来，风能抑制湿气，孕妇就会受影响而流产。

所以在太阳寒水司天的年份里，病的性质多属于寒湿，治疗的药物应

太阳司天之六气加临

太阳寒水司天时，气化的运行比正常天时早。司天的寒水与在泉的湿土互相协调，相应于天上的辰星、镇星，天气清肃，地气宁静。寒湿之气充满宇宙，阳气不能正常布散，生长的谷物呈现黑色和黄色。

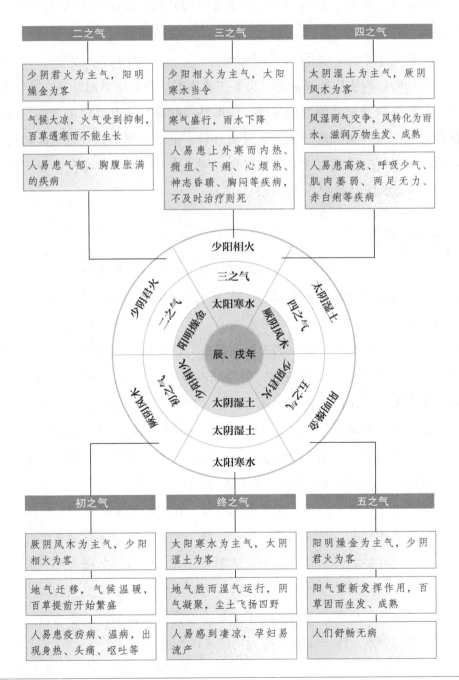

二之气

少阴君火为主气，阳明燥金为客

气候大凉，火气受到抑制，百草遇寒而不能生长

人易患气郁、胸腹胀满的疾病

三之气

少阳相火为主气，太阳寒水当令

寒气盛行，雨水下降

人易患上外寒而内热、痈疽、下痢、心烦热、神志昏聩、胸闷等疾病，不及时治疗则死

四之气

太阴湿土为主气，厥阴风木为客

风湿两气交争，风转化为雨水，滋润万物生发、成熟

人易患高烧、呼吸少气、肌肉萎弱、两足无力、赤白痢等疾病

少阳相火
三之气
太阴湿土
四之气
太阳寒水
厥阴风木
辰、戌年
少阴君火
阳明燥金
二之气
五之气
少阳相火
初之气
阳明燥金
终之气
太阴湿土
太阴湿土
厥阴风木
太阳寒水

初之气

厥阴风木为主气，少阳相火为客

地气迁移，气候温暖，百草提前开始繁盛

人易患疫疠病、温病，出现身热、头痛、呕吐等

终之气

太阳寒水为主气，太阴湿土为客

地气胜而湿气运行，阴气凝聚，尘土飞扬四野

人易感到凄凉，孕妇易流产

五之气

阳明燥金为主气，少阴君火为客

阳气重新发挥作用，百草因而生发、成熟

人们舒畅无病

选味苦性温之类，用苦味燥湿，用温性治寒。如果想要避免引起气郁证，首先就要培养化生的根源，从而抑制太过之气，扶植不及之气，不要使其有偏盛偏衰的现象而导致疾病的发生。在饮食方面，应食用与岁气相合的青色、黄色谷类来保全真气；在生活起居方面，应避免虚邪贼风的侵袭，以保持正气。根据五运与司天、在泉之气的异同，以确定用药的多少。如果岁运与六气都属于寒湿，就选用燥热之类的药品调治；如果岁运与六气寒湿不同，就应选用燥湿之类的药品调治。气运相同的，药物用量应多；气运不同的，药物应酌量少用。更要注意用寒性药时应当避开寒冷的气候，用凉性药时应当避开清凉的气候，用温性药时应当避开温暖的气候，用热性药时应当避开炎热的气候。饮食的宜忌，也依照同样的规则。假如气候反常，切不可还按照避寒避热的常规去做。违背这一规律必然会引起新的疾病，所谓的因时制宜，指的就是这方面。

阳明燥金司天

黄帝说：讲得好极了。那么阳明燥金司天又会出现怎样的情况呢？岐伯说：这是以地支卯、酉作为标志的年份。在卯、酉年，阳明燥金司天，少阴君火在泉。

丁卯年、丁酉年，司天的为阳明燥金，在泉的为少阴君火。木运不足为少角。金能克木，金气偏盛，则气候清凉。金气盛，则有火气来制约，这两年胜复之气相同。由于木运不及，又逢阳明燥金司天，木气顺从金气变化，因此与金运平气相同。在这两年中，运气为风，胜气为清，复气为热。起于少角，经太徵、少宫、太商，终于少羽，此为客运五步。主运五步与客运相同，也是起于少角，终于少羽。

癸卯年、癸酉年，司天的为阳明燥金，在泉的为少阴君火。火运不及为少徵。水能克火，水气偏盛，则气候寒冷。水气胜，则有湿土之气来制约，这两年胜复之气相同。由于火运不及，无力克金，又逢金气司天，因此与金运平气相同。在这两年中，运气为热，胜气为寒，复气为雨。起于少徵，经太宫、少商、太羽，终于少角，此为客运五步。起于太角，经少徵、太宫、少商，终于太羽，此为主运五步。

太阳司天的因时制宜疗法

在太阳寒水司天的年份里，病的性质多属于寒湿，治疗的药物应选味苦性温之类，用苦味燥湿，用温性治寒。

饮食	食用与岁气相合的青色、黄色谷类
起居	避免虚邪贼风的侵袭，以保持正气
用药	根据五运与司天、在泉之气的异同，确定用药多少

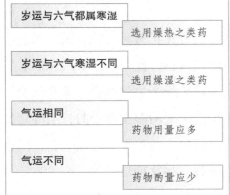

岁运与六气都属寒湿
　　选用燥热之类药

岁运与六气寒湿不同
　　选用燥湿之类药

气运相同
　　药物用量应多

气运不同
　　药物酌量应少

宜忌

当用某一属性药食时，则避开同属性天气，如用热性药食则避开炎热天气。如气候反常，则因时制宜。

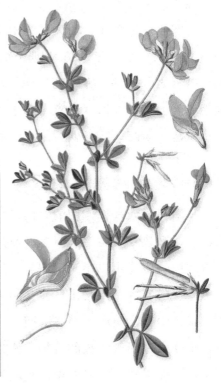

蒺藜

辛、苦，微温；有小毒。平肝解郁，活血祛风，明目，止痒。用于头痛眩晕，胸胁胀痛，乳闭乳痈，目赤翳障，风疹瘙痒。

己卯年、己酉年，司天的为阳明燥金，在泉的为少阴君火。土运不及为少宫。木克土，木气偏胜，则气候多风。木气胜，则有金气来制约，这两年胜复之气相同。在这两年中，运气为雨，胜气为风，复气为凉。起于少宫，经太商、少羽、太角，终于少徵，此为客运五步。起于少角，经太徵、少宫、太商，终于少羽，此为主运五步。

乙卯年、乙酉年，司天的为阳明燥金，在泉的为少阴君火。金运不及为少商。火克金，火气偏胜则气候炎热。火气胜，则有寒水之气来制约，这两年胜复之气相同。在这两年中，运气为凉，胜气为热，复气是寒。起于少商，经太羽、少角、太徵，终于少宫，此为客运五步。起于太角，经少徵、太宫、少商，终于太羽，此为主运五步。

辛卯年、辛酉年，司天的为阳明燥金，在泉的为少阴君火。水运不及为少羽。土克水，土气偏胜则气候多雨。土气胜，则有木气来制约，这两年胜复之气相同。在这两年中，运气为寒，胜气为雨，复气为风。起于少羽，经太角、少徵、太宫，终于少商，此为客运五步。起于少角，经太徵、少宫、太商，终于少羽，此为主运五步。

🔥阳明司天的六气运行

凡阳明司天发挥作用的时候，气化运行比正常天气晚。天气劲急，地气清明，阳热之气主宰着时令，炎热之气盛行，使草木干燥而坚固。只有和淳之风吹来才可以得到消解。风气和司天燥金之气相合，流布气交，所以上半年的气候特点是阳气多，阴气少。当太阴湿土当令时，土湿之气上蒸，云行雨布，使燥气变得湿润。与岁运相应的谷物为红白二色，叫作岁谷。感受太过间气生长的谷物，称为间谷。在这种情况下，金气不足，火气乘之，耗损属金的甲虫类，并使其生育减少。司天的金气与在泉的火气互相配合主宰着一年的气候，与它相应，太白、荧惑二星倍显明亮。金气气象劲急，火气表现急暴。于是水流动而不结冰。在这种情况下，人们多患咳嗽、咽喉肿塞、突然发寒发热、颤抖、大小便不通等病证。上半年清金之气清凉劲急，使毛虫类不能生长；下半年火热之气急暴，介虫类就要遭殃。发作的病证都为急躁，胜复变化交相发作，正常的气候被打乱，清气和热气相峙于气交之中。

初之气，厥阴风木为主气，太阴湿土为客气。上半年地气迁移，阴气开始凝聚，于是天气肃杀，水结冰，寒雨下降。人们容易内热胀满，面目浮肿，喜睡眠，鼻流清涕，流鼻血，打喷嚏，打哈欠，呕吐，小便颜色黄赤，甚至尿频、尿急、淋漓不断等。

二之气，少阴君火为主气，少阳相火为客气。二火相助，阳气敷布，人们感到舒畅，草木生长茂盛。但疫疠病猖獗一时，容易引起病人突然死亡。

三之气，少阳相火为主气，阳明燥金为客气。燥金司天当令，凉气运行，燥气热气相互交合。燥气到了极点反化为湿润，人们大多容易患上疟疾病。

四之气，太阴湿土为主气，太阳寒水为客气。天降寒雨，人们容易突然仆倒，寒冷发抖，胡言乱语，气不足，咽喉干燥，口渴欲饮，心痛，痈

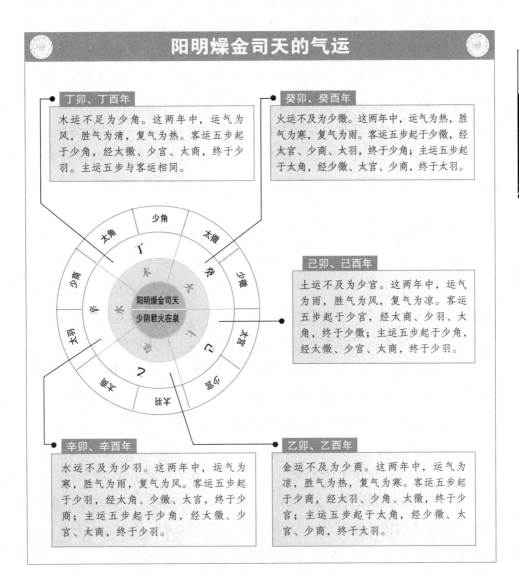

阳明燥金司天的气运

丁卯、丁酉年
木运不足为少角。这两年中，运气为风，胜气为清，复气为热。客运五步起于少角，经太徵、少宫、太商，终于少羽。主运五步与客运相同。

癸卯、癸酉年
火运不及为少徵。这两年中，运气为热，胜气为寒，复气为雨。客运五步起于少徵，经太宫、少商、太羽，终于少角；主运五步起于太角，经少徵、太宫、少商，终于太羽。

己卯、己酉年
土运不及为少宫。这两年中，运气为雨，胜气为风，复气为凉。客运五步起于少宫，经太商、少羽、太角，终于少徵；主运五步起于少角，经太徵、少宫、太商，终于少羽。

阳明燥金司天
少阴君火在泉

辛卯、辛酉年
水运不及为少羽。这两年中，运气为寒，胜气为雨，复气为风。客运五步起于少羽，经太角、少徵、太宫，终于少商；主运五步起于少角，经太徵、少宫、太商，终于少羽。

乙卯、乙酉年
金运不及为少商。这两年中，运气为凉，胜气为热，复气为寒。客运五步起于少商，经太羽、少角、太徵，终于少宫；主运五步起于太角，经少徵、太宫、少商，终于太羽。

肿疮疡，寒性疟疾，骨软无力，大小便出血等。

五之气，阳明燥金为主气，厥阴风木为客气。秋天反行春令，草木生长繁茂，人们也很少生病。

终之气，太阳寒水为主气，少阴君火为客气。阳气四布，气候反而温暖，蛰伏的虫类纷纷出现，流水不能结冰，人们平安健康，但仍然容易患温病。

在这样的年份应吃白色或者红色的谷物，以安定正气，驱除邪气。用药时应选用咸味、苦味、辛味的药物，用发汗法解除体表的寒病，用清热法祛除体内的病邪，用扬散法治疗温病。应用这些方法来适应节气的变化，避免受到邪气，并削弱郁结之气，培养化生之源。根据寒热轻重来调节用药量，如果中运与在泉之气同属于热的病，应当多运用清凉之法调和。如果中运与司天凉气相同，应当多选用火热的药品来调和。用凉性的药物应当避免清凉的气候，用热性的药物应当避免炎热的气候，用寒性的药物应当避免寒冷的气候，用温性的药物应当避免温暖的气候。在饮食方面，方法也是一致的。有时天气反常，就要灵活应用。这些都是适应自然的法则，如果违反了它，就会扰乱自然变化的法则和阴阳变化的规律。

☀少阳相火司天

黄帝说：非常好。少阳相火司天会出现怎样的情形呢？

岐伯说：它主管寅年与申年。壬寅年和壬申年，司天的为少阳相火，在泉的为厥阴风木。丁、壬为木运，壬为阳干，所以运为太角。木运之气为风，因而木运太过之年，风气偏盛，气候偏温。其正常的气候是风声有点紊乱，其反常变化为大风震撼，摧毁折断树木。其引起的疾病是头目晕眩、胁下胀满、惊骇等。起之太角，经少徵、太宫、少商，终于太羽，此为客运五步。主运五步和客运相同，也起于太角，终于太羽。

戊寅年和戊申年，司天的为少阳相火，在泉的为厥阴风木。戊、癸为火运，戊为阳年，所以运为太徵。火运之气为热，它的正常气候表现为酷热郁蒸；它的反常变化为火炎沸腾；引起的疾病为热郁于上、血溢、血泄、心痛等。起于太徵，经少宫、太商、少羽，终于太角，此为客运五步。起于少角，经太徵、少宫、太商，终于少羽，此为主运五步。

阳明司天的六气与治疗

阳明燥金司天而太阴湿土当令时，胜复变化交相发作，正常的气候被打乱，清气和热气相峙，人们多患咳嗽、咽喉肿塞、突然发寒发热、大小便不通等，病证都较为急躁。

初之气
- 天气肃杀，水结冰，寒雨下降
- 人们易患内热胀满、面目浮肿、喜睡眠、鼻流涕血、打喷嚏、哈欠、呕吐、小便黄赤甚至尿频、尿急、淋漓不断等病

二之气
- 阳气敷布，人们感到舒畅，草木生长茂盛
- 疫疬病猖獗一时，易引起病人突然死亡

三之气
- 凉气运行，燥热相交，到了极点反化为湿润
- 人们易患疟疾病

四之气
- 天降寒雨
- 人们易患突然仆倒、寒冷发抖、胡言、气不足、咽干口渴、心痛、痈肿疮疡、寒性疟疾、骨软无力、大小便出血等病

五之气
- 秋天反行春令，草木生长繁茂
- 人们很少生病

终之气
- 阳气四布，气候反而温暖，蛰虫纷纷出现，流水不冻
- 人们平安健康，但易患温病

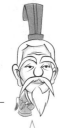

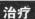 **治疗**

吃白色或者红色的谷物

用咸味、苦味、辛味的药物，用发汗法解除体表的寒病，用清热法祛除体内的病邪，用扬散法治疗温病，根据寒热轻重来调节用药量

中运与在泉之气同属热
多用清凉之法调和

中运与司天凉气相同
多用火热之药调和

当用某一属性药食时，应避开同属性天气，如用热性药食则避开炎热天气。天气反常则灵活运用。

甲寅年和甲申年，司天的为少阳相火，在泉的为厥阴风木。甲、己为土运，甲为阳年，所以运为太宫。土运之气为阴雨，它的正常气候变化是柔软厚重润泽；它的反常气候变化是狂风骤雨；它引起的疾病为身体沉重、浮肿、脾脏肿大症等。起于太宫，经少商、太羽、少角，终于太徵，此为客运五步。起于太角，经少徵、太宫、少商，终于太羽，此为主运五步。

庚寅年和庚申年，司天的为少阳相火，在泉的为厥阴风木。乙、庚为金运，庚为阳年，所以运为太商。虽然金运太过，但被司天相火所克，因此和金运平气相同。它的正常气候表现为雾露清冷急切；它的反常气候变化为肃杀凋零；它引起的疾病一般出现在肩、背与胸中。起于太商，经少羽、太角、少徵，终于太宫，此为客运五步。起于少角，经太徵、少宫、太商，终于少羽，此为主运五步。

丙寅年和丙申年，司天的为少阳相火，在泉的为厥阴风木。丙、辛为水运，丙为阳年，所以运为太羽。水运之气为寒，它的正常气候表现为凝敛凄怆，风寒凛冽；它的反常气候变化为冰雪霜雹；它所引起的疾病为寒证、水肿。起于太羽，经少角、太徵、少宫，终于太商，此为客运五步。起于太角，经少徵、太宫、少商，终于太羽，此为主运五步。

🔥 少阳司天的六气运行

以上寅、申年份，少阳司天发挥作用的时候，气候的运行比正常的天时提前了。天气正常，地气骚动，于是暴风大作，树被吹倒，沙土飞扬，炎热的气候开始运行。当厥阴湿土之气与少阳并行时，降雨就应时而出现。司天的相火与在泉的风木主管一年的气候；与它相应，天上的荧惑星、岁星显得明亮；与它相应的谷物，为红色和青色。司天相火的性质严酷，在泉风木的性质扰动不宁，风热之气相互参合于气交之中，所以云雾涌现升腾。一旦遇到太阴湿土之气横行布散时，寒气便经常到来，然后就随之降凉雨。在这种情况下，人们就容易患上寒中病、外长疮疡、内生泄泻腹满等病证。懂得养生的人遇到了这种情况，就会调和寒热之气，使之不相争。假如寒热相争，反复发作，就会出现疟疾、泄泻、耳聋、眼睛看东西模糊不清、呕吐、心肺气郁、肿胀、皮肤变色等症状。

年份	壬寅、壬申年	戊寅、戊申年	甲寅、甲申年	庚寅、庚申年	丙寅、丙申年
阳干	壬木	戊火	甲土	庚金	丙水
气运	木运太过为太角，气为风	火运太过为太徵，气为热	土运太过为太宫，气为阴雨	金运平气，为太商	水运太过为太羽，气为寒
正常气候	风声紊乱	酷热郁蒸	柔软厚重润泽	雾露清冷急切	凝敛凄怆，风寒凛冽
反常气候	大风震撼，摧毁折断树木	火炎沸腾	狂风骤雨	肃杀凋零	冰雪霜雹
引发疾病	头目晕眩、胁下胀满、惊骇等	热郁于上、血溢、血泄、心痛等	身体沉重、浮肿、脾脏肿大症等	一般病在肩、背与胸中	寒证、水肿
客运五步	起于太角，经少徵、太宫、少商，终于太羽	起于太徵，经少宫、太商、少羽，终于太角	起于太宫，经少商、太羽、少角，终于太徵	起于太商，经少羽、太角、少徵，终于太宫	起于太羽，经少角、太徵、少宫，终于太商
主运五步	与客运相同	起于少角，经太徵、少宫、太商，终于少羽	起于太角，经少徵、太宫、少商，终于太羽	起于少角，经太徵、少宫、太商，终于少羽	起于太角，经少徵、太宫、少商，终于太羽

初之气，厥阴风木为主气，少阴君火为客气。地气迁移，风气亢盛时就会出现不停的摇动；主客二气木火相生，寒气就会离去，气候明显变暖，草木欣欣向荣，即使仍有些寒气存在，也不能降低气温。这时温热病开始发作，容易引起上部气郁，口鼻出血、眼睛发红、咳嗽气逆、头痛、血崩、两胁胀满、皮肤生疮等病证。

二之气，少阴君火为主气，太阴湿土为客气。火气受到湿土之气郁遏而不发，白色的尘埃四起，云气归于雨府；风气如果不能克制湿土之气，就会出现降雨，人们的身体也健康。假若引起疾病也多为热邪郁于上部的病变，出现咳嗽气逆、呕吐、内生疮疡、胸中与咽喉不舒畅、头痛身体发热、神志昏聩不清、生脓疮等症状。

三之气，主客气相同，都为少阳相火，司天之气发挥作用，炎暑之气来临。因为客主之气相同，火气过盛，所以雨水耗尽，而很少出现降雨天气。这样，人们就容易出现内热、耳聋、视物不清、血外溢、生脓疮、咳嗽、呕吐、鼻塞流涕、口渴、喉痹、眼睛发红，还有突然死亡等症状。

四之气，太阴湿土为主气，阳明燥金为客气。它们与主岁的风热之气相遇，所以清凉、炎暑之气同来；等到白露降下时，人们感到安和舒适。如果发病就表现为胀满、身体沉重的症状。

五之气，阳明燥金为主气，太阳寒水为客气。阳气刚刚离去，寒气就来临了，接着出现降雨。由于阳气敛藏，水气收闭，所以人们皮肤的汗孔关闭，树木也提前凋零。人们应避开寒邪侵袭，通晓养生之道者，一般居处周密，以避寒邪。

终之气，太阳寒水为主气，厥阴风木为客气，也就是在泉之气。风气盛行，虽然是冬季，万物反而出现生长的气象，时常产生浓厚的雾露。在这种情况下，人们由于皮肤疏松，阳气不能闭藏，容易引发咳嗽、心痛等病证。

在少阳司天的年份，防治疾病的时候，要抑制太过的运气，扶持不及的运气，减弱郁结之气，保证生化之源的充足。这样，运气平和，就不会产生急暴或严重的疾病。所以本年治病，应采用咸味、辛味、酸味，并用渗法、泻法、水渍法、发汗法，观察运气的寒温，并加以调节不使其太过。岁运与在泉、司天之气相同，同属于风热，就应多采用寒凉性质的药品；如果岁运与司天、在泉之气不同，就少用寒凉性质的药品。用热性药品应当避免炎热的天气，用温性药品应当避免温暖的天气，用寒凉性质药品应当避免寒冷的天气，用凉性药品应当避免清凉的天气。饮食方面，也参照上述方法。有时气候反常，就要灵活应用。这些都是依据气候变化防治疾病的基本规律，如果违背了，就会给疾病的发生创造条件。

少阳司天的气运与疾病

　　司天的少阳相火性质严酷，在泉的风木性质扰动不宁，风热之气相互参合，所以云雾涌现升腾。一旦遇到太阴湿土之气横行布散时，寒气便经常到来，随之降凉雨。于是，人们容易因寒热相交而患病。

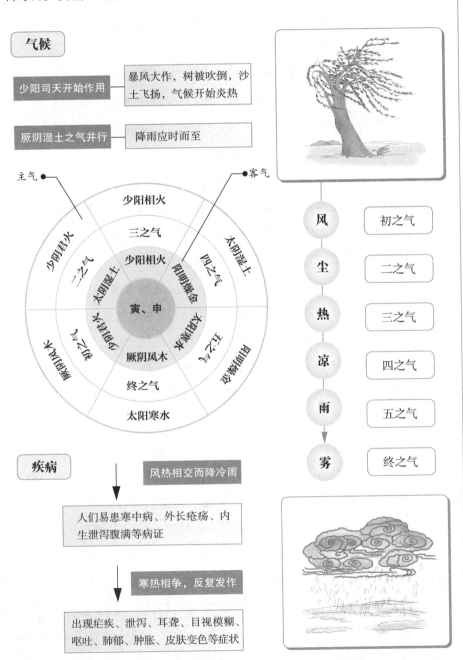

　气候

少阳司天开始作用 ── 暴风大作，树被吹倒，沙土飞扬，气候开始炎热

厥阴湿土之气并行 ── 降雨应时而至

主气 ● 　　　　　● 客气

少阳相火
三之气
少阳相火

少阴君火
二之气
太阴湿土

太阴湿土
阳明燥金
寅、申
太阳寒水

厥阴风木
终之气
太阳寒水

风	初之气
尘	二之气
热	三之气
凉	四之气
雨	五之气
雾	终之气

　疾病

风热相交而降冷雨

人们易患寒中病、外长疮疡、内生泄泻腹满等病证

寒热相争，反复发作

出现疟疾、泄泻、耳聋、目视模糊、呕吐、肺郁、肿胀、皮肤变色等症状

太阴湿土司天

黄帝说：讲得很好。太阴湿土司天会出现怎样的情形？

岐伯说：太阴湿土主管丑年和未年。

丁丑年和丁未年，司天的为太阴湿土，在泉的为太阳寒水。丁、壬为木运，丁为阴年，所以运为少角。木运不及则金气偏盛，因此气候清凉；金气盛则有火热之气进行制约。在这两年，胜复之气相同；因木运不及，不能克土，土气又得司天之气相助，所以和土运平气相同。这两年中，运气为风，胜气为清，复气为热。起于少角，经太徵、少宫、太商，终于少羽，此为客运五步。主运五步与客运五步相同，也是起于少角，终于少羽。

癸丑年和癸未年，司天的为太阴湿土，在泉的为太阳寒水。戊、癸为火运，癸为阴年，所以运为少徵。火运不及，水气偏盛；水气盛就会有雨湿土气进行制约。在这两年，胜复之气相同；运气为热，胜气为寒，复气为雨。起于少徵，经太宫、少商、太羽，终于少角，此为客运五步。起于太角，经少徵、太宫、少商，终于太羽，此为主运五步。

己丑年和己未年，司天的为太阴湿土，在泉的为太阳寒水。甲、己为土运，己为阴年，所以运为少宫。土运不及，风木之气就会偏盛；风气盛，就会有清凉的金气进行制约。在这两年，胜复之气相同，运气为雨，胜气为风，复气为清。起于少宫，经太商、少羽、太角，终于少徵，此为客运五步。起于少角，经太徵、少宫、太商，终于少羽，此为主运五步。

乙丑年和乙未年，司天的为太阴湿土，在泉的为太阳寒水。乙、庚为金运，乙为阴年，所以运为少商。金运不及，就会火气偏盛；火气盛，就会有寒水之气进行制约。在这两年，胜复之气相同，其运气为凉，胜气为热，复气为寒。起于少商，经太羽、少角、太徵，终于少宫，此为客运五步。起于太角，经少徵、太宫、少商，终于太羽，此为主运五步。

辛丑年和辛未年，司天的为太阴湿土，在泉的为太阳寒水。丙、辛为水运，辛为阴年，所以运为少羽。水运不及，湿土之气就会偏盛；土气盛则有风木之气进行制约。在这两年，胜复二气相同，其运气为寒，胜气为雨，复气为风。起于少羽，经太角、少徵、太宫，终于少商，此为客运五步。起于少角，经太徵、少宫、太商，终于少羽，此为主运五步。

少阳司天的疾病防治

少阳司天年份的疾病防治，主要在于观察运气的寒温、太过与不及，并加以调节，减弱郁结之气，保证生化的充足。

药味	咸味、辛味、酸味

疗法	渗法、泻法、水渍法、发汗法

岁运与司天、在泉之气同属风热	多用寒凉性质的药品

岁运与司天、在泉之气不同	少用寒凉性质的药品

饮食	与用药相同

宜忌	当用某一属性药食时，则应避开同属性天气，如用热药当避开炎热天气。天气反常则灵活运用

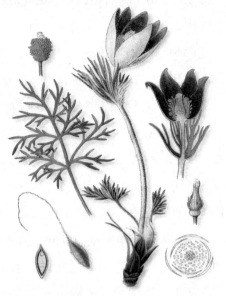

白头翁
苦，寒。清热解毒，凉血止痢。用于热毒血痢，阴痒带下。

太阴司天的六气运行

在以上丑、未年份，太阴司天发挥作用的时候，气候运行比正常天气要推迟一些；阴气占有支配地位，阳气就会退避。大风经常刮起，司天的湿气下降，在泉的寒水之气上升，广阔的原野昏暗，白色的云气四起，云向南方奔驰，寒雨频频下降，万物在立秋后才能成熟。这时人们容易患上寒湿、腹部胀满、全身发胀、浮肿、痞塞气逆、阳气虚微而引起寒厥、手足拘急等病证。湿寒二气互相配合，黄黑之色的尘埃运行于气交之中。与它相应，天上的镇星、辰星分外明亮，司天之气宁静，在泉之气肃静，与其相应的谷物是黄色和黑色。由于阴湿之气凝结于上，寒水之气积留于下，寒水超过火，就会形成冰雹。阳气丧失作用，阴气就会盛行。在运气有余的年份，应在高地种植谷物；在运气不及的年份，应在低地种植谷物。有余的年份应当晚些播种，不及的年份应当提前播种。人们也必须遵循这一规律。

初之气，主气和客气都为厥阴风木，地气迁移，寒气退去，春气降临，和风吹来，充满生气，万物欣欣向荣，人们的气血也感到舒畅。湿气和风气相互影响，则雨期推迟。人们受了气候的影响，容易出现口鼻出血、筋络拘急强直、关节活动不便、身体沉重、筋萎无力等病证。

二之气，主气和客气都为少阴君火，万物得到化育，人民安康和美。但由于火盛气热，所以瘟疫流行，远近的病人症状都相同。因司天的湿气上蒸，与主时的火热之气相互影响，因此能够及时降雨。

三之气，少阳相火为主气，太阴湿土为客气，太阴司天发挥作用，湿气下降，地气上升，雨水应时而降，寒气也随之而来。如果人们感受到寒湿，就会感觉到身体沉重、浮肿、胸腹胀满等。

四之气，太阴湿土为主气，少阳相火为客气，湿土之气受到火气的熏蒸，使地气升腾，天气阻隔不通，早晚都有寒风吹拂。蒸腾的湿气与热气相互影响，草木之间似有薄烟凝聚，湿气不能流动，而凝结为白露下降，从而表现为秋季收获的时令。这时人们容易出现肌肤发热、突然出血、疟疾、心腹胀满、皮肤发胀，甚至水肿等病证。

五之气，主客二气都为阳明燥金，清凉的金气盛行，寒露既下，霜降提前，草木枯黄凋落，寒气侵犯人体。所以洞悉自然规律的人，都会谨慎起居，以防疾病。这时人们容易患上的疾病多发于皮肤及肌肉的纹理间。

终之气，主客二气都为太阳寒水，所以寒气大盛，湿气大化，冷霜积聚，阴气凝结，水冻结成坚冰，阳气失去作用。人们受到寒气侵袭，容易患上关节强直、腰椎疼痛等病证，这是寒湿之气积聚于气交之中造成的。

在太阴司天的年份，必须削弱其郁结的邪气，调和不足之气的生化之源，抑制岁气的太过，不使邪气偏盛产生危害。服食岁谷以保全真气，服食间谷以保全精气。本年份在药物上应当用苦味药品来燥湿、温寒。对邪气重的，还可以采用发散和宣泄的方法。如果不用适当的方法进行处置，就会使湿气充溢于外，以致肉烂皮裂，血水淋漓。人们应当扶助阳气，使它能够抵抗严寒。根据运气的相同或差异来确定治疗方法和用药量：岁运

丁丑、丁未年

木运不及则金气偏盛，因此气候清凉

这两年中，运气为风，胜气为清，复气为热

客运五步 起于少角，经太徵、少宫、太商，终于少羽

主运五步 起于少角，经太徵、少宫、太商，终于少羽

癸丑、癸未年

火运不及，水气偏盛而有雨湿土气

这两年中，运气为热，胜气为寒，复气为雨

客运五步 起于少徵，经太宫、少商、太羽，终于少角

主运五步 起于太角，经少徵、太宫、少商，终于太羽

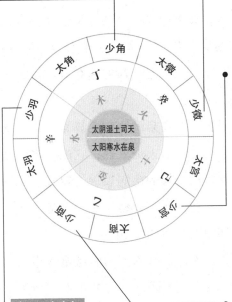

己丑、己未年

土运不及，风木之气偏盛而有清凉的金气制约

这两年中，运气为雨，胜气为风，复气为清

客运五步 起于少宫，经太商、少羽、太角，终于少徵

主运五步 起于少角，经太徵、少宫、太商，终于少羽

辛丑、辛未年

水运不及，湿土之气偏盛而有风木之气制约

这两年中，其运气为寒，胜气为雨，复气为风

客运五步 起于少羽，经太角、少徵、太宫，终于少商

主运五步 起于少角，经太徵、少宫、太商，终于少羽

乙丑、乙未年

金运不及，火气偏盛而有寒水之气制约

这两年中，其运气为凉，胜气为热，复气为寒

客运五步 起于少商，经太羽、少角、太徵，终于少宫

主运五步 起于太角，经少徵、太宫、少商，终于太羽

和司气同寒的应用热化调和，同湿的应用燥化调和；不同的少加调和的药品，相同的多加调和的药品。用凉性药应当避免清凉的天气，用寒性药应当避免寒冷的天气，用温性药应当避免温暖的天气，用热性药应当避免炎热的天气。饮食方面，也可以参照上述的方法。有时气候反常，就得灵活应用。这些都是基本规律，一旦违背了，就会引起新的疾病。

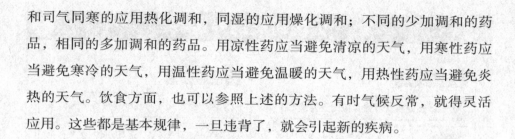

少阴君火司天

黄帝说：分析得很好。那么少阴君火司天会出现怎样的情况呢？ 岐伯说：少阴君火负责子年和午年。

壬子年和壬午年，司天的为少阴君火，在泉的为阳明燥金。丁、壬为木运，壬为阳年，所以运为太角。木运之气为风气鼓动，其正常气化为风声紊乱，自然界的生机活跃，草木萌芽破土而出；它的异常变化为狂风大作，摧折树木。它引起的疾病表现为胁下支撑胀满。起于太角，经少徵、太宫、少商，终于太羽，此为客运五步。主运五步与客运相同，也是起于太角，终于太羽。

戊子年和戊午年，司天的为少阴君火，在泉的为阳明燥金。戊、癸为火运，戊为阳年，所以运为太徵。火运之气为火炎暑热，它的正常气候为酷热郁蒸；它的反常变化为火炎沸腾。它引起的疾病表现为热在上部，血液外溢。起于太徵，经少宫、太商、少羽，终于太角，此为客运五步。起于少角，经太徵、少宫、太商，终于少羽，此为主运五步。

甲子年和甲午年，司天的为少阴君火，在泉的为阳明燥金。甲、己为土运，甲为阳年，所以运为太宫。土运之气为阴雨，它的正常气候为柔软厚重润泽；它的反常变化是狂风、惊雷、暴雨。它所引起的疾病表现为腹中胀满，身体沉重。起于太宫，经少商、太羽、少角，终于太徵，此为这两年的客运五步。起于太角，经少徵、太宫、少商，终于太羽，此为这两年的主运五步。

庚子年和庚午年，司天的为少阴君火，在泉的为阳明燥金。乙、庚为金运，庚为阳年，所以运为太商。虽然金运太过，但受到司天之气君火的抑制，因此和金运平气相同。金运之气为清凉急切，它的正常气候为雾露萧瑟，它的反常变化为肃杀凋零。它引起的疾病是下部清凉。起于太商，

太阴司天的六气与疾病防治

在太阴司天的年份，人们应当扶助阳气来抵抗严寒，削弱郁结的邪气，调和不足之气，抑制太过的岁气，不使邪气偏盛产生危害。

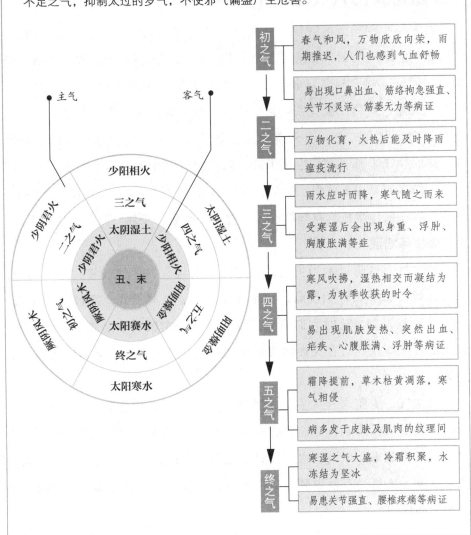

初之气 → 春气和风，万物欣欣向荣，雨期推迟，人们也感到气血舒畅

易出现口鼻出血、筋络拘急强直、关节不灵活、筋萎无力等病证

二之气 → 万物化育，火热后能及时降雨

瘟疫流行

三之气 → 雨水应时而降，寒气随之而来

受寒湿后会出现身重、浮肿、胸腹胀满等症

四之气 → 寒风吹拂，湿热相交而凝结为露，为秋季收获的时令

易出现肌肤发热、突然出血、疟疾、心腹胀满、浮肿等病证

五之气 → 霜降提前，草木枯黄凋落，寒气相侵

病多发于皮肤及肌肉的纹理间

终之气 → 寒湿之气大盛，冷霜积聚，水冻结为坚冰

易患关节强直、腰椎疼痛等病证

经少羽、太角、少徵，终于太宫，此为这两年的客运五步。起于少角，经太徵、少宫、太商，终于少羽，此为这两年的主运五步。

丙子年和丙午年，司天的为少阴君火，在泉的为阳明燥金。丙、辛为水运，丙为阳年，所以运为太羽。水运之气为寒冷，它的正常气候为凝敛凄怆，寒风凛冽；它的反常变化为冰雪霜雹。它引起的疾病是下部寒冷。

起于太羽，经少角、太徵、少宫，终于太商，此为这两年的客运五步。起于太角，经少徵、太宫、少商，终于太羽，此为这两年的主运五步。

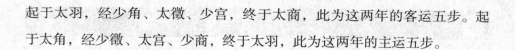少阴司天的六气运行

当午年少阴司天的时候，气候运行比正常的天气提前了。地气肃杀，天气光明。寒气与暑气相交，热气和燥气相加，云行雨聚，湿气大行，雨水应时而降。司天与在泉金火二气，共同掌管一年的气候。与它相应的，天上的荧惑、太白二星光芒较强。天气布化光明，地气肃杀急迫，与之相应的谷物为红白二色。水火寒热相持于气交之中，是引起疾病的主要原因。热病生于上部，寒病生于下部，寒热之气互相错杂而干扰于中部。因此，人们多容易患上咳嗽、喘息、口鼻出血、大便下血、鼻塞流涕、喷嚏、眼睛发红、眼角生疮、寒气厥逆入于胃部、心痛、腰痛、腹胀、咽喉干燥、上部肿胀等病证。

初之气，厥阴风木为主气，太阳寒水为客气。地气迁移，燥气离开，寒气开始，虫类又开始伏藏，河水冻结为冰，又降严霜，寒风常常刮起，阳气被寒气抑制。这时人们应当谨慎起居，否则就会患上关节活动不便，腰臀部疼痛等疾病。在炎热即将到来的时候，还会引起内部和外部发生疮疡等病证。

二之气，少阴君火为主气，厥阴风木为客气，阳气散布，风气盛行，所以春天的气候降临，万物欣欣向荣。由于司天君火还没有旺盛起来，所以寒气时常到来，但由于木火与时令相应，人们仍感到舒适。这时候如果产生疾病，大都是小便淋漓、目视不清、两眼红赤、阳气郁滞于上而发热之类的病证。

三之气，少阳相火为主气，少阴君火为客气，君相二火掌控时令，火气旺盛，万物生长繁盛，但经常有寒气侵犯。人们容易患上热厥、心痛、寒热相互发作、咳喘、眼睛红赤等病证。

四之气，主客二气都为太阴湿土，且正值盛夏，因而湿热之气蒸腾，时常普降大雨，寒热交互而作。人们容易患上寒热、咽喉干燥、黄疸、鼻塞流涕、鼻出血、水饮病等症。

五之气，阳明燥金为主气，少阳相火为客气。由于火气降临，虽然恰

少阴君火司天的气运

年份	壬子、壬午	戊子、戊午	甲子、甲午	庚子、庚午	丙子、丙午
阳干	壬木	戊火	甲土	庚金	丙水
气运	运为太角，气为风	运为太徵，气为火炎暑热	运为太宫，气为阴雨	运为太商，气为清凉急切	运为太羽，气为寒冷
正常气候	风声紊乱，生机活跃	酷热郁蒸	柔软、厚重、润泽	雾露萧瑟	凝敛凄怆，寒风凛冽
反常气候	狂风大作，摧折树木	火炎沸腾	狂风、惊雷、暴雨	肃杀凋零	冰雪霜雹
引发疾病	胁下支撑胀满	热在上部，血液外溢	腹中胀满，身体沉重	下部清冷	下部寒冷
客运五步	起于太角，经少徵、太宫、少商，终于太羽	起于太徵，经少宫、太商、少羽，终于太角	起于太宫，经少商、太羽、少角，终于太徵	起于太商，经少羽、太角、少徵，终于太宫	起于太羽，经少角、太徵、少宫，终于太商
主运五步	与客运相同	起于少角，经太徵、少宫、太商，终于少羽	起于太角，经少徵、太宫、少商，终于太羽	起于少角，经太徵、少宫、太商，终于少羽	起于太角，经少徵、太宫、少商，终于太羽

同天符

　　凡阳年，太过的中运之气与在泉之气相合，即为同天符。与天符有同但非全同。庚子、庚午此二年皆为同天符。

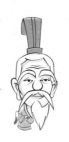

天符，是司天之气与中运之气相符。

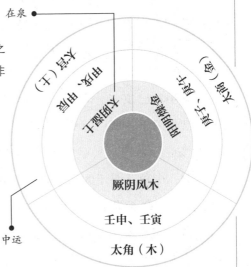

在泉 ●

中运 ●

天符 甲（土）

（土）甲己

庚子、庚午

厥阴风木

壬申、壬寅

太角（木）

逢秋季，但气候反而炎热；阳热之气发挥作用，万物呈现出生长繁荣的景象。人们都很安康，即使有疾病，一般也是温病。

终之气，太阳寒水为主气，阳明燥气为客气。燥气盛行，因而使五之气的余火格拒于内，不能散泄。人们容易出现上部肿胀，咳嗽气喘等病证，严重的，口鼻出血。如果主时的寒水之气经常流动，自然界就会大雾迷漫时居多。这时候的疾病在外生于皮肤腠理，在内留于胁肋，向下牵连到小腹，而产生内寒的病证。到这时，地气又要转换了。

🔥 厥阴风木司天

*黄帝说：讲得很清楚。那么厥阴风木司天又会出现怎样的情况呢？*岐伯说：厥阴风木主管巳年和亥年。

丁巳年和丁亥年，司天的为厥阴风木，在泉的为少阳相火。丁、壬为木运，丁为阴年，所以运为少角。木运不及，金气就会偏盛；金气盛，就会有火热之气进行制约。这两年胜复二气相同，其运气为风，胜气为清，复气为热。这两年的主客运五步相同，都是起于少角，经太徵、少宫、太商，终于少羽。

癸巳年和癸亥年，司天的为厥阴风木，在泉的为少阳相火。戊、癸为火运，癸为阴年，所以运为少徵。火运不及，克火的水气就成为胜气，火生土，土湿之气就成为报复水气的复气。这两年胜复二气相同，其运气为热，胜气为寒，复气为雨。起于少徵，经太宫、少商、太羽，终于太角，此为这两年的客运五步。起于太角，经少徵、太宫、少商，终于少羽，此为这两年的主运五步。

己巳年和己亥年，司天的为厥阴风木，在泉的为少阳相火。甲、己为土运，己为阴土，所以运为少宫。土运不及，风木之气就会偏盛；木气盛，就有金气进行制约。其运气为雨，胜气为风，复气为清。起于少宫，经太商、少羽、少角，终于太徵，此为这两年的客运五步。起于太角，经少徵、太宫、太商，终于少羽，这就是这两年的主运五步。

乙巳年和乙亥年，司天的为厥阴风木，在泉的为少阳相火。乙、庚为金运，乙为阴年，所以运为少商。金运不及，火热之气就会偏盛，金生水，寒水之气就成为复气。其运气为凉，胜气为热，复气为寒。起于少商，经

少阴司天的六气与疾病

午年少阴司天时，气候运行比正常的天气提前，寒暑相交，热燥相加，整年常有寒气侵袭，人们应当谨慎起居。

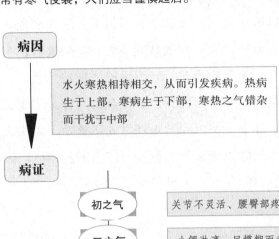

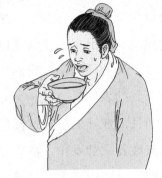

病因

水火寒热相持相交，从而引发疾病。热病生于上部，寒病生于下部，寒热之气错杂而干扰于中部

病证

初之气	关节不灵活、腰臀部疼痛、疮疡等疾病
二之气	小便淋漓、目模糊而赤、发热等病证
三之气	热厥、心痛、寒热交错、咳喘、眼睛红赤等病证
四之气	寒热、咽干、黄疸、鼻塞流涕出血、水饮病等症
五之气	温病
终之气	上部肿胀、咳喘等病证，重者口鼻出血。遇寒水之气流动，则患内寒之症

太羽、太角、少徵，终于太宫，此为这两年的客运五步。起于太角，经少徵、少宫、太商，终于少羽，此为这两年的主运五步。

辛巳年和辛亥年，司天的为厥阴风木，在泉的为少阳相火。丙、辛为水运，辛为阴年，所以运为少羽。水运不及，克水的土气成为胜气，水生木，木之风气成为复气。其运气为寒，胜气为雨，复气为风。起于少羽，经少角、少徵、太宫，终于少商，此为这两年的客运五步。起于少角，经太徵、少宫、太商，终于少羽，此为这两年的主运五步。

厥阴司天的六气运行

在厥阴司天的年份，气化不及，气候常比正常的天气来得较迟。若遇到平气，则气化运行与天时相合。风木司天，所以天气扰乱。少阳在泉，所以地气正常。木在上，所以风生高远；火在下，所以炎热之气顺之。云行雨施，象征湿土之气，散布流行。风火二气共同掌管一年的气候；与它相应，天上的岁星、荧惑星发出明亮的光芒。司天风气的表现是扰动，在泉火气的表现是急速。与它相应的谷物为深青色和红色，间谷是感受太过的间气而成熟的。在这样的条件下，羽虫和角虫耗散而不繁殖。风燥火热之气胜复交替发作，本应当冬眠的虫子又外出活动，流水不能结冰。因此人们容易患的疾病为多发于下部的热病及上部的风病，风燥与火热之气胜复相争于中部。

初之气，厥阴风木为主气，阳明燥金为客气。金气清凉，因而寒气急，肃杀之气到来，人们的右胁易生寒病。

二之气，少阴君火为主气，太阳寒水为客气。寒气久久不散去，白雪纷飞，河水结冰，肃杀之气发挥作用；冷霜降下，草类尖梢干枯，时常降寒雨。由于少阴君火主时，阳气又复散发，人们易生里热病。

三之气，少阳相火为主气，厥阴风木为客气。司天之气发挥作用，所以经常起风。人们经常出现眼睛流泪、耳鸣、头目晕眩等病证。

四之气，太阴湿土为主气，少阴君火为客气。湿热与炎暑之气互相影响，争扰于司天之间。人们容易生黄疸、水肿等病证。

五之气，阳明燥金为主气，太阴湿土为客气。燥气与湿气难分胜负，主客二气均为阴性，因而阴沉之气布散，寒气侵袭人体，于是风雨大作。

终之气，太阳寒水为主气，少阳相火为客气。阳气大盛，伏藏的虫类出来活动，流水不能结冰，地气蒸发，百草萌芽，人们感到舒畅。但容易生温病。

在厥阴司天的年份，必须削弱郁结之气，资助生化的源泉和运气，不要让邪气太过。在该年应当用辛味来调治在上的风气，用咸味来调治在下的火气，不能随意触犯少阳相火，因为其性尤烈。用温性药品时要避免温暖的气候，用热性药品时要避免炎热的气候，用凉性药品时要避免清凉的

厥阴风木司天的气运

年份	丁巳、丁亥	癸巳、癸亥	己巳、己亥	乙巳、乙亥	辛巳、辛亥
阴年	丁木	癸火	己土	乙金	辛水
不及	运为少角。木运不及，金气偏盛	运为少徵。火运不及，寒气偏盛	运为少宫。土运不及，风木之气偏盛	运为少商。金运不及，火热之气偏盛	运为少羽。水运不及，湿土之气偏盛
气运	运气为风，胜气为清，复气为热	运气为热，胜气为寒，复气为雨	运气为雨，胜气为风，复气为清	运气为凉，胜气为热，复气为寒	运气为寒，胜气为雨，复气为风
客运五步	起于少角，经太徵、少宫、太商，终于少羽	起于少徵，经太宫、少商、太羽，终于太角	起于少宫，经太商、少羽、少角，终于太徵	起于少商，经太羽、太角、少徵，终于太宫	起于少羽，经太角、少徵、太宫，终于少商
主运五步	与客运相同	起于太角，经少徵、太宫、少商，终于少羽	起于太角，经少徵、太宫、太商，终于少羽	起于太角，经少徵、少宫、太商，终于少羽	起于少角，经太徵、少宫、太商，终于少羽

同岁会

凡阴年，不及的中运之气与在泉之气相合，与岁会似同而实异，为同岁会。癸巳年和癸亥年即为同岁会。

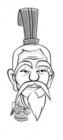

所谓岁会，为中运与岁支之气相同，即司天、在泉之气，取决于岁支。

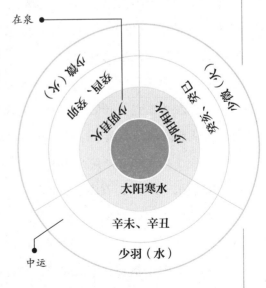

在泉

阴明燥金（火）

癸巳、癸亥

少阴君火

少阳相火

乙巳、乙亥

太阳寒水

辛未、辛丑

少羽（水）

中运

气候，用寒性药品时要避免寒冷的气候。饮食方面，也参照上述方法。有时气候反常，就需要灵活应用。这些都是防治疾病的基本规律，违背了就会引发病变。

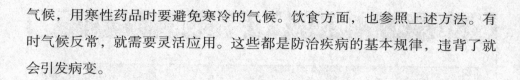气运的始终与同化

黄帝说：讲得好极了。您阐述得已经很深刻了，但是怎样才能知道运与气是否相应呢？岐伯说：您的问题问得真好啊！六气的运行，各有一定的次序和方位，一般应以正月初一早晨的气候为标准，以此来衡量节、气是否相应。中运太过的年份，气在节候之前到来；中运不及的年份，就会节候已到而气还没有到，这就是六气变化的一般规律。如果中运为既非太过也非不及的情况，就是所谓的"正岁"，其气至恰好和节候同时到来。

黄帝说：胜气与复气是经常存在的，而灾害也会时常光顾。当灾害到来的时候，会有什么征兆呢？岐伯说：如果是异常的气候，就可称为灾害。

黄帝道：司天与在泉各掌控一定的天数，那它们是怎样开始，如何终止的呢？

岐伯说：您问得真是太细致了，这也正是我们需要掌握的道理！天地的气数，开始于司天，终止于在泉；上半年为天气所主，下半年为地气所主。天地之气相交之处，为气交所主，一年中的气化规律就在其中了。所以说，弄清楚气在上、下、左、右的位置，就可以知道各气所主的月份，这就是六气分主六步的气数。

黄帝又问：我运用以上的规律观察运气，但有时运气之数和岁候不能相合，原因在哪里呢？岐伯说：六气的作用存在盈亏的不同，与五运的相合之化又有盛衰的差异。由于这些因素的存在，所以就有了"同化"的问题。

黄帝道：那什么是同化呢？

岐伯说：六气、五运、四时、五行，它们之间如果遇到性质相同的时候，就可以叫作"同化"。例如风温之气和春天的木气同化，炎热的气候和夏天的火气同化；胜气和复气也有同化的情况，燥清烟露之气和秋天的金气同化，云雨昏暗之气和夏季的土气同化，寒凉霜雪之气和冬天的水气同化。这就是天地五运六气相互融合，盛衰变化的一般规律。

黄帝道：岁运与司天之气一致的叫作天符，关于这一方面，我已经了

厥阴司天的六气运行与疾病防治

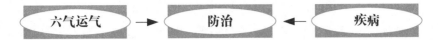

六气运气 → 防治 ← 疾病

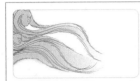

在厥阴司天的年份，气化不及，气候常比正常的天气来得较迟。风燥火热之气胜复交替发作，本应当冬眠的虫子又外出活动，流水也不结冰。

削弱郁结之气，资助生化和运气，不要让邪气太过。用辛味来调治在上的风气，用咸味来调治在下的火气。

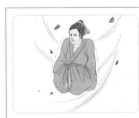

人们易患上多发于下部的热病及上部的风病；风热之气胜复相争于中部。

解了。但我还想请教您，五运与在泉之气一致的是怎样的情况呢？岐伯说：岁运太过而与司天同化的有三，岁运不及而与司天同化的也有三；岁运太过而与在泉同化的有三，岁运不及而与在泉同化的也有三，总共为二十四年。

黄帝道：我想知道"三"具体指哪些年份？

岐伯说：甲辰、甲戌年中运太宫，属于土运太过，下加太阴湿土在泉；壬寅、壬申年中运太角，属于木运太过，下加厥阴风木在泉；庚子、庚午年中运太商，为金运太过，下加阳明燥金在泉。像这样的情况有三种。癸巳、癸亥年中运少徵，属于火运不及，下加少阳相火在泉；辛丑、辛未年中运少羽，属于水运不及，下加太阳寒水在泉；癸卯、癸酉年中运少徵，属于火运太过，下加少阴君火在泉。像这样的情况也有三种。戊子、戊午年中运太徵，属于火运太过，上临少阴君火司天；戊寅、戊申年中运太徵，属于火运太过，上临少阳相火司天；丙辰、丙戌年中运太羽，属于水运太过，上临太阳寒水司天。像这样的情况有三种。丁巳、丁亥年申运少角，属于木运不及，上临厥阴风木司天；乙卯、乙酉年中运少商，属于金运不及，上临阳明燥金司天；己丑、己未年中运少宫，属于土运不及，上临太阴湿土司天。像这样的情况也有三种。除了这二十四年外，就是岁运与司天、在泉不加不临的年份。

黄帝说：那么什么是加呢？岐伯说：岁运太过而与在泉相加的叫作"同天符"，岁运不及而与在泉相加的叫作"同岁会"。

黄帝说：那么什么是临呢？岐伯说：岁运太过或不及与司天相临的，都叫作"天符"。因为运气变化有太过不及的分别，所以病情变化就有轻微与严重的差异，生死也有早晚的区别。

🔥 寒热相忌

黄帝说：您在前面曾经讲过，用寒性药应当避免寒冷的气候，用热性药应当避免热燥的气候，请您具体谈一谈这其中的道理。岐伯说：用热性药不要和天气之热相抵触，用寒性药不要和天气之寒相抵触。顺应这一规律，就能使人平和；否则必然引起疾病，因而一定要谨慎。这就是以六气当旺的时位而说的。

黄帝说：温凉应当怎样避免呢？岐伯说：气运为热时，应当避免用热性药；气运为寒时，应当避免用寒性药；气运为凉时，应当避免用凉性药；气运为温时，应当避免用温性药。间气和主气相同的，也应当避免；与主气不同的，可以稍有违逆。所谓四畏，就是指寒、热、温、凉这四种气，必须谨慎观察并加以注意。

黄帝说：讲得很对。那么在什么情况下可以触犯呢？岐伯说：对于客气与主气不相合的情况，可以依照主气；对于客气胜过主气的，就可以违反，但必须以达到平衡为准，不可太过。这是邪气反而胜过主时之气的缘故。因此说：不违背天气时令，不违反六气的宜忌，不助长胜气，也不助长复气，就是最好的治疗方法。

🔥 五运轮流主岁

黄帝说：讲得非常好。五运轮流主岁，有没有一定的规律呢？

岐伯说：请让我按次序把它们排列出来，并运用五行生成数表示出来。

甲子和甲午年：

上为少阴君火司天，中为太宫土运太过，下加阳明燥金在泉。司天热

气的始终

　　弄清楚气在上、下、左、右的位置，就可以知道各气所主的月份，也就理解了气运的始终。

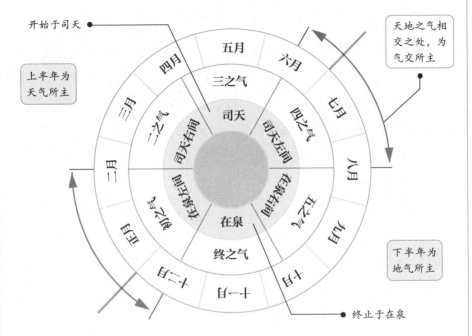

开始于司天

上半年为天气所主

天地之气相交之处，为气交所主

下半年为地气所主

终止于在泉

气运的同化

　　六气、五运、四时、五行之间，如果遇到性质相同的时候，就可以叫作"同化"。

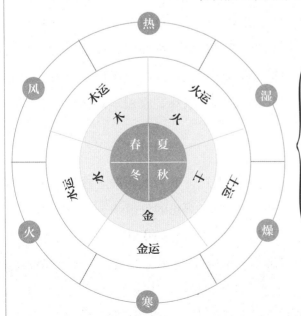

风温之气和春木之气同化

炎热之气和夏火之气同化

燥清烟露之气和秋金之气同化

云雨昏暗之气和夏土之气同化

寒凉霜雪之气和冬水之气同化

化的气数为二，中运雨化的气数为五，在泉燥化的气数为四，本年没有胜复之气，所以叫作正化日。司天热气所引起的疾病宜用咸寒药，中运雨湿之气所引起的疾病宜用苦热药，在泉燥气所引起的疾病宜用酸热药。

乙丑和乙未年：

上为太阴湿土司天，中为少商金运不及，下加太阳寒水在泉。由于金运不及，产生了热化的胜气和寒化的复气，因为不是本年正常之气，所以叫作邪化日。它所引发的灾害在西方。司天湿化之气数为五，中运清化的气数为四，在泉寒化的气数为六，这是正气所化，所以称为"正化日"。司天湿土之气所引起的疾病宜用苦热药，中运清气所引起的疾病宜用酸和药，在泉寒气所引起的疾病宜用甘热药。

丙寅和丙申年：

上为少阳相火司天，中为太羽水运太过，下加厥阴风木在泉。司天火化的气数为二，中运寒化的气数为六，在泉风化的气数为三，不出现胜气、复气的，就叫作正化日。司天之气所引起的疾病宜用咸寒药，中运寒气所引起的疾病宜用咸温药，在泉风气所引起的疾病宜用辛温药。

丁卯年（岁会年）和丁酉年：

上为阳明燥金司天，中为少角木运不及，下为少阴君火在泉。木运不及，金气就会偏胜；金气胜，就会有火气进行制约，出现清化的胜气与热化的复气。卯年和酉年相同，出现胜复二气的，就是邪化日。灾难发生在东方三宫。司天燥化的气数为九，中运风化的气数为三，在泉热化的气数为七。如果不出现胜气、复气的，就叫作正化日。因司天燥气所引起的疾病，宜用苦小温的药品；中运风气所引起的疾病，宜用辛和药；在泉热气所引起的疾病，宜用咸寒药。

戊辰年和戊戌年：

上为太阳寒水司天，中为太徵火运太过，下为太阴湿土在泉。司天寒化的气数为六，中运热化的气数为七，在泉湿化的气数为五，对于不出现胜复二气的，就叫作正化日。因司天寒气所引起的疾病，宜用苦温药；中运雨气所引起的疾病，宜用甘和药；在泉燥气所引起的疾病，宜用甘温药。

己巳年和己亥年：

上为厥阴风木司天，中为少宫土运不及，下为少阳相火在泉。土运

五运与司天、在泉同化

五运之太过、不及，分别与司天、在泉同化的各有三种，共二十四年。

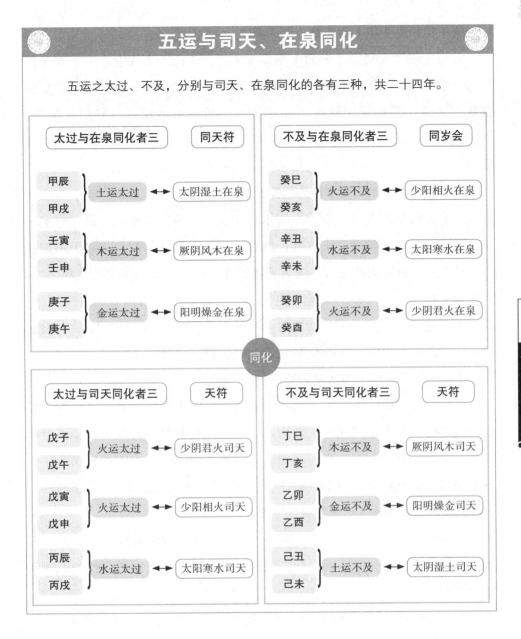

不及，风木之气就会偏胜；木气胜，就会有金气进行制约。在这两年，对于出现胜气为风，复气为清的，就叫作邪化日，灾难发生在中央五宫。司天风化的气数为三，中运湿化的气数为五，在泉火化的气数为七。如果没有胜气、复气出现，就叫作正化日。因司天风气所引起的疾病，宜用辛凉药；中运湿气所引起的疾病，宜用甘平药；在泉火气所引起的疾病，宜用咸寒药。

庚午年和庚子年（两年都为同天符）：

上为少阴君火司天，中为太商金运太过，下为阳明燥金在泉。司天热化的气数为七，中运清化的气数为九，在泉燥化的气数为九。对于不出现胜复二气的，就称为正化日。因司天热气所引起的疾病，宜用咸寒药；中运凉气所引起的疾病，宜用辛温药；在泉燥金所引起的疾病，宜用酸温药。

辛未年和辛丑年（两年都为同岁会）：

上为太阴湿土司天，中为少羽水运不及，下为太阳寒水在泉。水运不及，湿土之气就会偏胜；土气胜，就会有风木之气进行制约。对于出现胜气、复气的，就称为邪化日，灾难发生在北方一宫。司天雨化的气数为五，中运寒化的气数为一，在泉寒化的气数为一。对于没有出现胜复二气的，就称为正化日。因司天湿气所引起的疾病，宜用苦温药；中运寒气所引起的疾病，宜用苦和药，在泉寒气所致的疾病，宜用苦热药。

壬申年和壬寅年（两年都为同天符）：

上为少阳相火司天，中为太角木运太过，下为厥阴风木在泉。司天火化的气数为二，中运风化的气数为八，在泉风化的气数为八。对于不出现胜复二气的，就叫作正化日。因司天火气所引起的疾病，宜用咸寒药；中运风气所引起的疾病，宜用酸和药；在泉风气所引起的疾病，宜用辛凉药。

癸酉年和癸卯年（两年皆为同岁会）：

上为阳明燥金司天，中为少徵火运不及，下为少阴君火在泉。火运不及，寒水之气就会偏胜；水气胜，就会有湿土之气进行制约。对于出现胜复二气的，就叫作邪化日，灾难发生在南方九宫。司天燥化的气数为九，中运热化的气数为二，在泉热化的气数为二。如果胜复二气都没有出现，就叫作正化日。因司天燥气所引起的疾病，宜用苦小温药；中运热气所引起的疾病，宜用咸温药；在泉热气所引起的疾病，宜用咸寒药。

甲戌年和甲辰年（两年既是岁会又是同天符）：

上为太阳寒水司天，中为太宫土运太过，下为少阴相火在泉。司天寒化的气数为六，中运湿化的气数为五，在泉湿化的气数为五。对于不出现胜复二气的，就称为正化日。因司天寒气所引起的疾病，宜用苦热药；中运及在泉湿气所引起的疾病，宜用苦温药。

五行生成数

　　《河图》以五行生成数来表示五行相生的关系。所谓五行生成数，是古人观察自然之象而得出的数。即水为一、火为二、木为三、金为四、土为五；六至十则为成数。

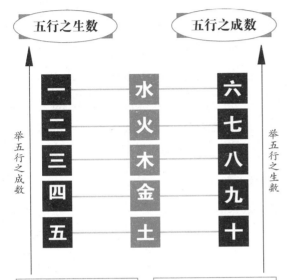

五行之生数

五行之成数

举五行之成数

举五行之生数

一	水	六
二	火	七
三	木	八
四	金	九
五	土	十

甲丙戊庚壬，太过之运

乙丁己辛癸，不及之运

如果把五行生成数的数字用黑白圆点替代，再结合东西南北中五个方位，就形成了上古时代的《河图》《洛书》。

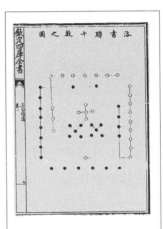

洛书联十数之图

河图与洛书是中国古代流传下来的两幅神秘图案。河图内四方的数字为生数，外四方的数字为成数。每一方两数相减均等于五，表示了五行相生的关系。

乙亥年和乙巳年：

　　上为厥阴风木司天，中为少商金运不及，下为少阳相火在泉。金运不及，火气就会偏胜；火气胜，就会有寒水之气进行制约。对于出现胜复二气的，就叫作邪化日，灾难发生在西方七宫。司天风化的气数为八，中运清化的气数为四，在泉火化的气数为二。如果不出现胜复二气的，就称为正化日。因司天热气所引起的疾病，宜用辛凉药；中运清气所引起的疾病，宜用酸和药；在泉火气所引起的疾病，宜用咸寒药。

丙子年（岁会）和丙午年：

　　上为少阴君火司天，中为太羽水运太过，下为阳明燥金在泉。司天热化的气数为二，中运寒化的气数为六，在泉清化的气数为四。对于没有胜复二气出现的，就称为正化日。由司天热气所引起的疾病，宜用咸寒药；中运寒气所引起的疾病，宜用咸热药；在泉清气所引起的疾病，宜用酸温药。

丁丑年和丁未年：

上为太阴湿土司天，中为少角木气不及，下为太阳寒水在泉。木运不及，金气就会偏胜；金气胜，就会有火热之气进行制约。对于出现胜复二气的，就称为邪化日，灾难发生在东方三宫。司天雨化的气数为五，中运风化的气数为三，在泉寒化的气数为一。如不出现胜复二气，就称为正化日。因司天雨气所引起的疾病，宜用苦温药；中运风气所引起的疾病，宜用辛温药；在泉寒气所引起的疾病，宜用甘热药。

戊寅年和戊申年（这两年都为天符）：

上为少阳相火司天，中为太徵火运太过，下为厥阴风木在泉。司天火化的气数为七，中运火化的气数为七，在泉风化的气数为三。对于没有胜复二气出现的，就称为正化日。因司天火气所引起的疾病，宜用咸寒药；中运火气所引起的疾病，宜用甘平药；在泉风气所引起的疾病，宜用辛凉药。

己卯年和己酉年：

上为阳明燥金司天，中为少宫土运不及，下为少阴君火在泉。土运不及，风木之气就会偏胜；木气胜，就会有清凉的金气进行制约。对于出现胜复二气的，就称为邪化日，灾难发生在中央五宫。司天清化的气数为九，中运雨化的气数为五，在泉热化的气数为七。如果没有出现胜复二气的，就称为正化日。因司天清气所引起的疾病，宜用苦小温药；中运雨气所引起的疾病，宜用甘和药；在泉热气所引起的疾病，宜用咸寒药。

庚辰年和庚戌年：

上为太阳寒水司天，中为太商金运太过，下为太阴湿土在泉。司天寒化的气数为一，中运清化的气数为九，在泉雨化的气数为五。对于没有出现胜复二气的，就称为正化日。因司天寒气所引起的疾病，宜用苦热药；中运清气所引起的疾病，宜用辛温药；在泉雨气所引起的疾病，宜用甘热药。

辛巳年和辛亥年：

上为厥阴风木司天，中为少羽水运不及，下为少阳相火在泉。水运不及，湿土之气就会偏胜；土气胜，就会有风木之气进行制约。对于出现胜复二气的，就称为邪化日，灾难发生在北方一宫。司天风化的气数为三，中运寒化的气数为一，在泉火化的气数为七。如果不出现胜复二气，就称

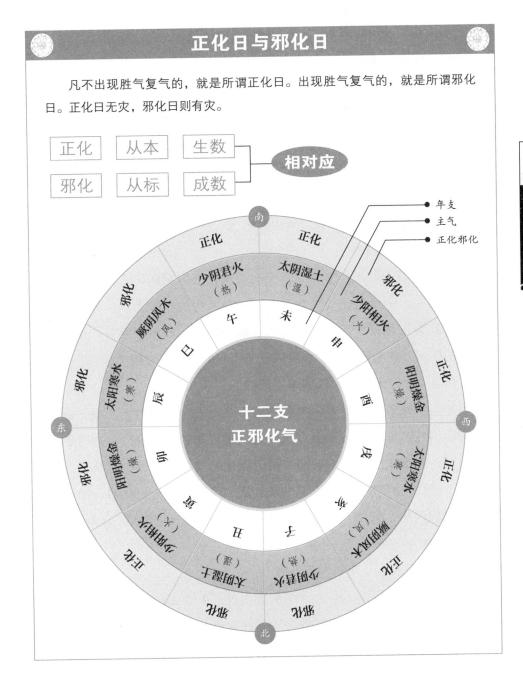

正化日与邪化日

凡不出现胜气复气的，就是所谓正化日。出现胜气复气的，就是所谓邪化日。正化日无灾，邪化日则有灾。

为正化日。因司天风化所引起的疾病，宜用辛凉药；中运寒气所引起的疾病，宜用苦平药；在泉火气所引起的疾病，宜用咸寒药。

壬午年和壬子年：

上为少阴君火司天，中为太角木运太过，下为阳明燥金在泉。司天热化的气数为二，中运风化的气数为八，在泉清化的气数为四。不出现胜复二气的，就为正化日。因司天热气所引起的疾病，宜用咸寒药；中运风气所引起的疾病，宜用酸凉药；在泉清气所引起的疾病，宜用酸温药。

癸未年和癸丑年：

上为太阴湿土司天，中为少徵火运不及，下为太阳寒水在泉。火运不及，寒水之气就会偏胜；寒气胜，就会有湿土之气进行制约。如出现胜复二气，就为邪化日，灾难发生在北方九宫。司天雨化的气数为五，中运火化的气数为二，在泉寒化的气数为一。不出现胜复二气的，就为正化日。因司天湿气所引起的疾病，宜用苦温药；中运火气所引起的疾病，宜用咸温药；在泉寒气所引起的疾病，宜用甘热药。

甲申年和甲寅年：

上为少阳相火司天，中为太宫土运太过，下为厥阴风木在泉。司天火化的气数为二，中运雨化的气数为五，在泉风化的气数为八。不出现胜复二气的，就为正化日。因司天火气所引起的疾病，宜用咸寒药；中运雨气所引起的疾病，宜用咸平药；在泉风气所引起的疾病，宜用辛凉药。

乙酉年（太乙天符）和乙卯年（天符）：

上为阳明燥金司天，中为少商金运不及，下为少阴君火在泉。金运不及则火运偏胜；火运胜，就会有寒水之气进行制约。出现胜复二气的，就为邪化日，灾难发生在西方七宫。司天燥化的气数为四，中运清化的气数为四，在泉热化的气数为二。不出现胜复二气的，就为正化日。因司天燥气所引起的疾病，宜用苦小温药；中运清气所引起的疾病，宜用苦平药；在泉热气所引起的疾病，宜用咸寒药。

丙戌年和丙辰年（两年都为天符）：

上为太阳寒水司天，中为太羽水运太过，下为太阴湿土在泉。司天寒化的气数为六，中运寒化的气数为六，在泉雨化的气数为五。不出现胜复二气的，就为正化日。因司天寒气所引起的疾病，宜用苦热药；中运水气所引起的疾病，宜用咸温药；在泉雨气所引起的疾病，宜用甘热药。

丁亥年和丁巳年（两年皆为天符）：

上为厥阴风木司天，中为少角木运不及，下为少阳相火在泉。木运不及，金气就会偏胜；金气胜，就会有火热之气进行制。出现胜复二气的，就为邪化日，灾难发生在东方三宫。司天风化的气数为三，中运风化的气数为三，在泉火化的气数为七。不出现胜复二气的，就为正化日。因司天风气所引起的疾病，宜用辛凉药；中运风气所引起的疾病，宜用辛平药；在泉火气所引起的疾病，宜用咸寒药。

戊子年（天符）和戊午年（太乙天符）：

上为少阴君火司天，中为太徵火运太过，下为阳明燥金在泉。司天

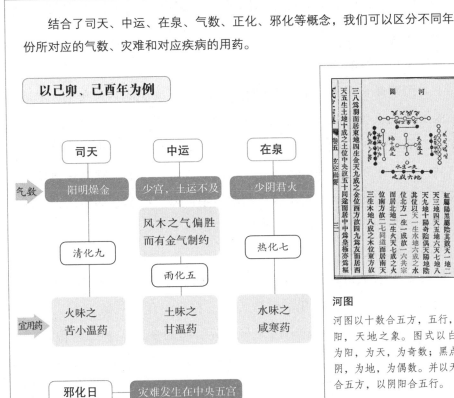

气数正邪、灾难与用药

结合了司天、中运、在泉、气数、正化、邪化等概念，我们可以区分不同年份所对应的气数、灾难和对应疾病的用药。

以己卯、己酉年为例

司天	中运	在泉
阳明燥金	少宫，土运不及	少阴君火

气数

中运：风木之气偏胜而有金气制约

清化九	雨化五	热化七

宜用药

火味之苦小温药	土味之甘温药	水味之咸寒药

邪化日 → 灾难发生在中央五宫

河图

河图以十数合五方，五行，阴阳，天地之象。图式以白圈为阳，为天，为奇数；黑点为阴，为地，为偶数。并以天地合五方，以阴阳合五行。

热化的气数为七，中运热化的气数为七，在泉清化的气数为九。不出现胜复二气的，就为正化日。因司天热气所引起的疾病，宜用咸寒药；中运热气所引起的疾病，宜用甘寒药；在泉清气所引起的疾病，宜用酸温药。

己丑年和己未年（两年都为太乙天符）：

上为太阴湿土司天，中为少宫土运不及，下为太阳寒水在泉。土运不及，风木之气就会偏胜；木气胜，就会有金气进行制约。出现胜复二气的，就为邪化日，灾难发生在中央五宫。司天雨化的气数为五，中运雨化的气数为五，在泉寒化的气数为一。不出现胜复二气的，就为正化日。因司天雨气所引起的疾病，宜用苦热药，中运雨气所引起的疾病，宜用甘平药；在泉寒气所引起的疾病，宜用甘热药。

庚寅年和庚申年：

上为少阳相火司天，中为太商金运太过，下为厥阴风木在泉。司天火化的气数为七，中运清化的气数为九，在泉风化的气数为三。不出现胜复二气的，就为正化日。因司天火气所引起的疾病，宜用咸寒药；中运清气所引起的疾病，宜用辛温药；在泉风气所引起的疾病，宜用辛凉药。

辛卯年和辛酉年：

上为阳明燥金司天，中为少羽水运不及，下为少阴君火在泉。水运不及，湿土之气就会偏胜；土气胜，就有风木之气进行制约。出现胜复二气的，就为邪化日，灾难发生在北方一宫。司天清化的气数为九，中运寒化的气数为一，在泉热化的气数为七。不出现胜复二气的，就为正化日。因司天清气所引起的疾病，宜用苦小温药；中运寒气所引起的疾病，宜用苦平药；在泉热气所引起的疾病，宜用咸寒药。

壬辰年和壬戌年：

上为太阳寒水司天，中为太角木运太过，下为太阴湿土在泉。司天寒化的气数为六，中运风化的气数为八，在泉雨化的气数为五。不出现胜复二气的，就为正化日。因司天寒气所引起的疾病，宜用苦温药；中运风气所引起的疾病，宜用酸和药；在泉雨气所引起的疾病，宜用甘温药。

癸巳年和癸亥年（两年都为同岁会）：

上为厥阴风木司天，中为少徵火运不及，下为少阳相火在泉。火运不及，寒水之气就会偏胜；水气胜，就有湿土之气进行制约。出现胜复二气的，就为邪化日，灾难发生在南方九宫。司天风化的气数为八，中运火化的气数为二，在泉火化的气数为二。不出现胜复二气的，就为正化日。因司天风气所引起的疾病，宜用辛凉药；中运火气所引起的疾病，宜用咸平药；在泉火气所引起的疾病，宜用咸寒药。

戊子年（天符）和戊午年（太乙天符）：

上为少阴君火司天，中为太徵火运太过，下为阳明燥金在泉。司天热化的气数为七，中运热化的气数为七，在泉清化的气数为九。不出现胜复

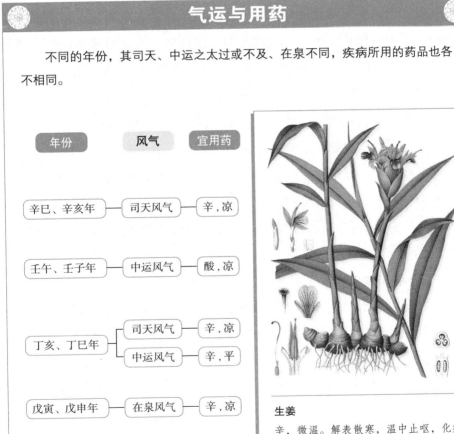

气运与用药

不同的年份，其司天、中运之太过或不及、在泉不同，疾病所用的药品也各不相同。

年份	风气	宜用药
辛巳、辛亥年	司天风气	辛, 凉
壬午、壬子年	中运风气	酸, 凉
丁亥、丁巳年	司天风气	辛, 凉
	中运风气	辛, 平
戊寅、戊申年	在泉风气	辛, 凉

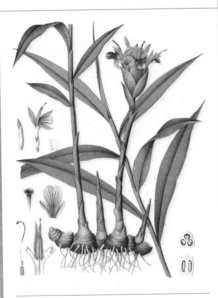

生姜

辛，微温。解表散寒，温中止呕，化痰止咳，解鱼蟹毒。用于风寒感冒，胃寒呕吐，寒痰咳嗽，鱼蟹中毒。

二气的，就为正化日。因司天热气所引起的疾病，宜用咸寒药；中运热气所引起的疾病，宜用甘寒药；在泉清气所引起的疾病，宜用酸温药。

己丑年和己未年（两年都为太乙天符）：

上为太阴湿土司天，中为少宫土运不及，下为太阳寒水在泉。土运不及，风木之气就会偏胜；木气胜，就会有金气进行制约。出现胜复二气的，就为邪化日，灾难发生在中央五宫。司天雨化的气数为五，中运雨化的气数为五，在泉寒化的气数为一。不出现胜复二气的，就为正化日。因司天雨气所引起的疾病，宜用苦热药，中运雨气所引起的疾病，宜用甘平药，在泉寒气所引起的疾病，宜用甘热药。

庚寅年和庚申年：

上为少阳相火司天，中为太商金运太过，下为厥阴风木在泉。司天火化的气数为七，中运清化的气数为九，在泉风化的气数为三。不出现胜复二气的，就为正化日。因司天火气所引起的疾病，宜用咸寒药；中运清气所引起的疾病，宜用辛温药；在泉风气所引起的疾病，宜用辛凉药。

辛卯年和辛酉年：

上为阳明燥金司天，中为少羽水运不及，下为少阴君火在泉。水运不及，湿土之气就会偏胜；土气胜，就有风木之气进行制约。出现胜复二气的，就为邪化日，灾难发生在北方一宫。司天清化的气数为九，中运寒化的气数为一，在泉热化的气数为七。不出现胜复二气的，就为正化日。因司天清气所引起的疾病，宜用苦小温药，中运寒气所引起的疾病，宜用苦平药，在泉热气所引起的疾病，宜用咸寒药。

壬辰年和壬戌年：

上为太阳寒水司天，中为太角木运太过，下为太阴湿土在泉。司天寒化的气数为六，中运风化的气数为八，在泉雨化的气数为五。不出现胜复二气的，就为正化日。因司天寒化所引起的疾病，宜用苦温药；中运风气所引起的疾病，宜用酸和药；在泉雨气所引起的疾病，宜用甘温药。

癸巳年和癸亥年（两年都为同岁会）：

上为厥阴风木司天，中为少徵火运不及，下为少阳相火在泉。火运不及，寒水之气就会偏胜；水气胜，就有湿土之气进行制约。出现胜复二气的，就为邪化日，灾难发生在南方九宫。司天风化的气数为八，中运火化的气数为二，在泉火化的气数为二。不出现胜复二气的，就为正化日。因司天风气所引起的疾病，宜用辛凉药；中运火气所引起的疾病，宜用咸平药，在泉火气所引起的疾病，宜用咸寒药。

在上面所表述的六十年运气变化的周期中，岁运不及之年就有胜复二气发生，气候就会反常而引起灾害；岁运太过之年，气化和平，就称为"正化"。这些变化都有一定的规律，必须加以认真研究。只要掌握了要领，只需简要加以说明就能明白；如果不知其要领，就会漫无头绪。

 # 五运轮流主岁

从六十年运气变化的周期中可以看出，岁运不及就会有胜复二气发生，为邪化而引起灾害；岁运太过之年则气化和平，为正化。这就是五运轮流主岁的一定规律。

年份		戊子、戊午	己丑、己未	庚寅、庚申	辛卯、辛酉	壬辰、壬戌	癸巳、癸亥
司天		少阴君火	太阴湿土	少阳相火	阳明燥金	太阳寒水	厥阴风木
	气数	热化七	雨化五	火化七	清化九	寒化六	风化八
	用药	咸寒药	苦热药	咸寒药	苦小温药	苦温药	辛凉药
中运		太微火运太过	少宫土运不及	太商金运太过	少羽水运不及	太角木运太过	少微火运不及
	气数	热化七	雨化五	清化九	寒化一	风化八	火化二
	用药	甘寒药	甘平药	辛温药	苦平药	酸和药	咸平药
在泉		阳明燥金	太阳寒水	厥阴风木	少阴君火	太阴湿土	少阳相火
	气数	清化九	清化九	风化三	热化七	雨化五	火化二
	用药	酸温药	甘热药	辛凉药	咸寒药	甘温药	咸寒药
正邪		正化日	邪化日	正化日	邪化日	正化日	邪化日
灾难			中央五宫		北方一宫		南方九宫

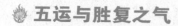

五运与胜复之气

黄帝道：好极了！五运之气也会有复气的年份吗？

岐伯说：五运之气，如果被胜气抑制，也会产生复气，到了一定的时候就会发作。

黄帝道：请问其中的道理是什么？

岐伯说：五运之气可以分为太过和不及，所以复气的发作也不相同。

黄帝道：我想要详细地了解一下。岐伯说：运气太过，发作就急暴；运气不及，发作就徐缓。发作急暴的情况，引起的疾病也较重；发作徐缓的情况，引起的疾病持续时间较长。

黄帝道：太过、不及与五行生成数是如何相对应的呢？

岐伯说：太过的气数是五行的成数，不及的气数是五行的生数，只有土不论太过还是不及都用生数计算。

五气复气发作的物象与病象

黄帝道；五气的复气怎样发作呢？

岐伯说：当被抑制的土气发作的时候，震动山岩深谷，气交之间雷声隆隆，尘埃遮蔽，天昏地暗，湿气上蒸，化为白气的云雾，疾风骤雨发于高山深谷，冲击沙石，河水泛滥，川流奔腾四溢。大水退后，原野变为一片汪洋，山洪暴发的气势好像放牧的群马一样。然后开始敷布湿化之气，按时降雨，于是万物生长化成。在这种气候下，人们容易患上心腹胀满，肠鸣频泄，甚至发生心痛、胁胀、呕吐、霍乱、痰饮、泄泻、肌肤浮肿、身体沉重等病证。如果看到云气奔向降雨的地方，霞光环绕着朝阳，山泽间充满尘埃昏蒙之气，这表明郁积的土气即将发作，其发作的时候在夏秋之交时。如果看到云气横于天上群山，或者聚或者散、忽而出现忽而消失、浮游不定，都是土气郁积太过将发的先兆。

当被抑制的金气发作的时候，天气洁净，地气明朗，气候清爽急切，秋凉兴起。草木之间薄雾如烟，燥气盛行，常常出现霜雾，肃杀之气应时而来，草木随之苍老干枯，西风发出凄厉的声音。在这种气候下，人们容易出现这样的症状：咳嗽气逆，心胁胀满连及少腹，常常突然疼痛，不能翻身，咽喉干燥，面色憔悴好像蒙着一层灰尘等。如果山泽呈现出干涸的景象，地上凝结着白色的寒霜，就表明金气郁结要发作了，其发作时间为五气当令，也就是秋分的时候。如果出现夜降白露，丛林间风声凄切，即是金郁太过将发的先兆。

当被抑制的水气发作的时候，阳气退避，阴气突然起动，极寒之气降临，川泽之水凝结成冰，甚至昏暗黄黑之气流于气交之中，于是霜降而损伤草木，从水中就可观测到这种迹象。在这样的气候条件下，人们容易患

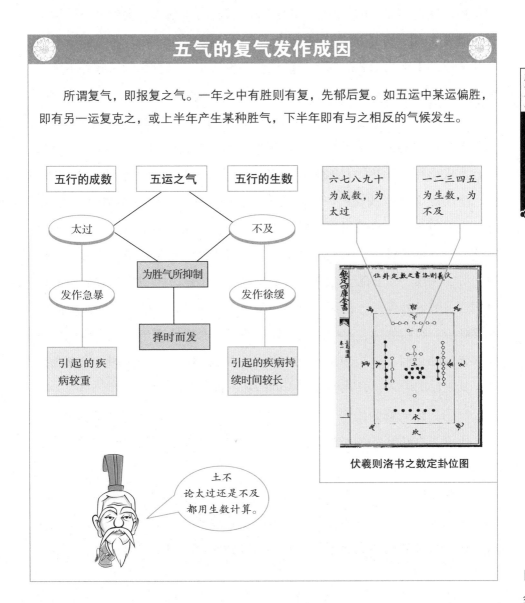

五气的复气发作成因

所谓复气，即报复之气。一年之中有胜则有复，先郁后复。如五运中某运偏胜，即有另一运复克之，或上半年产生某种胜气，下半年即有与之相反的气候发生。

| 五行的成数 | 五运之气 | 五行的生数 | 六七八九十为成数，为太过 | 一二三四五为生数，为不及 |

太过

不及

为胜气所抑制

发作急暴

发作徐缓

择时而发

引起的疾病较重

引起的疾病持续时间较长

土不论太过还是不及都用生数计算。

伏羲则洛书之数定卦位图

上的病证为：心痛、腰痛、大关节运动困难屈伸不利、常常厥冷、痞硬、腹中胀满等。如果阳气不起作用，天空中聚满沉阴之气，白色浑浊之气蒙蔽天空，就表明水气郁结将要发作了。其发作的时令，是在君火与相火当令的前后，也就是春分之后、小满之前。如果天空幽远黑暗，气散乱如麻，隐约出现黑而微黄的颜色，即是水郁太过将发作的先兆。

当被抑制的木气发作的时候，天空中多尘埃而昏暗，云气扰动，大风掀起屋顶，摧折树木，这是木气暴发所导致的情况。在这种气候条件下，人们容易患上的病证为：胃脘、正对心窝处疼痛，上肢两胁胀满，咽喉隔塞不通，饮食不能下咽，甚至耳鸣眩晕，眼花看不清人，突然僵直仆倒等。天色苍茫如烟，分不清是天还是山，有时呈混浊色，黄黑之气郁结不散，云横天空却不降雨，就表明木气郁结将要发作了。其发作的时间并不固定，但是可以观测而知。平原上的野草被风吹得倒伏，柔软的叶子都背面翻转向外，高山上松涛怒吼，虎啸于山崖峰峦之上，即是木郁太过将发的先兆。

当被抑制的火气发作的时候，天空中有黄红之气遮蔽，太阳光不很明亮，炎火盛行，暑热之气来临，山泽之间热如火烤，树木的汁液被蒸腾外溢，大厦之上好像被烟熏似的，地面浮起一层霜，井水日趋减少，蔓生的绿草也变得焦黄，热极风生，风火交加，难以备述，雨湿之气晚一些来到。在这样的气候条件下，人们容易患上的病证为：气不足，疮疡痈肿，胁腹、胸、背、头面、四肢胀大，肉皮发紧，或者生痱疹，呕逆，四肢抽搐挛急，骨痛，关节处处疼痛，泄泻，温疟，腹中急剧疼痛，血热妄行，血液流出，精液减少，眼睛红赤，心中闷热，神昏烦闷，心中懊悔不宁，猝然死亡等。在三之气结束时，本应凉爽反而大热，大汗淋漓，就是火郁将要发作的迹象。其发作的时候，是在四气当令的时候，即大暑到秋分之时。动后必静，阳极反阴，热极就会生湿，湿土之气敷布，于是万物生长。因火被寒气抑制，所以当百花开放的时候，河水反而结冰，寒霜降临。当看到朝南的池塘有阳气上腾，就是火郁积太过将发的先兆。

先有抑郁的先兆，而后才有制约之气。凡是制约之气，都是在被郁积到了极点才发作的。木的复气，发作没有固定的时间；水的复气，发作在君、相二火掌管时令的前后，只要仔细观察时令，就可以预测发病时间。

如果不懂得时令，违反岁气的规律，五行之气就无法正常运行，生化收藏也都没有了常规，更不能够知道胜复的异常变化了。

黄帝说：出现冰雪霜雹，为水郁而发作；出现暴风骤雨，为土郁而发作；出现毁坏断折，为木郁而发作；出现清爽明静，为金郁而发作；出现黄赤昏暗，为火郁而发作。这是根据什么得出这样的结论呢？岐伯说：因为五运之气有太过与不及的差异，所以复气的发作也就有轻重的不同。轻微的，就只是本气发生变化；严重的，就会兼见下承之气的变化，只要观察下承之气的变化，就可以明白五郁发作的轻重情况。

黄帝说：讲得相当精彩。五运之气的郁极发作有时候不和它所主的时

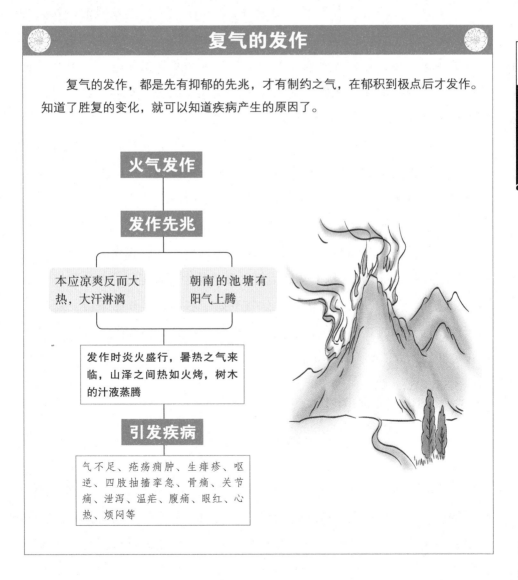

复气的发作

复气的发作，都是先有抑郁的先兆，才有制约之气，在郁积到极点后才发作。知道了胜复的变化，就可以知道疾病产生的原因了。

火气发作

发作先兆

本应凉爽反而大热，大汗淋漓

朝南的池塘有阳气上腾

发作时炎火盛行，暑热之气来临，山泽之间热如火烤，树木的汁液蒸腾

引发疾病

气不足、疮疡痈肿、生痱疹、呕逆、四肢抽搐牵急、骨痛、关节痛、泄泻、温疟、腹痛、眼红、心热、烦闷等

令相对应，这是什么原因呢？

岐伯说：这在于时间上的不同。

黄帝说：时间上的差异，可以计算出一定的天数吗？岐伯说：发作都在相应时令之后三十天多一点。

气到来的先后顺序

黄帝说：气到来的时候，为什么会有先后的不同？岐伯说：岁运太过，气的到来就会提前；岁运不及，气的到来就会推迟，这是气候的正常情况呀。

黄帝说：可气也有当其时而到来的，这如何解释呢？岐伯说：五运处于既不是太过又不是不及的情况，气候就会准时到来，否则就会产生危害。

黄帝说：讲得非常有道理！气候与季节不相应表现在哪些方面呢？岐伯说：岁运太过之年，气候一般和季节相适应；反之，岁运不及之年，其气则归于能胜自己的气。

黄帝道：四时之气的到来，有早晚、高下、左右的区别，怎样能够诊察而知晓呢？岐伯说：气行有顺有逆，气至有快有慢，所以岁运太过的气候在时令之前到来，岁运不及的气候在时令之后到来。

黄帝道：我想了解气行的逆顺、快慢的情况。岐伯说：春气由东向西而行，夏气由南向北而行，秋气由西向东而行，冬气由北向南而行。所以春气从下开始运行；秋气从上开始运行；夏气从中开始运行；冬气从标开始运行，伏藏入里。春气开始于左，秋气开始于右，冬气开始于后，夏气开始于前，这是四时正常的气化情况。所以冬气常存在极高的地方，春气常存在极低的地方，必须仔细进行观察。

六气的十二种变化

黄帝道：五运六气按照所属之运表现于外，那么六气的常态和变异有怎样的规律呢？

岐伯回答说：六气的运行，有正常的变化，有反常的变异；有胜气，有复气；有正常的作用，有异常的灾害，它们的表现都不相同，您要问的是哪一方面呢？黄帝道：我想了解全部的内容。岐伯说：那我就详细地介

四时之气的到来

　　四时之气的到来，有早晚、高下、左右的区别。气行有顺有逆，气至有快有慢，所以岁运太过的气候在时令之前到来，岁运不及的气候在时令之后到来。

四时之气应于四方

春气	始于东，向西而行
夏气	始于南，向北而行
秋气	始于西，向东而行
冬气	始于北，向南而行

四时之气应于上下内外

春气	始于下，自下而升
夏气	始于中，从内而外
秋气	始于上，从上而降
冬气	始于标，从外而内

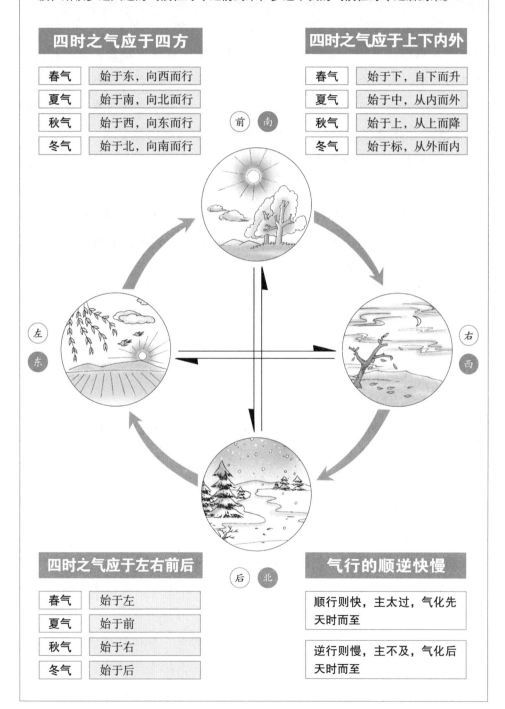

四时之气应于左右前后

春气	始于左
夏气	始于前
秋气	始于右
冬气	始于后

气行的顺逆快慢

顺行则快，主太过，气化先天时而至

逆行则慢，主不及，气化后天时而至

绍一下吧！

六气到来时，厥阴风木之气是和煦的，少阴君火之气是温和的，太阴湿土之气是湿润的，少阳相火之气是炎热的，阳明燥金之气是清凉劲急的，太阳寒水之气是寒冷的，这是四时气化的正常现象。

六气所主，万物变化的正常现象为：厥阴之气的到来，为风之所聚，象征草木萌芽；少阴之气的到来，为火之所聚，象征万物繁荣秀美；太阴之气的到来，为雨之所聚，象征万物充实丰满；少阳之气的到来，为热之所聚，象征万物生长茂盛；阳明之气的到来，为肃杀之气所聚，象征万物苍老成熟；太阳之气的到来，为寒之所聚，象征万物潜藏于内。

六气正常变化的现象为：厥阴之气的到来，表现为万物生发，风气摇动；少阴之气的到来，表现为万物繁荣秀美，形态显现；太阴之气的到来，表现为万物化生，云雨润泽；少阳之气的到来，表现为万物生长，繁茂鲜艳；阳明之气的到来，表现为万物收敛，雾露下降；太阳之气的到来，表现为万物闭藏，阳气固密。

六气自然变化的一般现象为：厥阴之气到来，产生风气，最终由肃杀之气进行制约；少阴之气到来，产生热气，但中气为寒；太阴之气到来，产生湿气，最终会发生暴雨；少阳之气到来，产生火气，最终会蒸发为湿热；阳明之气到来，产生燥气，最终会转变为清凉；太阳之气到来，产生寒气，但中气为温。

六气化育万物的正常现象为：厥阴之气到来，为毛虫类动物化育；少阴之气到来，为羽虫类动物化育；太阴之气到来，为倮虫类动物化育；少阳之气到来，为羽虫类动物化育；阳明之气到来，为介虫类动物化育；太阳之气到来，为鳞虫类动物化育。

六气敷布，万物顺其变化的一般规律为：厥阴之气到来，风气散布，万物始生；少阴之气到来，热气散布，万物向荣；太阴之气到来，湿气散布，万物润化；少阳之气到来，火气散布，万物茂盛；阳明之气到来，燥气散布，万物坚实；太阳之气到来，寒气散布，万物闭藏。

六气出现异常变动的现象为：厥阴之气到来，狂风怒吼，气候大凉；少阴之气到来，气候大热，由温热转为大寒；太阴之气到来，雷霆震动，大风暴雨；少阳之气到来，风热好像炙烤一样，露水凝结成霜；阳明之气到来，草木散落，气候温暖；太阳之气到来，出现寒雪冰雹，白色尘埃弥漫。

六气主令时的一般规律为：厥阴之气到来，万物扰动，随风往来；少阴之气到来，火焰高涨，热气熏蒸；太阴之气到来，天气阴沉，白色尘埃弥漫，昏暗不明；少阳之气到来，光明闪耀，红云满天，热气蒸腾；阳明之气到来，白露化霜，烟飞尘净，西风劲切，凄厉悲鸣；太阳之气到来，寒凝冰坚，冷风刺骨，万物成熟。

在六气影响下所引起的常见病证为：厥阴之气到来，易患筋脉缩急的病证；少阴之气到来，易患疡疹发热的病证；太阴之气到来，易患水饮积

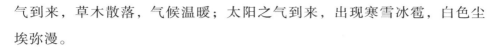

六气运行的十二种常态和变异现象（1）

六气的运行，其变化有正常、有反常，有胜气、有复气，有正常作用、有异常的灾害。随着六气的十二种变化，万物也做出相应的回应。

六气	厥阴风木	少阴君火	太阴湿土	少阳相火	阳明燥金	太阳寒水
四时现象	和煦	温和	湿润	炎热	清凉劲急	寒冷
六气所主	风之所聚，象征草木萌芽	火之所聚，象征万物繁荣秀美	雨之所聚，象征万物充实丰满	热之所聚，象征万物生长茂盛	肃杀气聚，象征万物苍老成熟	寒之所聚，象征万物潜藏于内
正常变化	万物生发，风气摇动	万物繁荣，形态显现	万物化生，云雨润泽	万物生长，繁茂鲜艳	万物收敛，雾露下降	万物闭藏，阳气固密
自然变化	产生风气，终由肃杀之气制约	产生热气，但中气为寒	产生湿气，最终会发生暴雨	产生火气，最终会蒸发为湿热	产生燥气，最终转变为清凉	产生寒气，但中气为温
化育万物	毛虫类动物化育	羽虫类动物化育	倮虫类动物化育	羽虫类动物化育	介虫类动物化育	鳞虫类动物化育
万物顺应	始生	向荣	润化	茂盛	坚实	闭藏
异常现象	狂风怒吼，气候大凉	气候大热，温热转寒	雷霆震动，大风暴雨	风热如炙，露水凝霜	草木散落，气候温暖	寒雪冰雹，白尘弥漫

滞、痞塞阻膈的病证；少阳之气到来，易患打喷嚏、呕吐、疮疡的病证；阳明之气到来，易患肌肤水肿的病证；太阳之气到来，易患关节屈伸不利的病证。

六气受病的一般情况为：厥阴之气到来，易患两胁支撑作痛的病证；少阴之气到来，易患惊骇疑惑，恶寒战栗，胡言乱动的病证；太阴之气到来，易患腹中胀满的病证；少阳之气到来，易患惊躁，烦闷，昏昧的病证；阳明之气到来，易患鼻塞流涕，脊尾、会阴、大腿、股膝、髋、胫部肌肉、小腿骨、足等部位疼痛的病证；太阳之气到来，会引起腰痛。

六气病变所产生的疾病为：厥阴之气到来，会引起肢体短缩，屈曲不便的病证；少阴之气到来，会产生无故悲伤流泪，鼻出血和血污的病证；太阴之气到来，会产生霍乱、呕吐下泻的病证；少阴之气到来，会产生喉痹、耳鸣、呕逆的病证；阳明之气到来，会引起肌肤粗糙；太阳之气到来，会引起盗汗、抽筋的病证。

六气病变所引起的其他常见症状为：厥阴之气到来，会出现胁痛、呕吐、泄泻的症状；少阴之气到来，会出现语笑不休的症状；太阴之气到来，会出现身体沉重浮肿的症状；少阳之气到来，会出现严重痢疾、眼角跳动、筋脉抽搐的症状，有的病人还会突然死亡；阳明之气到来，会出现鼻塞流涕、打喷嚏的症状；太阳之气到来，会出现大小便失禁或者秘结不通的症状。

综合以上十二种变化，可以看出六气赋予万物"德化政令"，万物都有相应的回应。六气所到的位置，有高下、前后、内外的不同；在人体上，相应也有高下、前后、内外之分。所以风气偏盛，就会躁动不宁；热气偏盛，就会肿胀；燥气偏盛，就会干枯；寒气偏盛，就会虚浮；湿气偏盛，就会濡泻，甚至小便不通、脚浮肿。总之，依据六气所在的位置，就可以知道它们所引起的变化和病证。

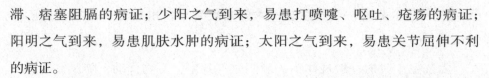 六气的制化与方位

黄帝道：我想了解关于六气的气化作用。 岐伯说：六气的作用，都源于被它们克制之气然后产生：太阴湿气，加于太阳而变化；太阳寒气，加于少阴而变化；少阴热气，加于阳明而变化；阳明燥气，加于厥阴而变化；

六气	厥阴风木	少阴君火	太阴湿土	少阳相火	阳明燥金	太阳寒水
主令	万物扰动，随风往来	火焰高涨，热气熏蒸	天气阴沉，白尘弥漫，昏暗不明	光明闪耀，红云满天，热气蒸腾	白露化霜，烟飞尘净，西风劲切	寒凝冰坚，冷风刺骨，万物成熟
致病	筋脉缩急	疡疹发热	水饮积滞、痞塞阻隔	喷嚏、呕吐、疮疡	肌肤水肿	关节屈伸不利
受病	两胁支撑作痛	惊骇疑惑，恶寒战栗，胡言乱动	腹中胀满	惊躁、烦闷、昏昧	鼻塞流涕，脊尾、会阴、大腿、胫部肌肉等处疼	腰痛
病变症状	肢体短缩，屈曲不便	无故悲伤，鼻出血污	霍乱、呕吐下泻	喉痹、耳鸣、呕逆	肌肤粗糙	盗汗、抽筋
其他	胁痛、呕吐、泄泻	语笑不休	身体沉重水肿	严重痢疾、眼角跳、筋脉抽搐、突然死亡	鼻塞流涕、打喷嚏	大小便失禁或者秘结不通

六气偏胜

- 躁动不宁
- 肿胀
- 濡泻
- 干枯
- 虚浮

六气与五脏调养

- 风气通于肝
- 火气通于心
- 湿气通于脾
- 燥气通于肺
- 寒气通于肾

- 春季调养肝
- 夏季调养神
- 长夏调养脾
- 秋天调养肺
- 冬天调养肾

篇七十一 六元正纪大论篇

厥阴风气，加于太阴而变化。这要各随六气的所在方位而显示出来。

黄帝道：六气在本位上是怎样的情况呢？岐伯说：这就是气化的常态了。黄帝道：我想弄清楚六气的位置。岐伯说：确定了六气所在的位置，就可以知道它们的方位和所主月份了。

黄帝道：六气有余和不足会出现怎样的情况？岐伯说：太过和不及，两者是不同的；太过之气到来缓慢却能持久，不及之气到来迅速但很快会消失。

司天、在泉之气的有余和不足

黄帝道：司天、在泉之气的有余和不足又会出现怎样的情况呢？

岐伯说：司天之气不足，那么在泉之气就随之上升；在泉之气不足，那么司天之气就随之下降；岁运之气居于气交之中，它的升降，常在天气、地气的前面，它对所不胜之气就厌恶，而对归属天地之气相同的就和谐。但相合就会助长其气，随之就会产生病变。司天之气偏盛，天气就下降；在泉之气偏盛，地气就上升。根据胜气的多少可以决定升降的差别：胜气微的差别就小，胜气大的差别就大。如果相差太大，则气交的位置就会改变，疾病也就产生了。《大要》上说：胜气差别大的有五分，差别小的为七分，由此可以看出其间的差别。所指的道理就在这里。

用药的寒热禁忌

黄帝道：您阐述得很清楚。前面提到，用热性药时要避开炎热的气候，用寒性药时要避开寒冷的气候。我想既不忌寒，也不忌热，该怎么才能做到呢？岐伯说：您问得很全面啊。当发表散寒时，就不必忌热；在攻泻里热时，也不必忌寒。

黄帝道：如果不是发表，也不是攻里，而触犯了寒天不能用寒性药、热天不能用热性药的禁忌，这又会出现怎样的情况？岐伯说：假设发生了这样的疏忽，寒热之气就会内伤脏腑，病情就会更加严重。

黄帝道：对于没病的人来说，会有什么情况出现？岐伯说：无病的人，会因此而生病；有病的人，病情会因此加重。

图解黄帝内经·素问

六气的制化与命位

六气的制化

六气的作用，源于被它克制之气然后产生。其各自变化，随六气的所在方位而显现。

土施于太阳，制其水

水施于少阴，制其火

火施于阳明，制其金

金施于厥阴，制其木

木施于太阴，制其土

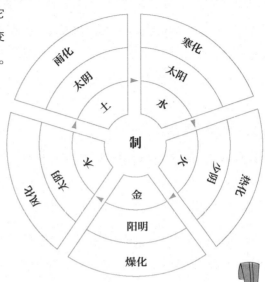

命位而知方位、月份

确定了六气所在的位置，就可以知道它们的方位和所主月份。

少阴君火、少阳相火皆为火，气为热化。

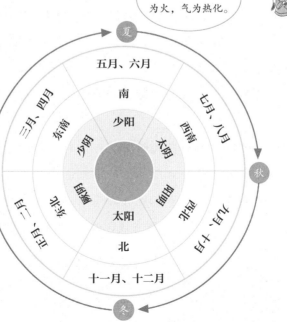

黄帝道: 无病的人因此生病了, 会出现什么样的病证? 岐伯说: 不避热就会生热病, 不避寒就会生寒病。寒气过重, 会引发胸部坚硬痞塞, 腹部胀满、急剧疼痛, 下痢等病证。热气过重, 会出现发烧、吐下、霍乱、痈疽疮疡、昏昧郁闷、泄泻、身体抽搐、肿胀、呕吐、流鼻涕、出鼻血、头痛、骨节改变、肌肉痛、吐血、便血、小便淋漓或癃闭不通等症状。

黄帝道: 那么应当如何治疗呢? 岐伯说: 必须顺应四时的时序。假如触犯了禁忌, 在治疗时, 就应该采用热病用寒性药、寒病用热性药的方法。

🌸 其他特殊情况

黄帝问道: 对于怀孕的妇人患病的情况, 应怎样使用性质猛烈的药物呢? 岐伯说: 针对疾病使用相应的药物, 既不要伤害母体, 也不要伤害胎儿。黄帝道: 那怎样针对疾病用药呢? 我希望了解。

岐伯说: 对于大积大聚的病, 就可以使用猛药, 因为其主要目的是治病; 如果病邪已减大半, 就必须停药, 如果用药过量, 就会致人死亡。

黄帝道: 讲得很有道理。五气抑郁过甚的, 治疗方法是怎样的? 岐伯说: 木气抑郁的, 就运用疏泄法; 火气抑郁的, 就运用发散法; 土气抑郁的, 就采用消导、泻下法; 金气抑郁的, 就采用宣泄法; 水气抑郁的, 就运用调理制约法, 使肾气平衡。这就是治疗的基本方法。总之, 对太过的要用相克制的药物来抑制其旺盛之势, 这些都属于泻法。

黄帝道: 假借之气致病, 应当运用什么治疗方法呢? 岐伯说: 对于有假借之气的情况, 就不必依照避寒避热的禁忌, 这是主气不足而客气胜的缘故。

黄帝道: 这门学问实在太精深了! 这样珍贵的学说, 关于天地气化的道理, 五运运行的规律, 六气加临的准则, 阴阳变化的表现, 寒暑时令的往来, 除了先生您以外, 谁还能够真正精通呢? 我就把它藏在灵兰的密室吧, 再署名《六元正纪》, 不经斋戒沐浴, 不随便供人翻阅, 以表达对传授的慎重。

用药的寒热禁忌

　　药性的寒热与气候寒热有相对应的禁忌，即用热性药要避开炎热的气候，用寒性药要避开寒冷的气候。只有在发表散寒时不必忌热，攻泻里热时不必忌寒。

触犯禁忌的后果

热天用热药	寒天用寒药

> 无病因而生病，
> 有病因而加重

生热病	生寒病

症状

发烧、霍乱、痈疽疮疡、昏昧郁闷、泄泻、抽搐肿胀、呕吐、流鼻涕、出鼻血、头痛、肌肉痛、吐血便血、小便淋漓或癃闭不通等。	胸部坚硬痞塞，腹部胀满、急剧疼痛，下痢等

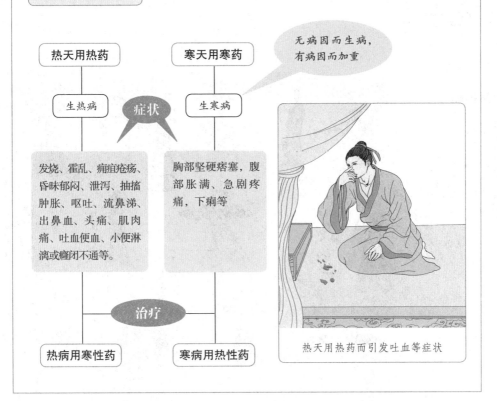

热天用热药而引发吐血等症状

治疗

热病用寒性药	寒病用热性药

篇七十一　六元正纪大论篇

395

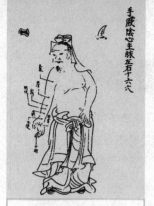

手厥阴心主脉五百十六穴

刺法论篇（亡佚）

篇七十二

图解黄帝内经·素问

器械运动

　　图中除了徒手操以外，还有使用棍杖、圆球、盘形与袋形器物等辅助锻炼身体的器械功。如图30"以杖通阴阳"，图8"螳螂"，图24"引胠积"。

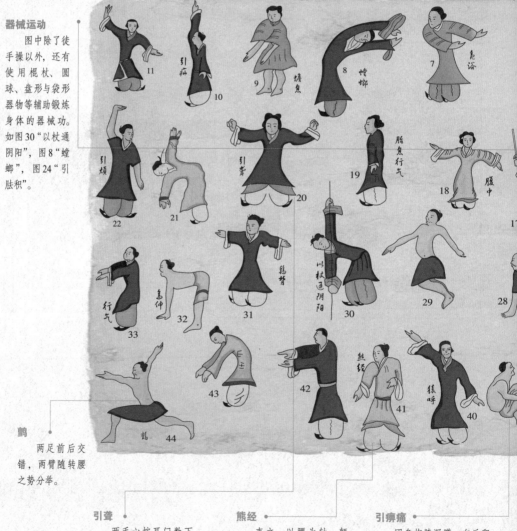

11

引痹 10

9

塘鱼

8 螳螂

7 龟浴

引烦 22

21

引聋 20

19 胎息行气

18

腹中

17

行气 33

引伸 32

31 鹞背

以杖通阴阳 30

29

28

鸇 44

43

42 经纪

41

猿呼 40

鸇

　　两足前后交错，两臂随转腰之势分举。

引聋

　　两手心按耳门数下，再突然把手松开，使耳鼓勃勃有声。

熊经

　　直立，以腰为轴，颠晃全身，两臂一伸一屈。两手在胸腹前划连环圆圈。

引痹痛

　　团身抱膝深蹲，向后翻身滚倒，借运动惯性向前还原如初。

本病论篇（亡佚）

呼吸运动

　　图中的呼吸法很有特色，包括闭息、吐气、呼叫，如图13"痛明"，图15"引颊"，图23"引膝痛"，图36"引温病"，图39"引痹痛"，图40"猿呼"。

治疗功

　　图中直接关系到疾病治疗的项目有12处，如引聋（图20）、引膝痛（图23）、引痹痛（图39）、引温病（图36）等，说明导引不仅对面部、四肢、消化系统能起到保健作用，甚至还能治疗某些传染性疾病。

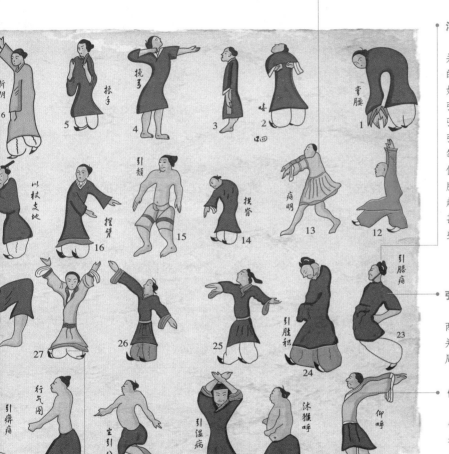

引膝痛

　　屈膝半蹲，两手抚膝，以踝关节为轴，成圆周旋转两膝。

仰呼

　　直立，两臂由下垂至前平举，含胸鼓腹吸气，两臂继续上举向后伸展，昂胸收腹呼气。

肢体运动

　　除个别蹲跪式外，其余全部为立式运动，基本包括现代广播体操的八种基本动作：上肢运动（图27）、冲击运动（图44）、扩胸运动（图34）、踢腿运动（图12）、体侧运动（图8）、体转运动（图21）、腹背运动（图28）、跳跃运动（图37）。还有不少动作是模仿动物的。

引温病

　　直立，双臂在腹前交错，徐向头顶高举，然后向两侧分手还原。

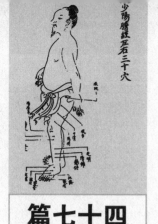

至真要大论篇

本篇论述了六气司天、在泉、胜气、复气、标本寒热等病理变化所出现的病证，诊断及其治疗原则；正治法与反治法的含义及作用；病机十九条的具体内容；制方法则，药物服法，禁忌等。

🔥六气的司天情况

黄帝问道：对于五运之气交相配合，太过与不及互相更替，我已经非常理解这些道理了。那么六气分时主治，其司天、在泉之气到来时各会引起什么样的变化？

岐伯行礼后回答说：您的问题特别具体！这是天地变化的基本规律，也是人体与天地变化相应的规律。

黄帝道：我想要知道司天之气与天气，在泉之气与地气是怎样相应的。

岐伯说：这是医理中的主要部分，也是一般医生难以掌握的。

黄帝道：请您阐释其中的道理吧。岐伯说：厥阴司天，气从风化；少阴司天，气从热化；太阴司天，气从湿化；少阳司天，气从火化；阳明司天，气从燥化；太阳司天，气从寒化。这都是根据客气所临的脏位来对疾病进行命名的。

黄帝道：六气在泉的气化情况是怎样的呢？

岐伯说：与司天是相同的，间气也是如此。

黄帝道：什么是间气呢？

岐伯说：在司天和在泉左右的，就叫作间气。

黄帝道：它与司天、在泉的区别是什么呢？

岐伯说：司天、在泉为主岁之气，主管一年的气化。间气，主一步，即六十多天的气化。

黄帝道：讲得很正确。那么一年中主岁的情况是怎样的呢？

岐伯说：厥阴司天为风化，在泉为酸化，它所主的岁运属木，与之相应的为青苍的颜色，其间气为动化；少阴司天为热化，在泉为苦化，它不司岁运之化，其间气为灼化；太阴司天为湿化，在泉为甘化，它所主的岁运属土，与之相应的为黄色，其间气为柔化；少阳司天为火化，在泉为苦化，它所主的岁运属火，与之相应的为红色，其间气为明化；阳明司天为燥化，在泉为辛化，它所主的岁运属金，与之相应的为白色，其间气为清

五运六气

五运指木、火、土、金、水五个阶段的相互推移，六气指风、火、暑、湿、燥、寒六种气候的转变。古代医家根据天干定五运，根据地支定六气，结合五行生克理论，推断每年气候变化与疾病的关系。

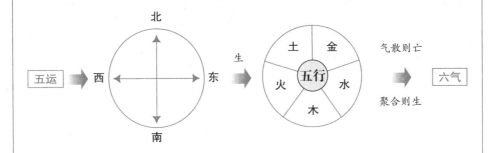

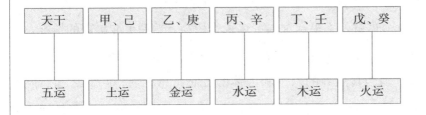

天干	甲、己	乙、庚	丙、辛	丁、壬	戊、癸
五运	土运	金运	水运	木运	火运

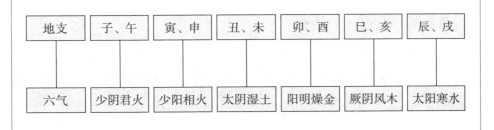

地支	子、午	寅、申	丑、未	卯、酉	巳、亥	辰、戌
六气	少阴君火	少阳相火	太阴湿土	阳明燥金	厥阴风木	太阳寒水

化；太阳司天为寒化，在泉为咸化，它所主的岁运属水，与之相应的为黑色，其间气为藏化。所以治病的医生，必须理解六气的不同气化作用，五味五色所产生的变化作用和五脏所适宜的情况，然后才可以探讨气化的太过和不及，懂得这些对疾病产生的关键作用。

黄帝道：关于厥阴在泉会产生酸味，我很早就有所了解。那么请问风气是如何运行的呢？

岐伯说：风气行于地，这是本于地之气而叫作风化，其他的诸气也是同样的道理。因为本属于天的，就为天之气；本属于地的，就为地之气。天地之气相合，就有了六节之气的划分，于是万物才能化生。所以，要特别注意观察气候的变化，不要延误治病的时机，指的就是这个道理。

黄帝道：如何选择主治疾病的药物呢？

岐伯说：依据各年的气候特点来采备药物，就不会有所遗漏。

黄帝道：为什么要依据气候特点采备药物呢？

岐伯说：因为这样才能得天地之气，而且药物的气味纯厚，药力精专。

黄帝道：与五运相应的药物怎么样呢？

岐伯说：按五运采集的药物与主岁的药物相同，不过，要了解有余和不足的分别。

黄帝道：不根据气候特点采集的药物，会怎么样？

岐伯说：其气散而不纯。本质虽然相同，等次却是有差异的，例如气味有厚和薄之别，性能有静和躁之分，治疗效果有多与少的不同，药力有深与浅的变化。这就是不根据气候特点采集药物，然后可能出现的情况。

黄帝道：六气分别掌管各年的气候，为什么会损伤五脏呢？

岐伯说：因为自然界的六气和人体的五脏息息相通，它们之间有胜负克制的关系，五脏受到它所不胜之气的克制就会引发疾病，这就是问题的关键。

黄帝道：应当如何治疗呢？

岐伯说：司天之气过胜而引发六经生病的，就采用所胜之气的药物进行调治；在泉之气过胜而引发五脏生病的，就采用所胜之气的药物进行治疗。

黄帝道：讲得非常好！但也有在岁气平和时生病的情况，这又应当怎样治疗呢？

岐伯说：这需要细心观察三阴三阳司天在泉的所在位置，而加以调治，以达到平衡的目的，正病运用正治法，反病运用反治法。

六气与五脏病

六气是四季阴阳气化产生的，每一种气对人体都是不可缺少的。不过，六气异常也可伤人，风、寒、暑、湿、燥、火这六淫侵害人体会形成疾病。其中六气损伤五脏的规律如下：风伤肝，寒伤肾，暑、火为热，伤心，湿伤脾，燥伤肺。

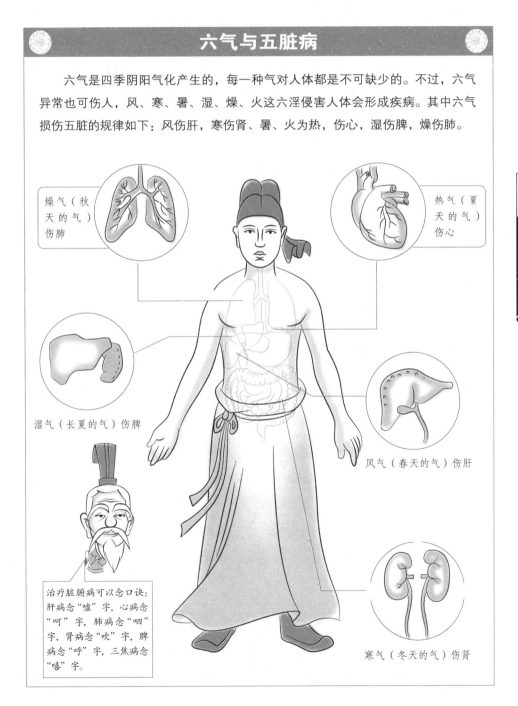

燥气（秋天的气）伤肺

热气（夏天的气）伤心

湿气（长夏的气）伤脾

风气（春天的气）伤肝

治疗脏腑病可以念口诀：肝病念"嘘"字，心病念"呵"字，肺病念"呬"字，肾病念"吹"字，脾病念"呼"字，三焦病念"嘻"字。

寒气（冬天的气）伤肾

黄帝道：您谈到要观察疾病阴阳所在而进行调治，但有的理论指出，人迎和寸口的脉象要相应，像互相牵引的绳索一样，大小相等的才是正常现象，那么阴脉所在的寸口脉会有什么反应呢？

岐伯说：看主岁的是南政还是北政，就可以清楚了。

黄帝道：我希望全面弄懂这个问题。

岐伯说：当北政主岁的时候，少阴在泉，寸口脉不应于指；厥阴在泉，右寸口脉不应于指；太阴在泉，左寸口脉不应于指。当南政主岁的时候，少阴司天，寸口脉不应于指；厥阴司天，右寸口脉不应于指；太阴司天，左寸口脉不应于指。对于寸口脉不应于指的情况，用相反的脉象诊法就可诊见了。

黄帝道：尺部的脉候又怎么样呢？

岐伯说：当北政主岁的时候，三阴在泉，那么寸口脉不应于指；三阴司天，那么尺部脉不应于指。当南政主岁的时候，三阴司天，那么寸口脉不应于指；三阴在泉，那么尺部脉不应于指。左右尺部脉不应于指的，与上述情况相同。所以掌握了其要领，一句话就可以概括；不知其要领，就会散乱无章，茫无头绪，指的就是这个道理。

🔥 在泉之气过胜的疾病与治疗

黄帝道：阐述得很好，那么司天、在泉之气过胜侵入人体内部，会产生什么样的疾病呢？

岐伯说：处于厥阴在泉的年份，风气偏胜，地气就会不明，原野昏暗，草禾提前成熟。人们容易患上的病证为：恶寒发冷；常常呻吟；不住地打哈欠；心痛并感觉撑满；两胁拘急不舒；饮食不消化；咽喉胸膈不通畅；食后呕吐；肚腹发胀；多噫气，但大便或者排出矢气后，却觉得轻快，好像病情减轻了；全身沉重无力等。

处于少阴在泉的年份，热气偏胜，火气就蒸胜于川泽，阴暗处也显得明亮。人们容易患上的病证为：腹中经常鸣响、逆气上冲胸腔、气喘不能久立、恶寒发热、皮肤痛、眼睛模糊、牙痛、颈肿、寒热交替发作好像疟疾、少腹中痛、腹部胀大等。由于气候温热，蛰虫也推迟冬眠。

处于太阴在泉的年份，百草提早生发，湿气偏胜，使山岩峡谷之中雾气弥漫而昏暗，黄土变为黑色，这是湿土之气相合的现象。人们容易患上的病证为：水饮积聚、心痛、耳聋、头目不清、咽肿、喉痛、尿血和便血、少腹痛肿、小便秘结不通、气上冲而头痛、眼睛胀痛好像要脱出、颈项痛

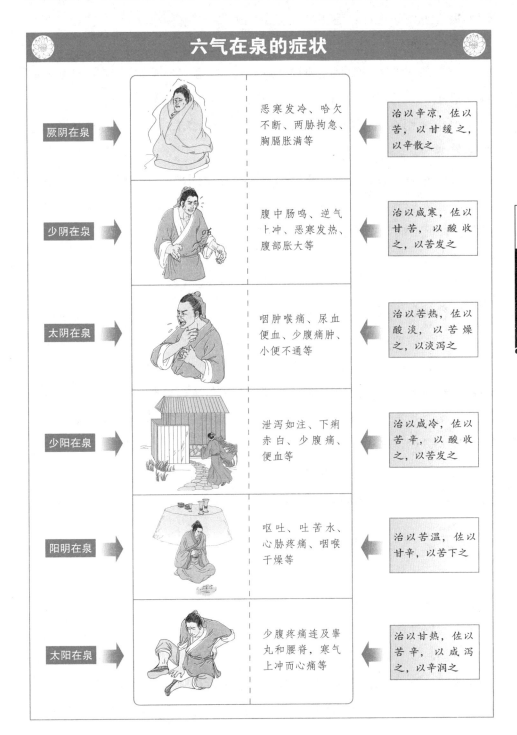

六气在泉的症状

厥阴在泉 →	恶寒发冷、哈欠不断、两胁拘急、胸膈胀满等	治以辛凉，佐以苦，以甘缓之，以辛散之
少阴在泉 →	腹中肠鸣、逆气上冲、恶寒发热、腹部胀大等	治以咸寒，佐以甘苦，以酸收之，以苦发之
太阴在泉 →	咽肿喉痛、尿血便血、少腹痛肿、小便不通等	治以苦热，佐以酸淡，以苦燥之，以淡泻之
少阳在泉 →	泄泻如注、下痢赤白、少腹痛、便血等	治以咸冷，佐以苦辛，以酸收之，以苦发之
阳明在泉 →	呕吐、吐苦水、心胁疼痛、咽喉干燥等	治以苦温，佐以甘辛，以苦下之
太阳在泉 →	少腹疼痛连及睾丸和腰脊，寒气上冲而心痛等	治以甘热，佐以苦辛，以咸泻之，以辛润之

好像将要拔出、腰痛好像要折断、髋关节疼痛不能运动、膝关节凝滞而不灵活、小腿肚转筋痛得像裂开一样等。

处于少阳在泉的年份，火气偏胜，郊野光焰明亮，天气时寒时热。人们容易患上的病证为：泄泻如注，下痢赤白，少腹痛，小便赤色等，严重的还会出现便血，其余的证候和少阴在泉时相同。

处于阳明在泉的年份，燥气偏胜，所以雾气迷蒙，昏暗不清。人们容易患上的病证为：呕吐，吐苦水，经常叹气，心与胁部疼痛，不能转身；严重的则会出现咽喉干燥，面似尘土般晦暗，身体清瘦不润泽，足外侧发热等。

处于太阳在泉的年份，寒气偏胜，天地之间出现寒气凝结、肃杀惨栗的景象。人们容易患上的病证为：少腹疼痛连及睾丸痛，并且牵连腰脊，寒气上冲而心痛，出血，咽喉痛，下巴部肿痛等。

黄帝道：讲得非常好！那么应当采取的治疗方法是什么呢？

岐伯说：对于在泉之气，当风气太过而伤害人体时，采用辛凉药主治，用苦性药辅佐，用甘味药缓解，用辛性药来散去风邪；当热气太过而伤害人体时，采用咸寒药主治，用甘苦药辅佐，用酸性药收敛阴气，用苦性药来发散热邪；当湿气太过而伤害人体时，采用苦热药主治，用酸性药辅佐，用苦性药来燥湿，用淡性药来泻湿邪；当火气太过而伤害人体时，采用咸冷药主治，用苦性药辅佐，用酸性药来收敛阴气，用苦性药来发散火邪；当燥气太过而伤害人体时，采用苦温药主治，用甘性药辅佐，用苦性药泻热；当寒气太过而伤害人体时，采用甘热药主治，用苦性药辅佐，用咸性药来泄泻，用辛性药来温润，用苦性药来坚实。

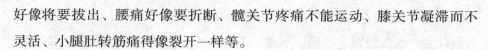 司天之气过胜的疾病与治疗

黄帝道：阐释得很详细！司天之气过胜会出现什么情况呢？

岐伯说：在厥阴司天的年份，风气偏胜，天空就会尘埃昏暗，云被风气吹拂而飘浮不定，在寒冷的季节反而温暖如春，流水不能结冰，蛰虫也不能遵循时令进行冬眠。人们容易出现的病证为：胃腔及心口疼痛、向上支撑两胁、胸膈咽部阻塞不通、饮食不下、舌根强硬、食后呕吐、冷泄腹胀、溏泄、腹病、小便不通等。病的根源在于脾脏。如果足背的冲阳脉搏

断绝，表明脾脏衰败，属于不治之症。

在少阴司天的年份，热气偏胜，天气闷热，天降大雨，君火发挥其作用。人们容易出现的病证为：胸中烦躁而热、咽喉干燥、右胁胀满、皮肤疼痛、寒热咳喘、唾血、便血、鼻出血、打喷嚏、呕吐、小便变色。如果病情严重，还会引起疮疡浮肿，肩、背、臂、上臂及缺盆等处疼痛、心痛、肺胀、腹大而满、气喘咳嗽，病的根源在肺脏。如果肘部的尺泽脉搏断绝，表明肺气衰败，属于不治之症。

在太阴司天的年份，湿气偏胜，所以天空阴沉，乌云密布，雨水过多，反而使草木枯萎。人们容易出现的病证为：浮肿、骨痛阴痹等。如果对于阴痹这种病，按之不知痛在何处，腰脊头项都疼痛、经常眩晕、大便困难、阳痿不举、饥饿却不想进食、咳嗽唾血、心有空悬的感觉，病的根源在肾脏。如果足内踝的太溪脉搏断绝，表明肾气衰败，属于不治之症。

在少阳司天的年份，火气偏胜，所以温气盛行，金气不能发挥其作用。人们容易出现的病证为：头痛、发热恶寒而发展成为疟疾，热气在上，皮肤疼痛，色变黄赤；如果进一步发展就会成为水病，身面浮肿、腹

司天太过、不及的治疗

司天	太过				不及			
	胜气	治	佐	用药法则	胜气	治	佐	用药法则
厥阴	风	辛凉	苦甘	以甘缓之，以酸泻之	清气	酸温	甘苦	以辛平之
少阴	热	咸寒	苦甘	以酸收之	寒气	甘温	苦酸辛	以咸平之
太阴	湿	苦热	酸辛	以苦燥之，以淡泻之	热气	苦寒	苦酸	以苦平之
少阳	火	酸冷	苦甘	以酸收之，以苦发之	寒气	甘热	苦辛	以咸平之
阳明	燥	苦温	酸辛	以苦下之	热气	辛寒	苦甘	以酸平之
太阳	寒	辛热	甘苦	以咸泻之	热气	咸冷	苦辛	以苦平之

胀满、仰面喘息、泄泻如注、赤白下痢、疮疡、咳嗽唾血、心烦、胸中热，甚至鼻中流血，病的根源在肺脏。如果天府脉搏断绝，则表明肺气衰败，属于不治之症。

在阳明司天的年份，燥气偏胜，所以草木回春的时间推迟。人体的筋骨容易发生病变。大凉之气使天气反常，金气收敛，草木枝梢萎缩枯黄，蛰虫不伏藏反而出来活动。人们容易出现的病证为：左侧胁肋部疼痛，这是由侵入人体的清凉之气所引起的；如果再感受寒凉邪气，就会发展为疟疾。人们还容易患上咳嗽、腹中鸣响、泄泻如注、大便溏稀，并引发心胁剧痛、不能转侧、咽喉发干、面色如蒙上尘埃般晦暗、腰痛、男子疝病、妇人少腹疼痛、眼睛视物模糊、疮疡痈痤等病证，病的根源在肝脏。如果太冲脉搏断绝，则说明肝气衰败，属于不治之症。

在太阳司天的年份，寒气偏胜，寒冷的季节不在其时令而到来，水凝结为冰。逢火运太过之年，就会发生暴雨冰雹俱下。人体内血液发生病变，会引起痈疡、厥逆心痛、呕血、下血、鼻流血、善悲、经常眩晕仆倒、胸腹满、手热、肘挛急、腋部肿、心悸不安、胸胁胃腔不舒、面赤、目黄、善噫气、咽喉干燥，甚至面黑晦暗、口渴想饮水等病证，病的根源在心脏。如果手腕部的神门脉搏断绝，说明心气衰败，属于不治之症。因此说，由脉气的搏动情况，就可以测知五脏之气的存亡。

黄帝道：讲得非常细致。那么应当如何治疗呢？

岐伯说：对于司天之气过胜而引发的疾病，如果属于风气过胜，则用辛凉药调治，用苦甘药辅佐，用甘味药缓其急，用酸味药泻其邪气；如果属于热气过胜，则用咸寒药调治，用苦甘药辅佐，用酸味药收敛阴气；如果属于湿气过胜，则用苦味热性药调治，用酸辛药辅佐，用苦味药燥湿，用淡性药渗泄湿邪；如果湿邪盛于上部而且有热，就要用苦味温性药治疗，用甘辛药辅佐，用汗解法恢复其常态；如果属于火气过胜，则用酸味冷性药调治，用苦甘药辅佐，用酸味药收敛阴气，用苦味药发泄火邪，用酸味药恢复津液，热气过胜的与此相同；如果属于燥气过胜，则用苦味温性药调治，用酸辛药辅佐，用苦味药下其燥结；如果属于寒气过胜，则用辛味热性药调治，用甘苦药辅佐，用咸味药泻其寒邪。

治以咸寒之药，佐以苦甘之药，以酸药收敛阴气

治以辛凉之药，佐以苦甘之药，以甘药缓之，以酸药泻之

治以苦味热性之药，佐以酸淡之药，以苦味药燥湿，以淡味药渗湿

少阴司天易患之病：
胸中烦热、咽喉干燥、皮肤疼痛、寒热咳喘、唾血、便血、严重时还会引起疮疡浮肿等

厥阴司天易患之病：
心口疼痛、胸膈咽部阻塞不通、饮食不下、食后呕吐、冷泄腹胀、小便不通等

太阴司天易患之病：
浮肿、骨痛阴痹、腰脊头项疼痛、眩晕、大便困难、阳痿不举、咳嗽唾血等

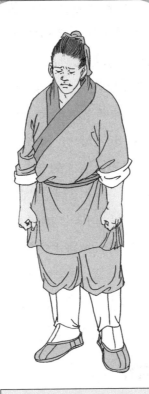

太阳司天易患之病：
痈疡、厥逆心痛、呕血、下血、眩晕、胸腹满、心悸不安、胸胁不舒、面赤目黄等

少阳司天易患之病：
头痛、发热恶寒而成疟疾，严重时还会成为水病、身面浮肿、腹胀满、仰面喘息等

治以辛热之药，佐以甘苦之药，以咸味药泻之

阳明司天易患之病：
咳嗽、腹中鸣响、泄泻，并引发心胁剧痛、咽喉发干、男子疝病、妇人少腹疼痛等

治以酸冷之药，佐以苦甘之药，以酸药收敛阴气，以苦药发泄火邪

治以苦温之药，佐以酸辛之药，以苦味药下其燥结

邪气反胜之病的治疗

黄帝道：讲得相当精彩。本气不足而邪气反胜所引发的疾病，应当如何治疗呢？

岐伯说：厥阴风木在泉，反被清肃之金气所克制，应当用酸温药治疗，用苦甘药辅佐，用辛味药平其正气，疏散抑郁的风木之气；少阴君火之气在泉，反被寒水之气所克制，就用甘味热性药治疗，用苦辛药辅佐，用咸味药平其正气，平和体内的火热之气；太阴湿土之气在泉，反被火热之气所克制，就用苦味冷性药治疗，用咸甘药辅佐，用苦味药平其正气，运其土气；少阳相火之气在泉，反被寒水之气所克制，就用甘味热性药治疗，用苦辛药辅佐，用咸味药平其正气，平和柔软火气；阳明燥金之气在泉，反被火热之气所克制，就用辛味寒性药治疗，用苦甘药辅佐，用酸味药平其正气，平静燥气。太阳寒水之气在泉，反被热气所克制，就用咸味冷性药治疗，用甘辛药辅佐，用苦味药平其正气，潜藏水气。

黄帝问：司天之气反被邪气所克制，应当采取怎样的治疗方法呢？

岐伯说：厥阴风木之气司天，清凉的金气克制它，应采用酸温药治疗，用甘苦药辅佐；少阴君火之气司天，寒水之气克制它，应采用甘温药治疗，用苦酸辛药辅佐；太阴湿土之气司天，热气克制它，应采用苦寒药治疗，用苦酸药辅佐；少阳相火之气司天，寒水之气克制它，应采用甘热药治疗，用苦辛药辅佐；阳明燥金之气司天，热气克制它，应采用辛寒药治疗，用苦甘药辅佐；太阳寒水之气司天，热气克制它，应采用咸冷药治疗，用苦辛药辅佐。

六气相胜的疾病与治疗

黄帝道：六气相胜，会出现怎样的情况？

岐伯说：当厥阴风气偏胜时，就会出现耳鸣头眩、烦乱欲吐、胃腔横膈有寒气等病证。大风经常刮起，倮虫类不能滋生。人们容易患上的病证为：胁肋之气积聚不散，化而成热，小便黄赤、胃腔当心之处疼痛、上肢两胁胀满、肠鸣飧泄、少腹疼痛、泄泻赤白，甚至呕吐及咽膈之间阻塞不通。

当少阴热气偏胜时，会发生心下热、常感觉饥饿、脐下痛、热气游走于三焦，炎暑到来，树木被灼，汁液外溢，草木枯萎。人们容易患上的病证为：呕逆、烦躁、腹部胀满而痛、大便溏泄并转变成为尿血。

当太阴湿气偏胜时，火气郁结在人体，就会发展为疮疡。火热流散在外，那么病就会生在胁肋，甚至心痛，热气阻隔于上，头痛，喉痹，项强。如果湿气独胜，郁结于内，湿寒之气迫于下焦，就会引发头顶痛，并牵扯眉间也痛，胃中闷满等病证。天经常降大雨，于是雨后出现湿气偏重的现象，人们容易患上的病证为：少腹满胀、腰椎沉重而强直、不便房事、时

邪气反胜的病机和疗法

六气	病因	病　机	疗　法
厥阴风木之气	在泉	被清肃之金气克制	治以酸温药，佐以苦甘药，用辛味药平其正气
	司天	清凉的金气克制它	治以酸温药，佐以甘苦药
少阴君火之气	在泉	被寒水之气克制	治以甘热药，佐以苦辛药，用咸味药平其正气
	司天	寒水之气克制它	治以甘温药，佐以苦酸辛药
太阴湿土之气	在泉	被火热之气克制	治以苦冷药，佐以咸甘药，用苦味药平其正气
	司天	热气克制它	治以苦寒药，佐以苦酸药
少阳相火之气	在泉	被寒水之气克制	治以甘热药，佐以苦辛药，用咸味药平其正气
	司天	寒水之气克制它	治以甘热药，佐以苦辛药
阳明燥金之气	在泉	被火热之气克制	治以辛寒药，佐以苦甘药，用酸味药平其正气
	司天	热气克制它	治以辛寒药，佐以苦甘药
太阳寒水之气	在泉	被热气克制	治以咸冷药，佐以甘辛药，用苦味药平其正气
	司天	热气克制它	治以咸冷药，佐以苦辛药

常泄泻、足下温暖、头部沉重、足胫浮肿、水饮发于内而上部出现浮肿等。

当少阳火气偏胜时，会发生热邪侵入胃中，引发心烦、心痛、目赤、欲呕、呕酸、常感饥饿、耳痛、尿赤色、惊恐、胡言乱语等病证。暴热之气消铄万物，草木枯萎，水流干涸，介虫类屈伏不动；人们容易患上少腹疼痛、下痢赤白等病证。

当阳明燥气偏胜时，清凉之气就会发于内，致使左胁疼痛，泄泻。在内部，就出现咽喉窒塞；在外部，就出现阴囊肿大。大凉之气肃杀遍布，草木变色枯萎，毛虫类死亡。人们容易出现胸中不舒、咽喉窒塞而且咳嗽等症状。

当太阳寒气偏胜时，凝肃凛冽之气到来，不到结冰的时候，水就已经结冰了，羽虫类延迟发育。人们容易患上的病证为：痔疮、疟疾、寒气入胃、气逆上冲就会出现心痛、阴部生疮疡、小便不利、阴部与大腿内侧牵引疼痛、筋肉拘急麻木、血脉凝滞、络脉充血而颜色改变，或者发生便血、皮肤因水气郁积而肿胀、腹中痞满、饮食减少、热气上逆因而头项巅顶脑户穴等处都觉得疼痛、眼睛肿胀得像要脱出、寒气入于下焦转变成为水泻病等病证。

黄帝道：应当如何治疗呢？

岐伯说：对于厥阴风气所胜引起的疾病，用甘凉药主治，用苦辛药辅佐，用酸味药泻其胜气；对于少阴热气所胜引起的疾病，用辛寒药主治，用苦咸药辅佐，用甘味药泻其胜气；对于太阴湿气所胜引起的疾病，用咸热药主治，用辛甘药辅佐，用苦味药泻其胜气；对于少阳火气所胜引起的疾病，用辛寒药主治，用甘咸药辅佐，用甘味药泻其胜气；对于阳明燥气所胜引起的疾病，用酸温药主治，用辛甘药辅佐，用苦味药泻其胜气；对于太阳寒气所胜引起的疾病，用甘热药主治，用辛酸药辅佐，用咸味药泻其胜气。

🔥 六气为复气引起的疾病与治疗

黄帝道：六气互为复气的，引起的疾病情况是怎样的？

岐伯说：您问得实在太详细了！当厥阴风木为复气时，就会出现小腹部坚满、腹胁拘急、突然疼痛的症状。在自然界则会发生树木倒伏，沙土

六气相胜的疾病

　　风、暑、湿、火、燥、寒这六气，在一般情况下，是自然界的六种气候变化。正常的六气有利于万物的生长变化，但当六气太胜或不及时，就会使人体的抵抗力下降而生病。

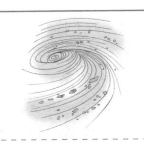

厥阴风气偏胜时，大风经常刮起。人们易患的病证为：胁肋之气积聚化热、小便黄赤、心口疼痛、两胁胀满、小腹疼痛、泄泻赤白等。

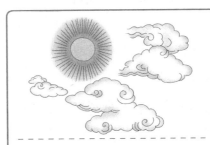

少阴暑气偏胜时，炎暑到来，树木被灼，汁液外溢。人们易患的病证为：呕逆、烦躁、腹部胀满而痛、大便溏泄并转变为尿血。

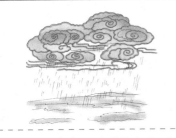

太阴湿气偏胜时，天经常降大雨。人们易患的病证为：小腹胀满、腰椎沉重而强直、不便房事、时常泄泻、头部沉重、足胫浮肿等。

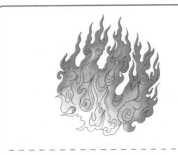

当少阳火气偏胜时，暴热之气消铄万物，草木枯萎，水流干涸。人们易患小腹疼痛、下痢赤白等病证。

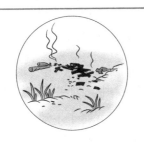

当阳明燥气偏胜时，大凉之气肃杀遍布，草木变色枯萎，毛虫类死亡。人们易出现胸中不舒、咽喉窒塞而且咳嗽等症状。

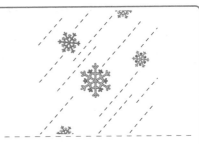

当太阳寒气偏胜时，凝肃凛冽之气到来。人们易患的病证为：痔疮、疟疾、寒气入胃、气逆上冲而心痛、阴部生疮疡、小便不利等。

飞扬，倮虫类不能发育等现象。在病变上就会引发气厥心痛、出汗、呕吐、饮食不下、食入而又吐出、筋骨抽搐疼痛、眩晕、手足逆冷，严重的还会风邪入脾，成为食后吐出的食痹之症。如果冲阳脉断绝，就表明脾脏已经败坏，属于不治之症。

当少阴君火为复气时，烦热从心里发作，引发烦躁、鼻塞流鼻涕、打喷嚏、少腹绞痛、身热如灼烧、咽喉干燥、大小便时下时止、气动于左而向上逆行于右、咳嗽、皮肤痛、突然失音、心痛、神志昏聩不识人、寒战打抖、妄言乱语、寒战后又发烧、口渴想饮水、少气、骨软萎弱、肠道梗塞而大便不通、外现水肿、呃逆嗳气等病证。这是因为阳明燥金先胜，而后少阴君火之气进行抑制所致。在自然界表现为流水不能结冰，热气因之大行，介虫类不能繁育。这时人们容易患上的病证为：痱疹、疮疡、痈疽、痤痔等。如果热邪过盛，还会进入肺脏，发展成为咳嗽鼻渊。如果天府脉断绝，就表明肺脏已经败坏，属于不治之症。

当太阴湿土为复气时，湿气发作太过，人们容易出现身体沉重、胸腹满闷、饮食不消化、寒湿之气上逆引起胸中不爽、水饮发于内、不断咳嗽等症。如果经常下大雨，鱼类游上被水浸过的陆地，人们就会头颈痛而沉重，震颤抽搐的症状特别严重，呕吐，神情默默，闭门独居，懒于行动，口吐清水。如果湿邪入肾，泄泻而没有进行有效的控制，等到太溪脉断绝的时候，就表明肾脏已经败坏，属于不治之症。

当少阳相火为复气时，炎热的气候到来，万物被灼热变枯焦，介虫类死亡。人们容易出现惊厥抽搐、咳嗽、流鼻血、心热烦躁、小便频数、怕风、火热之气上行、面色晦暗如同蒙上浮尘、两眼跳动抽搐的症状。火气入内，在上表现为口舌糜烂、呃逆、吐血，在下表现为便血，还会转为疟疾，出现恶寒战栗的现象。寒极转热，咽部干燥，口渴欲饮水，面色变为黄赤，少阳脉萎弱。气蒸热化，就成为水病，转变成为浮肿。如果邪气入肺，就会咳而出血。等到尺泽脉断绝，就表明肺脏已经败坏，属于不治之症。

当阳明燥金为复气时，清肃之气盛行，树木苍老干枯，兽类多发生疫病。人们的疾病生于胁肋，其气偏于左侧，时常叹息，严重的就会产生心痛、痞满、腹胀、泄泻、呕吐、咳嗽、呃逆、烦心。病变在横膈的部位，

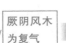

厥阴风木
为复气

→ 会出现小腹部坚满、腹胁拘急、突然疼痛等症

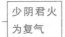

少阴君火
为复气

→ 引发烦躁、鼻塞、小腹绞痛、身热如灼、咽喉干燥、大小便时下时止、气逆等症

太阴湿土
为复气

→ 易出现身体沉重、胸腹满闷、饮食不消化及胸中不爽、咳嗽等症

少阳相火
为复气

→ 易出现惊厥抽搐、咳嗽、流鼻血、心热烦躁、小便频数、面色晦暗、两眼跳动等症

阳明燥金
为复气

→ 疾病易生于胁肋，严重时产生心痛、痞满、腹胀、泄泻、呕吐、咳嗽、呃逆等症

太阳寒水
为复气

→ 易出现心胃生寒、胸膈不通利、心痛、头痛、眩晕、饮食减少、腰椎疼痛等症

六气胜复歌

邪气有余必有复，
胜病将除复病萌，
复已又胜衰乃止，
有无微甚若权衡。
时有常位气无必，
胜在天三复地终，
主客有胜而无复，
主胜客逆客胜从。

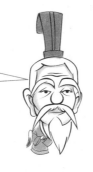

头痛，情况没有得到缓解的话，邪气就会入肝，出现惊骇、筋挛等病证。等到太冲脉断绝，就表明肝脏已经败坏，属于不治之症。

当太阳寒水为复气时，寒气盛行，流水结成冰，天降大雪，禽类因此死亡。人们的病证多为心胃生寒、胸膈不通利、心痛、痞满、头痛、容易悲伤、经常眩晕摔倒、饮食减少、腰椎疼痛、屈伸不便等。在自然界表现为地冻裂、冰厚而坚、阳光不温暖，人们就会出现少腹疼痛，连及睾丸，并牵引到腰脊，寒气上冲于心，唾出清水，呃逆嗳气等症状。如果情况严重，邪气侵入心脏，就会发生善忘善悲的现象。等到神门脉断绝，就表明心脏已经败坏，属于不治之症。

黄帝道：您阐述得很清晰！那么对于上述情况，应当如何治疗呢？

岐伯说：厥阴风木为复气所引起的疾病，用酸寒药主治，用甘辛药辅佐，用酸药泻其邪，用甘药缓其急；少阴君火为复气所引起的疾病，用咸寒药主治，用苦辛药辅佐，用甘药泻其邪，用酸味药收敛，用辛苦药发散，用咸药软坚；太阴湿土为复气所引起的疾病，用苦热药主治，用酸辛药辅佐，用苦药泻其邪、燥其湿，或者泻其湿邪；少阳相火为复气所引起的疾病，用咸冷药主治，用苦辛药辅佐，用咸药软坚，用酸药收敛，用辛苦药发汗，发汗的药不用避开热天，但不要触犯温凉药。少阴君火为复气所引发的疾病，用发汗药时与此法相同；阳明燥金为复气所引起的疾病，用辛温药主治，用苦甘药辅佐，用苦药渗泄，用苦药发散，用酸药补虚；太阳寒水为复气所引起的疾病，用咸热药主治，用甘辛药辅佐，用苦药以坚其气。

关于各种胜气、复气所引起的疾病，性质属于寒的用热药，性质属于热的用寒药，性质属于温的用清凉药，性质属于凉的用温性药，元气耗散的用收敛药，气抑郁的用疏散药，气燥的用滋润药，气急的用和缓药，病邪坚实的用软坚药，气脆弱的用固本药，衰弱的用补药，亢盛的用泻药，运用各种方法使五脏之气安定，不受扰乱，病气自然就会消退，那么其余也就各归其类属，无所偏胜，恢复到正常状态。这就是治疗的基本方法。

 ## 人体胜复之气

黄帝道：人体的上下之气是指什么呢？

岐伯说：人体的上半身有三气，属于人体对应天的部分，由司天之气主管；人体的下半身有三气，属于人体对应地的部分，由在泉之气主管。用三阴三阳来命名六气，用六气配属经络、脏腑来确定部位，然后根据疾病的特性和所在的部位确立疾病名称。"半"是指人体"天枢"穴的部位。对于人体上部三气亢胜而下部三气有病的，就用地气来命名疾病；对于人体下部的三气亢胜而上部的三气有病的，就用天气来命名疾病。以上是针对胜气到来，报复之气还没有显现的情况而言；而当复气到来时，就不采

六气为复的治疗

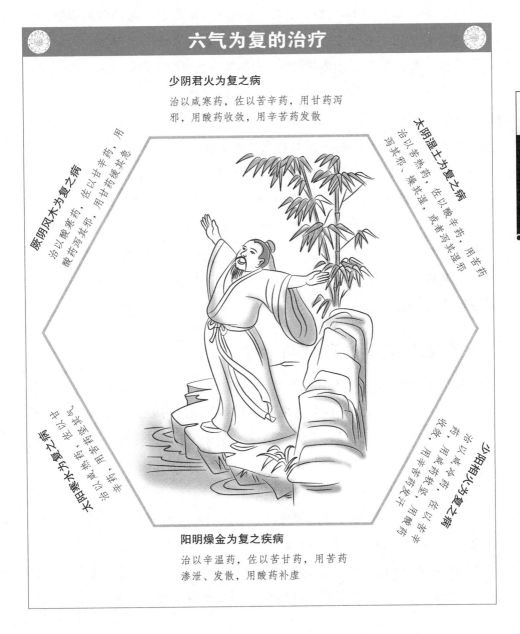

少阴君火为复之病

治以咸寒药，佐以苦辛药，用甘药泻邪，用酸药收敛，用辛苦药发散

厥阴风木为复之病

治以酸寒药，佐以甘辛药，用酸药泻其邪，用甘药缓其急

太阴湿土为复之病

治以苦热药，佐以酸辛药，用苦药泻其邪、燥其湿，或者泻其湿邪

太阳寒水为复之病

治以咸热药，佐以甘辛药，用苦药

少阳相火为复之病

治以咸冷药，佐以苦辛药，用甘药泻邪，用酸药收敛，用辛苦药发散

阳明燥金为复之疾病

治以辛温药，佐以苦甘药，用苦药渗泄、发散，用酸药补虚

用司天、在泉之气的命名方法，而应当根据复气的变化来确定病名。黄帝问道：胜气、复气的变化，有一定的规律吗？胜复之气能够准时到来吗？岐伯说：四时都有一定的固定位置，但胜复之气来与不来，却不是必然的。

黄帝道：请您阐明这其中的道理。岐伯说：初之气到三之气，是天气所主管，是胜气常见的时位；四之气到终之气，是地气所主管，是复气常见的时位。有胜气才有复气，没有胜气就没有复气。

黄帝道：有时复气过去后胜气又会产生，这是为什么呢？

岐伯说：胜气到来，就会有复气，这本来就没有一定的次数限制，直到气衰才会停止。复气之后又出现了胜气，就会再度引出复气，如果没有复气出现，那么胜气就会成为灾害，会伤及自然界的生命。

黄帝道：复气本身反而致病的，是什么道理呢？

岐伯说：这是因为复气到来的时节，不是其时令的正位，其气与其主令之气不相合。如果想要大复其胜气，那么复气本身就虚，而主时之气又胜它，所以反而自身生病，这是指火、燥、热三气来说的。

黄帝道：应当采用怎样的治疗方法？

岐伯说：胜气所导致的疾病，轻微的，就顺着它；严重的，就制止它。复气所导致的疾病，和缓的，就进行调治；暴烈的，就进行削弱。总之，要随顺其胜气，安定被抑伏之气，不必考虑用药的次数，以平和为止，这就是治疗的原则。

🔥主客之气的顺逆致病与治疗

黄帝问：那么，客气和主气的胜复怎么样？

岐伯说：客气与主气这两者之间，只有胜而没有复。黄帝又问：怎样区别其逆和顺呢？岐伯说：主气胜是逆，客气胜是顺，这是天地间的一般规律。

黄帝道：其所引起的疾病是怎样的？

岐伯说：当厥阴司天时，客气胜，引发的疾病为耳鸣、眩晕，病重时甚至会咳嗽；主气胜，引发的疾病为胸胁疼痛，舌僵硬难以说话。

当少阴司天时，客气胜，引发的疾病就为鼻塞流涕、打喷嚏、颈项僵硬、肩背闷热、头痛、少气、身热、耳聋、视物不清，甚至浮肿、出血、

何为胜复之气

　　胜复，指"五运六气"在一年中的相胜相制、先胜后复的相互关系，即上半年若有超常胜气，下半年随之就会发生相反的复气，比如上半年热气偏胜，下半年便会寒气来复等。

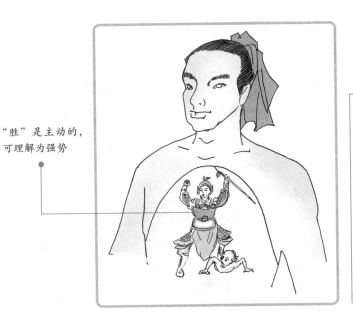

"胜"是主动的，可理解为强势

胜复之气在时序上有一定规律：初气到三气是上半年司天之气主政，发生了超常的气候叫胜气；四气到终气为下半年在泉之气主政，发生与上半年相反的气候叫复气

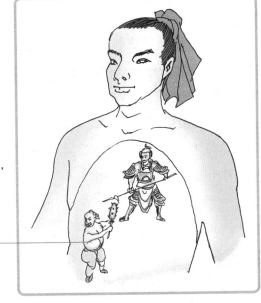

"复"是被动的，可理解为报复

胜复之气每年的有无，没有一定的规律。有了胜气，才有复气；如果没有胜气，就没有复气。若有胜气而无复气，便会出现灾害

篇七十四　至真要大论篇

疮疡、咳嗽气喘；主气胜，出现的症状为心热烦躁，甚至胁痛胀满。

当太阴司天时，客气胜，出现的症状为头面浮肿、呼吸气喘；主气胜，出现的症状为胸腹胀满，进食之后，胸腹闷乱。

当少阳司天时，客气胜，出现的症状为丹疹发于皮肤，也许会发展成为丹毒疮疡，伴随呃逆、喉痛、头痛、咽肿、耳聋、血溢，内症是手足抽搐；主气胜，出现的症状为胸部胀满、咳嗽、仰面喘息，病情严重时甚至咳而有血，双手发热。

当阳明司天时，客气胜，清凉之气有余于内，引发的疾病为咳嗽、流鼻血、咽喉阻塞；主气胜，可能引起心膈中热、咳嗽不止、面白、血出不止而有死亡的危险。

当太阳司天时，客气胜，出现的症状为胸闷不畅、流清涕、感寒就咳嗽；主气胜，出现的症状为咽喉中鸣响。

当厥阴在泉时，客气胜，出现的症状为大关节不利，在内就发生痉挛强直抽搐，在外就出现动作不便的现象；主气胜，出现的症状为筋骨摇动强直，腰腹经常疼痛。

当少阴在泉时，客气胜，出现的症状为腰痛，臀、大腿、膝、髋、小腿肚、小腿骨、足等部位生病，无规律地灼热而酸，水肿不能久立，大小便失常；主气胜，出现的症状为逆气上冲、心痛发热，膈部诸痹都可出现，病发于胁肋，汗多不藏，四肢厥冷。

当太阴在泉时，客气胜，出现的症状为足痿、下肢沉重、二便失常，湿邪停留于下焦，转为濡泄及水肿隐曲之疾；主气胜，出现的症状为寒气上逆、痞满、饮食不下，甚至发生疝痛之病。

当少阳在泉时，客气胜，出现的症状为腰腹痛、恶寒，甚至二便色白；主气胜，出现的症状为热反上行而侵犯到心部，心痛发热，格拒于中，呕吐，其他各种证候与少阴在泉时出现的症状相同。

当阳明在泉时，客气胜，清凉之气扰动于下，少腹坚满，常常腹泻；主气胜，出现的症状为腰重腹痛、少腹部生寒气、大便溏泄、寒气逆于肠胃、上冲胸中、气喘不能久立。

当太阳在泉时，客气寒水加于主气寒水位置之上，就会出现腰、臀部疼痛，屈伸感到不便；主气胜，则出现股、胫、足、膝中疼痛的症状。

主客之气致病表

六气	配属	病因	症状
厥阴之气	司天	客气胜	耳鸣、眩晕，严重时还会咳嗽
		主气胜	胸胁疼痛、舌头僵硬难以说话
	在泉	客气胜	关节不利，在内会痉挛强直抽搐，在外则动作不便
		主气胜	筋骨摇动强直，腰腹经常疼痛
少阴之气	司天	客气胜	鼻塞流涕、颈项僵硬、头痛、少气、耳聋、视物不清等
		主气胜	心热烦躁，甚至胁痛胀满
	在泉	客气胜	腰痛，臀、大腿、膝、小腿肚、小腿骨、足等部位生病
		主气胜	逆气上冲，心痛发热，膈部诸痹都可出现，病发于胁肋
太阴之气	司天	客气胜	头面水肿、呼吸气喘等
		主气胜	胸腹胀满，进食之后胸腹闷乱
	在泉	客气胜	足痿病，下肢沉重，二便失常，湿邪停留下焦，转为濡泄及水肿病
		主气胜	寒气上逆、痞满、饮食不下，甚至发生疝痛之病
少阳之气	司天	客气胜	丹疹，严重的会成为丹毒疮疡，伴随呃逆、喉痛、头痛、咽肿等症
		主气胜	胸部胀满、咳嗽、仰面喘息，严重时咳而有血，双手发热
	在泉	客气胜	腰腹痛、恶寒，甚至二便色白
		主气胜	热上犯心、心痛发热、呕吐等
阳明之气	司天	客气胜	咳嗽、流鼻血、咽喉阻塞等
		主气胜	心膈中热、咳嗽不止、面白、血出不止而死等
	在泉	客气胜	小腹坚满、常常腹泻
		主气胜	腰重腹痛、小腹生寒、大便溏泄、寒气上逆、气喘不能久立
太阳之气	司天	客气胜	胸闷不畅、流清涕、感寒就咳嗽
		主气胜	咽喉中鸣响
	在泉	客气胜	腰、臀部疼痛，屈伸感到不便
		主气胜	股、胫、足、膝中疼痛

黄帝道：怎样进行治疗呢?

岐伯说：上冲的采用抑法，使下降；下陷的采用举法，使上升。有余的泻其实，不足的补其虚，再辅以适宜的药物，调配恰当的饮食，使主客之气相合安泰，并适应其寒温。客主同气的，可采用逆治法；如果客气主气相反的，根据偏强偏弱之气，采用顺从治法。

五行补泻之法

黄帝道：关于治寒用热，治热用寒；主客气相同的用逆治法，相反的用从治法，我已经完全掌握了。对于五行补泻，对应的正味是什么?

岐伯说：由厥阴风木主气所引起的，泻法用酸味，补法用辛味；由少阴君火与少阳相火所引起的，泻法用甘味，补法用咸味；由太阴湿土主气所引起的，泻法用苦味，补法用甘味；由阳明燥金主气所引起的，泻法用辛味，补法用酸味；由太阳寒水主气所引起的，泻法用咸味，补法用苦味。当厥阴客气发病时，补用辛味，泻用酸味，缓用甘味；当少阴客气发病时，补用咸味，泻用甘味，收用咸味；当太阴客气发病时，补用甘味，泻用苦味，缓用甘味；当少阳客气发病时，补用咸味，泻用甘味，软坚用咸味；当阳明客气发病时，补用酸味，泻用辛味，泄下用苦味；当太阳客气发病时，补用苦味，泻用咸味，软坚用苦味，润用辛味。治病的法则在于疏通腠理，引致津液，宣通阳气。

黄帝道：阴阳各分为三指的是什么?

岐伯说：这是因为阴阳之气有多有少，其作用也各有不同。

黄帝道：什么是阳明?

岐伯说：太阳、少阳两阳相合而明，所以叫作阳明。

黄帝道：什么是厥阴?

岐伯说：太阴、少阴两阴之气交尽，所以叫作厥阴。

疾病与治疗的划分

黄帝道：气有多少的不同，病有盛衰之分，治疗方法也应有缓急的差别，方剂有大小的区别，希望了解它们的划分标准是什么?

岐伯说：邪气有居高与居下，病可以分为远近，症状在里在外的表现

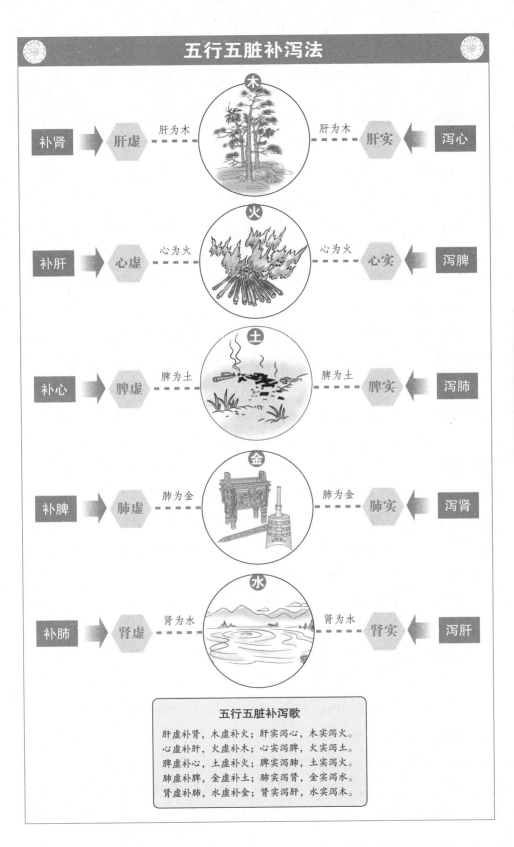

不同，所以治疗方法就需要有轻有重。总之，以药效达到病变所在部位为准则。

《大要》上写道：

君药一味，臣药二味，是奇方之法。

君药二味，臣药四味，是偶方之法。

君药二味，臣药三味，是奇方之法。

君药二味，臣药六味，是偶方之法。

所以说，病在近用奇方，病在远用偶方；发汗药剂不用奇方，攻下药剂不用偶方；补上部、治上部的药方适宜缓，补下部、治下部的药方适宜急；气味迅急的药物其味多厚，性缓的药物其味多薄。药方治病要恰到病处，指的就是这个意思。

如果病变所在的部位远，服药后药力未到达病所便在中途发挥了作用，就应当考虑饭前或饭后服药，以使药力达到病所，不要违反这个规律。

因此平调病气的原理是：若病变所在的部位近，不论用奇方或偶方，其制方服量要小；若病变所在的部位较远，不论用奇方或偶方，其制方服量要大。方剂量大的，是指药的味数少而量重；方剂量小的，是指药的味数多而量轻。味数多的可达九味，味数少的只用到两味。用奇方而病不好，就用偶方，这叫作重方；用偶方而病还没有除去，就用反佐之药以顺其病情来治疗，用寒、热、温、凉的药来治疗，就属于反其病情而治疗的方法。

黄帝道：我已经学习了六气之本引起疾病的治疗方法，那么三阴三阳之标引起的疾病，又当如何治疗呢？

岐伯说：与本病相反的，就为标病。在治疗时不从本病着手，就获得了治标的方法。

黄帝道：怎样对六气中的偏胜之气进行观察呢？

岐伯说：这要趁六气到来的时候观察。清气大来，为燥气之胜，这时风木受病邪，就会引发肝病。热气大来，为火气之胜，这时燥金受邪，就会引发肺病。寒气大来，为水气之胜，这时火热受邪，就会引发心病。湿气大来，为土气之胜，这时寒水受邪，就会引发肾病。风气大来，为木气之胜，这时土湿受邪，就会引发脾病。这些都是感受胜气的病邪而生病的情况。如果正当岁气不足之年，那么邪气会更甚；假如主时之气不和也会

五邪致病

　　要明白五行气运的气数和法则，就必须先确定纪年的干支，再明确主岁之气，五行运行之数和六气的主从变化，才能掌握自然气运的规律。

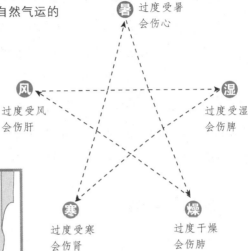

暑　过度受暑
　　会伤心

风　　　　　　　　湿
过度受风　　　　过度受湿
会伤肝　　　　　会伤脾

寒　　　　　　　燥
过度受寒　　　过度干燥
会伤肾　　　　会伤肺

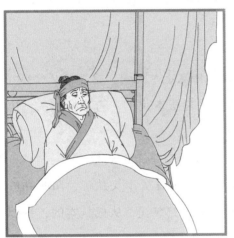

择时服药

服药与进食的顺序	根据药物择时进服
1. 胸膈以上的疾病，先进食后服药。 2. 胸腹以下的疾病，先服药后进食。 3. 如果病在四肢血脉，应早晨空腹服药。 4. 若病位在骨髓，可在晚上吃饱后服药。	1. 补肾药、行水利湿药和催吐药应在清晨服用。 2. 发汗解表药适宜中午服用。 3. 驱虫和泻下药宜在夜晚空腹服用。 4. 滋养阴血药应在夜晚 21~23 点服用。 5. 安神药应在临睡前服用。

使邪气更重；在月亮亏缺的时候，邪气也更严重。如果反复受到邪气的侵袭，病就很危险了。只要有了胜气，其后必定有复气来制约。

黄帝道：六气到来时的脉象是怎样的？

岐伯说：脉象呈现为弦，是厥阴之气到来的特征；脉象呈现为钩，是少阴之气到来的特征；脉象呈现为沉，是太阴之气到来的特征；脉象呈现为大而浮，是少阳之气到来的特征；脉象呈现为短而涩，是阳明之气到来的特征；脉象呈现为大而长，是太阳之气到来的特征。气至而脉象和缓为正常，气至而脉太盛的就为病态，气至而脉相反的为病态，气至而脉不至的为病态，气未至而脉已至的也是病态。如果遇到阴阳之气互换，脉象交错的情况，病就危重了。

六气的标和本

黄帝道：六气有标和本的区分，变化所从也不相同，这是为什么呢？

岐伯说：六气的所从分为三种情况，有从本化的，有从标本的，也有不从标本的。

黄帝道：请您详细讲解这个问题，我很希望全面了解。

岐伯说：少阳和太阴从本化，少阴和太阳既从本又从标，阳明和厥阴不从标本而从其中气。从本的是因为病邪生于本气。从标从本的，是因为病的发生有从本的，也有从标的。从中气的，是因为疾病化生于中气。

黄帝道：对于脉与病相同而实相反的情况，怎样诊断呢？

岐伯说：脉至与症状相一致，但按之不鼓动而无力的，就不是真正的阳病，各种阳证阳脉都是这样的情况。

黄帝道：各种阴证而相反的情况，其脉象怎样？

岐伯说：脉至与病证相一致，但按之却鼓指而强盛有力的，这就不是正阴病。

所以疾病的产生，有生于本气的，有生于标气的，有生于中气的。在治疗上有治其本气而治愈的，有治其标气而治愈的，有治其中气而治愈的，也有标气本气兼治而治愈的。有逆治而治好的，有从治而治好的。所谓逆治，是指逆病气，在治疗上实际为正治和顺治。所谓顺治，表面看起来好像顺病气，其实却是逆治。因此说，懂得标与本的理论，在临床治疗病证

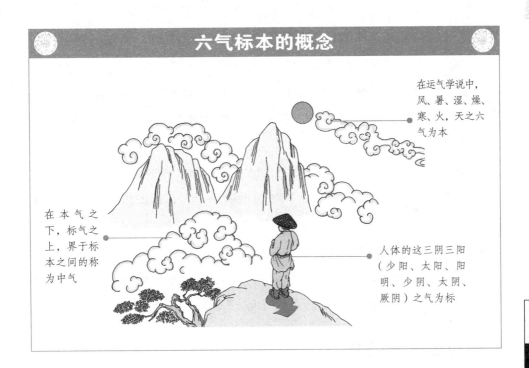

六气标本的概念

在运气学说中，风、暑、湿、燥、寒、火，天之六气为本

在本气之下，标气之上，界于标本之间的称为中气

人体的这三阴三阳（少阳、太阳、阳明、少阴、太阴、厥阴）之气为标

时，就能得心应手；掌握逆治顺治的原理，就能进行正确的治疗而不至于产生疑问。不知道这些道理，对正确的诊断就没有充分的发言权，相反还会扰乱正常的诊断和治疗。

所以《大要》上说：庸医沾沾自喜，自以为知道任何病证，但一结合实际，对于他认为是热证的情况，话还没说完，寒病的征象又开始显露出来。作为医生，一定要清楚虽然感染同一种邪气，却可以引起完全不同的证候。如果不明白这个道理，就必然对诊断的疾病迷惑不清，干扰正常治疗。标和本的理论，简明扼要且应用极广，从小可以知大，通过一个例子可以了解许多疾病的变化。所以理解了标与本，就容易掌握病情而不会产生误治的后果；观察疾病属于本还是属于标，就可以调和病气。明确懂得六气胜复的道理，就可以在养生、治疗方面为百姓做出示范，这就是掌握天地变化规律的根本目的和意义所在。

胜复二气的发作

黄帝道：胜气、复气的发生时间有早晚之分，其具体情况是怎样的？

岐伯说：胜气到来，人就生病；而当病气蓄积的时候，复气就开始萌发。复气的情况是这样的：它在胜气终了时才开始发作；复气的发生，如果正当其时令，其势会更盛。胜气有轻有重，复气有少有多；胜气平和，复气也就平和；胜气虚，复气也虚，这是自然变化的一般规律。

黄帝道：胜复二气的发作，有时并不正合时令，有的后于时令而至，这是什么原因？

岐伯说：这是由于六气的发生变化，都有盛衰的差异。寒暑、温凉、盛衰的作用，表现在春、夏、秋、冬的最后一个月，即四维月。所以阳气的发动，开始于温暖而盛于暑热；阴气的发动，开始于清凉而盛于寒冽，因而形成了四时气候的差异。所以《大要》上说：春天的温暖，发展为夏天的暑热；秋天的清肃，发展为冬天的凛冽。仔细观察四维月的变化，就可以了解阴阳之气盛衰开始与终止的时间，从而知道该年四季气候的变化。

四时变迁与脉象

黄帝道：四时气候的变迁，在时间间隔上有一定的规律吗？

岐伯说：大约三十天左右。

黄帝道：那么在脉象上有什么反映呢？

岐伯说：时差脉象，与正常的相同，只不过在诊断时，要将所差的时数减掉。《脉要》中说：当春脉没有沉象，夏脉没有弦象，秋脉没有数象，冬脉没有涩象时，这就叫作四时的生气闭塞。沉而太过的为病脉，弦而太过的为病脉，数而太过的为病脉，涩而太过的也为病脉；脉气乱而参差的为病脉，气已去而脉又出现的为病脉，气未去而脉先去的为病脉，气去而脉不去的为病脉。脉与气相反的就是死脉。所以说，四时之气相互联系，各有所守，各有所司，像权衡之器互相制约，缺一不可。阴阳之气，清静时就会生化安宁，扰动时人们就会产生疾病。

黄帝道：幽和明分别指什么？

岐伯说：太阴和少阴，两阴交尽，叫作幽；太阳和少阳，两阳之气相合，叫作明。幽明的交替配合形成了自然界气候的寒暑往来变迁。

黄帝道：分和至是指什么？

岐伯说：气来叫作至，气平分叫作分；气至之时其气是相同的，气分之时其气是不相同的。冬至、夏至、春分、秋分是区分天地阴阳之气盛衰的标准。

🔥六气变化的补泻之法

黄帝道：您提到，春秋之气，开始在前；冬夏之气，开始在后，我已经明白了。但是六气司天、在泉往复运动，主时之气变换无常，其补泻的方法如何？

岐伯说：根据司天、在泉所主的时令，应该随其所利而用补泻，考虑

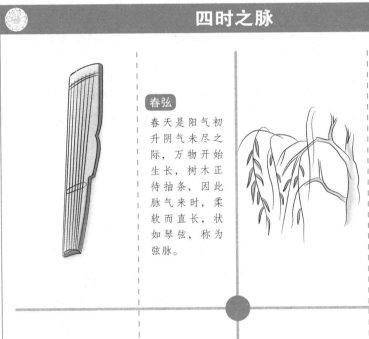

四时之脉

春弦

春天是阳气初升阴气未尽之际，万物开始生长，树木正待抽条，因此脉气来时，柔软而直长，状如琴弦，称为弦脉。

夏钩

夏天阳热之气亢盛，树木茂盛，枝叶如同向下弯曲的钩子，故脉气来时略快有力，去时略慢无力，称为钩脉。

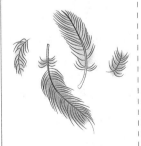

秋毛

秋天阳气乍衰，草木花叶将要枯萎脱落，只有枝条还单独存在，好像人体的毫毛一样，所以脉气来时，显得轻虚带有浮象，称为毛脉。

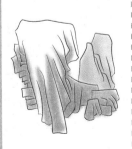

冬石

冬天阳气收敛，万物潜藏，好比水凝结为冰，如石块一样，故脉来沉伏，但应指有力，称为石脉。

适宜的药物就是治疗疾病的关键。左右间气的治疗方法与此相同。《大要》中说：少阳主岁，先用甘味药，后用咸味药；阳明主岁，先用辛味药，后用酸味药；太阳主岁，先用咸味药，后用苦味药；厥阴主岁，先用酸味药，后用辛味药；少阴主岁，先用甘味药，后用咸味药；太阴主岁，先用苦味药，后用甘味药。辅以有效的药物，资助其生化之气，就叫作得气。

黄帝道：各种疾病，都是由风、寒、暑、湿、燥、火六气引起的，医书里说，实证就应当采用泻法治疗，虚证就应当采用补法治疗。我把这些方法，教给医生，但他们运用后还不能达到完美的效果。我想把这些医学理论进行推广，并在医疗实践中收到卓越的成效，就好像鼓槌敲击到鼓上立刻发出声响，又像拔除肉中的刺、洗去衣物上的污浊那样立竿见影，让所有的医生都能达到工巧神圣的程度，您能给我谈一谈怎样才能达到吗？

岐伯说：要仔细观察疾病发展变化的内在规律，也就是疾病的机理，亦即"病机"。在治疗时不违背六气主时的原则，就可以达到这个目的了。

🔥 病机十九条

黄帝道：那么"病机"是指什么？

岐伯说：因风气所引起的颤动眩晕，都属于肝；因寒气所引起的筋脉拘急，都属于肾；因气病所引起的烦满郁闷，都属于肺；因湿气所引起的浮肿胀满，都属于脾；因热气所引起的视物不清、肢体抽搐，都属于火；疼痛、瘙痒、疮疡的情况，都属于心；厥逆、二便不通或失禁的情况，都属于下焦；喘逆呕吐的情况，都属于上焦；口噤不开、寒战、神志不安的情况，都属于火；痉病颈项强直的情况，都属于湿；气逆上冲的情况，都属于火；胀满腹大的情况，都属于热；躁动不安、发狂而举动失常的情况，都属于火；突然发生强直的症状，都属于风；病而有声（如肠鸣的情况），在脉诊时，叩之如鼓声的病证，都属于热；浮肿、疼痛、酸楚、惊骇不安的症状，都属于火；转筋挛急、排出的水液浑浊的症状，都属于热；排出的水液感觉清亮、寒冷的症状，都属于寒；呕吐酸水，或者突然急泄而有窘迫的感觉，都属于热。所以《大要》中说：要谨慎地注意病机，掌握各种症状的所属，要分析它出现的原因。对于应当出现而没有出现的症状，也要分析它没出现的原因；对于表现过盛的病证，要分析过盛的原因；对于表现虚弱的病证，要分析虚弱的原因。首先要了解五脏之气的偏盛偏衰，治疗时要根据病情疏通血气，使其调和畅达，从而恢复协调平衡的正常状态。

🔥 药物的阴阳与配制

黄帝道：药物的五味、阴阳各有什么作用？

岐伯说：辛、甘味的药性是发散的，属于阳；酸、苦味的药性是涌泄的，属于阴；咸味的药性也是涌泄的，属阴；淡味的药性是渗泄的，所以属于阳。这六种性味的药物，其作用有的是收敛，有的是发散；有的是缓和，有的是迅急；有的是干燥，有的是濡润；有的是柔软，有的是坚实，要根据它们的不同作用来使用，从而调理气机，使阴阳归于和谐平衡。

黄帝道：有些病用调气的方法不能治好，怎么解决呢？有毒的药和无毒的药，服用的顺序是怎样的，我想听听其中的秘诀。

岐伯说：不论使用有毒的药，还是使用无毒的药，要以能治病为准则，

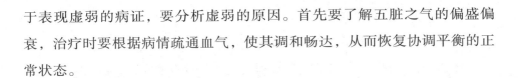

病机十九条

	症状	病机		症状	病机
1	风气引起的颤动眩晕	肝病变	11	寒冷、排出的水液清亮	寒证
2	寒气引起的筋脉拘急	肾病变	12	气逆上冲	火证
3	气病引起的烦满郁闷	肺病变	13	胀满腹大	热证
4	湿气引起的浮肿胀满	脾病变	14	躁动不安、发狂而举动失常	火证
5	疼痛、瘙痒、疮疡	心病变	15	浮肿、疼痛、酸楚、惊骇不安	火证
6	厥逆、二便不通	下焦病变	16	突然发生强直	风证
7	喘逆呕吐	上焦病变	17	肠鸣，叩之如鼓声	热证
8	视物不清、肢体抽搐	火证	18	转筋挛急、排出的水液浑浊	热证
9	口噤不开、神志不安	火证	19	呕吐酸水或突然急泄	热证
10	痉病颈项强直	湿证			

然后根据病情的轻重来规定剂量的大小。

黄帝道：请您讲述药方的配制原则吧。

岐伯说：君药一味，臣药二味，这是小方剂的组成法；君药一味，臣药三味，佐药五味，这是中等方剂的组成法；君药一味，臣药三味，佐药九味，这是大方剂的组成法。病属于寒的，要用热药；病属于热的，要用寒药。病轻的，就逆着病情来治疗；病重的，就顺着病情来治疗。病邪坚实的，就削弱它；病邪停留在体内的，就驱除它；因疲劳所致的病，就温养它；病属气血郁结的，就加以舒散；病邪滞留的，就进行攻击；病属枯燥的，就加以滋润；病属急剧的，就加以缓解；病属气血耗散的，就加以收敛；病属虚损的，就加以补益；病属安逸停滞的，要使其畅通；病属惊悸的，就要使其平静。无论是上升法、下降法、按摩法、汤浴法、迫邪外出法、截邪发作法、开导法还是发散法，都以适合病情为宜。

🔥 逆从正反治法

黄帝道：什么叫作逆从？

岐伯说：所谓逆，就是逆其病证而治疗，即正治法；所谓从，就是顺从病证而治疗，即反治法。至于顺从法治疗药物的用量，要根据病情来确定。

黄帝道：反治的情况是怎样的呢？

岐伯说：以热治热，服药宜凉；以寒治寒，服药宜温；补药治中满，攻药治下泄。这样做的目的，就是要从根本上制伏其主病。关于反治法，开始时药性与病情的寒热似乎相同，但是它所得的结果并不相同。使用这种疗法，可以用来破除积滞、消散坚块、调和气血，这样疾病就可以痊愈了。

黄帝道：即使六气调和，人们也难免不会生病，那么应当运用什么样的治疗方法呢？

岐伯说：有的采用逆治法，有的采用从治法，或者主药逆治而佐药从治，或者主药从治而佐药逆治，治疗的原理就是疏通气机，使之调和。

黄帝道：病有内外相互影响的，这时应当采用的治疗方法是什么？

岐伯说：病从内生而后至于外的，应先调治其内；病从外生而后至于内的，应先调治其外。病从内生，影响到外部而偏重于外部的，先调治内

药物的阴阳

药物的性质，一般靠它的性、味和升降浮沉来决定；而药物的气、味和升降沉浮，又都可以用阴阳来归纳。

就药性而言

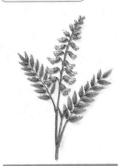

寒凉性药属阴，能清热泻火，减轻或消除肌体的热象，阳热证多用之。

常用寒性药——苦参

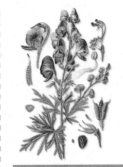

温热性药属阳，能散寒温里，减轻或消除肌体的寒象，阴寒证多用之。

常用热性药——附子

就气味而言

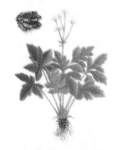

酸、苦、咸味药属阴；酸味能收敛，苦味能降、坚，咸味能软坚、泻下。

常用苦性药——黄连

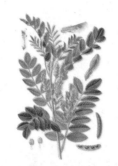

辛、甘、淡味药属阳；辛味能发散，甘味能滋补、缓急，淡味能渗泄。

常用甘味药——甘草

就药物功效而言

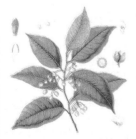

具有收敛、沉降功效的药，多有上升发散的特点，属阳。

常用收敛药——肉豆蔻

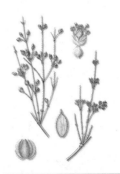

具有发散、升浮功效的药，多有收涩、泻下、重镇的特点，属阴。

常用发散药——麻黄

篇七十四 至真要大论篇

部，而后治其外部；病从外生，影响到内部而偏重于内部的，先调治外部，然后调治内部。既不从内，又不从外，内外没有联系的，只要治疗主要的病证就可以了。

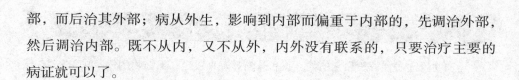 病之热寒与药之寒热

黄帝道：讲得相当不错！火热之气盛，反得恶寒发热，好像疟疾的症状，有时一天一发，有时间隔数天一发，这是什么原因？

岐伯说：这是胜复之气相遇的时候多少有所不同的缘故。阴气多而阳气少，发作的间隔天数就长；阳气多而阴气少，发作的间隔天数就少。这是胜气与复气相互逼迫，盛衰互为节制的道理。疟疾的情况也是如此。

黄帝道：医学论著中曾指出，治寒病用热性药，治热病用寒性药，医生不能违背这个原则而改变治疗方法。但是有些热病服寒性药而更热，有些寒病服热性药而更寒，不仅原来的寒热病没有除去，反而又引起新病，这种情况如何治疗呢？

岐伯说：用寒性药泻热而热不除的情况，它的本质是阴虚，应当用补阴的方法来治疗；用热性药散寒而寒不去的，它的本质是阳虚，应当用补阳的方法治疗。这是根据疾病的阴阳属性来进行治疗的原则。

黄帝道：讲得好极了。服用寒性药反而出现热象，服用热性药反而出现寒象，为什么呢？

岐伯说：没有抓住疾病的本质进行治疗，就会出现这样的情况，纯粹地治疗虚假的旺盛之气，所以引出了相反的结果。

黄帝说：有的并不是虚假旺盛之气，也有这种情况出现，那又是什么缘故呢？

岐伯说：您问得很全面啊！这是对药物及食物的五味使用不当造成的。五味入胃以后，各归其所属的脏器，酸味先入肝，苦味先入心，甘味先入脾，辛味先入肺，咸味先入肾，服用时间长了，便能增加各脏的正气，这是药物在人体内气化作用的一般规律。脏气增强过久就会偏胜，这便是引起死亡的原因。

黄帝道：方剂为什么会有君臣之别呢？

岐伯说：所谓君，就是主治疾病的药味；所谓臣，就是辅助君药的药

正治

　　正治，即采用与疾病性质相反的药物来治疗，是逆其病证性质而治，故又称逆治。适用于疾病的本质和现象相一致的病证。

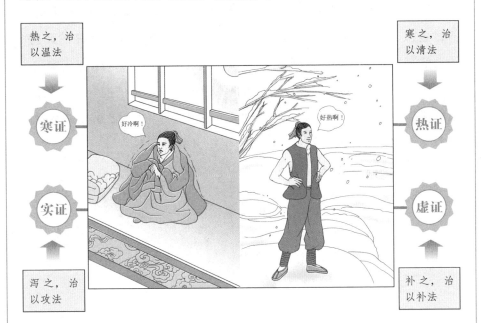

热之，治以温法 → 寒证

寒之，治以清法 → 热证

实证 ← 泻之，治以攻法

虚证 ← 补之，治以补法

好冷啊！

好热啊！

反治

　　用于疾病的临床表现与其本质不相一致情况的治法，采用的方法和药物与疾病的症状是相顺从的，又称为"从治"。

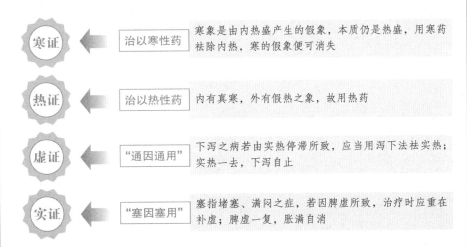

寒证 ← 治以寒性药　寒象是由内热盛产生的假象，本质仍是热盛，用寒药祛除内热，寒的假象便可消失

热证 ← 治以热性药　内有真寒，外有假热之象，故用热药

虚证 ← "通因通用"　下泻之病若由实热停滞所致，应当用泻下法祛实热；实热一去，下泻自止

实证 ← "塞因塞用"　塞指堵塞、满闷之症，若因脾虚所致，治疗时应重在补虚；脾虚一复，胀满自消

篇七十四 至真要大论篇

物；所谓使，则是供应臣药的药物，这和把药物分为上、中、下三品并不是一回事。

黄帝道：什么叫作三品？岐伯说：所谓三品，是用来说明药物有毒无毒及其功效的理论。

黄帝道：说得很对。疾病分为内部和外部，治疗方法是什么？

岐伯说：调治病气的方法，必须区分阴阳，确定其属于内部还是属于外部，各按其病之所在，在内的治其内，在外的治其外；病轻的调理它，病较重的平治它，病势盛的就攻夺它。有的采用发汗法，有的采用泻下法。总之，要依据病邪的寒、热、温、凉的各种不同属性，消退其所属的病情。应根据天时气候、人体体质、疾病性质，采用适宜的治疗方法。谨慎地遵守以上法则，就可以屡试不爽，使气血平正，健康长寿。

黄帝说：讲得非常好。

寒热证的常见症状

寒证

寒证指感受寒邪，阳虚阴盛，机体的机能活动衰减的证候。

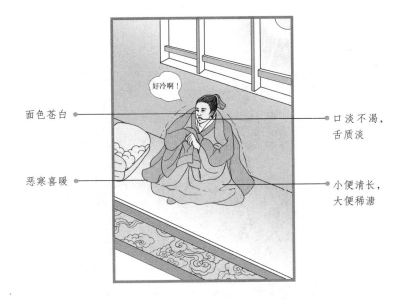

面色苍白

好冷啊！

口淡不渴，舌质淡

恶寒喜暖

小便清长，大便稀溏

热证

热证指感受热邪，阳盛阴衰，机体的机能活动亢进的证候。

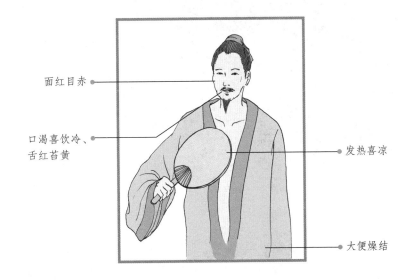

面红目赤

口渴喜饮冷、舌红苔黄

发热喜凉

大便燥结

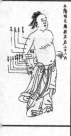

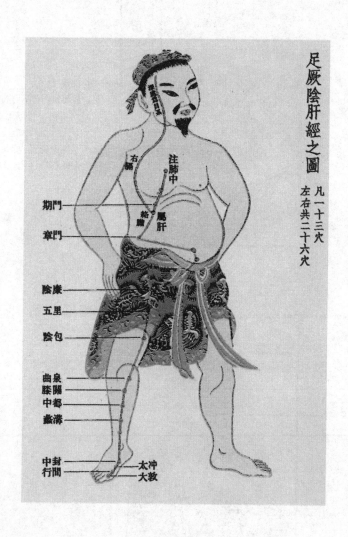

足厥陰肝經之圖

凡一十三穴
左右共二十六穴

注肺中

右膈

期門

絡膽 屬肝

章門

陰廉

五里

陰包

曲泉
膝關
中都
蠡溝

中封　　太冲
行間　　大敦

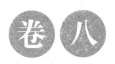

论 治

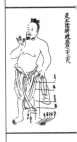

本卷延续"病能论"对疾病的治法观点，辩证论治，阐述了针对不同症候制定具体治疗方法的原则，强调人与外在环境的统一，"因时而宜""因地而宜"，重视人体的整体性，"因人施治"。同时，也点明了医者必须具备的素质与知识储备，以及医者常犯的过失。

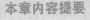

本章内容提要

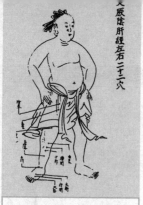

著至教论篇

本篇主要内容是黄帝授医于雷公，论述了医学上至真至确的道理，强调学习医学必须上通天文，下知地理，中晓人事；并指出三阳并至的发病情况及其对人的危害性。

医学理论的涉猎广泛

黄帝坐在明堂中，招来雷公问他说：您懂得医学治病的道理吗？

雷公回答说：我读过一些医学书籍，但不能全面理解；即使能理解一些，对于高深的医理也还是不能分辨清楚。有的虽然能进行一些浅显的分析，但还不能明白其形成的基本原理；有的虽然明白了其中的原理，但在临床上还不能广泛地运用。因此，我的医道，仅仅能够治疗同僚和百姓的疾病，还达不到给王侯治病的资格。我愿意听您讲授天地运动的法则，并结合四时阴阳和星辰日月运动变化的规律，阐明其中深刻精微的道理，从而使医术得以发扬光大，对后世影响更加深远。这种功德，完全是可以与神农、伏羲二皇的功德相媲美的。黄帝道：太好了！这些都是和阴阳、表里、上下、雌雄相互联系、相互呼应的道理，千万不要失传。医学理论涉及的范围非常广泛，医者必须上通天文、下晓地理、中知人事。只有包含了这许多方面知识的医学理论才可以长久留存，才能够使人们受到教益，而不致产生疑惑。把这些医学理论写成书籍，传之后世，可以成为宝贵的文献。

雷公说：请您传授这些医学原理，以便我进一步诵读、理解。

黄帝道：你没有听过《阴阳传》这部书吗？

雷公说：没有。黄帝道：三阳的经脉之气护卫着人身体的表层，它的功能相当于天上的阳气；如果上下经脉的运行失常，就会使体内和体外的邪气相合而生病，并使人体阴阳过盛危害身体。

医理的传授

借黄帝对雷公讲解医理学习的过程，本篇阐述了学医的必备方法是：诵读、理解、别析、明了、彰显五大方法和步骤，同时又必须具备诸如元气、阴阳、三才、四时、五行、六合等众多哲学思想的多维协和理念，以作为指导治学的底蕴。

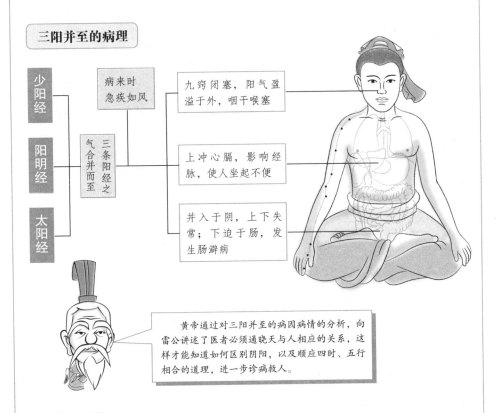

三阳并至的病理

- 少阳经
- 阳明经
- 太阳经

病来时急疾如风

三条阳经之气合并而至

九窍闭塞，阳气盈溢于外，咽干喉塞

上冲心膈，影响经脉，使人坐起不便

并入于阴，上下失常；下迫于肠，发生肠澼病

黄帝通过对三阳并至的病因病情的分析，向雷公讲述了医者必须通晓天与人相应的关系，这样才能知道如何区别阴阳，以及顺应四时、五行相合的道理，进一步诊病救人。

医易同源

中医的理论基础与中国古代的哲学思想是相通的，"医易同源"就是对这种相通性的一种客观认识。中医的理论经典《黄帝内经》充分吸取了《易经》的精华，并创造性地把它和医学相结合，使中医成为一门具有很高哲理水平的自然科学。

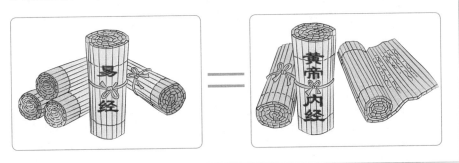

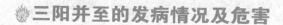

三阳并至的发病情况及危害

雷公说：三阳之气并至，不可阻挡，请问这是什么道理？

黄帝道：三阳独至，实际上是指少阳经、阳明经、太阳经三条阳经之气合并而至，其势来时如急风骤雨，侵犯到人体上部，就发生头顶疾病，侵犯到下部就为二便失禁的病证。它所引起的疾病，在外没有看到明显的征象，在内没有什么规律可循。其病变不符合一般规律，所以诊断就无法确定其病属上属下，应依据《阴阳传》加以理解识别。

雷公说：对于这类病，我极少能够治愈，请您阐明其中的道理，以解除我的疑惑。

黄帝道：三阳是至盛之阳，积聚到一起，就会引发令人惊骇的病变，病起时如风一样迅速，如霹雳一样猛烈，九窍都为之闭塞，阳气盈溢于外，因而就咽干喉塞。如果并入于阴，就会上下失常，下迫于肠，发生肠澼病。如果过盛的三阳之气上冲到心膈，影响经脉，就会使人坐下而不能站立，躺下才觉得全身舒服，这就是三阳积并的病证。想要通晓天与人相应的关系，就要知道如何区别阴阳，以及向上顺应四时，向下与五行相配合的道理。

雷公说：这些道理，即使您讲得十分详尽，我都不一定能全部理解，更何况您委婉地讲，我就更不能领会了。让我站起来聆听您的教诲，以便清醒深刻领悟其中精妙的道理。

黄帝道：你接受了老师的传授，却没有领会其精神实质，因此对老师所教的内容还存在疑惑。现在，我告诉你这些深刻道理的关键之处吧。如果病邪侵入五脏，筋骨就会日渐消耗。对于这样的基本道理都不能明白，不能领会，那世上的医学理论可真要失传了。例如肾脉即将断绝时，病人表现为整天心中郁闷，早晚的情况更严重，总想在安静的地方待着，不想出门，也没有精神应酬交往。

图解黄帝内经·素问

示从容论篇

本篇指出医生在诊断疾病时，应当遵循法则，从容不迫地分析病证，并阐述了肝虚、肾虚、脾虚的脉象及脾病、肾病的病例。

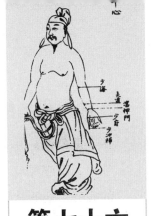

篇七十六

取象比类

黄帝安闲地坐着休息，招来雷公问他说：你学习医术，诵读过医书，还能博览群书，掌握了取象比类的方法，可以说把医学原理融会贯通了。那么，就对我谈谈你个人的心得吧。例如五脏、六腑、胆、胃、大小肠、脾、胞、膀胱、脑髓、涕、唾、哭泣、悲哀及水液的运行，这些都是人体所赖以生存的，也是在治疗时容易产生错误的，所以你一定要弄清楚这些道理，诊断、治疗疾病时才不会出差错，否则就会遭到世人的埋怨。雷公说：我读了《脉经》上下篇的许多内容，但在取象比类、诊治疾病上，还不能做到完全正确，怎么谈得上是完全明白呢？

黄帝道：那请你在《脉经》上下篇之外，根据你所掌握的理论知识，试着描述有关五脏的病变、六腑的不和、针刺砭石的不良反应、药物的适宜、汤液的滋味等，要叙说得详尽一些；你可以把自己所不了解的问题提出来，我也会认真地回答你。雷公说：肝虚，肾虚，脾虚，都能够使人身体沉重，心情烦闷，我曾经运用药物、刺灸、砭石、汤液进行治疗，可是有的病能够治愈，有的却没有明显的效果，希望听听您对这个问题的解释。

黄帝道：你的年纪这样大，怎么还提出这样幼稚肤浅的问题呢？如此看来，我前面所提的问题，也可能不太恰当了。我问你有关深奥的医理，可你只是引用《脉经》上下篇的话来回答，这是为什么呢？关于脾脉虚浮如同肺脉，肾脉小浮像脾脉，肝脉急沉而散类似肾脉，这些都是一般医生常常容易搞错的。但如果能够从容沉着、细致地分析诊察，还是可以一一辨别清楚的。脾脏属土，肾脏属水，肝脏属木，并且彼此部位很接近，都位于横膈膜以下，连小孩子都知道的事情，你为什么还要问呢？

取象比类的诊病方法

雷公说：有一个病人的症状表现为头痛、筋脉拘挛、骨节沉重、虚弱气短、呕哕嗳气、腹部胀满、时常惊恐、不想睡觉，这是哪一个脏器产生的病变？他的脉象是浮而弦，按之坚硬如石，我不知道这种脉象如何解释，所以提出肝、脾、肾的问题，就是为了知道怎样进行类比区别。黄帝道：类比区别就是在诊病时需要深入细密地分析。一般来说，对于年纪大的病人，应从六腑去探求；对于年少的病人，应从经络去探求；对于壮年的病人，应从五脏去探求。现在你只用三脏之脉进行说明，自然就错了。自然界的病邪侵入人体，郁结滞留不去，化而为热损伤五脏的阴精；病邪在体内流传，就会引起各种病理变化。脉浮而弦，说明是肾气不足；重按而石坚，为肾中阳气不足，阴气滞留的表现；虚弱气短，说明水液和气通行的道路不畅，以致形气消散；咳嗽烦闷，则是肾气上逆的缘故。因此说，针对这个病人的症状，其病变在肾脏，如果认为肝、脾、肾三脏都有病，那是不符合医学原理和临床实践的。

雷公说：有一个病人的症状为四肢怠惰无力，喘息咳嗽，便血。我认为是肺脏之气受伤，可是切其脉浮大而虚，我不敢贸然治疗。但有草率的医生用砭石治疗，病人出血更多，待血止后，却全身立感轻快，这是什么病呢？黄帝道：你所能治疗的和所知道的病，已经很多了，可是就此病来说，错误在你。鸿雁平时飞得很低，可有时也会飞到高空。至于那个医生能治愈此病，不过是碰巧罢了。高明医生治病，一定要遵循基本的法度，引物比类，通过思考分析，灵活地加以运用。察上而知下，不必拘守经脉；病人的脉象是浮大而虚，为脾气注胃，以致津液独归于阳；二火制不住三水，所以经脉就乱而无常。四肢懈惰无力，是脾精不能输布的关系。喘息咳嗽，是水气并走阳明所引起。大便出血，是因脉气并急，血不畅行而旁溢的缘故。所以脾脏受伤和肺脏受伤不是类似的病变。不能明确这个道理，就如同要规划天空的形状，寻找大地的边际一样，从而颠倒是非，混淆黑白。你诊断的错误，也是我的过错。我以为你已经知道了，所以没告诉你，没有使你懂得引物比类或者说灵活运用这一法则，而这正是诊断方法的精髓，是至深精华的理论啊！

中医取象比类的类比方法

取象比类的定义

取自然界的一些现象、生动的物象和社会现象以类比于人体，从而解释生理、病理、药理等的一种思维、运用方法。同类事物之间具有较多的共性，可根据相似之象，由一物具有某种属性推知另一物也具有这一属性，此即为"取象比类"。

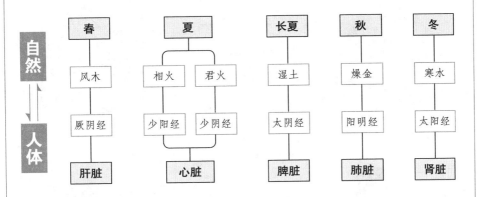

取象比类的渊源——《周易》

《周易》卦辞、爻辞是中医取象比类的渊源，特点在于虽包罗万象，却系统归类，故可触类旁通，举一反三。每一爻、每一卦皆可代入许多事物，亦即每一个卦，都代表一个范畴；每条爻都代表一个公式，都包含一个原则。

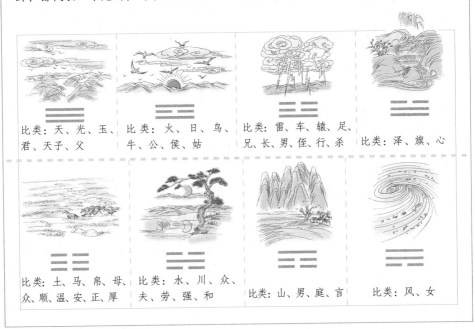

比类：天、光、玉、君、天子、父

比类：火、日、鸟、牛、公、侯、姑

比类：雷、车、辕、足、兄、长、男、侄、行、杀

比类：泽、旗、心

比类：土、马、帛、母、众、顺、温、安、正、厚

比类：水、川、众、夫、劳、强、和

比类：山、男、庭、言

比类：风、女

病象

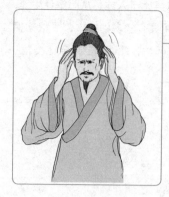

头痛、筋脉拘挛，似肝病

骨节沉重、虚弱气短，似肾病

脉象浮而弦，似肝病

按之坚硬如石，似肾病

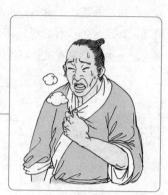

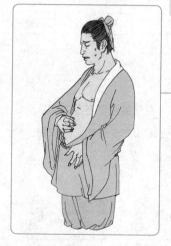

呕哕嗳气、腹部胀满，似脾病

时常惊恐、不想睡觉，似肝病

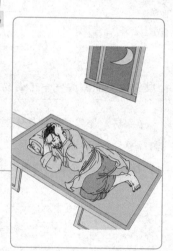

真谬的比类诊断

诊断的病理在于：年长者探求六腑，年少者探求经络，青壮者探求五脏。而雷公只用三脏之脉进行说明，自然就错了。

脉浮而弦，是肾气不足

重按而石坚，是肾中阳气不足，阴气滞留

虚弱气短，说明水液和气通行的道路不畅，以致形气消散

咳嗽烦闷，则是肾气上逆之故

病变在肾脏

图解黄帝内经·素问

疏五过论篇

本篇论述了医生在诊治上的五种过失，强调在诊治疾病时必须结合四时阴阳变化、病人生活环境、病人身体状况等多方面因素，进行综合分析。

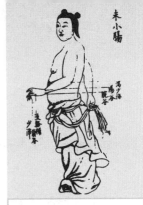

篇七十七

诊病五过

黄帝道：啊！医学理论真是太深奥了！研究医学的理论既像探视深渊，又像仰看空中的浮云。深渊还可以测量，飘游不定的浮云却无法知道它的边际。圣人的医术，是百姓的典范，但研讨诊断疾病，必然有一定的法则。只有遵守这些医学上的常规和法则，才能给百姓造福。所以在医学上有"五过"与"四德"，你知道吗？

雷公离开座位再拜说：我愚钝无知，不曾听过有关"五过"与"四德"的事情，只能在疾病的类型和名称上进行比较区别。如果只是空洞地引用医书论述，则心中茫然无底，不知怎样回答。

黄帝道：一般来说，在诊病之前，必须询问病人有关的生活情况，是不是以前高贵而后来变得卑贱。如果是这样，那么虽然受外邪，疾病也会由内而生，这种病称为"脱营"。如果是先富裕后贫困而引发的疾病，就称为"失精"。这两种病都是源于情志不舒，气血郁结，逐渐积累形成的。当医生诊病时，因病的部位不在脏腑，躯体形态也没有变化，所以会产生疑惑，不知道是什么病。但病人的身体日渐消瘦，精气虚耗；等到病情加重，就阳气消散，怕冷且时常惊恐不安。病情日益严重的原因是病人情志抑郁，外耗卫气，内夺营气。医生一时疏忽，不注意了解病情就随意治疗，这是诊治上的第一种过错。

在诊察病人时，一定要问他饮食起居的情况，精神上有没有突然的欢乐、突然的痛苦，或者先欢乐后痛苦的情况，这些都能损伤精气，使精气衰竭，形体败坏。暴怒会损伤阴气，大喜会损伤阳气。伤害了阴气、阳气，厥逆之气会上行，使经脉胀满，形体消瘦。愚医诊治这些疾病时，不知道用补法还是用泻法，也不清楚病情，从而使病人五脏的精气日渐耗损，而邪气增加，这是诊治上的第二种过错。

善于诊脉的医生，一定能够先比较分析脏腑气脉的正常与否，所以能从容细致地掌握病情。作为医生，如果不懂得这个道理，那么这种诊法就不值得提倡。这是诊治上的第三种过错。

诊病时，对于病人的贵贱、贫富、苦乐三种情况，必须先问清楚。如果原来是高官权贵，突然失去权势，虽然没有外邪侵袭，精神上也会受伤，身体就一定会衰败，甚至死亡。如果富有的人后来贫穷了，虽然没被外邪所伤，也会出现皮毛枯焦、筋脉拘挛，甚至两腿拘挛软弱而不能行走的症状。针对这类病人，医生若不认真劝导，不能改变患者的精神状态，而只是按照病人的表象，敷衍诊治，就会混乱而违背治病的一般原则，病不能治好，也就谈不上什么疗效了。这是诊治上的第四种过错。

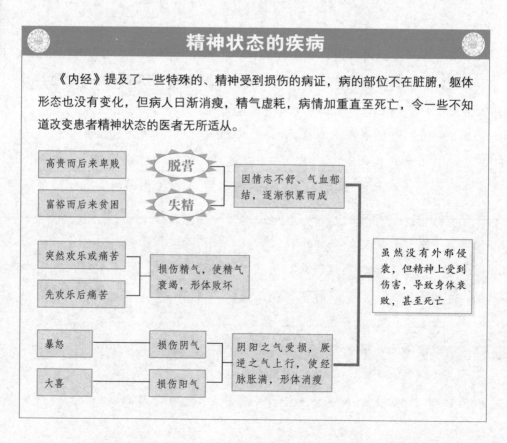

精神状态的疾病

《内经》提及了一些特殊的、精神受到损伤的病证，病的部位不在脏腑，躯体形态也没有变化，但病人日渐消瘦，精气虚耗，病情加重直至死亡，令一些不知道改变患者精神状态的医者无所适从。

| 高贵而后来卑贱 | 脱营 | 因情志不舒、气血郁结，逐渐积累而成 |
| 富裕而后来贫困 | 失精 | |

虽然没有外邪侵袭，但精神上受到伤害，导致身体衰败，甚至死亡

| 突然欢乐或痛苦 | 损伤精气，使精气衰竭，形体败坏 |
| 先欢乐后痛苦 | |

| 暴怒 | 损伤阴气 | 阴阳之气受损，厥逆之气上行，使经脉胀满，形体消瘦 |
| 大喜 | 损伤阳气 | |

对于诊治疾病，必须了解发病的整个过程，同时还要做到察本而能知末。在切脉问症的时候，应考虑到男女性别的不同，以及生离死别、情怀郁结、忧愁恐惧喜怒等因素，这些都能引起五脏空虚、血气难以持守。如果医生连这些都不懂得，就没什么医术可言！例如，有富有的病人，失去财富，身心大伤，以致筋脉断绝，身体虽能行动，但津液不能滋生润泽，所以形体衰败，血气内结，伤迫阳神，日久积脓，发生寒热。草率的医生治疗时，就急取阴阳经脉进行针刺，结果造成病人的身体日见消瘦，行动不便，四肢拘挛转筋，离死期已经不远了。而那种自己都不能明辨，又不询问发病原因的医生，只能说出患者的死期，这也是庸医。这是诊治上的第五种过错。

以上所说的五种过错，原因都在于不精通所学的医术，又不懂得贵贱、贫富、苦乐等人情事理。因此说，高明的医生诊治疾病，必须知道天地阴阳、四时经络、五脏六腑的相互关系，经脉的阴阳、表里，刺灸、砭石、药物所能治疗的主要病证；根据人事的变迁，掌握诊治的常规。人的贵贱贫富、品质修养各有不同，问明年龄的大小，分析个性的勇怯，再审察疾病的所在部位，就可以知道患病的根本原因；然后参照八正的时节、九候的脉象，诊治疾病才能奏效。

治病的途径，应当首先从内气的营卫运行来探求正邪变化的原因。假如不能找到原因，那么过失就在于对表里关系的认识了。治疗时，应该以正气作为依据，不要弄错取穴的法则。如果能按一定的准则进行诊治，就很少出现差错。倘若不知取穴的理法，妄施刺灸，就会使五脏郁热，六腑形成痈疡病。诊病不能审慎，就会违背常规。谨守常规来治疗，遵循《上经》《下经》中的有关理论，推断疾病发生在阴还是在阳，并通过观察鼻部及面部的色泽变化来辨明五脏的病变，仔细研究疾病的全过程，才可能在治疗上得心应手，畅行天下。

诊病之过与八正九候

黄帝通过分析一些学医不精的医生在诊治七情导致的疾病时，所犯的五种过失，总结出治病所应遵循的规律、原则，即要知道天地阴阳、四时经络、五脏六腑的关系，明白左右表里、针灸砭石、药物所主之病证，并根据人事七情的变化，掌握诊治的规律。

诊病中的五种过失

一过	不知病人是因为失去富贵情绪低下忧愁致病
二过	不知病人是因为饮食起居不当、暴喜暴怒而致病
三过	不知类比，不能区分脏腑脉气的正常与否
四过	不知病人是因为贵贱、贫富、苦乐导致精神内伤而致病
五过	不了解病人发病的始终、本末，而只能说出死期

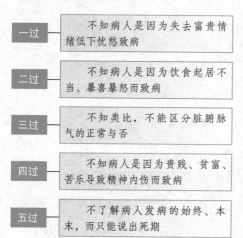
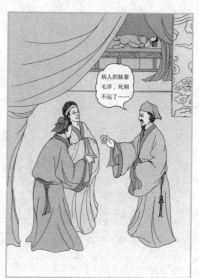

病人的脉象毛浮，死期不远了……

八正九候

针对医者常犯的五种过失，黄帝提出了"八正九候"的诊治方法，即区分品性、性别、年龄大小、勇怯的不同，知道病的本末始终，察知三部九候的脉象等，再根据病人的情况调理阴阳平衡。

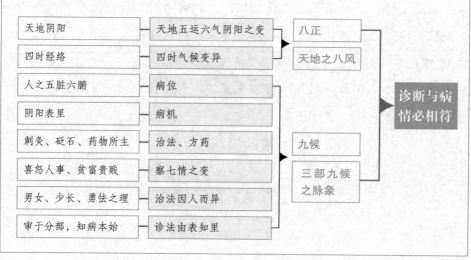

天地阴阳	天地五运六气阴阳之变	八正
四时经络	四时气候变异	天地之八风
人之五脏六腑	病位	
阴阳表里	病机	诊断与病情必相符
刺灸、砭石、药物所主	治法、方药	
喜怒人事、贫富贵贱	察七情之变	九候
男女、少长、勇怯之理	治法因人而异	三部九候之脉象
审于分部，知病本始	诊法由表知里	

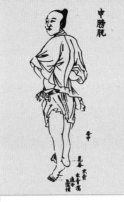

征四失论篇

本篇论述了医生在诊治疾病过程中的四种过失，并分析了这些过失产生的原因。

诊治四失

黄帝坐在明堂内，雷公在一旁侍候。黄帝道：你读医书和从事医生行业已经很久了，请试着谈谈你对治病成败得失的看法。怎样才能成功？失败的原因是什么？雷公回答说：在我学习医学和治疗疾病的过程中，大家都说遵循医经上的理论和先师传授的技术，就可以达到十全十美的疗效，我也正是这样做的，却仍然难免有失误，这是为什么呢？

黄帝道：你是因为年轻知识不够全面，还是对阴阳离合的学说无法融会贯通呢？人体的十二经脉、三百六十五络脉，是人人都知道的，也是医生们所经常遵循应用的。你之所以不能取得十全的疗效，是由于精神不集中，思想上不加分析，又不能参照色脉，因此经常产生疑问和失误。在诊治时不懂得阴阳逆从的道理，这是治疗的一个过失。

从师学习尚未学成，学术未精，妄自使用旁门杂术，把荒谬的东西当作真理，巧立名目，好大喜功，乱用砭石，就会损害病人身体。这是治疗的第二个过失。

不了解贫富贵贱的治法区别及水土气候、居住环境等对人体的影响，不能区别病人形体的强弱，不能用对比异同的方法进行分析，就会造成头脑混乱，不能有清醒的认识。这是治疗的第三个过失。

诊治疾病时，不问明疾病发作的原因，究竟是精神因素的刺激引起的，还是饮食不当造成的，或者是生活起居没有规律造成的，在这样的情况下，贸然去诊治，怎么能做出正确的判断呢，只好信口胡言。这种因粗心大意而陷于困境，是治疗的第四个过失。

世间的医生，有的说起话来，可以夸大到千里之外，却不明白尺部诊法和寸部诊法；诊治疾病，也不考虑人事方面。关于诊治之道，必定要以从容镇静为原则，只知道诊察寸口脉的办法，不能精确地诊治五脏之脉，就不会知道百病起因；遇到医疗失误，开始自怨所学不精，继而归罪于老师传授得不好。所以治病如果不能依据医理，就开业行医，炫耀于市，只能是胡乱治疗。偶有治愈的，就夸耀己功。唉！医学是奥妙高深的，有谁能尽知其中的道理！医学理论的广博和深奥，就好像天地之大不可度量，四海之深难以探测。如果不明白这个道理，即使得到了老师的英明教导，也是位糊涂的医生。

医者四失

黄帝通过分析医者自身在治疗过程中的四种过失，指出当世众多医者不明白脉之术，不知道诊断以安定为贵的原则，不知道五脏的病脉、百病的起因，自怨而至抱怨老师所教，胡乱治疗，偶有治愈就得意等种种不足。

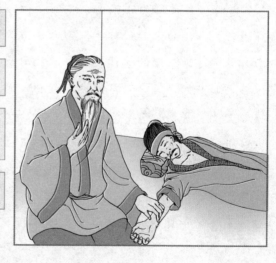

一失	调和阴阳平衡不知道用逆法还是从法，一时诊断不明
二失	乱用诸家学说，杂以自立病名，乱用针灸砭石
三失	不了解病家环境，不能辨别病人的勇怯，不知类比，而导致诊断紊乱
四失	不进行问诊，不知本末始终，而迷信切诊

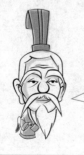

通过《疏五过论》《征四失论》两篇，可以看出，古人特别强调医者的诊治态度和品德。

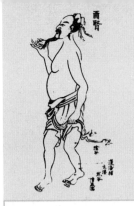

阴阳类论篇

本篇用阴阳类比的方法论述了三阴三阳的含义、作用、脉象、病证等内容，故名为"阴阳类论"。

🌸 三阴与三阳

立春的这天，黄帝安然而坐，观看着天下八方的远景，察看八风所至的动态，一边对雷公说：按照阴阳的分析方法和关于经脉的理论，以及五脏主时的规律，你认为哪一脏最重要？雷公回答说：春季属甲、乙木，其色青，在五脏中主肝，肝木之气旺于春季七十二日，也是肝脉当令的时候，我认为肝脏是最重要的。

黄帝道：如果按照上下经阴阳对比分析的理论来分析，你认为最重要的，实际上却是最次要的。

雷公斋戒了七天，早晨又侍坐在黄帝身边。黄帝道：在人体中，三阳为"经"，二阳为"维"，一阳为"游部"，从这里可了解五脏之气的运行终始。三阴为"表"，二阴为"里"，一阴是阴气的最终，也是阳气的开始，就像月亮朔晦交接由暗变明一样。人体阴阳经脉的循环交接是有一定规律和次序的，与消长变化的自然界阴阳之气的规律是相符合的。雷公说：我还是没有明白其中的含义。

黄帝道：所谓"三阳"，就是以太阳为经。如果其脉至于手太阴寸口，呈现出弦浮不沉的脉象，就要用四时的规律来分析，并用心体察，再依据阴阳的理论来确定诊断。"二阳"就是阳明经。如果其脉至于手太阴寸口，呈现出弦而沉急的脉象且没有鼓动之象，说明热邪耗伤津液，这种病有死亡的危险。"一阳"就是少阳，其脉至于手太阴寸口，上连人迎。如见弦急悬而不绝，这是少阳经的病脉；如果只看见有阴而没有阳的脉象，便是有死亡征兆的脉象。

"三阴"就是指手太阴肺经，这是六经的主宰。其气往来交会于寸口，脉象沉伏，鼓动不浮，上连心部之脉。"二阴"是少阴，其脉到达肺，其气归于膀胱，外与脾胃相连。"一阴"之气如独至于太阴寸口，这时经气已绝，所以脉气浮而不能鼓动，脉象如钩而滑。以上六种脉象，忽阴忽阳，互相交错，连属在一起，与五脏交错贯通，与阴阳相应合。一般来说，出现这种脉象，先见于寸口的为主，后见于寸口的为次。

雷公说：我已经完全理解您所阐述的内容了。以前您传授给我的经脉之学和我自己诵读到的从容诊治法则，与您今天所讲的都是一致的，但我还是不了解其中阴阳雌雄的含义。

黄帝道：三阳为六经之首，相当于尊贵的父亲；二阳的作用好像是一个护卫；一阳相当于枢纽。三阴就像母亲，输送精华，荣养全身；二

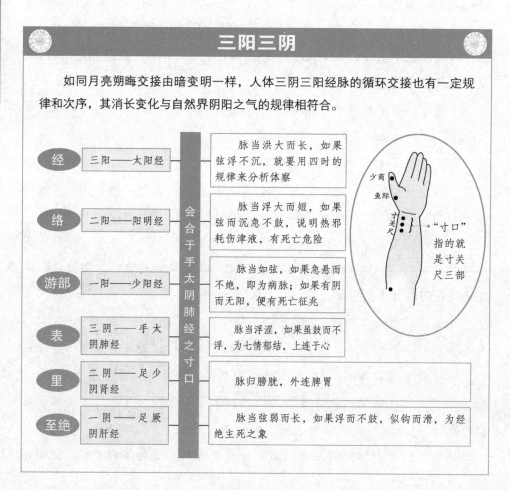

三阳三阴

如同月亮朔晦交接由暗变明一样，人体三阴三阳经脉的循环交接也有一定规律和次序，其消长变化与自然界阴阳之气的规律相符合。

			脉象
经	三阳——太阳经		脉当洪大而长，如果弦浮不沉，就要用四时的规律来分析体察
络	二阳——阳明经	会合于手太阴肺经之寸口	脉当浮大而短，如果弦而沉急不鼓，说明热邪耗伤津液，有死亡危险
游部	一阳——少阳经		脉当如弦，如果急悬而不绝，即为病脉；如果有阴而无阳，便有死亡征兆
表	三阴——手太阴肺经		脉当浮涩，如果虽鼓而不浮，为七情郁结，上连于心
里	二阴——足少阴肾经		脉归膀胱，外连脾胃
至绝	一阴——足厥阴肝经		脉当弦弱而长，如果浮而不鼓，似钩而滑，为经绝主死之象

"寸口"指的就是寸关尺三部

少商
鱼际
寸关尺

阴像雌性那样内守；一阴为阴尽阳生处，其作用就像一个使者，使阴阳相互流通。

二阳一阴是阳明主病。二阳不胜一阴，阳明脉软而动，九窍之气就要沉滞而不通利。三阳一阴为病，表现为太阳脉胜，一阴之气不能抑制寒水，因而内乱五脏，在外表现为惊骇。二阴二阳的病在肺。少阴脉沉，少阴之气偏盛，肺伤脾，在外伤及四肢。二阴二阳交互为患，其病变在肾。它表现的症状是随意骂人，癫疾狂乱。二阴一阳，其病变出现在肾，阴气上逆心胞，下控小腹膀胱，以致闭塞不通，四肢就像分开一样。一阴一阳发病，其脉代绝，这是厥阴之气上至于心所发生的病变，或者在上部，或者在下部，没有固定的位置，饮食无味，二便失控，咽喉干燥，其病在脾。二阳三阴为病，至阴脾脏也在内，阴气不能超越阳气，阳气也不能约束阴气，当阴阳互相隔绝时，阳浮于外时就会内成血瘕，阴沉于里时就会外部出现脓烂。如果阴阳之气都盛壮，那么病变就趋向于下，在男子则阳道生病，女子则阴器生病。上配合天，下配合地，必须运用阴阳理论，诊断患者死生之期，还要参照一年之中的四季阴阳消长。

🌸疾病大限的死亡日期

雷公说：您能谈一谈疾病大限的死亡日期吗？

黄帝没有回答。雷公又问了一次，黄帝才说道：古医经里对此有说明。

雷公又说：如果疾病在极短的时间内就会致人死亡，请教您，我们怎样才能知道呢？黄帝道：冬季三月的病，如果脉象属于阳盛，到春季正月而脉有死的征象，病人就会死在春天。冬季三月的病，按照道理来讲，势已将尽，草和柳叶都枯死了，阴阳之气都绝，所以死期就在正月。春季三月的病，也叫作"阳杀"。阴阳之气都绝，死期在秋天草枯的时候。夏季三月的病，如果没有治愈而又与至阴相交会的，那么死期不超过十天；如果脉见阴阳交错的，那么死期当在初冬结冰的时候。秋季三月的病，如果三阳都见起色，不治疗也会自己痊愈；如果阴阳交互而发病，就会出现只能站立而不能坐下的症状；如果三阳脉并至，只有阳而没有阴，那么死期当在冰冻如坚石的时候；二阴脉并至，只有阴而无阳，死期当在夏天雨季。

四时病死之期

　　人体之三阴三阳，上与天之厥阴风木、少阴君火等六气相合，下与地之阴阳相合。所以，六经的病脉也随着六气变化所产生的四季寒暑变迁而改变。因此，结合节令气候特征来观察脉象变化，可作为推断疾病死期的依据。

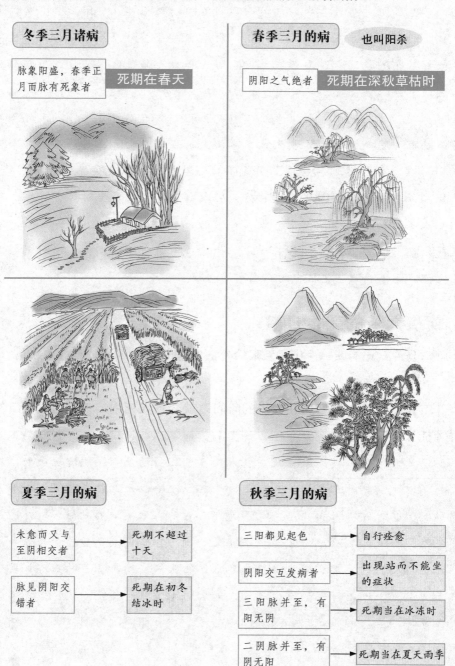

冬季三月诸病

脉象阳盛，春季正月而脉有死象者	死期在春天

春季三月的病　　也叫阳杀

阴阳之气绝者	死期在深秋草枯时

夏季三月的病

未愈而又与至阴相交者	→	死期不超过十天
脉见阴阳交错者	→	死期在初冬结冰时

秋季三月的病

三阳都见起色	→	自行痊愈
阴阳交互发病者	→	出现站而不能坐的症状
三阳脉并至，有阳无阴	→	死期当在冰冻时
二阴脉并至，有阴无阳	→	死期当在夏天雨季

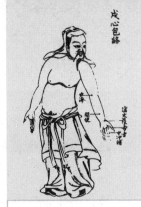

方盛衰论篇

本篇采用比较的方法论述了阴阳气的多少，厥证的产生原因，梦的形成，以及全面诊断的重要意义。

篇八十

🔥 气之阴阳从逆

雷公请教道：气的盛衰，什么是逆，什么是顺呢？黄帝答道：阳气从左而右，阴气从右而左；老年之气从上而下，少年之气从下而上。所以阳归春夏则为顺、为生，阳归秋冬则为逆、为死。反之，阴归春夏则为逆、为死，阴归秋冬则为顺、为生。所以不管气的盛衰，只要不顺就都会成为厥证。

雷公又问道：气有余也能形成厥证吗？黄帝答道：阳气一直上行而不下，那么足部会厥冷到膝。如果是年少的人，在秋冬出现这样的症状就会死，但是，年老的人在秋冬可以幸免。阳气上而不下，会发展成为头痛或巅顶疾患。这种厥证，把它归为阳类，又找不出阳热；把它归为阴类，却辨不清阴寒，五脏部分又隔得远，没有显著特征可作为验证。病人好像置身旷野，又像独居空室，视物不清，看不见，听不到。其病势已奄奄一息，生命的期限不会超过一天了。

🔥 气虚之梦

气虚弱的厥病，病人多出现荒诞的梦，严重的甚至产生神志迷乱的现象。三阳脉气悬绝，三阴脉气细微，这都是少气形成厥病的脉象。

肺气虚弱的病人，会梦见白色的东西，或者梦见有人被杀流血、血肉狼藉的场面；当金旺的时候，就会梦见战争。肾气虚弱的病人会梦见船翻淹死人；当水旺的时候，就会梦见自己潜伏在水里，似乎遇见了很让人恐惧的事。肝气虚弱的病人会梦见香菌草木；当木旺的时候，就会梦见伏在树下不敢起来。心气虚弱的病人会梦见救火和看到雷电；当火旺的时候，就会梦见大火焚烧。脾气虚弱的病人会梦见饮食不足；在其当旺的时候，就会梦见筑墙盖房。这些都是五脏气虚，六腑的阳气有余，五脏的阴气不足，阴虚阳亢，所以才会出现魂梦纷乱的现象。应结合五脏病变可能出现的其他症状来调理病人的阴阳，这在《经脉》篇中有详细的论述。

🔥 全面诊断

　　诊法中用来衡量病人的情况有五种度法，那就是脉度、脏度、肉度、筋度、腧度。如果将五者再分为阴阳则为十度，那么对病情就可以得到全面了解。脉息之动本来没有一定规律，有的偏阴，有的偏阳，有的搏动并

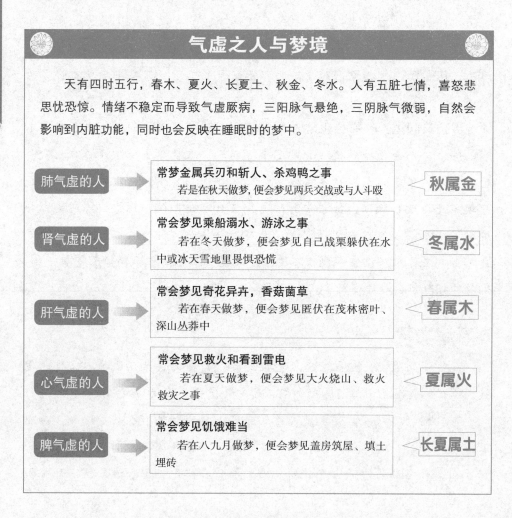

气虚之人与梦境

　　天有四时五行，春木、夏火、长夏土、秋金、冬水。人有五脏七情，喜怒悲思忧恐惊。情绪不稳定而导致气虚厥病，三阳脉气悬绝，三阴脉气微弱，自然会影响到内脏功能，同时也会反映在睡眠时的梦中。

肺气虚的人	→	常梦金属兵刃和斩人、杀鸡鸭之事 　　若是在秋天做梦，便会梦见两兵交战或与人斗殴	秋属金
肾气虚的人	→	常会梦见乘船溺水、游泳之事 　　若在冬天做梦，便会梦见自己战栗躲伏在水中或冰天雪地里畏惧恐慌	冬属水
肝气虚的人	→	常会梦见奇花异卉，香菇菌草 　　若在春天做梦，便会梦见匿伏在茂林密叶、深山丛莽中	春属木
心气虚的人	→	常会梦见救火和看到雷电 　　若在夏天做梦，便会梦见大火烧山、救火救灾之事	夏属火
脾气虚的人	→	常会梦见饥饿难当 　　若在八九月做梦，便会梦见盖房筑屋、填土埋砖	长夏属土

不明显，所以诊法也没有固定的方法。诊治时必须从各方面进行仔细观察，又必须考虑到病人地位的高低，形志的苦乐。如果对所学的内容没有全部掌握，医术也没有达到高明的地步，面临病证不能辨别顺逆，不是补阴伐阳，就是补阳耗阴。不遵循阴阳平衡的道理，在诊断上造成混乱，这样的诊断方法如果流传后世，一定会将其错误的地方暴露无遗。

至阴虚，则阳气绝而不降；至阳盛，则地气感到不足。能使人体阴阳融合流通，这是高明医生的本领。阴阳之气融合流通，为阳气先至，阴气后至。所以精明的医生治病、诊脉，知道掌握阴阳的先后，参考"奇恒之势六十首"，综合各种细微的情况，推究阴阳的变化，清楚了解五脏的病情，领会其中的道理和虚实的准则，再用五种度法加以判断。了解这些知识后，才可以诊病。所以只了解其阴而不能了解其阳，这种诊法是行不通的；只了解其阳而不能了解其阴，说明所学的医道，也是不高明的。知左而不知其右，知右而不知其左，知上而不知其下，知先而不知其后，这样的医道就不能长久。既要了解坏的，也要了解好的；既要了解有病的，也要了解无病的；既了解高，也了解低；既了解坐，也了解立；既了解行，也了解止。这样就能做到有条不紊，诊断的方法和步骤才算齐备，能够经受住万代的考验。

了解其有余的一面，就可以知道不足的一面；考虑到病人的上下各部，诊脉就可探究其病理。因此形弱气虚的，主死；形气太盛，脉气不足的，也主死；脉气太盛，形气不足的，主生。所以诊病有一定的原则，医生应该起居有规律，一举一动，一出一入，都要有良好的品行；头脑灵活，而且一定冷静地上下观察，来划分四时八节，观察邪气侵袭五脏的具体部位；按其脉息的动静，深切尺肤滑涩寒温的情况；观察其大小便的变化，结合症状，从而判断是逆是顺，同时知道病名。这样诊视疾病，可以十无一失，也不会违背人情世理。所以诊病的时候，或者观察其呼吸，或者察看其精神，都不能没有条理。医术高明，自然能长久保持不出差错。假如不明白这些，违反了原则和原理，对病情胡说一气，乱下结论，就违背了治病救人的宗旨和方法。

医者诊断之道

高明的医生，能使人体阴阳融合流通。他们综合各种细微的情况，掌握阴阳的先后，推究阴阳的变化，清楚了解五脏的病情，领会其中的道理和虚实的准则，再用五种度法加以判断，自然不会出错，这就是医者诊断之道。

五度法

脉度	人合天地而有三部九候，脉的大小、浮沉、迟数
脏度	五脏的奇恒、虚实，气的逆从
肉度	人形与气的对应
筋度	体力的盛衰
腧度	经脉的上下出入

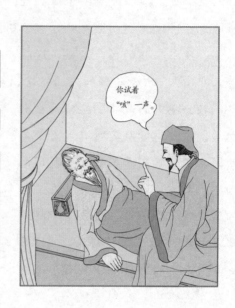

你试着"咳"一声。

图解黄帝内经·素问

诊法之道

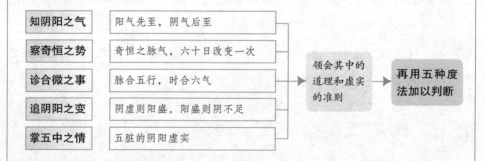

知阴阳之气	阳气先至，阴气后至
察奇恒之势	奇恒之脉气，六十日改变一次
诊合微之事	脉合五行，时合六气
追阴阳之变	阴虚则阳盛，阳盛则阴不足
掌五中之情	五脏的阴阳虚实

领会其中的道理和虚实的准则 → **再用五种度法加以判断**

医者诊病应遵循的原则

① 起居有规律，举动出入都要有良好的品行。

② 头脑灵活冷静，划分四时八节，观察邪气侵袭五脏的具体部位。

③ 按其脉息的动静，深切尺肤滑涩寒温的情况。

④ 观察其大小便的变化，结合症状，从而判断是逆是顺，知道其病名。

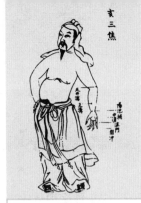

解精微论篇

本篇论述了流泪、流涕与精神情绪关系的病理，阐释了迎风流泪的原因。

黄帝坐在明堂上，雷公请教道：我学习了您传给我的医道，再教给我的学生医学经典的内容，如《从容》《形法》《阴阳》《刺灸》《汤液》《药滋》等。但这些学生掌握医术的程度有高有低，在治疗疾病时，有的也不能取得很好的疗效。我首先教给学生悲哀喜怒的六志，燥湿寒暑的六气，以及女性的生理病理理论。对于贫贱富贵和人的形体等方面的情况，就要具体结合病人讲解。现在我还有一些粗浅愚陋的问题，在经典医书里找不到，希望得到您的指教。黄帝道：你提的问题太宽泛了。

流泪、流涕与精神情绪的关系

雷公问道：哭泣而鼻涕、眼泪不流出来，或者泪水很少而有鼻涕，这是为什么？黄帝道：这在医经里有所记载。雷公又问：不知道眼泪如何产生？鼻涕从哪里来？黄帝道：你问这些问题，虽于治疗无益，但是医生应该知道，因为它也是医理的内容。心脏是五脏和人体的总管，两目是它的通窍，所以人有得意的事，则神气集中在双眼；假如有失意的事，就表现出忧郁之色。所以悲哀就会哭泣，泣下的泪是由水所产生的。水的来源，是体内的津液，而津液至阴，至阴就是肾脏之精。来源于精的水液，由肾中的阴精固摄着它，平时不外溢，所以泪水不会自行流出。

水的精气是志，火的精气是神，水火相互交感，神志都感到悲哀，因而流泪。俗语说：心悲叫作志悲。因为肾志与心精，同时聚合于目。所以心肾都感到悲的，神气就会传到心精，而不下传于肾志；肾志独悲，水失去精的制约，所以泪水就流出来了。鼻涕属于脑，脑属阴，髓是要充满骨

459

空的，所以脑髓渗漏而成涕。肾志主骨主水，所以落泪的同时鼻涕也随着出来，这是因为涕、泪同类的关系。两者好像兄弟一样，危急则同死，生乐则共存。如果肾志悲哀，那么鼻涕、眼泪就会一起涌出。涕泪所以俱出而相随，在于涕泪同属于水的缘故。雷公说：这些理论太深奥广博了。

雷公又问道：有些人哭泣而哭不出泪来，或者泪少而且涕也不随着出来，这是什么道理呢？黄帝道：哭而不流出眼泪的，是因为内心里并不悲伤；不哭的是由于心神没有感动，神不感动，心就不悲伤，阴阳相持而不能相互交感，眼泪怎么能流出来呢？假如心情悲哀，就会有凄惨的感觉；心意凄惨，就会冲动阴气；阴气受到了冲动，肾志就会离开眼睛；肾志离开了眼睛，就会神不守精。如果精和神都离开了眼睛，泪水和鼻涕就会一起流出来了。

目盲和迎风流泪的病因

况且，你难道没有读过医经上的话吗？医经上说，厥则眼睛一无所见。人患了厥证，阳气向上部聚集，阴气向下部聚集。阳聚于上，则上部阳盛；阴聚于下，就会出现足冷，进而发生胀满。一水不胜五火，因此眼睛就看不见东西了。

迎风流泪不止，是因为风邪侵袭眼睛的时候，阳气内守于精，火气燔目，所以出现遇风就会流泪的现象。这就类似于自然界中火热达到极点就要生风，疾风过后常常要下雨一样。

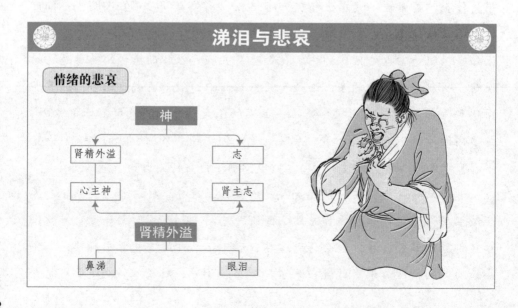

涕泪与悲哀

情绪的悲哀

神 → 肾精外溢 / 志

肾精外溢 → 心主神

志 → 肾主志

肾精外溢 → 鼻涕 / 眼泪

附录一

在王冰所注的《内经》中，篇七十一、七十二已经亡佚。后有宋代医家刘温舒著《素问入式运气论奥》，附此两篇于书后，但后人认为是伪作或较晚之作，斥其"义浅笔稚"，多不收录。本书认为，此两篇稍可借鉴，故作为附录，以待读者慧眼。

篇七十二·刺法论篇

黄帝问曰：升降不前，气交有变，即成暴郁，余已知之。何如预救生灵，可得却乎？岐伯稽首再拜对曰：昭乎哉问！臣闻夫子言，既明天元，须穷刺法，可以折郁扶运，补弱全真；泻盛蠲余，令除斯苦。

帝曰：愿卒闻之。岐伯曰：升之不前，即有甚凶也。木欲升而天柱窒抑之，木欲发郁，亦须待时，当刺足厥阴之井。火欲升而天蓬窒抑之，火欲发郁，亦须待时，君火相火同刺包络之荥。土欲升而天冲窒抑之，土欲发郁，亦须待时，当刺足太阴之俞。金欲升而天英窒抑之，金欲发郁，亦须待时，当刺手太阴之经。水欲升而天芮窒抑之，水欲发郁，亦须待时，当刺足少阴之合。

帝曰：升之不前，可以预备，愿闻其降，可以先防。岐伯曰：既明其升，必达其降也。升降之道，皆可先治也。木欲降而地晶窒抑之，降而不入，抑之郁发，散而可得位，降而郁发，暴如天间之待时也。降而不下，郁可速矣，降可折其所胜也，当刺手太阴之所出，刺手阳明之所入。火欲降，而地玄窒抑之，降而不入，抑之郁发，散而可矣。当折其所胜，可散其郁，当刺足少阴之所出，刺足太阳之所入。土欲降而地苍窒抑之，降而不下，抑之郁发，散而可入，当折其胜，可散其郁，当刺足厥阴之所出，刺足少阳之所入。金欲降而地彤窒抑，降而不下，抑之郁发，散而可入，当折其胜，可散其郁，当刺心包络所出，制手少阳所入也。水欲降而地阜窒抑之，降而不下，抑之郁发，散而可入，当折其土，可散其郁，当刺足太阴之所出，刺足阳明之所入。

帝曰：五运之至，有前后与升降往来，有所承抑之，可得闻乎刺法？岐伯曰：当取其化源也。是故太过取之，不及资之，太过取之，次抑其郁，取其运之化源，令折郁气；不及扶资，以扶运气，以避虚邪也。资取之法，令出《密语》。

黄帝问曰：升降之刺，以知其要。愿闻司天未得迁正，使司化之失其常政，即万化之或其皆妄，然与民为病，可得先除，欲济群生，愿闻其说。岐伯稽首再拜曰：悉乎哉问！言其至理，圣念慈悯，欲济群生，臣乃尽陈斯道，可申洞微。太阳复布，即厥阴不迁正，不迁正，气塞于上，当泻足厥阴之所流。厥阴复布，少阴不迁正，不迁正，即气塞于上，当刺心包络脉之所流。少阴复布，太阴不迁正，不迁正，即气留于上，当刺足太阴之所流。太阴复布，少阳不迁正，不迁正，则气塞未通，当刺手少阳之所流。少阳复布，则阳明不迁正，不迁正，则气未通上，当刺手太阴之所流。阳明复布，太阳不迁正，不迁正，则复塞其气，当刺足少阴之所流。

帝曰：迁正不前，以通其要。愿闻不退，欲折其余，无令过失，可得明乎？岐伯曰：气过有余，复作布正，是名不退位也。使地气不得后化，新司天未可迁正，故复布化令如故也。巳亥之岁，天数有余，故厥阴不退位也，风行于上，木化布天，当刺足厥阴之所入。子午之岁，天数有余，故少阴不退位也，热行于上，火余化布天，当刺手厥阴之所入。丑未之岁，天数有余，故太阴不退位也，湿行于上，雨化布天，当刺足太阴之所入。寅申之岁，天数有余，故少阳不退位也，热行于上，火化布天，当刺手少阳所入。卯酉之岁，天数有余，故阳明不退位也，金行于上，燥化布天，当刺手太阴之所入。辰戌之岁，天数有余，故太阳不退位也，寒行于上，凛水化布天，当刺足少阴之所入。故天地气逆，化成民病，以法刺之，预可平疴。

黄帝问曰：刚柔二干，失守其位，使天运之气皆虚乎？与民为病，可得平乎？岐伯曰：深乎哉问！明其奥旨，天地迭移，三年化疫，是谓根之可见，必有逃门。

假令甲子刚柔失守，刚未正，柔孤而有亏，时序不令，即音律非从，如此三年，变大疫也。详其微甚。察其浅深，欲至而可刺，刺之，当先补肾俞，次三日，可刺足太阴之所注。又有下位巳卯不至，而甲子孤立者，次三年作土疠，其法补泻，一如甲子同法也。其刺以毕，又不需夜行及远行，令七日洁，清静斋戒，所有自来。肾有久痛者，可以寅时面向南，净神不乱，思闭气不息七遍，以引颈咽气顺之，如咽甚硬物，如此七遍后，饵舌下津令无数。

假令丙寅刚柔失守，上刚干失守，下柔不可独主之，中水运非太过，不可执法而定之。布天有余，而失守上正，天地不合，即律吕音异，如此即天运失序，后三年变疫。详其微甚，差有大小，徐至即后三年，至甚即首三年，当先补心俞，次五日，可刺肾之所入。又有下位地甲子，辛巳柔不附刚，亦名失守，即地运皆虚，后三年变水疠，即刺法皆如此矣。其刺如毕，慎其大喜欲情于中，如不忌，即其气复散也，令静七日，心欲实，令少思。

假令庚辰刚柔失守，上位失守，下位无合，乙庚金运，故非相招，布天未退，中运胜来，上下相错，谓之失守，姑洗林钟，商音不应也。如此则天运化易，三年变大疫。详其天数，差有微甚，微即微，三年至，甚即甚，三年至，当先补肝俞，次三日，可刺肺之所行。刺毕，可静神七日，慎勿大怒，怒必真气却散之。又或在下地甲子乙未失守者，即乙柔干，即上庚独治之，亦名失守者，即天运孤主之，三年变疠，名曰金疠，其至待时也。详其地数之等差，亦推其微甚，可知迟速尔。诸位乙庚失守，刺法同。肝欲平，即勿怒。

假令壬午刚柔失守，上壬未近正，下丁独然，即虽阳年，亏及不同，上下失守，相招其有期，差之微甚，各有其数也，律吕二角，失而不和，同音有日，微甚如见，三年大疫。当刺脾之俞，次三日，可刺肝之所出也。刺毕，静神七日，勿大醉歌乐，其气复散，又勿饱食，勿食生物，欲令脾实，气无滞饱，无久坐，食无太酸，无食一切生物，宜甘宜淡。又或地下甲子丁酉失守其位，未得中司，即气不当位，下不与壬奉合者，亦名失守，非名合德，故柔不附刚，即地运不合，三年变疠，其刺法亦如木疫之法。

假令戊申刚柔失守，戊癸虽火运，阳年不太过也，上失其刚，柔地独主，其气不正，故有邪干，迭移其位，差有浅深，欲至将合，音律先同，如此天运失时，三年之中，火疫至矣，当刺肺之俞。刺毕，静神七日，勿大悲伤也，悲伤则肺动，而其气复散也，人欲实肺者，要在息气也。又或地下甲子癸亥失守者，即柔失守位也，即上失其刚也。即亦名戊癸不相合德者也，即运与地虚，后三年变疠，即名火疠。

是故立地五年，以明失守，以穷法刺，于是疫之与疠，即是上下刚柔之名也，穷归一体也。即刺疫法，只有五法，即总其诸位失守，故只归五行而统之也。

黄帝曰：余闻五疫之至，皆相梁易，无问大小，病状相似，不施救疗，如何可得不相移易者？岐伯曰：不相染者，正气存内，邪不可干，避其毒气，天

牝从来，复得其往，气出于脑，即不邪干。气出于脑，即室先想心如日，欲将入于疫室，先想青气自肝而出，左行于东，化作林木；次想白气自肺而出，右行于西，化作戈甲；次想赤气自心而出，南行于上，化作焰明；次想黑气自肾而出，北行于下，化作水；次想黄气自脾而出，存于中央，化作土。五气护身之毕，以想头上如北斗之煌煌，然后可入于疫室。又一法，于春分之日，日未出而吐之。又一法，于雨水日后，三浴以药泄汗。又一法，小金丹方：辰砂二两，水磨雄黄一两，叶子雌黄一两，紫金半两，同入合中，外固，了地一尺筑地实，不用炉，不需药制，用火二十斤煅之也；七日终，候冷，七日取，次日出合子，埋药地中，七日取出，顺日研之三日，炼白沙蜜为丸，如梧桐子大，每日望东吸日华气一口，冰水一下丸，和气咽之，服十粒，无疫干也。

黄帝问曰：人虚即神游失守位，使鬼神外干，是致夭亡，何以全真？愿闻刺法。岐伯稽首再拜曰：昭乎哉问！谓神移失守，虽在其体，然不致死，或有邪干，故令夭寿。只如厥阴失守，天以虚，人气肝虚，感天重虚。即魂游于上，邪干，厥大气，身温犹可刺之，刺其足少阳之所过，复刺肝之俞。人病心虚，又遇君相二火司天失守，感而三虚，遇火不及，黑尸鬼犯之，令人暴亡，可刺手少阳之所过，复刺心俞。人脾病，又遇太阴司天失守，感而三虚，又遇土不及，青尸鬼邪犯之于人，令人暴亡，可刺足阳明之所过，复刺脾之俞。人肺病，遇阳明司天失守，感而三虚，又遇金不及，有赤尸鬼干人，令人暴亡，可刺手阳明之所过，复刺肺俞。人肾病，又遇太阳司天失守，感而三虚，又遇水运不及之年，有黄尸鬼干犯人正气，吸人神魂，致暴亡，可刺足太阳之所过，复刺肾俞。

黄帝问曰：十二藏相使，神失位，使神彩之不圆，恐邪干犯，治之可刺？愿闻其要。岐伯稽首再拜曰：悉乎哉问！至理道真宗，此非圣帝，焉穷斯源，是谓气神合道，契符上天。心者，君主之官，神明出焉，可刺手少阴之源。肺者，相傅之官，治节出焉，可刺手太阴之源。肝者，将军之官，谋虑出焉，可刺足厥阴之源。胆者，中正之官，决断出焉，可刺足少阳之源。膻中者，臣使之官，喜乐出焉，可刺心包络之所流。脾为谏议之官，知周出焉，可刺脾之源。胃为仓廪之官，五味出焉，可刺胃之源。大肠者，传道之官，变化出焉，可刺大肠之源。小肠者，受盛之官，化物出焉，可刺小肠之源。肾者，作强之官，伎巧出焉，刺其肾之源。三焦者，决渎之官，水道出焉，刺三焦之源。膀胱者，州都之官，津液藏焉，气化则能出矣，刺膀胱之源。凡此十二官者，不得相失也。是故刺法有全神养真之旨，亦法有修真之道，非治疾也。故要修养和神也，道贵常存，补神固根，精气不散，神守不分，然即神守而虽不去，亦能全真，人神不守，非达至真，至真之要，在乎天玄，神守天息，复入本元，命曰归宗。

篇七十三·本病论篇

黄帝问曰：天元九室，余已知之，愿闻气交，何名失守？岐伯曰：谓其上下升降，迁正退位，各有经论，上下各有不前，故名失守也。是故气交失易位，气交乃变，变易非常，即四时失序，万化不安，变民病也。

帝曰：升降不前，愿闻其故，气交有变，何以明之？岐伯曰：昭乎哉问，明乎道矣。气交有变，是谓大地机，但欲降而不得降者，地室刑之。又有五运太过，而先天而至者，即交不前，但欲升而不得其升，中运抑之，但欲降而不得其降，中运抑。于是有升之不前，降之不下者，有降之不下，升而至天者，有升降俱不前，作如此之分别，即气交之变。变之有异，常各各不同，灾有微甚者也。

帝曰：愿闻气交遇会胜抑之由，变成民病，轻重何如？岐伯曰：胜相会，抑伏使然。是故辰戌之岁，木气升之，主逢天柱，胜而不前；又遇庚戌，金运先天，中运胜之，忽然不前，木运升天，金乃抑之。升而不前，即清生风和，肃杀于春，露霜复降，草木乃萎。民病温疫早发，咽嗌乃干，四肢满，肢节皆痛；久而化郁，即大风摧拉，折陨鸣紊。民病卒中偏痹，手足不仁。

是故巳亥之岁，君火升天，主室天蓬，胜之不前；又厥阴未迁正，则少阴未得升天，水运以至其中者，君火欲升，而中水运抑之，升之不前，即清寒复作，冷生旦暮。民病伏阳，而内生烦热，心神惊悸，寒热间作；日久成郁，即暴热乃至，赤风肿翳，化疫，温疠暖作，赤气彰而化火疫，皆烦而燥渴，渴甚，治之以泄之可止。

是故子午之岁，太阴升天，主室天冲，胜之不前；又或遇壬子，木运先天而至者，中木运抑之也，升天不前，即风埃四起，时举埃昏，雨湿不化。民病风厥涎潮，偏痹不随，胀满；久而伏郁，即黄埃化疫也。民病夭亡，脸肢府黄疸满闭。湿令弗布，雨化乃微。

是故丑未之年，少阳升天，主窒天蓬，胜之不前；又或遇太阴未迁正者，即少阴未升天也，水运以至者，升天不前，即寒雾反布，凛冽如冬，水复涸，冰再结，暄暖乍作，冷夏布之，寒暄不时。民病伏阳在内，烦热生中，心神惊骇，寒热间争；以久成郁，即暴热乃生，赤风气肿翳，化成郁疠，乃化作伏热内烦，痹而生厥，甚则血溢。

是故寅申之年，阳明升天，主窒天英，胜之不前；又或遇戊申戊寅，火运先天而至；金欲升天，火运抑之，升之不前。即时雨不降，西风数举，咸卤燥生。民病上热，喘嗽，血溢；久而化郁，即白埃翳雾，清生杀气，民病胁满，悲伤，寒鼽嚏，嗌干，手垢皮肤燥。

是故卯酉之年，太阳升天，主窒天芮，胜之不前；又遇阳明未迁正者，即太阳未升天也，土运以至，水欲升天，土运抑之，升之不前，即湿而热蒸，寒生两间。民病注下，食不及化；久而成郁，冷来客热，冰雹卒至。民病厥逆而哕，热生于内，气痹于外，足胫酸疼，反生心悸，懊热，暴烦而复厥。

黄帝曰：升之不前，余已尽知其旨，愿闻降之不下，可得明乎？岐伯曰：悉乎哉问也！是之谓天地微旨，可以尽陈斯道。所谓升已必降也，至天三年，次岁必降，降而入地，始为左间也。如此升降往来，命之六纪也。

是故丑未之岁，厥阴降地，主窒地晶，胜而不前；又或遇少阴未退位，即厥阴未降下，金运以至中，金运承之，降之未下，抑之变郁，木欲降下，金运承之，降而不下，苍埃远见，白气承之，风举埃昏，清燥行杀，霜露复下，肃杀布令。久而不降，抑之化郁，即作风燥相伏，暄而反清，草木萌动，杀霜乃下，蛰虫未见，惧清伤藏。

是故寅申之岁，少阴降地，主窒地玄，胜之不入；又或遇丙申丙寅，水运太过，先天而至，君火欲降，水运承之，降而不下，即彤云才见，黑气反生，暄暖如舒，寒常布雪，凛冽复作，天云惨凄。久而不降，伏之化郁，寒胜复热，赤风化疫，民病面赤、心烦、头痛、目眩也，赤气彰而温病欲作也。

是故卯酉之岁，太阴降地，主窒地苍，胜之不入；又或少阳未退位者，即太阴未得降也；或木运以至，木运承之，降而不下，即黄云见而青霞彰，郁蒸作而大风，雾翳埃胜，折陨乃作。久而不降也，伏之化郁，天埃黄气，地布湿蒸。民病四肢不举、昏眩、肢节痛、腹满填臆。

是故辰戌之岁，少阳降地，主窒地玄，胜之不入；又或遇水运太过，先天而至也，水运承之，降而不下，即彤云才见，黑气反生，暄暖欲生，冷气卒至，甚则冰雹也。久而不降，伏之化郁，冰气复热，赤风化疫，民病面赤、心烦、头痛、目眩也，赤气彰而热病欲作也。

是故巳亥之岁，阳明降地，主窒地彤，胜而不入；又或遇太阳未退位，即阳明未得降；即火运以至之，火运承之不下，即天清而肃，赤气乃彰，暄热反作。民皆昏倦，夜卧不安，咽干引饮，懊热内烦，天清朝暮，暄还复作；久而不降，伏之化郁，天清薄寒，远生白气。民病掉眩，手足直而不仁，两胁作痛，满目晄晄。

是故子午之年，太阳降地，主窒地阜胜之，降而不入；又或遇土运太过，先天而至，土运承之，降而不入，即天彰黑气，暝暗凄惨，才施黄埃而布湿，寒化令气，蒸湿复令。久而不降，伏之化郁，民病大厥，四肢重怠，阴痿少力，天布沉阴，蒸湿间作。

帝曰：升降不前，晰知其宗，愿闻迁正，可得明乎？岐伯曰：正司中位，是谓迁正位，司天不得其迁正者，即前司天以过交司之日，即遇司天太过有余日也，即仍旧治天数，新司天未得迁正也。

厥阴不迁正，即风暄不时，花卉萎瘁。民病淋溲，目系转，转筋喜怒，小便赤。风欲令而寒由不去，温暄不正，春正失时。

少阴不迁正，即冷气不退，春冷后寒，暄暖不时。民病寒热，四肢烦痛，腰脊强直。木气虽有余，而位不过于君火也。

太阴不迁正，即云雨失令，万物枯焦，当生不发。民病手足肢节肿满，大腹水肿，填臆不食，飧泄胁满，四肢不举。雨化欲令，热犹治之，温煦于气，亢而不泽。

少阳不迁正，即炎灼弗令，苗莠不荣，酷暑于秋，肃杀晚至，霜露不时。民病痎疟，骨热，心悸，惊骇；甚时血溢。

阳明不迁正，则暑化于前，肃杀于后，草木反荣。民病寒热，鼽嚏，皮毛折，爪甲枯焦；甚则喘嗽息高，悲伤不乐。热化乃布，燥化未令，即清劲未行，肺金复病。

太阳不迁正，即冬清反寒，易令于春，杀霜在前，寒冰于后，阳光复治，凛冽不作，雾云待时，民病温疠至，喉闭嗌干，烦躁而渴，喘息而有音也。寒化待燥，燥犹治天，气过失序，与民作灾。

帝曰：迁正早晚，以命其旨，愿闻退位，可得明哉？岐伯曰：所谓不退者，即天数未终，即天数有余，名曰复布政，故名曰再治天也。即天令如故而不退位也。

厥阴不退位，即大风早举，时雨不降，湿令不化，民病温疫，疵废风生，皆肢节痛，头目痛，伏热内烦，咽喉干引饮。

少阴不退位，即温生春冬，蛰虫早至，草木发生，民病膈热咽干，血溢惊骇，小便赤涩，丹瘤，疮疡留毒。

太阴不退位，而取寒暑不时，埃昏布作，湿令不去，民病四肢少力，食饮不下，泄注淋满，足胫寒，阴痿闭塞，失溺小便数。

少阳不退位，即热生于春，暑乃后化，冬温不冻，流水不冰，蛰虫出见，民病少气，寒热更作，便血上热，小腹坚满，小便赤沃，甚则血溢。

阳明不退位，即春生清冷，草木晚荣，寒热间作。民病呕吐暴注，食饮不下，大便干燥，四肢不举，目瞑掉眩。

太阳不退位，即春寒夏作，冰雹乃降，沉阴昏翳，二之气寒犹不去。民病痹厥，阴痿失溺，腰膝皆痛，温疠晚发。

帝曰：天岁早晚，余已知之，愿闻地数，可得闻乎？岐伯曰：地下迁正、升天及退位不前之法，即地土产化，万物失时之化也。

帝曰：余闻天地二甲子，十干十二支，上下经纬天地，数有迭移，失守其位，可得昭乎？岐伯曰：失之迭位[1]者，谓虽得岁正，未得正位之司，即四时不节，即生大疫。

假令甲子阳年，土运太窒，如癸亥天数有余者，年虽交得甲子，厥阴犹尚治天，地已迁正，阳明在泉，去岁少阳以作右间，即厥阴之地阳明，故不相和奉者也。癸巳相会，土运太过，虚反受木胜，故非太过也，何以言土运太过，况黄钟不应太窒，木即胜而金还复，金既复而少阴如至，即木胜如火而金复微，如此则甲己失守，后三年化成土疫，晚至丁卯，早至丙寅，土疫至也，大小善恶，推其天地，详乎太乙。又只如甲子年，如甲至子而合，应交司而治天，即下己卯未迁正，而戊寅少阳未退位者，亦甲己下有合也，即土运非太过，而木乃乘虚而胜土也，金次又行复胜之，即反邪化也。阴阳天地殊异尔，故其大小善恶，一如天地之法旨也。

假令丙寅阳年太过，如乙丑天数有余者，虽交得丙寅，太阴尚治天也。地

---

1 注：《玄珠密语》云：阳年三十年，除六年天刑，计有太过二十四年，除此六年，皆作太过之用。今不然之旨，今言迭支迭位，皆可作其不及也。

已迁正，厥阴司地，去岁太阳以作右间，即天太阴而地厥阴，故地不奉天化也。乙辛相会，水运太虚，反受土胜，故非太过，即太簇之管，太羽不应，土胜而雨化，木复即风，此者丙辛失守其会，后三年化成水疫，晚至己巳，早至戊辰，其即速，微即徐，水疫至也，大小善恶，推其天地数乃太乙游宫。又只如丙寅年，丙至寅且合，应交司而治天，即辛巳未得迁正，而庚辰太阳未退位者，亦丙辛不合德也，即水运亦小虚而小胜，或有复，后三年化疠，名曰水疠，其状如水疫。治法如前。

假令庚辰阳年太过，如己卯天数有余者，虽交得庚辰年也，阳明犹尚治天，地已迁正，太阴司地，去岁少阴以作右间，即天阳明而地太阴也，故地不奉天也。乙巳相会，金运太虚，反受火胜，故非太过也，即姑洗之管，太商不应，火胜热化，水复寒刑，此乙庚失守，其后三年化成金疫也，速至壬午，徐至癸未，金疫至也，大小善恶，推本年天数及太乙。又只如庚辰，如庚至辰，且应交司而治天，即下乙未得迁正者，即地甲午少阴未退位者，且乙庚不合德也，即下乙未柔干失刚，亦金运小虚也，有小胜或无复，且三年化疠，名曰金疠，其状如金疫也。治法如前。

假令壬午阳年太过，如辛巳天数有余者，虽交得壬午年也，厥阴犹尚治天，地已迁正，阳明在泉，去岁丙申少阳以作右间，即天厥阴而地阳明，故地不奉天者也。丁辛相合会，木运太虚，反受金胜，故非太过也，即蕤宾之管，太角不应，金行燥胜，火化热复，甚即速，微即徐。疫至大小善恶，推疫至之年天数及太乙。又只如壬午，如壬至午，且应交司而治之，即下丁酉未得迁正者，即地下丙申少阳未得退位者，见丁壬不合德也，即丁柔干失刚，亦木运小虚也，有小胜小复。后三年化疠，名曰木疠，其状如风疫也。治法如前。

假令戊申阳年太过，如丁未天数太过者，虽交得戊申年也。太阴犹尚司天，地已迁正，厥阴在泉，去岁壬戌太阳以退位作右间，即天丁未，地癸亥，故地不奉天化也。丁癸相会，火运太虚，反受水胜，故非太过也，即夷则之管，上太徵不应，此戊癸失守其会，后三年化疫也，速至庚戌，大小善恶，推疫至之年天数及太乙。又只如戊申，如戊至申，且应交司治天，即下癸亥未得迁正者，即地下壬戌太阳未退者，见戊癸亥未合德也，即下癸柔干失刚，见火运小虚，有小胜或无复也，后三年化疠，名曰火疠也。治法如前；治之法，可寒之泄之。

黄帝曰：人气不足，天气如虚，人神失守，神光不聚，邪鬼干人，致有天亡，可得闻乎？岐伯曰：人之五藏，一藏不足，又会天虚，感邪之至也。人忧

愁思虑即伤心，又或遇少阴司天，天数不及，太阴作接间至，即谓天虚也，此即人气天气同虚也。又遇惊而夺精，汗出于心，因而三虚，神明失守。心为群主之官，神明出焉，神失守位，即神游上丹田，在帝太乙帝君泥丸宫下。神既失守，神光不聚，却遇火不及之岁，有黑尸鬼见之，令人暴亡。

人饮食劳倦即伤脾，又或遇太阴司天，天数不及，即少阳作接间至，即谓天虚也，此即人气虚而天气虚也。又遇饮食饱甚，汗出于胃，醉饱行房，汗出于脾，因而三虚，脾神失守，脾为谏议之官，智周出焉。神既失守，神光失位而不聚也，却遇土不及之年，或已年或甲年失守，或太阴天虚，青尸鬼见之，令人卒亡。

人久坐湿地，强力入水即伤肾，肾为作强之官，伎巧出焉。因而三虚，肾神失守，神志失位，神光不聚，却遇水不及之年，或辛不会符，或丙年失守，或太阳司天虚，有黄尸鬼至，见之令人暴亡。

人或恚怒，气逆上而不下，即伤肝也。又遇厥阴司天，天数不及，即少阴作接间至，是谓天虚也，此谓天虚人虚也。又遇疾走恐惧，汗出于肝。肝为将军之官，谋虑出焉。神位失守，神光不聚，又遇木不及年，或丁年不符，或壬年失守，或厥阴司天虚也，有白尸鬼见之，令人暴亡也。

已上五失守者，天虚而人虚也，神游失守其位，即有五尸鬼干人，令人暴亡也，谓之曰尸厥。人犯五神易位，即神光不圆也。非但尸鬼，即一切邪犯者，皆是神失守位故也。此谓得守者生，失守者死。得神者昌，失神者亡。

《黄帝内经·素问》原文

上古天真论　第一

　　昔在黄帝，生而神灵，弱而能言，幼而徇齐，长而敦敏，成而登天。乃问于天师曰：余闻上古之人，春秋皆度百岁，而动作不衰；今时之人，年半百而动作皆衰者，时世异耶？人将失之耶？

　　岐伯对曰：上古之人，其知道者，法于阴阳，和于术数，食饮有节，起居有常，不妄作劳，故能形与神俱，而尽终其天年，度百岁乃去。今时之人不然也，以酒为浆，以妄为常，醉以入房，以欲竭其精，以耗散其真，不知持满，不时御神，务快其心，逆于生乐，起居无节，故半百而衰也。夫上古圣人之教下也，皆谓之虚邪贼风，避之有时，恬惔虚无，真气从之，精神内守，病安从来。是以志闲而少欲，心安而不惧，形劳而不倦，气从以顺，各从其欲，皆得所愿。故美其食，任其服，乐其俗，高下不相慕，其民故曰朴。是以嗜欲不能劳其目，淫邪不能惑其心，愚智贤不肖，不惧于物，故合于道。所以能年皆度百岁而动作不衰者，以其德全不危也。

　　帝曰：人年老而无子者，材力尽邪？将天数然也？

　　岐伯曰：女子七岁肾气盛，齿更发长。二七而天癸至，任脉通，太冲脉盛，月事以时下，故有子。三七肾气平均，故真牙生而长极。四七筋骨坚，发长极，身体盛壮。五七阳明脉衰，面始焦，发始堕。六七三阳脉衰于上，面皆焦，发始白。七七任脉虚，太冲脉衰少，天癸竭，地道不通，故形坏而无子也。丈夫八岁肾气实，发长齿更。二八肾气盛，天癸至，精气溢泻，阴阳和，故能有子。三八肾气平均，筋骨劲强，故真牙生而长极。四八筋骨隆盛，肌肉满壮。五八肾气衰，发堕齿槁。六八阳气衰竭于上，面焦，发鬓颁白。七八肝气衰，筋不能动，天癸竭，精少，肾脏衰，形体皆极。八八则齿发去。肾者主水，受五脏六腑之精而藏之，故五脏盛，乃能泻。今五脏皆衰，筋骨解堕，天癸尽矣，故发鬓白，身体重，行步不正，而无子耳。

　　帝曰：有其年已老，而有子者何也？岐伯曰：此其天寿过度，气脉常通，而肾气有余也。此虽有子，男子不过尽八八，女子不过尽七七，而天地之精气皆竭矣。

　　帝曰：夫道者年皆百岁，能有子乎？岐伯曰：夫道者能却老而全形，身年虽寿，能生子也。

　　黄帝曰：余闻上古有真人者，提挈天地，把握阴阳，呼吸精气，独立守神，肌肉若一，故能寿敝天地，无有终时，此其道生。

中古之时，有至人者，淳德全道，和于阴阳，调于四时，去世离俗，积精全神，游行天地之间，视听八达之外，此盖益其寿命而强者也，亦归于真人。

其次有圣人者，处天地之和，从八风之理，适嗜欲于世俗之间，无恚嗔之心，行不欲离于世，被服章，举不欲观于俗，外不劳形于事，内无思想之患，以恬愉为务，以自得为功，形体不敝，精神不散，亦可以百数。

其次有贤人者，法则天地，象似日月，辩列星辰，逆从阴阳，分别四时，将从上古合同于道，亦可使益寿而有极时。

四气调神大论　第二

春三月，此谓发陈。天地俱生，万物以荣，夜卧早起，广步于庭，被发缓形，以使志生，生而勿杀，予而勿夺，赏而勿罚，此春气之应，养生之道也；逆之则伤肝，夏为寒变，奉长者少。

夏三月，此谓蕃秀。天地气交，万物华实，夜卧早起，无厌于日，使志无怒，使华英成秀，使气得泄，若所爱在外，此夏气之应，养长之道也；逆之则伤心，秋为痎疟，奉收者少，冬至重病。

秋三月，此谓容平，天气以急，地气以明，早卧早起，与鸡俱兴，使志安宁，以缓秋刑，收敛神气，使秋气平，无外其志，使肺气清，此秋气之应，养收之道也；逆之则伤肺，冬为飧泄，奉藏者少。

冬三月，此谓闭藏。水冰地坼，勿扰乎阳，早卧晚起，必待日光，使志若伏若匿，若有私意，若已有得，去寒就温，无泄皮肤，使气亟夺。此冬气之应，养藏之道也；逆之则伤肾，春为痿厥，奉生者少。

天气，清净光明者也，藏德不止，故不下也。天明则日月不明，邪害空窍。阳气者闭塞，地气者冒明，云雾不精，则上应白露不下。交通不表，万物命故不施，不施则名木多死。恶气不发，风雨不节，白露不下，则菀槁不荣。贼风数至，暴雨数起，天地四时不相保，与道相失，则未央绝灭。唯圣人从之，故身无奇病，万物不失，生气不竭。

逆春气则少阳不生，肝气内变。逆夏气则太阳不长，心气内洞。逆秋气则太阴不收，肺气焦满。逆冬气则少阴不藏，肾气独沉。

夫四时阴阳者，万物之根本也。所以圣人春夏养阳，秋冬养阴，以从其根；故与万物沉浮于生长之门，逆其根则伐其本，坏其真矣。故阴阳四时者，万物主终始也；死生之本也；逆之则灾害生，从之则苛疾不起，是谓得道。道者圣人行之，愚者佩之。从阴阳则生，逆之则死；从之则治，逆之则乱。反顺为逆，是谓内格。是故圣人不治已病，治未病，不治已乱治未乱，此之谓也。夫病已成而后药之，乱已成而后治之，譬犹渴而穿井，斗而铸锥，不亦晚乎？

生气通天论　第三

黄帝曰：夫自古通天者，生之本，本于阴阳。天地之间，六合之内，其气九州、九窍、五脏十二节，皆通乎天气。其生五，其气三，数犯此者，则邪气伤人，此寿命之本也。苍天之气，清静则志意治，顺之则阳气固，虽有贼邪，弗能害也，此因时之序。故圣人传精神，服天气而通神明。失之则内闭九窍，外壅肌肉，卫气散解，此谓自伤，气之削也。阳气者，若天与日，失其所，则折寿而不彰。故天运当以日光明。是故阳因而上，卫外者也。因于寒，欲如运枢，起居如惊，神气乃浮。因于暑汗，烦则喘喝，静则多言。体若燔炭，汗出而散。因于湿，首如裹。湿热不攘，大筋软短，小筋弛长。软短为拘，弛长为痿。因于气，为肿。四维相代，阳气乃竭。

阳气者，烦劳则张，精绝，辟积于夏，使人煎厥；目盲不可以视，耳闭不可以听，溃溃乎若坏都，汩汩乎不可止。阳气者，大怒则形气绝，而血菀于上，使人薄厥。有伤于筋，纵，其若不容。汗出偏沮，使人偏枯。汗出见湿，乃生痤疿，高粱之变，足生大丁，受如持虚。劳汗当风，寒薄为皶，郁乃痤。阳气者，精则养神，柔则养筋。开阖不得，寒气从之，乃生大偻。陷脉为瘘，留连肉腠。俞气化薄，传为善畏，乃为惊骇。营气不从，逆于肉理，乃生痈肿。魄汗未尽，形弱而气烁，穴俞以闭，发为风疟。

故风者，百病之始也，清静则肉腠闭拒，虽有大风苛毒，弗之能害，此因时之序也。故病久则传化，上下不并，良医弗为。故阳畜积病死，而阳气当隔。隔者当泻，不亟正治，粗乃败之。故阳气者，一日而主外。平旦人气生，日中而阳气隆，日西而阳气已虚，气门乃闭。是故暮而收拒，无扰筋骨，无见雾露，反此三时，形乃困薄。

岐伯曰：阴者藏精而起亟也，阳者卫外而为固也。阴不胜其阳，则脉流薄疾，并乃狂。阳不胜其阴，则五脏气争，九窍不通。是以圣人陈阴阳，筋脉和同，骨髓坚固，气血皆从。如是则内外调和，邪不能害，耳目聪明，气立如故。

风客淫气，精乃亡，邪伤肝也。因而饱食，筋脉横解，肠澼为痔。因而大饮，则气逆。因而强力，肾气乃伤，高骨乃坏。凡阴阳之要，阳密乃固，两者不和，若春无秋，若冬无夏。因而和之，是谓圣度。故阳强不能密，阴气乃绝。阴平阳秘，精神乃治；阴阳离决，精气乃绝。因于露风，乃生寒热。

是以春伤于风，邪气留连，乃为洞泄。夏伤于暑，秋为痎疟。秋伤于湿，上逆而咳，发为痿厥。冬伤于寒，春必温病。四时之气，更伤五脏。阴之所生，本在五味；阴之五宫，伤在五味。是故味过于酸，肝气以津，脾气乃绝。味过于咸，大骨气劳，短肌，心气抑。味过于甘，心气喘满，色黑，肾气不衡。味过于苦，脾气不濡，胃气乃厚。味过于辛，筋脉沮弛，精神乃央。是故谨和五味，骨正筋柔，气血以流，腠理以密，如是则骨气以精。谨道如法，长有天命。

金匮真言论 第四

黄帝问曰：天有八风，经有五风，何谓？

岐伯对曰：八风发邪以为经风，触五脏，邪气发病。所谓得四时之胜者，春胜长夏，长夏胜冬，冬胜夏，夏胜秋，秋胜春，所谓四时之胜也。东风生于春，病在肝，俞在颈项；南风生于夏，病在心，俞在胸胁；西风生于秋，病在肺，俞在肩背；北风生于冬，病在肾，俞在腰股，中央为土，病在脾，俞在脊。故春气者，病在头；夏气者，病在脏；秋气者，病在肩背；冬气者，病在四支。故春善病鼽衄，仲夏善病胸胁，长夏善病洞泄寒中，秋善病风疟，冬善病痹厥。故冬不按跷，春不鼽衄；春不病颈项，仲夏不病胸胁；长夏不病洞泄寒中，秋不病风疟，冬不病痹厥，飧泄而汗出也。夫精者，身之本也。故藏于精者，春不病温。夏暑汗不出者，秋成风疟，此平人脉法也。

故曰：阴中有阴，阳中有阳。平旦至日中，天之阳，阳中之阳也；日中至黄昏，天之阳，阳中之阴也；合夜至鸡鸣，天之阴，阴中之阴也；鸡鸣至平旦，天之阴，阴中之阳也。故人亦应之，夫言人之阴阳，则外为阳，内为阴。言人身之阴阳，则背为阳，腹为阴。言人身之脏腑中阴阳，则脏者为阴，腑者为阳。肝心脾肺肾五脏皆为阴，胆胃大肠小肠膀胱三焦六腑皆为阳。

所以欲知阴中之阴，阳中之阳者，何也？为冬病在阴，夏病在阳，春病在阴，秋病在阳，皆视其所在，为施针石也。故背为阳，阳中之阳心也；背为阳，阳中之阴肺也；腹为阴，阴中之阴肾也，腹为阴，阴中之阳肝也；腹为阴，阴中之至阴脾也。此皆阴阳表里内外雌雄，相输应也。故以应天之阴阳也。

帝曰：五脏应四时，各有收受乎？

岐伯曰：有。东方青色，入通于肝，开窍于目，藏精于肝。其病发惊骇，其味酸，其类草木，其畜鸡，其谷麦，其应四时，上为岁星，是以春气在头也。其音角，其数八，是以知病之在筋也，其臭臊。南方赤色入通于心，开窍于耳，藏精于心，故病在五脏。其味苦，其类火，其畜羊，其谷黍，其应四时，上为荧惑星。是以知病之在脉也。其音徵，其数七，其臭焦。中央黄色入通于脾，开窍于口，藏精于脾，故病在舌本。其味甘，其类土，其畜牛，其谷稷，其应四时，上为镇星。是以知病之在肉也。其音宫，其数五，其臭香。西方白色，入通于肺，开窍于鼻，藏精于肺，故病在背。其味辛，其数金，其畜马，其谷稻，其应四时，上为太白星。是以知病之在皮毛也。其音商，其数九，其臭腥。北方黑色入通于肾，开窍于二阴，藏精于肾，故病在溪。其味咸，其类水，其畜彘，其谷豆，其应四时，上为辰星。是以知病之在骨也。其音羽，其数六，其臭腐。故善为脉者，谨察五脏六腑，一逆一从，阴阳、表里、雌雄之纪，藏之心意，合心于精，非其人勿教，非其真勿授，是谓得道。

阴阳应象大论　第五

黄帝曰：阴阳者天地之道也，万物之纲纪，变化之父母，生杀之本始，神明之府也。治病必求于本。故积阳为天，积阴为地。阴静阳躁，阳生阴长，阳杀阴藏，阳化气，阴成形。寒极生热，热极生寒，寒气生浊，热气生清。清气在下，则生飧泄；浊气在上，则生䐜胀。此阴阳反作，病之逆从也。故清阳为天，浊阴为地；地气上为云，天气下为雨；雨出地气，云出天气。

故清阳出上窍，浊阴出下窍；清阳发腠理，浊阴走五脏；清阳实四肢，浊阴归六腑。水为阴，火为阳；阳为气，阴为味。味归形，形归气，气归精，精归化，精食气，形食味，化生精，气生形。味伤形，气伤精；精化为气，气伤于味。阴味出下窍，阳气出上窍。味厚者为阴，薄为阴之阳。气厚者为阳，薄为阳之阴。味厚则泄，薄则通。气薄则发泄，厚则发热。壮火之气衰，少火之气壮。壮火食气，气食少火。壮火散气，少火生气。气味，辛甘发散为阳，酸苦涌泄为阴。阴胜则阳病，阳胜则阴病。阳胜则热，阴胜则寒。重寒则热，重热则寒。寒伤形，热伤气。气伤痛，形伤肿。故先痛而后肿者，气伤形也，先肿而后痛者，形伤气也。风胜则动，热胜则肿。燥胜则干，寒胜则浮，湿胜则濡泻。

天有四时五行，以生长收藏，以生寒暑燥湿风。人有五脏化五气，以生喜怒悲忧恐。故喜怒伤气，寒暑伤形。暴怒伤阴，暴喜伤阳。厥气上行，满脉去形。喜怒不节，寒暑过度，生乃不固。故重阴必阳，重阳必阴。故曰：冬伤于寒，春必温病，春伤于风，夏生飧泄，夏伤于暑，秋必痎疟；秋伤于湿，冬生咳嗽。

帝曰：余闻上古圣人，论理人形，列别脏腑，端络经脉，会通六合，各从其经，气穴所发，各有处名，溪谷属骨，皆有所起。分部逆从，各有条理。四时阴阳，尽有经纪。外内之应，皆有表里，其信然乎。

岐伯对曰：东方生风，风生木，木生酸，酸生肝，肝生筋，筋生心，肝主目。

其在天为玄，在人为道，在地为化。化生五味，道生智，玄生神，神在天为风，在地为木，在体为筋，在脏为肝。在色为苍，在音为角，在声为呼，在变动为握，在窍为目，在味为酸，在志为怒。怒伤肝，悲胜怒，风伤筋，燥胜风，酸伤筋，辛胜酸。南方生热，热生火，火生苦，苦生心。心生血，血生脾。心主舌。其在天为热，在地为火，在体为脉，在脏为心，在色为赤，在音为徵，在声为笑，在变动为忧，在窍为舌，在味为苦，在志为喜。喜伤心，恐胜喜。热伤气，寒胜热。苦伤气，咸胜苦。

中央生湿，湿生土，土生甘，甘生脾，脾生肉，肉生肺，脾主口。其在天为湿，在地为土，在体为肉，在脏为脾，在色为黄，在音为宫，在声为歌，在变动为哕，在窍为口，在味为甘，在志为思。思伤脾，怒胜思，湿伤肉，风胜湿，甘伤肉，酸胜甘。西方生燥，燥生金，金生辛，辛生肺，肺生皮毛，皮毛在肾，肺生鼻。其在天为燥，在地为金，在体为皮毛，在脏为肺，在色为白，在音为商，在声为哭，在变动为咳，在窍为鼻，在味为辛，在志为忧。忧伤肺，喜胜忧，热伤皮毛，寒胜热，辛伤皮毛，苦胜辛。

北方生寒，寒生水，水生咸，咸生肾，肾生骨髓，髓生肝，肾主耳。其在天为寒，在地为水，在体为骨，在脏为肾，在色为黑，在音为羽，在声为呻，在变动为栗，在窍为耳，在味为咸，在志为恐。恐伤肾，思胜恐，寒伤血，燥胜寒，咸伤血，甘胜咸。故曰：天地者，万物之上下也；阴阳者，血气之男女也；左右者，阴阳之道路也；水火者，阴阳之征兆也；阴阳者，万物之能始也。故曰：阴在内，阳之守也，阳在外，阴之使也。

帝曰：法阴阳奈何？

岐伯曰：阳胜则身热，腠理闭，喘粗为之俯仰，汗不出而热，齿干，以烦冤、腹满死，能冬不能夏。阴胜则身寒，汗出，身常清，数栗而寒，寒则厥，厥则腹满死，能夏不能冬。此阴阳更胜之变，病之形能也。

帝曰：调此二者，奈何？岐伯曰：能知七损八益，则二者可调，不知用此，则早衰之节也。年四十而阴气自半也，起居衰矣。年五十，体重，耳目不聪明矣。年六十，阴萎，气大衰，九窍不利，下虚上实，涕泣俱出矣。

故曰：知之则强，不知则老，故同出而名异耳。智者察同，愚者察异，愚者不足，智者有余，有余则耳目聪明，身体轻强，老者复壮，壮者益治。是以圣人为无为之事，乐恬愉之能，从欲快志于虚无之守，故寿命无穷，与天地终，此圣人之治身也。天不足西北，故西北方阴也，而人右耳目不如左明也。地不满东南，故东南方阳也，而人左手足不如右强也。

帝曰：何以然？岐伯曰：东方阳也，阳者，其精并于上，并于上则上明而下虚，故使耳目聪明而手足不便也。西方阴也，阴者，其精并于下，并于下则下盛而上虚，故其耳目不聪明而手足便也。故俱感于邪，其在上则右甚，在下则左甚，此天地阴阳所不能全也，故邪居之。故天有精，地有形，天有八纪，地有五里，故能为万物之父母。

清阳上天，浊阴归地，是故天地之动静，神明为之纲纪，故能以生长收脏，终而复始。

惟贤人上配天以养头，下象地以养足，中傍人事以养五脏。天气通于肺，地气通于嗌，风气通于肝，雷气通于心，谷气通于脾，雨气通于肾。六经为川，肠胃为海，九窍为水注之气。以天地为之阴阳，阳之汗以天地之雨名之；阳之气以天地之疾风名之。暴气象雷，逆气象阳。故治不法天之纪，不用地之理，则灾害至矣。故邪风之至，疾如风雨，故善治者，治皮毛，其次治肌肤，其次治筋脉，其次治六腑，其次治五脏。治五脏者，半死半生也。

故天之邪气，感则害人五脏；水谷之寒热，感则害于六腑；地之湿气，感则害皮肉筋脉。故善用针者，从阴引阳，从阳引阴，以右治左，以左治右，以我知彼，以表知里，以观过与不及之理，见微得过，用之不殆。

善诊者，察色按脉，先别阴阳，审清浊，而知部分；视喘息，听音声，而知所苦；观权衡规矩，而知病所主；按尺寸，观浮沉滑涩，而知病所生以治；无过以诊，则不失矣。

故曰：病之始起也，可刺而已；其盛，可待衰而已。故因其轻而扬之，因其重而减之，因其衰而彰之。形不足者，温之以气，精不足者，补之以味。其高者，因而越之；其下者，引而竭之；中满者，泻之于内。其有邪者，渍形以为汗；其在皮者，汗而发之；其慓悍者，按而收之，其实者，散而泻之。审其阴阳，以别柔刚。阳病治阴，阴病治阳。定其血气，各守其乡。

血实宜决之，气虚宜掣引之。

阴阳离合论　第六

黄帝问曰：余闻天为阳，地为阴，日为阳，月为阴。大小月三百六十日成一岁，人亦应之。今三阴三阳不应阴阳，其故何也？岐伯对曰：阴阳者数之可十，推之可百，数之可千，推之可万，万之大，不可胜数，然其要一也。

天复地载，万物方生。未出地者，命曰阴处，名曰阴中之阴；则出地者，命曰阴中之阳。阳予之正，阴为之主。故生因春，长因夏，收因秋，藏因冬。失常则天地四塞。阴阳之变，其在人者，亦数之可数。

帝曰：愿闻三阴三阳之离合也。岐伯曰：圣人南面而立，前曰广明，后曰太冲。太冲之地，名曰少阴，少阴之上，名曰太阳。太阳根起于至阴，结于命门，名曰阴中之阳。

中身而上，名曰广明。广明之下，名曰太阴，太阴之前，名曰阳明。阳明根起于厉兑，名曰阴中之阳。厥阴之表，名曰少阳。少阳根起于窍阴，名曰阴中之少阳。是故三阳之离合也：太阳为开，阳明为阖，少阳为枢。三经者不得相失也，搏而勿浮，命曰一阳。

帝曰：愿闻三阴？岐伯曰：外者为阳。内者为阴。然则中为阴，其冲在下，名曰太阴，太阴根起于隐白，名曰阴中之阴。太阴之后，名曰少阴，少阴根起于涌泉，名曰阴中之少阴。少阴之前，名曰厥阴，厥阴根起于大敦，阴之绝阳，名曰阴之绝阴。

是故三阴之离合也，太阴为开，厥阴为阖，少阴为枢。三经者，不得相失也，搏而勿沉，名曰一阴。阴阳𩰚𩰚，积传为一周，气里形表，而为相成也。

阴阳别论　第七

黄帝问曰：人有四经，十二从，何谓？岐伯对曰：四经，应四时；十二从，应十二月；十二月应十二脉。

脉有阴阳，知阳者知阴，知阴者知阳。凡阳有五，五五二十五阳。

所谓阴者，真脏也。见则为败，败必死也。

所谓阳者，胃脘之阳也。

别于阳者，知病处也，别于阴者，知生死之期。

三阳在头，三阴在手，所谓一也。

别于阳者，知病忌时，别于阴者，知死生之期。

谨熟阴阳，无与众谋。

所谓阴阳者，去者为阴，至者为阳，静者为阴，动者为阳，迟者为阴，数者为阳。

凡持真脉之脏脉者，肝至悬绝急，十八日死；心至悬绝，九日死；肺至悬绝，十二日死；肾至悬绝，七日死；脾至悬绝，四日死。

曰：二阳之病发心脾，有不得隐曲，女子不月；其传为风消，其传为息贲者，死不治。

曰：三阳为病，发寒热，下为痈肿，及为痿厥腨𤼣；其传为索泽，其传为𤺋疝。

曰：一阳发病，少气，善咳，善泄；其传为心掣，其传为隔。

二阳一阴发病，主惊骇背痛，善噫善欠，名曰风厥。

二阴一阳发病，善胀心满善气。

三阳三阴发病，为偏枯痿易，四肢不举。

鼓一阳曰钩，鼓一阴曰毛，鼓阳胜急曰弦，鼓阳至而绝曰石，阴阳相过曰溜。

阴争于内，阳扰于外，魄汗未藏，四逆而起，起则熏肺，使人喘鸣。

阴之所生，和本曰和。

是故刚与刚，阳气破散，阴气乃消亡。

淖则刚柔不和，经气乃绝。

死阴之属，不过三日而死，生阳之属，不过四日而死。

所谓生阳死阴者，肝之心谓之生阳，心之肺谓之死阴，肺之肾谓之重阴，肾之脾谓之辟阴，死不治。

结阳者，肿四支。

结阴者，便血一升，再结二升，三结三升。

阴阳结斜，多阴少阳曰石水，少腹肿。

二阳结，谓之消。

三阳结，谓之隔。

三阴结，谓之水。

一阴一阳结，谓之喉痹。

阴搏阳别，谓之有子。

阴阳虚，肠辟死；

阳加于阴，谓之汗。

阴虚阳搏，谓之崩。

三阴俱搏，二十日夜半死；二阴俱搏，十三日夕时死；一阴俱搏，十日死；三阳俱搏且鼓，三日死；三阴三阳俱搏，心腹满，发尽，不得隐曲，五日死；二阳俱搏，其病温，死不治，不过十日死。

灵兰秘典论　第八

黄帝问曰：愿闻十二脏之相使，贵贱如何？

岐伯对曰：悉乎哉问也。请遂言之！心者，君主之官也，神明出焉。

肺者，相傅之官，治节出焉。

肝者，将军之官，谋虑出焉。

胆者，中正之官，决断出焉。

膻中者，臣使之官，喜乐出焉。

脾胃者，仓廪之官，五味出焉。

大肠者，传道之官，变化出焉。

小肠者，受盛之官，化物出焉。

肾者，作强之官，伎巧出焉。

三焦者，决渎之官，水道出焉。

膀胱者，州都之官，津液藏焉，气化则能出矣。

凡此十二官者，不得相失也。故主明则下安，以此养生则寿，殁世不殆，以为天下则大昌。主不明则十二官危，使道闭塞而不通，形乃大伤，以此养生则殃，以为天下者，其宗大危，戒之戒之。

至道在微，变化无穷，孰知其原。

窘乎哉，消者瞿瞿，孰知其要。闵闵之当，孰者为良。

恍惚之数，生于毫牦，毫牦之数，起于度量，千之万之，可以益大，推之大之，其形乃制。

黄帝曰：善哉，余闻精光之道，大圣之业，而宣明大道，非斋戒择吉日，不敢受也。帝乃择吉日良兆，而藏灵兰之室，以传保焉。

六节藏象论　第九

黄帝问曰：余闻天以六六之节，以成一岁，人以九九制会，计人亦有三百六十五节，以为天地久矣。不知其所谓也。

岐伯对曰：昭乎哉问也，请遂言之！夫六六之节，九九制会者，所以正天之度，气之数也。天度者，所以制日月之行也，气数者，所以纪化生之用也。

天为阳，地为阴；日为阳，月为阴；行有分纪，周有道理。日行一度，月行十三度而有奇焉。故大小月三百六十五日而成岁，积气余而盈闰矣。

立端于始，表正于中，推余于终，而天度毕矣。

帝曰：余已闻天度矣。愿闻气数，何以合之？岐伯曰：天以六六为节，地以九九制会，天有十日，日六竟而周甲，甲六复而终岁，三百六十日法也。

夫自古通天者，生之本，本于阴阳。其气九州九窍，皆通乎天气。

故其生五，其气三。

三而成天，三而成地，三而成人，三而三之，合则为九。九分为九野，九野为九脏；故形脏四，神脏五，合为九脏以应之也。

帝曰：余已闻六六九九之会也，夫子言积气盈闰，愿闻何谓气？请夫子发蒙解惑焉。岐伯曰：此上帝所秘，先师传之也。帝曰：请遂闻之。岐伯曰：五日谓之候，三候谓之气，六气谓之时，四时谓之岁，而各从其主治焉。五运相袭而皆治之，终期之日，周而复始，时立气布，如环无端，候亦同法。故曰：不知年之所加，气之盛衰，虚实之所起，不可以为工矣。

帝曰：五运之始，如环无端，其太过不及如何？岐伯曰：五气更立，各有所胜，盛虚之变，此其常也。

帝曰：平气如何？岐伯曰，无过者也。

帝曰：太过不及奈何？岐伯曰：在经有也。

帝曰：何谓所胜？岐伯曰：春胜长夏，长夏胜冬，冬胜夏，夏胜秋，秋胜春，所谓得五行时之胜，各以气命其脏。

帝曰：何以知其胜？岐伯曰：求其至也，皆归始春，未至而至，此谓太过，则薄所不胜，而乘所胜也，命曰气淫。不分邪僻内生，工不能禁。至而不至，此谓不及，则所胜妄行，而所生受病，所不胜薄之也，命曰气迫。所谓求其至者，气至之时也。谨候其时，气可与期，失时反候，五治不分，邪僻内生，工不能禁也。

帝曰：有不袭乎？岐伯曰：苍天之气，不得无常也。气之不袭，是谓非常，非常则变矣。

帝曰：非常而变奈何？岐伯曰：变至则病，所胜则微，所不胜则甚。因而重感于邪则死矣，故非其时则微，当其时则甚也。

帝曰：善。余闻气合而有形，因变以正名。天地之运，阴阳之化，其于万物，孰少孰多，可得闻乎？

岐伯曰：悉哉问也，天至广不可度，地至大，不可量。大神灵问，请陈其方。草生五色，五色之变，不可胜视，草生五味，五味之美，不可胜极。嗜欲不同，各有所通。天食人以五气，地食人以五味。五气入鼻，藏于心肺，上使五色修明，音声能彰；五味入口，藏于肠胃，味有所藏，以养五气，气和而生，津液相成，神乃自生。

帝曰：藏象如何？

岐伯曰：心者，生之本，神之变也；其华在面，其充在血脉，为阳中之太阳，通于夏气。

肺者，气之本，魄之处也；其华在毛，其充在皮，为阳中之太阴，通于秋气。

肾者，主蛰，封藏之本，精之处也；其华在发，其充在骨，为阴中之少阴。通于冬气。

肝者，罢极之本，魂之居也；其华在爪，其充在筋，以生血气，其味酸，其色苍，此为阳中之少阳。通于春气。

脾、胃、大肠、小肠、三焦、膀胱者，仓廪之本，营之居也，名曰器，能化糟粕，转味而入出者也，其华在唇四白，其充在肌，其味甘，其色黄，此至阴之类，通于土气。

凡十一脏，取决于胆也。

故人迎一盛病在少阳，二盛病在太阳，三盛病在阳明，四盛已上为格阳。

寸口一盛病在厥阴、二盛病在少阴、三盛病在太阴、四盛已上为关阴。

人迎与寸口俱盛四倍已上为关格。关格之脉嬴，不能极于天地之精气则死矣。

五脏生成论　第十

心之合脉也，其荣色也，其主肾也。

肺之合皮也，其荣毛也，其主心也。

肝之合筋也，其荣爪也，其主肺也。

脾之合肉也，其荣唇也，其主肝也。

肾之合骨也，其荣发也，其主脾也。

是故多食咸，则脉凝涩而变色；多食苦，则皮槁而毛拔；多食辛，则筋急而爪枯；多食酸，则肉胝䐜而唇揭；多食甘，则骨痛而发落，此五味之所伤也。故心欲苦，肺欲辛，肝欲酸，脾欲甘，肾欲咸，此五味之所合也。

五脏之气，故色见青如草兹者死，黄如枳实者死，黑如炲者死，赤如衃血者死，白如枯骨者死，此五色之见死也。青如翠羽者生，赤如鸡冠者生，黄如蟹腹者生，白如豕膏者生，黑如乌羽者生，此五色之见生也。

生于心，如以缟裹朱。生于肺，如以缟裹红。生于肝，如以缟裹绀。生于脾，如以缟裹栝楼实。生于肾，如以缟裹紫。此五脏所生之外荣也。

色味当五脏，白当肺辛，赤当心苦，青当肝酸，黄当脾甘，黑当肾咸。故白当皮，赤当脉，青当筋，黄当肉，黑当骨。

诸脉者，皆属于目；诸髓者，皆属于脑；诸筋者，皆属于节；诸血者，皆属于心；诸气者，皆属于肺，此四肢八溪之朝夕也。故人卧，血归于肝，肝受血而能视，足受血而能步，掌受血而能握，指受血而能摄。卧出而风吹之，血凝于肤者为痹，凝于脉者为泣、凝于足者为厥。此三者，血行而不得反其空，故为痹厥也。

人有大谷十二分，小溪三百五十四名，少十二俞，此皆卫气之所留止，邪气之所客也，针石缘而去之。

诊病之始，五决为纪。欲知其始，先建其母。所谓五决者，五脉也。

是以头痛巅疾，下虚上实，过在足少阴、巨阳，甚则入肾。徇蒙招尤，目冥耳聋，下实上虚，过在足少阳、厥阴，甚则入肝。腹满䐜胀，支膈胠胁，下厥上冒，过在足太阴、阳明。咳嗽上气，厥在胸中，过在手阳明、太阴。心烦头痛，病在膈中，过在手巨阳、少阴。

夫脉之小大，滑涩浮沉，可以指别。五脏之象，可以类推。五脏相音，可以意识。五色微诊，可以目察。能合脉色，可以万全。

赤，脉之至也，喘而坚。诊曰：有积气在中，时害于食，名曰心痹。得之外疾，思虑而心虚，故邪从之。

白，脉之至也，喘而浮。上虚下实，惊，有积气在胸中，喘而虚，名曰肺痹。

寒热，得之醉而使内也。

青，脉之至也。长而左右弹。有积气在心下，支肤，名曰肝痹。得之寒湿，与疝同法。腰痛，足清，头痛。

黄，脉之至也，大而虚。有积气在腹中，有厥气，名曰厥疝。女子同法，得之疾使四支，汗出当风。

黑，脉之至也，上坚而大。有积气在小腹与阴，名曰肾痹。得之沐浴，清水而卧。

凡相五色之奇脉，面黄目青，面黄目赤，面黄目白，面黄目黑者，皆不死也。

面青目赤，面赤目白，面青目黑，面黑目白，面赤目青，皆死也。

五脏别论　第十一

黄帝问曰：余闻方士，或以脑髓为脏，或以肠胃为脏，或以为腑。敢问更相反，皆自谓是，不知其道，愿闻其说。

岐伯对曰：脑、髓、骨、脉、胆、女子胞，此六者，地气之所生也。皆藏于阴而象于地，故藏而不泻，名曰奇恒之府。夫胃、大肠、小肠、三焦、膀胱，此五者，天气之所生也，其气象天，故泻而不藏。此受五脏浊气，名曰传化之腑，此不能久留，输泻者也。魄门亦为五脏使，水谷不得久藏。所谓五脏者，藏精气而不泻也，故满而不能实。六腑者，传化物而不藏，故实而不能满也。所以然者，水谷入口，则胃实而肠虚，食下，则肠实而胃虚。故曰：实而不满，满而不实也。

帝曰：气口何以独为五脏主？岐伯曰：胃者，水谷之海，六腑之大源也。五味入口，藏于胃以养五脏气，气口亦太阴也，是以五脏六腑之气味，皆出于胃，变见于气口。故五气入鼻，藏于心肺，心肺有病，而鼻为之不利也。凡治病必察其下，适其脉，观其志意，与其病也。拘于鬼神者，不可与言至德；恶于针石者，不可与言至巧。病不许治者，病必不治，治之无功矣。

异法方宜论　第十二

黄帝问曰：医之治病也，一病而治各不同，皆愈何也？岐伯对曰：地势使然也。故东方之域，天地之所始生也。鱼盐之地，海滨傍水，其民食鱼而嗜咸，皆安其处，美其食。鱼者使人热中，盐者胜血，故其民皆黑色疏理。其病皆为痈疡，其治宜砭石。故砭石者，亦从东方来。

西方者，金玉之域，沙石之处，天地之所收引也。其民陵居而多风，水土刚强，其民不衣而褐荐，其民华食而脂肥，故邪不能伤其形体，其病生于内，其治宜毒药。故毒药者，亦从西方来。

北方者，天地所闭藏之域也。其地高陵居，风寒冰冽，其民乐野处而乳食，藏寒生满病，其治宜灸焫。故灸焫者，亦从北方来。

南方者，天地所长养，阳之所盛处也。其地下，水土弱，雾露之所聚也。其民嗜酸而食胕，故其民皆致理而赤色，其病挛痹，其治宜微针。故九针者，亦从南方来。

中央者，其地平以湿，天地所以生万物也众。其民食杂而不劳，故其病多痿厥寒热。其治宜导引按蹻，故导引按蹻者，亦从中央出也。故圣人杂合以治，各得其所宜，故治所以异而病皆愈者，得病之情，知治之大体也。

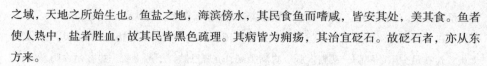

移精变气论　第十三

黄帝问曰：余闻上古之治病，惟其移精变气，可祝由而已。今世治病，毒药治其内，针石治其外，或愈或不愈，何也？

岐伯对曰：往古人居禽兽之闲，动作以避寒，阴居以避暑，内无眷慕之累，外无伸宦之形，此恬惔之世，邪不能深入也。故毒药不能治其内，针石不能治其外，故可移精祝由而已。

当今之世不然，忧患缘其内，苦形伤其外，又失四时之从，逆寒暑之宜。贼风数至，虚邪朝夕，内至五脏骨髓，外伤空窍肌肤，所以小病必甚，大病必死。

故祝由不能已也。

帝曰：善。余欲临病人，观死生，决嫌疑，欲知其要，如日月光，可得闻乎？

岐伯曰：色脉者，上帝之所贵也，先师之所传也。

上古使僦贷季，理色脉而通神明，合之金木水火土，四时八风六合，不离其常，变化相移，以观其妙，以知其要，欲知其要，则色脉是矣。

色以应日，脉以应月，常求其要，则其要也。夫色之变化，以应四时之脉，此上帝之所贵，以合于神明也。所以远死而近生，生道以长，命曰圣王。

中古之治病，至而治之，汤液十日，以去八风五痹之病。十日不已，治以草苏草荄之枝，本末为助，标本已得，邪气乃服。

暮世之治病也，则不然，治不本四时，不知日月，不审逆从，病形已成，乃欲微针治其外，汤液治其内，粗工凶凶，以为可攻，故病未已，新病复起。

帝曰：愿闻要道。岐伯曰：治之要极，无失色脉，用之不惑，治之大则。逆从倒行，标本不得，亡神失国。去故就新，乃得真人。

帝曰：余闻其要于夫子矣，夫子言不离色脉，此余之所知也。岐伯曰：治之极于一。帝曰：何谓一？岐伯曰：一者，因得之。帝曰：奈何？岐伯曰：闭户塞牖，系之病者，数问其情，以从其意，得神者昌，失神者亡。帝曰：善。

汤液醪醴论　第十四

黄帝问曰：为五谷汤液及醪醴，奈何？岐伯对曰：必以稻米，炊之稻薪，稻米者完，稻薪者坚。帝曰：何以然？岐伯曰：此得天地之和，高下之宜，故能至完，伐取得时，故能至坚也。

帝曰：上古圣人作汤液醪醴，为而不用，何也？岐伯曰：自古圣人之作汤液醪醴者，以为备耳！夫上古作汤液，故为而弗服也。

中古之世，道德稍衰，邪气时至，服之万全。

帝曰：今之世不必已，何也？岐伯曰：当今之世，必齐毒药攻其中，镵石针艾治其外也。

帝曰：形弊血尽而功不立者何？岐伯曰：神不使也。帝曰：何谓神不使？岐伯曰：针石道也。精神不进，志意不治，故病不可愈。今精坏神去，荣卫不可复收。何者？嗜欲无穷，而忧患不止，精气弛坏，荣泣卫除，故神去之而病不愈也。

帝曰：夫病之始生也，极微极精，必先入结于皮肤。今良工皆称曰：病成，名曰逆，则针石不能治，良药不能及也。今良工皆得其法，守其数，亲戚兄弟远近音声日闻于耳，五色日见于目，而病不愈者，亦何暇不早乎？

岐伯曰：病为本，工为标，标本不得，邪气不服，此之谓也。

帝曰：其有不从毫毛而生，五脏阳以竭也，津液充郭，其魄独居，精孤于内，气耗于外，形不可与衣相保，此四极急而动中，是气拒于内，而形施于外，治之奈何？

岐伯曰：平治于权衡，去宛陈莝，微动四极，温衣，缪刺其处，以复其形。开鬼门，洁净府，精以时服；五阳已布，疏涤五脏，故精自生，形自盛，骨肉相保，巨气乃平。帝曰：善。

玉版论要　第十五

黄帝问曰：余闻揆度奇恒，所指不同，用之奈何？岐伯对曰：揆度者，度病之浅深也；奇恒者，言奇病也。请言道之至数，五色脉变，揆度奇恒，道在于一。

神转不回，回则不转，乃失其机。至数之要，迫近以微，著之玉版，命曰合玉机。

容色见上下左右，各在其要。其色见浅者，汤液主治，十日已。其见深者，必齐主治，二十一日已。其见大深者，醪酒主治，百日已。色夭面脱，不治，百日尽已。

脉短气绝死，病温虚甚死。

色见上下左右，各在其要。上为逆，下为从；女子右为逆，左为从；男子左为逆，右为从。易，重阳死，重阴死。

阴阳反作，治在权衡相夺，奇恒事也，揆度事也。

搏脉痹躄，寒热之交。脉孤为消气，虚泄为夺血。孤为逆，虚为从。

行奇恒之法，以太阴始。行所不胜曰逆，逆则死。行所胜曰从，从则活。

八风四时之胜，终而复始，逆行一过，不复可数，论要毕矣。

诊要经终论　第十六

黄帝问曰：诊要如何？岐伯对曰：正月二月，天气始方，地气始发，人气在肝。

三月四月，天气正方，地气定发，人气在脾。

五月六月，天气盛，地气高，人气在头。

七月八月，阴气始杀，人气在肺。

九月十月，阴气始冰，地气始闭，人气在心。

十一月十二月，冰复，地气合，人气在肾。

故春刺散俞，及与分理，血出而止。甚者传气，间者环也。

夏刺络俞，见血而止。尽气闭环，痛病必下。

秋刺皮肤，循理，上下同法，神变而止。

冬刺俞窍于分理，甚者直下，闲者散下。

春夏秋冬，各有所刺，法其所在。春刺夏分，脉乱气微，入淫骨髓，病不能愈，令人不嗜食，又且少气。

春刺秋分，筋挛逆气，环为咳嗽，病不愈，令人时惊，又且哭。

春刺冬分，邪气著藏，令人胀，病不愈，又且欲言语。

夏刺春分，病不愈，令人解墯。

夏刺秋分，病不愈，令人心中欲无言，惕惕如人将捕之。

夏刺冬分，病不愈，令人少气，时欲怒。

秋刺春分，病不已，令人惕然，欲有所为，起而忘之。

秋刺夏分，病不已，令人益嗜卧，又且善梦。

秋刺冬分，病不已，令人洒洒时寒。

冬刺春分，病不已，令人欲卧不能眠，眠而有见。

冬刺夏分，病不愈，气上发为诸痹。

冬刺秋分，病不已，令人善渴。

凡刺胸腹者，必避五脏。中心者环死，中脾者五日死，中肾者七日死，中肺者五日死。中膈者，皆为伤中，其病虽愈，不过一岁必死。

刺避五脏者，知逆从也。所谓从者，膈与脾肾之处，不知者反之。刺胸腹者，必以布憿著之，乃从单布上刺，刺之不愈复刺。

刺针必肃，刺肿摇针，经刺勿摇，此刺之道也。

帝曰：愿闻十二经脉之终，奈何？岐伯曰：太阳之脉，其终也，戴眼反折，瘛疭，其色白，绝汗乃出，出则死矣。

少阳终者，耳聋、百节皆纵，目睘、绝系。绝系一日半死，其死也，色先青白，乃死矣。

阳明终者，口目动作，善惊、妄言、色黄。其上下经盛，不仁，则终矣。

少阴终者，面黑齿长而垢，腹胀闭，上下不通而终矣。

太阴终者，腹胀闭，不得息，善噫善呕，呕则逆，逆则面赤，不逆则上下不通，不通则面黑，皮毛焦而终矣。

厥阴终者，中热嗌干，善溺心烦，甚则舌卷，卵上缩而终矣。此十二经之所败也。

脉要精微论　第十七

黄帝问曰：诊法何如？岐伯对曰：诊法常以平旦，阴气未动，阳气未散，饮食未进，经脉未盛，络脉调匀，气血未乱，故乃可诊有过之脉。

切脉动静而视精明，察五色，观五脏有余不足，六腑强弱，形之盛衰，以此参伍，决死生之分。

夫脉者，血之府也。长则气治，短则气病，数则烦心，大则病进。

上盛则气高，下盛则气胀，代则气衰，细则气少，涩则心痛。

浑浑革至如涌泉，病进而色弊；绵绵其去如弦绝，死。

夫精明五色者，气之华也。赤欲如白裹朱，不欲如赭；白欲如鹅羽，不欲如盐；青欲如苍璧之泽，不欲如蓝；黄欲如罗裹雄黄，不欲如黄土；黑欲如重漆色，不欲如地苍。五色精微象见矣，其寿不久也。

夫精明者，所以视万物，别白黑，审短长，以长为短，以白为黑。如是则精衰矣。

五脏者，中之守也。中盛藏满，气胜伤恐者，声如从室中言，是中气之湿也。言而微，终日乃复言者，此夺气也。衣被不敛，言语善恶，不避亲疏者，此神明之乱也。仓廪不藏者，是门户不要也，水泉不止者，是膀胱不藏也。得守者生，失守者死。

夫五脏者，身之强也。头者精明之府，头倾视深，精神将夺矣。背者胸中之府，背曲肩随，府将坏矣。腰者肾之府，转摇不能，肾将惫矣。膝者筋之府，屈伸不能，行则偻附，筋将惫矣。骨者髓之府，不能久立，行则振掉，骨将惫矣。得强则生，失强则死。

岐伯曰：反四时者，有余为精，不足为消。应太过，不足为精，应不足，有余为消。阴阳不相应，病名曰关格。

帝曰：脉其四时动奈何？知病之所在奈何？知病之所变奈何？知病乍在内奈何？知病乍在外奈何？请问此五者，可得闻乎。

岐伯曰：请言其与天运转大也。万物之外，六合之内，天地之变，阴阳之应，彼春之暖，为夏之暑，彼秋之忿，为冬之怒，四变之动，脉与之上下，以春应中规，夏应中矩，秋应中衡，冬应中权。

是故冬至四十五日，阳气微上，阴气微下；夏至四十五日，阴气微上，阳气微下，阴阳有时，与脉为期，期而相失，知脉所分。分之有期，故知死时。微妙在脉，不可不察，察之有纪，从阴阳始，始之有经，从五行生，生之有度，四时为宜。

补泻勿失，与天地如一，得一之情，以知死生。

是故声合五音，色合五行，脉合阴阳。

是知阴盛则梦涉大水恐惧，阳盛则梦大火燔灼。

阴阳俱盛，则梦相杀毁伤。

上盛则梦飞，下盛则梦堕，甚饱则梦予，甚饥则梦取；肝气盛则梦怒，肺气盛则梦哭。

短虫多则梦聚众，长虫多则梦相击毁伤。

是故持脉有道，虚静为保。春日浮，如鱼之游在波；夏日在肤，泛泛乎万物有余；秋日下肤，蛰虫将去；冬日在骨，蛰虫周密，君子居室。故曰：知内者按而纪之，知外者终而始之，此六者，持脉之大法。

心脉搏坚而长，当病舌卷不能言；其软而散者，当消环自已。

肺脉搏坚而长，当病唾血；其软而散者，当病灌汗，至令不复散发也。

肝脉搏坚而长，色不青，当病坠若搏，因血在胁下，令人喘逆；其软而散色泽者，当病溢饮，溢饮者，渴暴多饮，而易入肌皮肠胃之外也。

胃脉搏坚而长，其色赤，当病折髀，其耎而散者，当病食痹。

脾脉搏坚而长，其色黄，当病少气；其软而散色不泽者，当病足胻肿，若水状也。

肾脉搏坚而长，其色黄而赤者，当病折腰；其耎而散者，当病少血，至今不复也。

帝曰：诊得心脉而急，此为何病，病形何如？岐伯曰：病名心疝，少腹当有形也。帝曰：何以言之？岐伯曰：心为牡脏，小肠为之使，故曰少腹当有形也。

帝曰：诊得胃脉，病形何如？岐伯曰：胃脉实则胀，虚则泄。

帝曰：病成而变何谓？岐伯曰：风成为寒热，瘅成为消中，厥成为巅疾，久风为飧泄，脉风成为疠。病之变化，不可胜数。

帝曰：诸痈肿筋挛骨痛，此皆安生？岐伯曰：此寒气之肿，八风之变也。帝曰：治之奈何？岐伯曰：此四时之病，以其胜治之，愈也。

帝曰：有故病五脏发动，因伤脉色，各何以知其久暴至之病乎？岐伯曰：悉乎哉问也，征其脉小色不夺者，新病也；征其脉不夺其色夺者，此久病也；征其脉与五色俱夺者此久病也；征其脉与五色俱不夺者，新病也。肝与肾脉并至，其色苍赤，当病毁伤不见血，已见血，湿若中水也。

尺内两傍，则季胁也。尺外以候肾，尺里以候腹中。附上左外以候肝，内以候膈，右外以候胃，内以候脾。上附上，右外以候肺，内以候胸中，左外以候心，内心候膻中。前以候前，后以候后。上竟上者，胸喉中事也。下竟下者，少腹腰股膝胫足中事也。

粗大者，阴不足阳有余，为热中也。来疾去徐，上实下虚，为厥巅疾。来徐去疾，上虚下实，为恶风也。故中恶风者，阳气受也。

有脉俱沉细数者，少阴厥也；沉细数散者，寒热也；浮而散者为眴仆。诸浮不躁者，皆在阳，则为热；其有躁者在手，诸细而沉者，皆在阴，则为骨痛；其有静者在足。数动一代者，病在阳之脉也。泄及便脓血。

诸过者，切之，涩者阳气有余也，滑者阴气有余也；阳气有余，为身热无汗，阴气有余，为多汗身寒，阴阳有余，则无汗而寒。

推而外之，内而不外，有心腹积也。推而内之，外而不内，身有热也。推而上之，上而不下，腰足清也。推而下之，下而不上，头项痛也。按之至骨，脉气少者，腰脊痛而身有痹也。

平人气象论　第十八

黄帝问曰：平人如何？

岐伯对曰：人一呼脉再动，一吸脉亦再动，呼吸定息，脉五动，闰以太息，命曰平人。平人者不病也。

常以不病调病人，医不病，故为病人平息以调之为法。

人一呼脉一动，一吸脉一动，曰少气。

人一呼脉三动，一吸脉三动而躁，尺热曰病温，尺不热脉滑曰病风，脉涩曰痹。

人一呼脉四动以上曰死，脉绝不至曰死，乍疏乍数曰死。

平人之常气禀于胃，胃者平人之常气也，人无胃气曰逆，逆者死。

春胃微弦曰平，弦多胃少曰肝病，但弦无胃曰死。胃而有毛曰秋病，毛甚曰今病。藏真散于肝，肝脏筋膜之气也。

夏胃微钩曰平，钩多胃少曰心病，但钩无胃曰死；胃而有石曰冬病，石甚曰今病。藏真通于心，心脏血脉之气也。

长夏胃微耎弱曰平，弱多胃少曰脾病，但代无胃曰死，耎弱有石曰冬病，弱甚曰今病。藏真濡于脾，脾脏肌肉之气也。

秋胃微毛曰平，毛多胃少曰肺病，但毛无胃曰死，毛而有弦曰春病，弦甚曰今病。藏真高于肺，以行荣卫阴阳也。

冬胃微石曰平，石多胃少曰肾病，但石无胃曰死，石而有钩曰夏病，钩甚曰今病。藏真下于肾，肾脏骨髓之气也。

胃之大络。名曰虚里，贯膈络肺，出于左乳下，其动应衣，脉宗气也。

盛喘数绝者，则病在中，结而横，有积矣。绝不至曰死，乳之下，其动应衣，宗气泄也。

欲知寸口太过与不及，寸口之脉中手短者，曰头痛；寸口脉中手长者，曰足胫痛；寸口脉中手促上击者，曰肩脊痛；寸口脉沉而坚者，曰病在中；寸口脉浮而盛者，曰病在外；寸口脉沉而弱，曰寒热及疝瘕少腹痛；寸口脉沉而横，曰胁下有积，腹中有横积痛：寸口脉沉而喘，曰寒热。

脉盛滑坚者，曰病在外；脉小实而坚者，病在内。

脉小弱以涩，谓之久病；脉滑浮而疾者，谓之新病。

脉急者，曰疝瘕少腹痛。脉滑曰风，脉涩曰痹，缓而滑曰热中，盛而坚曰胀。

脉从阴阳，病易已；脉逆阴阳，病难已；脉得四时之顺，曰病无他；脉反四时及不间藏，曰难已。

臂多青脉，曰脱血，尺脉缓涩，谓之解㑊。安卧脉盛，谓之脱血，尺涩脉滑，谓之多汗，尺寒脉细谓之后泄，脉尺常热者，谓之热中。

肝见庚辛死，心见壬癸死，脾见甲乙死，肺见丙丁死，肾见戊己死。是谓真脏见，皆死。

颈脉动喘疾咳，曰水，目裹微肿如卧蚕起之状，曰水。

溺黄赤安卧者，黄疸。已食如饥者，胃疸。

面肿曰风。足胫肿曰水。目黄者曰黄疸。

妇人手少阴脉动甚者，妊子也。

脉有逆从四时，未有藏形。春夏而脉瘦，秋冬而脉浮大，命曰逆四时也。

风热而脉静，泄而脱血脉实，病在中，脉虚，病在外，脉涩坚者，皆难治，命曰反四时也。

人以水谷为本，故人绝水谷则死，脉无胃气亦死。所谓无胃气者，但得真脏脉不得胃气也。所谓脉不得胃气者，肝不弦，肾不石也。

太阳脉至，洪大以长；少阳脉至，乍数乍疏，乍短乍长；阳明脉至，浮大而短。

夫平心脉来，累累如连珠，如循琅玕，曰心平。复以胃气为本。病心脉来，喘喘连属，其中微曲，曰心病。死心脉来，前曲后居，如操带钩，曰心死。

平肺脉来，厌厌聂聂，如落榆荚，曰肺平。秋以胃气为本。病肺脉来，不上不下，如循鸡羽，曰肺病。死肺脉来，如物之浮，如风吹毛，曰肺死。

平肝脉来，软弱招招，如揭长竿末梢，曰肝平。春以胃气为本。病肝脉来，盈实而滑，如循长竿，曰肝病。死肝脉来，急益劲，如新张弓弦，曰肝死。

平脾脉来，和柔相离，如鸡践地，曰脾平。长夏以胃气为本。病脾脉来，实而盈数，如鸡举足，曰脾病。死脾脉来，锐坚如乌之喙，如鸟之距，如屋之漏，如水之流，曰脾死。

平肾脉来，喘喘累累如钩，按之而坚，曰肾平。冬以胃气为本。病肾脉来，如引葛，按之益坚，曰肾病。死肾脉来，发如夺索，辟辟如弹石，曰肾死。

玉机真脏论　第十九

黄帝问曰：春脉如弦，何如而弦？

岐伯对曰：春脉者，肝也，东方木也，万物主所以始生也，故其气来软弱，轻虚而滑，端直以长，故曰弦，反此者病。

帝曰：何如而反？岐伯曰：其气来实而强，此谓太过，病在外。其气来不实而微，此谓不及，病在中。帝曰：春脉太过与不及，其病皆何如？岐伯曰：太过则令人善忘，忽忽眩冒而巅疾；其不及，则令人胸痛引背，下则两胁胠满。

帝曰：善。夏脉如钩，何如而钩？岐伯曰：夏脉者心也，南方火也，万物之所以盛长也，故其气来盛去衰，故曰钩，反此者病。

帝曰：如何而反？岐伯曰：其气来盛去亦盛，此谓太过，病在外，其气来不盛去反盛，此谓不及，病在中。帝曰：夏脉太过与不及，其病皆何如？岐伯曰：太过则令人身热而肤痛，为浸淫；其不及则令人烦心，上见咳唾，下为气泄。

帝曰：善。秋脉如浮，何如而浮？岐伯曰：秋脉者，肺也，西方金也，万物之所以收成也。故其气来，轻虚以浮，来急去散，故曰浮，反此者病。

帝曰：何如而反？岐伯曰：其气来，毛而中央坚，两傍虚，此谓太过，病在外；其气来毛而微，此谓不及，病在中。帝曰：秋脉太过与不及，其病皆何如？岐伯曰：太过则令人逆气而背痛。愠愠然，其不及则令人喘，呼吸少气而咳，上气见血，下闻病音。

帝曰：善冬脉如营，何如而营？岐伯曰：冬脉者，肾也。北方水也，万物之所以含藏也。故其气来，沉以搏，故曰营，反此者病。

帝曰：何如而反？岐伯曰：其气来如弹石者，此谓太过，病在外；其去如数者，此谓不及，病在中。帝曰：冬脉太过与不及，其病皆何如？岐伯曰：太过，则令人解㑊，脊脉痛，而少气不欲言；其不及，则令人心悬，如病饥，䏚中清，脊中痛，少腹满，小便变。

帝曰：善。帝曰：四时之序，逆从之变异也，然脾脉独何主。岐伯曰：脾脉者土也，孤脏，以灌四傍者也。

帝曰：然则脾善恶，可得见之乎？岐伯曰：善者不可得见，恶者可见。帝曰：恶者何如可见？岐伯曰：其来如水之流者，此谓太过，病在外。如鸟之喙者，此谓不及，病在中。帝曰：夫子言脾为孤脏，中央土以灌四傍，其太过与不及，其病皆何如？岐伯曰：太过则令人四肢不举，其不及，则令人九窍不通，名曰重强。

帝瞿然而起，再拜而稽首曰：善。吾得脉之大要，天下至数，五色脉变，揆度奇恒，道在于一，神转不回，回则不转，乃失其机，至数之要，迫近以微，著之玉版，藏之脏腑，每旦读之，名曰玉机。

五脏受气于其所生，传之于其所胜，气舍于其所生，死于其所不胜。病之且死，必先传行，至其所不胜，病乃死。此言气之逆行也，故死。

肝受气于心，传之于脾，气舍于肾，至肺而死。心受气于脾，传之于肺，气舍于肝，至肾而死。脾受气于肺，传之于肾，气舍于心，至肝而死。肺受气于肾，传之于肝，气舍于脾，至心而死。肾受气于肝，传之于心，气舍于肺，至脾而死。

此皆逆死也，一日一夜，五分之，此所以占死生之早暮也。

黄帝曰：五脏相通，移皆有次。五脏有病，则各传其所胜，不治。法三月，若六月，若三日，若六日。传五脏而当死，是顺传所胜之次。

故曰：别于阳者，知病从来；别于阴者，知死生之期。言知至其所困而死。

是故风者，百病之长也。

今风寒客于人，使人毫毛毕直，皮肤闭而为热。当是之时，可汗而发也。或痹不仁肿痛，当是之时，可汤熨及火灸刺而去之。弗治，病入舍于肺，名曰肺痹，发咳上气，弗治，肺即传而行之肝，病名曰肝痹，一名曰厥，胁痛出食。当是之时，可按若刺耳。弗治，肝传之脾，病名曰脾风，发瘅，腹中热，烦心，出黄。当此之时，可按可药可浴。弗治，脾传之肾，病名曰疝瘕，少腹冤热而痛，出白，一名曰蛊。当此之时，可按可药。弗治，肾传之心，病筋脉相引而急，病名曰瘛。当此之时，可灸可药。弗治，满十日，法当死。肾因传之心，心即复反传而行之肺，发寒热，法当三岁死，此病之次也。

然其卒发者，不必治于传，或其传化有不以次，不以次入者，忧恐悲喜怒，令不得以其次，故令人有大病矣。

因而喜，大虚则肾气乘矣，怒则肝气乘矣，悲则肺气乘矣，恐则脾气乘矣，忧则心气乘矣，此其道也。故病有五，五五二十五变，及其传化。传，乘之名也。

大骨枯槁，大肉陷下，胸中气满，喘息不便，其气动形，期六月死，真脏脉见，乃予之期日。

大骨枯槁，大肉陷下，胸中气满，喘息不便，内痛引肩项，期一月死。真脏见，乃予之期日。

大骨枯槁，大肉陷下，胸中气满，喘息不便，内痛引肩项，身热、脱肉破䐃。

真脏见，十月之内死。

大骨枯槁，大肉陷下，肩髓内消，动作益衰。真脏来见，期一岁死，见其真脏，乃予之期日。

大骨枯槁，大肉陷下，胸中气满，腹内痛，心中不便，肩项身热，破䐃脱肉，目眶陷。真脏见，目不见人，立死；其见人者，至其所不胜之时则死。

急虚身中卒至，五脏绝闭，脉道不通，气不往来，譬于堕溺，不可为期。其脉绝不来，若人一息五六至，其形肉不脱，真脏虽不见，犹死也。

真肝脉至，中外急，如循刀刃责责然，如按琴瑟弦，色青白不泽，毛折，乃死。真心脉至，坚而搏，如循薏苡子，累累然，色赤黑不泽，毛折，乃死。真肺脉至，大而虚，如以毛羽中人肤，色白赤不泽，毛折，乃死。真肾脉至，搏而绝，如指弹石，辟辟然，色黑黄不泽，毛折，乃死。真脾脉至，弱而乍数乍疏，色黄青不泽，毛折，乃死。诸真脏脉见者，皆死不治也。

黄帝曰：见真脏曰死，何也？岐伯曰：五脏者，皆禀气于胃，胃者五脏之本也；脏气者，不能自至于手太阴，必因于胃气，乃至于手太阴也。故五脏各以其时，自为而至于手太阴也。故邪气胜者，精气衰也。故病甚者，胃气不能与之俱至于手太阴，故真脏之气独见，独见者，病胜脏也，故曰死。帝曰：善。

黄帝曰：凡治病，察其形气色泽，脉之盛衰，病之新故，乃治之无后其时。

形气相得，谓之可治，色泽以浮，谓之易已；脉从四时，谓之可治；脉弱以滑，是有胃气，命曰易治，取之以时；形气相失，谓之难治；色夭不泽，谓之难已；脉实以坚，谓之益甚；脉逆四时，为不可治，必察四难，而明告之。

所谓逆四时者，春得肺脉，夏得肾脉，秋得心脉，冬得脾脉；其至皆悬绝沉涩者，命曰逆四时。

未有脏形，于春夏而脉沉涩，秋冬而脉浮大，名曰逆四时也。

病热脉静，泄而脉大，脱血而脉实，病在中，脉实坚，病在外，脉不实坚者，皆难治。

黄帝曰：余闻虚实以决死生，愿闻其情？岐伯曰：五实死，五虚死。帝曰：愿闻五实五虚？岐伯曰：脉盛，皮热，腹胀，前后不通，闷瞀，此谓五实。脉细，皮寒，气少，泄利前后，饮食不入，此谓五虚。帝曰：其时有生者，何也？岐伯曰：浆粥入胃，泄注止，则虚者活；身汗得后利，则实者活。此其候也。

三部九候论　第二十

黄帝问曰：余闻九针于夫子，众多博大，不可胜数。余愿闻要道，以属子孙，传之后世，著之骨髓，藏之肝肺，歃血而受，不敢妄泄。令合天道，必有终始。上应天光，星辰历纪，下副四时五行，贵贱更立，冬阴夏阳，以人应之奈何，愿闻其方？岐伯对曰：妙乎哉问也！此天地之至数。

帝曰：愿闻天地之至数，合于人形血气，通决死生，为之奈何？岐伯曰：天地之至数，始于一，终于九焉。

一者天，二者地，三者人，因而三之，三三者九，以应九野。

故人有三部，部有三候，以决死生，以处百病，以调虚实，而除邪疾。

帝曰：何谓三部？岐伯曰：有下部、有中部、有上部，部各有三候。三候者，有天、有地、有人也。必指而导之，乃以为真。

上部天，两额之动脉；上部地，两颊之动脉；上部人，耳前之动脉。

中部天，手太阴也；中部地，手阳明也；中部人，手少阴也。

下部天，足厥阴也；下部地，足少阴也；下部人，足太阴也。

故下部之天以候肝，地以候肾，人以候脾胃之气。

帝曰：中部之候奈何？岐伯曰：亦有天，亦有地，亦有人，天以候肺，地以候胸中之气，人以候心。

帝曰：上部以何候之？岐伯曰：亦有天，亦有地，亦有人。天以候头角之气，地以候口齿之气，人以候耳目之气。

三部者，各有天，各有地，各有人。三而成天，三而成地，三而成人。三而三之，合则为九，九分为九野，九野为九脏。故神脏五，形脏四，合为九脏。五脏已败，其色必夭，夭必死矣。

帝曰：以候奈何？岐伯曰：必先度其形之肥瘦，以调其气之虚实，实则泻之，虚则补之。必先去其血脉而后调之，无问其病，以平为期。

帝曰：决死生奈何？岐伯曰：形盛脉细，少气不足以息者，危。形瘦脉大，胸中多气者，死。形气相得者，生。参伍不调者，病。三部九候皆相失者，死。上下左右之脉相应如参舂者，病甚。上下左右相失不可数者，死。中部之候虽独调，与众脏相失者，死。中部之候相减者，死，目内陷者，死。

帝曰：何以知病之所在？岐伯曰：察九候，独小者病，独大者病，独疾者病，独迟者病，独热者病，独寒者病，独陷下者病。

以左手足上，上去踝五寸按之，庶右手足当踝而弹之，其应过五寸以上，蠕蠕然者不病，其应疾中手浑浑然者，病，中手徐徐然者，病。其应上不能至五寸，弹之不应者，死。

是以脱肉身不去者，死。中部乍疏乍数者，死。其脉代而钩者，病在络脉。

九候之相应也，上下若一，不得相失。一候后则病，二候后则病甚，三候后则病危。所谓后者，应不俱也。察其腑脏，以知死生之期，必先知经脉，然后知病脉。真脏脉见者胜死。足太阳气绝者，其足不可屈伸，死必戴眼。

帝曰：冬阴夏阳奈何？岐伯曰：九候之脉，皆沉细悬绝者为阴，主冬，故以夜半死。盛躁喘数者为阳，主夏，故以日中死。

是故寒热病者，以平旦死。热中及热病者，以日中死。病风者，以日夕死。病水者，以夜半死。其脉乍疏乍数，乍迟乍疾者，日乘四季死。

形肉已脱，九候虽调，犹死。七诊虽见，九候皆从者不死。所言不死者，风气之病，及经月之病，似七诊之病而非也，故言不死。若有七诊之病，其脉候亦败者死矣。必发哕噫。

必审问其所始病，与今之所方病，而后各切循其脉，视其经络浮沉，以上下逆从循之。其脉疾者不病，其脉迟者病；脉不往来者死，皮肤著者死。

帝曰：其可治者奈何？岐伯曰：经病者治其经，孙络病者治其孙络血。血病身有痛者治其经络。其病者在奇邪，奇邪之脉则缪刺之，留瘦不移，节而刺之。上实下虚，切而从之，索其结络脉，刺出其血，以见通之。瞳子高者，太阳不足，戴眼者，太阳已绝，此决死生之要，不可不察也。手指及手外踝上，五指留针。

经脉别论　第二十一

黄帝问曰：人之居处、动静、勇怯，脉亦为之变乎？岐伯对曰：凡人之惊恐恚劳动静，皆为变也。

是以夜行则喘出于肾，淫气病肺。

有所堕恐，喘出于肝，淫气害脾。

有所惊恐，喘出于肺，淫气伤心。

度水跌仆，喘出于肾与骨。

当是之时，勇者气行则已，怯者则着而为病也。

故曰：诊病之道，观人勇怯，骨肉、皮肤，能知其情，以为诊法也。

故饮食饱甚，汗出于胃。惊而夺精，汗出于心。持重远行，汗出于肾。疾走恐惧，汗出于肝。摇体劳苦，汗出于脾。

故春秋冬夏，四时阴阳，生病起于过用，此为常也。

食气入胃，散精于肝，淫气于筋。

食气入胃，浊气归心，淫精于脉。

脉气流经，经气归于肺，肺朝百脉，输精于皮毛。

毛脉合精，行气于府，府精神明，留于四脏。

气归于权衡，权衡以平，气口成寸，以决死生。

饮入于胃，游溢精气，上输于脾，脾气散精，上归于肺，通调水道，下输膀胱，水精四布，五经并行。合于四时，五脏阴阳，揆度以为常也。

太阳脏独至，厥喘虚气逆，是阴不足阳有余也。表里当俱泻，取之下俞。

阳明脏独至，是阳气重并也。当泻阳补阴，取之下俞。

少阴脏独至，是厥气也。跷前卒大，取之下俞。

少阳独至者，一阳之过也。

太阴脏搏者，用心省真，五脉气少，胃气不平，三阴也。宜治其下俞，补阳泻阴。

一阳独啸，少阳厥也。阳并于上，四脉争张，气归于肾。宜治其经络，泻阳补阴。

一阴至，厥阴之治也。真虚痛心，厥气留薄，发为白汗，调食和药，治在下俞。

帝曰：太阳脏何象？岐伯曰：象三阳而浮也。帝曰：少阳脏何象？岐伯曰：象一阳也，一阳脏者，滑而不实也。帝曰：阳明脏何象？岐伯曰：象大浮也。太阴脏搏，言伏鼓也。二阴搏至，肾沉不浮也。

藏气法时论　第二十二

黄帝问曰：合人形以法四时五行而治，何如而从，何如而逆？得失之意，愿闻其事。

岐伯对曰：五行者，金木水火土也。更贵更贱，以知死生，以决成败，而定五脏之气，间甚之时，死生之期也。

帝曰：愿卒闻之。岐伯曰：肝主春，足厥阴少阳主治。其日甲乙。肝苦急，急食甘以缓之。

心主夏，手少阴太阳主治。其日丙丁。心苦缓，急食酸以收之。

脾主长夏，足太阴阳明主治。其日戊己。脾苦湿，急食苦以燥之。

肺主秋，手太阴阳明主治。其日庚辛。肺苦气上逆，急食苦以泄之。

肾主冬，足少阴太阳主治。其日壬癸。肾苦燥，急食辛以润之，开腠理，致津液，通气也。

病在肝，愈于夏，夏不愈，甚于秋，秋不死，持于冬，起于春。禁当风。

肝病者，愈在丙丁，丙丁不愈，加于庚辛，庚辛不死，持于壬癸，起于甲乙。

肝病者，平旦慧，下晡甚，夜半静。

肝欲散，急食辛以散之，用辛补之，酸泻之。

病在心，愈在长夏，长夏不愈，甚于冬，冬不死，持于春，起于夏。禁温食热衣。

心病者，愈在戊己，戊己不愈，加于壬癸，壬癸不死，持于甲乙，起于丙丁。

心病者，日中慧，夜半甚，平旦静。

心欲软，急食咸以软之；用咸补之，甘泻之。

病在脾，愈在秋，秋不愈；甚于春，春不死，持于夏，起于长夏。禁温食饱食，湿地濡衣。

脾病者，愈在庚辛，庚辛不愈，加于甲乙，甲乙不死，持于丙丁，起于戊己。

脾病者，日昳慧，日出甚，下晡静。

脾欲缓，急食甘以缓之，用苦泻之，甘补之。

病在肺，愈在冬。冬不愈，甚于夏，夏不死，持于长夏，起于秋。禁寒饮食，寒衣。

肺病者，愈在壬癸，壬癸不愈，加于丙丁，丙丁不死，持于戊己，起于庚辛。

肺病者，下晡慧，日中甚，夜半静。

肺欲收，急食酸以收之，用酸补之，辛泻之。

病在肾，愈在春，春不愈，甚于长夏，长夏不死，持于秋，起于冬，禁犯淬㶼热食，温炙衣。

肾病者，愈在甲乙，甲乙不愈，甚于戊己，戊己不死，持于庚辛，起于壬癸。

肾病者，夜半慧，四季甚，下晡静。

肾欲坚，急食苦以坚之，用苦补之，咸泻之。

夫邪气之客于身也。以胜相加，至其所生而愈，至其所不胜而甚，至于所生而持，自得其位而起；必先定五脏之脉，乃可言间甚之时，死生之期也。

肝病者，两胁下痛引少腹，令人善怒。虚则目䀮䀮无所见，耳无所闻，善恐，如人将捕之。

取其经，厥阴与少阳，气逆，则头痛。耳聋不聪、颊肿、取血者。

心病者，胸中痛，胁支满，胁下痛，膺背肩甲间痛，两臂内痛。虚则胸腹大，胁下与腰相引而痛。

取其经，少阴太阳，舌下血者，其变病，刺郄中血者。

脾病者，身重，善肌肉痿，足不收行，善瘛，脚下痛。虚则腹满，肠鸣飧泄，食不化。

取其经，太阴、阳明、少阴血者。

肺病者，喘咳逆气，肩背痛，汗出，尻阴股膝髀腨胻足皆痛。虚则少气，不能报息，耳聋嗌干。

取其经，太阴、足太阳之外，厥阴内血者。

肾病者，腹大胫肿，喘咳身重，寝汗出憎风。虚则胸中痛，大腹、小腹痛，清厥意不乐。

取其经少阴太阳血者。

肝色青，宜食甘。粳米、牛肉、枣、葵皆甘。

心色赤，宜食酸。小豆、犬肉、李、韭皆酸。

肺色白，宜食苦。麦、羊肉、杏、薤皆苦。

脾色黄，宜食咸。大豆、豕肉、栗、藿皆咸。

肾色黑，宜食辛。黄黍、鸡肉、桃、葱皆辛。

辛散、酸收、甘缓、苦坚、咸软。毒药攻邪。

五谷为养。五果为助。五畜为益。五菜为充。

气味合而服之，以补精益气。

此五者，有辛、酸、甘、苦、咸，各有所利，或散或收，或缓或急，或坚或软。四时五脏，病随五味所宜也。

宣明五气　第二十三

五味所入：酸入肝、辛入肺、苦入心、咸入肾、甘入脾，是谓五入。

五气所病：心为噫、肺为咳、肝为语、脾为吞、肾为欠，为嚏，胃为气逆为哕，为恐，大肠小肠为泄，下焦溢为水，膀胱不利为癃，不约为遗溺，胆为怒，是谓五病。

五精所并：精气并于心则喜，并于肺则悲，并于肝则忧，并于脾则畏，并于肾则恐，是谓五并，虚而相并者也。

五脏所恶：心恶热、肺恶寒、肝恶风、脾恶湿、肾恶燥。是谓五恶。

五脏化液：心为汗、肺为涕、肝为泪、脾为涎、肾为唾。是为五液。

五味所禁：辛走气、气病无多食辛；咸走血，血病无多食咸；苦走骨，骨病无多食苦，甘走肉，肉病无多食甘；酸走筋，筋病无多食酸。是谓五禁，无令多食。

五病所发：阴病发于骨，阳病发于血，阴病发于肉，阳病发于冬，阴病发于夏。是谓五发。

五邪所乱：邪入于阳则狂，邪入于阴则痹；搏阳则为巅疾，搏阴则为瘖，阳入之阴则静，阴出之阳则怒。是为五乱。

五邪所见：春得秋脉，夏得冬脉，长夏得春脉，秋得夏脉，冬得长夏脉，名曰阴出之阳，病善怒不治。是谓五邪，皆同命，死不治。

五脏所藏：心藏神、肺藏魄、肝藏魂、脾藏意、肾藏志。是谓五脏所藏。

五脏所主：心主脉、肺主皮、肝主筋、脾主肉、肾主骨。是谓五主。

五劳所伤：久视伤血、久卧伤气、久坐伤肉、久立伤骨、久行伤筋。是谓五劳所伤。

五脉应象：肝脉弦、心脉钩、脾脉代、肺脉毛、肾脉石。是谓五脏之脉。

血气形志　第二十四

夫人之常数，太阳常多血少气，少阳常少血多气，阳明常多气多血，少阴常少血多气，厥阴常多血少气，太阴常多气少血。此天之常数。

足太阳与少阴为表里，少阳与厥阴为表里，阳明与太阴为表里，是为足阴阳也。手太阳与少阴为表里，少阳与心主为表里，阳明与太阴为表里，是为手之阴阳也。

今知手足阴阳所苦，凡治病必先去其血，乃去其所苦，伺之所欲，然后泻有余，补不足。

欲知背俞，先度其两乳间，中折之，更以他草度去半已，即以两隅相拄也，乃举以度其背，令其一隅居上，齐脊大椎，两隅在下，当其下隅者，肺之俞也。

复下一度，心之俞也。复下一度，左角肝之俞也。右角脾之俞也，复下一度，肾之俞也，是谓五脏之俞，灸刺之度也。

形乐志苦，病生于脉，治之以灸刺。

形乐志乐，病生于肉，治之以针石。

形苦志乐，病生于筋，治之以熨引。

形苦志苦，病生丁咽嗌，治之以百药。

形数惊恐，经络不通，病生于不仁，治之以按摩醪药。

是谓五形志也。

刺阳明出血气，刺太阳出血恶气，刺少阳出气恶血，刺太阴出气恶血，刺少阴出气恶血，刺厥阴出血恶气也。

宝命全形论　第二十五

黄帝问曰：天复地载，万物悉备，莫贵于人。人以天地之气生，四时之法成。

君王众庶，尽欲全形。形之疾病，莫知其情，留淫日深，著于骨髓，心私虑之。

余欲针除其疾病，为之奈何？

岐伯对曰：夫盐之味咸者，其气令器津泄；弦绝者，其音嘶败；木敷者，其叶发，病深者，其声哕。人有此三者，是谓坏府，毒药无治，短针无取，此皆绝皮伤肉，血气争黑。

帝曰：余念其痛，心为之乱惑反甚。其病不可更代，百姓闻之，以为残贼，为之奈何。

岐伯曰：夫人生于地，悬命于天；天地合气，命之曰人。人能应四时者，天地为之父；知万物者，谓之天子。天有阴阳，人有十二节。天有寒暑，人有虚实。能经天地阴阳之化者，不失四时。知十二节之理者，圣智不能欺也，能存八动之变，五胜更立，能达虚实之数者独出独入，呿吟至微，秋毫在目。

帝曰：人生有形，不离阴阳。天地合气，别为九野，分为四时，月有小大，日有短长。万物并至，不可胜量。虚实呿吟，敢问其方。

岐伯曰：木得金而伐，火得水而灭，土得木而达，金得火而缺，水得土而绝，万物尽然，不可胜竭。故针有悬布天下者五：黔首共余食，莫知之也。一曰治神，二曰知养身，三曰知毒药为真，四曰制砭石小大，五曰知腑脏血气之诊。五法俱立，各有所先。今末世之刺也，虚者实之，满者泄之，此皆众工所共知也。若夫法天则地，随应而动，和之者若响，随之者若影，道无鬼神，独来独往。

帝曰：愿闻其道。岐伯曰：凡刺之真，必先治神，五脏已定，九候已备，后乃存针，众脉不见，众凶弗闻，外内相得，无以形先，可玩往来，乃施于人。人有虚实，五虚勿近，五实勿远，至其当发，间不容瞚，手动若务，针耀而匀。静意视义，观适之变，是谓冥冥，莫知其形。见其乌乌，见其稷稷，从见其飞，不知其谁。伏如横弩，起如发机。

帝曰：如何而虚？如何而实？岐伯曰：刺虚者须其实，刺实者须其虚。经气已至，慎守勿失，深浅在志，远近若一，如临深渊，手如握虎，神无营于众物。

八正神明论　第二十六

黄帝问曰：用针之服，必有法则焉，今何法何则？岐伯对曰：法天则地，合以天光。

帝曰：愿卒闻之。岐伯曰：凡刺之法，必候日月星辰，四时八正之气，气定乃刺之。

是故天温日明，则人血淖液而卫气浮，故血易泻，气易行；天寒日阴，则人血凝泣而卫气沉。月始生，则血气始精，卫气始行；月郭满，则血气实，肌肉坚，月郭空，则肌肉减，经络虚，卫气去，形独居，是以因天时而调血气也。

是以天寒无刺，天温无疑；月生无泻，月满无补；月郭空无治。是谓得时而调之。因天之序，盛虚之时，移光定位，正立而待之。

故曰月生而泻，是谓脏虚；月满而补，血气扬溢；络有留血，命曰重实；月郭空而治，是谓乱经。阴阳相错，真邪不别，沉以留止，外虚内乱，淫邪乃起。

帝曰：星辰八正何候？岐伯曰：星辰者，所以制日月之行也。八正者，所以候八风之虚邪以时至者也。四时者所以分春秋冬夏之气所在，以时调之也。八正之虚邪而避之勿犯也。以身之虚而逢天之虚，两虚相感，其气至骨，入则伤五脏，工候救之，弗能伤也。故曰：天忌不可不知也。

帝曰：善。其法星辰者，余闻之矣，愿闻法往古者。岐伯曰：法往古者，先知针经也，验于来今者，先知日之寒温，月之虚盛，以候气之浮沉，而调之于身，观其立有验也。

观于冥冥者，言形气荣卫之不形于外，而工独知之。以日之寒温，月之虚盛，四时气之浮沉，参伍相合而调之，工常先见之。然而不形于外，故曰观于冥冥焉！

通于无穷者，可以传于后世也。是故工之所以异也。然而不形见于外，故俱不能见也。视之无形，尝之无味，故谓冥冥，若神仿佛。

虚邪者，八正之虚邪气也；正邪者，身形若用力，汗出，腠理开，逢虚风，其中人也微。故莫知其情，莫见其形。

上工救其萌牙，必先见三部九候之气，尽调不败而救之，故曰上工。下工救其已成，救其已败，救其已成者，言不知三部九候之相失，因病而败之也，知其所在者，知诊三部九候之病脉处而治之，故曰守其门户焉。莫知其情，而见邪形也。

帝曰：余闻补泻，未得其意。岐伯曰：泻必用方，方者，以方盛也。以月方满也，以日方温也，以身方定也，以息方吸而内针，乃复候其方吸而转针，乃复候其方呼而徐引针，故曰泻必用方，其气乃行焉。

补必用员，员者行也。行者，移也。刺必中其荣，复以吸排针也。故员与方，非针也。

故养神者，必知形之肥瘦，荣卫血气之盛衰。血气者，人之神，不可不谨养。

帝曰：妙乎哉论也，合人形于阴阳四时，虚实之应，冥冥之期，其非夫子孰能通之。然夫子数言形与神，何谓形？何谓神？愿卒闻之。

岐伯曰：请言形，形乎形，目冥冥，问其所病，索之于经，慧然在前，按之不得，不知其情，故曰形。

帝曰：何谓神？岐伯曰：请言神，神乎神，耳不闻，目明，心开而志先，慧然独悟，口弗能言，俱视独见，适若昏，昭然独明，若风吹云，故曰神。三部九候为之原，九针之论，不必存也。

离合真邪论　第二十七

黄帝问曰：余闻九针九篇，夫子乃因而九之，九九八十一篇，余尽通其意矣。

经言气之盛衰，左右倾移。以上调下，以左调右。有余不足，补泻于荣输，余知之矣。此皆荣卫之倾移，虚实之所生，非邪气从外入于经也。余愿闻邪气之在经也，其病人如何？取之奈何？

岐伯曰：夫圣之起度数，必应于天地；故天有宿度，地有经水，人有经脉。

天地温和，则经水安静；天寒地冻，则经水凝泣；天暑地热，则经水沸溢，卒风暴起，则经水波涌而陇起。

夫邪之入于脉也，寒则血凝泣，暑则气淖泽，虚邪因而入客，亦如经水之得风也，经之动脉，其至也，亦时陇起，其行于脉中，循循然。

其至寸口中手也，时大时小，大则邪至，小则平。其行无常处，在阴与阳，不可为度。从而察之，三部九候。卒然逢之，早遏其路。

吸则内针，无令气忤。静以久留，无令邪布。吸则转针，以得气为故；候呼引针，呼尽乃去，大气皆出，故命曰泻。

帝曰：不足者补之，奈何？岐伯曰：必先扪而循之，切而散之，推而按之，弹而怒之，抓而下之，通而取之，外引其门，以闭其神。呼尽内针，静以久留，以气至为故，如待所贵，不知日暮。其气以至，适而自护，候吸引针，气不得出，各在其处，推阖其门，令神气存，大气留止，故命曰补。

帝曰：候气奈何？岐伯曰：夫邪去络，入于经也，舍于血脉之中，其寒温未相得，如涌波之起也，时来时去，故不常在。

故曰：方其来也，必按而止之，止而取之，无逢其冲而泻之。

真气者，经气也，经气太虚，故曰其来不可逢，此之谓也。

故曰：候邪不审，大气已过，泻之则真气脱，脱则不复，邪气复至，而病益蓄。故曰其往不可追，此之谓也。

不可挂以发者，待邪之至时而发针泻矣。若先若后者，血气已尽，其病不可下。故曰：知其可取如发机，不知其取如扣椎。故曰：知机道者不可挂以发，不知机者扣之不发，此之谓也。

帝曰：补泻奈何？岐伯曰：此攻邪也。疾出以去盛血，而复其真气。

此邪新客，溶溶未有定处也。推之则前，引之则止，逆而刺之，温血也。刺出其血，其病立已。

帝曰：善。然真邪以合，波陇不起，候之奈何？岐伯曰：审扪循三部九候之盛虚而调之。察其左右，上下相失，及相减者，审其病脏以期之。

不知三部者，阴阳不别，天地不分；地以候地，天以候天，人以候人。调之中府，以定三部，故曰刺不知三部九候病脉之处，虽有大过且至，工不能禁也。

诛罚无过，命曰大惑，反乱大经，真不可复，用实为虚，以邪为真，用针无义，反为气贼。夺人正气，以从为逆，荣卫散乱，真气已失。邪独内著，绝人长命，予人夭殃，不知三部九候，故不能久长。

因不知合之四时五行，因加相胜，释邪攻正，绝人长命。

邪之新客来也，未有定处，推之则前，引之则止，逢而泻之，其病立已。

通评虚实论　第二十八

黄帝问曰：何谓虚实？岐伯对曰：邪气盛则实，精气夺则虚。

帝曰：虚实何如？岐伯曰：气虚者，肺虚也。气逆者，足寒也。非其时则生，当其时则死。余脏皆如此。

帝曰：何谓重实？岐伯曰：所谓重实者，言大热病，气热脉满，是谓重实。

帝曰：经络俱实何如？何以治之？岐伯曰：经络皆实，是寸脉急而尺缓也，皆当治之。故曰滑则从，涩则逆也。夫虚实者，皆从其物类始，故五脏骨肉滑利，可以长久也。

帝曰：络气不足，经气有余，何如？岐伯曰：络气不足，经气有余者，脉口热而尺寒也。秋冬为逆，春夏为从，治主病者。

帝曰：经虚络满何如？岐伯曰：经虚络满者，尺热满，脉口寒涩也。此春夏死，秋冬生也。帝曰：治此者奈何？岐伯曰：络满经虚，灸阴刺阳，经满络虚，刺阴灸阳。

帝曰：何谓重虚？岐伯曰：脉气上虚尺虚，是谓重虚。

帝曰：何以治之？岐伯曰：所谓气虚者，言无常也。尺虚者，行步怯然。脉虚者，不象阴也。如此者。滑则生，涩则死也。

帝曰：寒气暴上，脉满而实何如？岐伯曰：实而滑则生，实而逆则死。

帝曰：脉实满，手足寒，头热，如何？岐伯曰：春秋则生，冬夏则死。脉浮而涩，涩而身有热者死。

帝曰：其形尽满何如？岐伯曰：其形尽满者，脉急大坚，尺涩而不应也。如是者，故从则生，逆则死。

帝曰：何谓从则生，逆则死？岐伯曰：所谓从者，手足温也。所谓逆者，手足寒也。

帝曰：乳子而病热，脉悬小者何如？岐伯曰：手足温则生，寒则死。

帝曰：乳子中风热，喘鸣肩息者，脉何如？岐伯曰：喘鸣肩息者，脉实大也。

缓则生，急则死。

帝曰：肠澼便血何如？岐伯曰：身热则死，寒则生。

帝曰：肠澼下白沫何如？岐伯曰：脉沉则生，脉浮则死。

帝曰：肠澼下脓血何如？岐伯曰：脉悬绝则死，滑大则生。

帝曰：肠澼之属，身不热，脉不悬绝何如？岐伯曰：滑大者曰生，悬涩者曰死，以脏期之。

帝曰：癫疾何如？岐伯曰：脉搏大滑，久自已，脉小坚急，死不治。

帝曰：癫疾之脉，虚实如何？岐伯曰：虚则可治，实则死。

帝曰：消瘅虚实何如？岐伯曰：脉实大，病久可治，脉悬小坚，病久不可治。

帝曰：形度、骨度、脉度、筋度、何以知其度也？

帝曰：春亟治经络，夏亟治经俞，秋亟治六腑。冬则闭塞，闭塞者，用药而少针石也。所谓少针石者，非痈疽之谓也。痈疽不得顷时回。

痈不知所，按之不应手，乍来乍已，刺手太阴傍三痏与缨脉各二。

掖痈大热，刺足少阳五。刺而热不止，刺手心主三，刺手太阴经络者，大骨之会各三。

暴痈筋软，随分而痛，魄汗不尽，胞气不足，治在经俞。

腹暴满，按之不下，取手太阳经络者，胃也募也。少阴俞去脊椎三寸傍五，用员利针。

霍乱，刺俞傍五，足阳明及上傍三。

刺痈惊脉五：针手太阴各五，刺经太阳五，刺手少阴经络傍者一，足阳明一，上踝五寸刺三针。

凡治消瘅仆击，偏枯痿厥，气满发逆，甘肥贵人，则膏粱之疾也。隔塞闭绝，上下不通，则暴忧之病也。暴厥而聋，偏塞闭不通，内气暴薄也。不从内外中风之病，故瘦留著也。蹠跛，寒风湿之病也。

黄帝曰：黄疸、暴痛、癫疾、厥狂、久逆之所生也。五脏不平，六腑闭塞之所生也。头痛耳鸣，九窍不利，肠胃之所生也。

太阴阳明论　第二十九

黄帝问曰：太阴阳明为表里，脾胃脉也。生病而异者何也？

岐伯对曰：阴阳异位，更虚更实，更逆更从，或从内或从外，所从不同，故病异名也。

帝曰：愿闻其异状也。岐伯曰：阳者，天气也，主外；阴者，地气也，主内。故阳道实，阴道虚。故犯贼风虚邪者，阳受之，食饮不节，起居不时者，阴受之。阳受之则入六腑，阴受之则入五脏。入六腑则身热不时卧，上为喘呼；入五脏则膜满闭塞，下为飧泄，久为肠澼。故喉主天气，咽主地气。故阳受风气，阴受湿气。

故阴气从足上行至头，而下行循臂至指端；阳气从手上行至头，而下行至足。

故曰阳病者上行极而下，阴病者下行极而上。故伤于风者上先受之，伤于湿者，下先受之。

帝曰：脾病而四肢不用何也？岐伯曰：四肢皆禀气于胃，而不得至经，必因于脾，乃得禀也。今脾病不能为胃行其津液，四肢不得禀水谷气，气日以衰，脉道不利，筋骨肌肉，皆无气以生，故不用焉。

帝曰：脾不主时何也？岐伯曰：脾者土也。治中央，常以四时长四脏，各十八日寄治，不得独主于时也。脾藏者常著胃土之精也。土者生万物而法天地，故上下至头足，不得主时也。

帝曰：脾与胃以膜相连耳，而能为主行其津液何也？岐伯曰：足太阴者三阴也，其脉贯胃，属脾，络嗌，故太阴为之行气于三阴。阳明者表也，五脏六腑之海也，亦为之行气于三阳。脏腑各因其经而受气于阳明，故为胃行其津液。四肢不得禀水谷气，日以益衰，阴道不利，筋骨肌肉，无气以生，故不用焉。

阳明脉解　第三十

黄帝问曰：足阳明之脉病，恶人与火，闻木音则惕然而惊，钟鼓不为动，闻木音而惊，何也？愿闻其故。岐伯对曰：阳明者，胃脉也，胃者，土也，故闻木音而惊者，土恶木也。

帝曰：善。其恶火何也？岐伯曰：阳明主肉，其脉血气盛，邪客之则热，热甚则恶火。

帝曰：其恶人何也？岐伯曰：阳明厥则喘而惋，惋则恶人。

帝曰：或喘而死者，或喘而生者，何也？岐伯曰：厥逆连脏则死，连经则生。

帝曰：善。病甚则弃衣而走，登高而歌，或至不食数日，逾垣上屋，所上之处，皆非其素所能也，病反能者何也？岐伯曰：四肢者诸阳之本也。阳盛则四肢实，实则能登高也。帝曰：其弃衣而走者，何也？岐伯曰：热盛于身，故弃衣欲走也。帝曰：其妄言骂詈，不避亲疏而歌者，何也？岐伯曰：阳盛则使人妄言骂詈，不避亲疏而不欲食，不欲食故妄走也。

热论　第三十一

黄帝问曰：今夫热病者，皆伤寒之类也，或愈或死，其死皆六七日之间，其愈皆以十日以上者，何也？不知其解，愿闻其故。

岐伯对曰：巨阳者，诸阳之属也。其脉连于风府，故为诸阳主气也。人之伤于寒也，则为病热，热虽甚不死，其两感于寒而病者，必不免于死。

帝曰：愿闻其状。岐伯曰：伤寒一日，巨阳受之，故头项痛，腰脊强。

二日阳明受之。阳明主肉，其脉挟鼻，络于目，故身热目疼而鼻干，不得卧也。

三日少阳受之。少阳主胆，其脉循胁络于耳，故胸胁痛而耳聋。三阳经络，皆受其病，而未入于脏者，故可汗而已。

四日太阴受之。太阴脉布胃中，络于嗌，故腹满而嗌干。

五日少阴受之。少阴脉贯肾，络于肺，系舌本，故口燥舌干而渴。

六日厥阴受之。厥阴脉循阴器而络于肝，故烦满而囊缩。

三阴三阳，五脏六腑皆受病，荣卫不行，五脏不通，则死矣。

其不两感于寒者，七日巨阳病衰，头痛少愈；八日阳明病衰，身热少愈；九日少阳病衰，耳聋微闻；十日太阴病衰，腹减如故，则思饮食，十一日少阴病衰，渴止不满，舌干已而嚏，十二日厥阴病衰，囊纵，少腹微下，大气皆去，病日已矣。

帝曰：治之奈何？岐伯曰：治之各通其脏脉，病日衰已矣。其未满三日者，可汗而已；

其满三日者，可泄而已。

帝曰：热病已愈，时有所遗者，何也？岐伯曰：诸遗者，热甚而强食之，故有所遗也。若此者，皆病已衰而热有所藏，因其谷气相薄，两热相合，故有所遗也。帝曰：善。治遗奈何？岐伯曰：视其虚实，调其逆从，可使必已矣。

帝曰：病热当何禁之？岐伯曰：病热少愈，食肉则复，多食则遗，此其禁也。

帝曰：其病两感于寒者，其脉应与其病形何如？岐伯曰：两感于寒者，病一日则巨阳与少阴俱病，则头痛口干而烦满；二日则阳明与太阴俱病，则腹满身热，不欲食谵言，三日则少阳与厥阴俱病，则耳聋囊缩而厥。水浆不入，不知人，六日死。

帝曰：五脏已伤，六腑不通，荣卫不行，如是之后，三日乃死，何也？岐伯曰：阳明者，十二经脉之长也，其血气盛，故不知人，三日其气乃尽，故死矣。

凡病伤寒而成温者，先夏至日者，为病温，后夏至日者，为病暑。暑当与汗皆出，勿止。

刺热　第三十二

肝热病者，小便先黄，腹痛多卧，身热。热争则狂言及惊，胁满痛，手足躁，不得安卧。庚辛甚，甲乙大汗。气逆则庚辛死。刺足厥阴少阳，其逆则头痛员员，脉引冲头也。

心热病者，先不乐，数日乃热，热争则卒心痛，烦闷善呕，头痛面赤，无汗。

壬癸甚，丙丁大汗。气逆则壬癸死，刺手少阴太阳。

脾热病者，先头重、颊痛、烦心、颜青、欲呕、身热。热争则腰痛，不可用俯仰，腹满泄，两颌痛。甲乙甚，戊己大汗；气逆则甲乙死，刺足太阴阳明。

肺热病者，先淅然厥起毫毛，恶风寒，舌上黄身热。热争则喘咳，痛走胸膺背，不得大息，头痛不堪，汗出而寒。丙丁甚，庚辛大汗。气逆则丙丁死。刺手太阴阳明，出血如大豆，立已。

肾热病者，先腰痛箭酸，苦渴数饮，身热。热争则项痛而强，箭寒且酸，足下热，不欲言。其逆则项痛，员员淡淡然。戊己甚，壬癸大汗。气逆则戊己死。刺足少阴太阳，诸汗者，至其所胜日汗出也。

肝热病者，左颊先赤；心热病者，颜先赤；脾热病者，鼻先赤；肺热病者，右颊先赤；肾热病者，颐先赤。

病虽未发，见赤色者刺之，名曰治未病。

热病从部所起者，至期而已，其刺之反者，三周而已。重逆则死。诸当汗者，至其所胜日，汗大出也。

诸治热病，以饮之寒水，乃刺之，必寒衣之，居止寒处，身寒而止也。

热病先胸胁痛，手足躁，刺足少阳，补足太阴。病甚者为五十九刺。

热病始手臂痛者，刺手阳明太阴而汗出止。

热病始于头首者，刺项太阳而汗出止。热病始于手足胫者，刺足阳明汗出止。

热病先身重骨痛，耳聋、好暝、刺足少阴，病甚为五十九刺。

热病先眩冒而热，胸胁满，刺足少阴少阳。

太阳之脉，色荣颧骨，热病也。荣未交，曰今且得汗，待时而已。与厥阴脉争见者，死期不过三日。

其热病内连肾，少阳之脉色也。少阳之脉，色荣颊前，热病也。荣未交，曰今且得汗，待时而已。与少阴脉争见者，死期不过三日。

热病气穴，三椎下间主胸中热，四椎下间主膈中热，五椎下间主肝热，六椎下间主脾热，七椎下间主肾热。荣在骶也，项上三椎陷者中也。

颊下逆颧为大瘕；下牙车为腹满；颧后为胁痛；颊上者膈上也。

评热病论 第三十三

黄帝问曰：有病温者，汗出辄复热，而脉躁疾，不为汗衰，狂言不能食，病名为何？岐伯对曰：病名阴阳交，交者死也。

帝曰：愿闻其说。岐伯曰：人所以汗出者，皆生于谷，谷生于精，今邪气交争于骨肉而得汗者，定邪却而精胜也。精胜则当能食而不复热；复热者邪气也，汗者精气也，今汗出而辄复热者，是邪胜也，不能食者，精无俾也。病而留者，其寿可立而倾也。且夫热论曰：汗出而脉尚躁盛者死。今脉不与汗相应，此不胜其病也，其死明矣。狂言者是失志，失志者死，今见三死，不见一生，虽愈必死也。

帝曰：有病身热汗出烦满，烦满不为汗解，此为何病？岐伯曰：汗出而身热者，风也，汗出而烦满不解者，厥也，病名曰风厥。帝曰：愿卒闻之，岐伯曰：巨阳主气，故先受邪，少阴与其为表里也，得热则上从之，从之则厥也。帝曰：治之奈何？岐伯曰：表里刺之，饮之服汤。

帝曰：劳风为病如何？岐伯曰：劳风法在肺下，其为病也，使人强上，冥视，唾出若涕，恶风而振寒，此为劳风之病。帝曰：治之奈何？岐伯曰：以救俯仰。

巨阳引精者三日，中年者五日，不精者七日，咳出青黄涕，其状如脓，大如弹丸，从口中若鼻中出，不出则伤肺，伤肺则死也。

帝曰：有病肾风者，面浮胧然壅害于言，可刺不？岐伯曰：虚不当刺，不当刺而刺，后五日其气必至。帝曰：其至何如？岐伯曰：至必少气时热，时热从胸背上至头，汗出，手热、口干、苦渴、小便黄、目下肿、腹中鸣、身重难以行，月事不来，烦而不能食，不能正偃，正偃则咳甚，病名曰风水，论在刺法中。

帝曰：愿闻其说。岐伯曰：邪之所凑，其气必虚；阴虚者，阳必凑之。故少气时热而汗出也。小便黄者，少腹中有热也。不能正偃者，胃中不和也。正偃则咳甚，上迫肺也。诸有水气者，微肿先见于目下也。

帝曰：何以言？岐伯曰：水者阴也，目下亦阴也，腹者至阴之所居。故水在腹者，必使目下肿也。真气上逆，故口苦舌干，卧不得正偃，正偃则咳出清水也。

诸水病者，故不得卧，卧则惊，惊则咳甚也，腹中鸣者，病本于胃也。薄脾则烦，不能食。食不下者，胃脘隔也。身重难以行者，胃脉在足也。月事不来者，胞脉闭也，胞脉者属心，而络于胞中，今气上迫肺，心气不得下通，故月事不来也。

帝曰："善！"

逆调论 第三十四

黄帝问曰：人身非常温也，非常热也，为之热而烦满者何也？岐伯对曰：阴气少而阳气胜，故热而烦满也。

帝曰：人身非衣寒也，中非有寒气也，寒从中生者何也？岐伯曰：是人多痹气也，阳气少阴气多，故身寒如从水中出。

帝曰：人有四肢热，逢风寒如炙如火者，何也？岐伯曰：是人者，阴气虚，阳气盛，四肢者阳也，两阳相得，而阴气虚少，少水不能灭盛火，而阳独治。独治者，不能生长也，独胜而止耳。逢风而如炙如火者，是人当肉烁也。

帝曰：人有身寒，汤火不能热，厚衣不能温，然不冻栗，是为何病？岐伯曰：是人者，素肾气胜，以水为事，太阳气衰，肾脂枯不长，一水不能胜两火。

肾者水也，而生于骨，肾不生，则髓不能满，故寒甚至骨也。所以不能冻栗者，肝一阳也，心二阳也，肾孤脏也，一水不能胜二火，故不能冻栗，病名曰骨痹，是人当挛节也。

帝曰：人之肉苛者，虽近衣絮，犹尚苛也，是谓何疾？岐伯曰：荣气虚，卫气实也，荣气虚则不仁，卫气虚则不用，荣卫俱虚，则不仁且不用，肉如故也。

人身与志不相有，曰死。

帝曰：人有逆气不得卧而息有音者，有不得卧而息无音者，有起居如故而息有音者，有得卧，行而喘者，有不得卧，不能行而喘者，有不得卧，卧而喘者，皆何脏使然？愿闻其故。

岐伯曰：不得卧而息有音者，是阳明之逆也，足三阳者下行，今逆而上行，故息有音也。阳明者，胃脉也，胃者，六腑之海，其气亦下行。阳明逆，不得从其道？故不得卧也。下经曰：胃不和，则卧不安，此之谓也。

夫起居如故而息有音者，此肺之络脉逆也，络脉不得随经上下，故留经而不得，络脉之病人也微，故起居如故而息有音也。

夫不得卧，卧则喘者，是水气之客也。夫水者，循津液而流也，肾者，水脏主津液，主卧与喘也。帝曰：善。

疟论 第三十五

黄帝问曰：夫痎疟皆生于风，其蓄作有时者何也？岐伯对曰：疟之始发也，先起于毫毛，伸欠乃作，寒栗鼓颔，腰脊俱痛，寒去则内外皆热，头痛如破，渴欲冷饮。

帝曰：何气使然？愿闻其道。岐伯曰：阴阳上下交争，虚实更作，阴阳相移也。

阳并于阴，则阴实而阳虚，阳明虚，则寒栗鼓颔也；巨阳虚则腰背头项痛；三阳俱虚，则阴气胜，阴气胜则骨寒而痛；寒生于内，故中外皆寒；阳盛则外热，阴虚内热，外内皆热，则喘而渴，故欲冷饮也。

此皆得之夏伤于暑，热气盛，藏于皮肤之内，肠胃之外，此荣气之所舍也。

此令人汗空疏，腠理开，因得秋气；汗出遇风，及得之以浴，水气舍于皮肤之内，与卫气并居。卫气者，昼日行于阳，夜行于阴，此气得阳而外出，得阴而内薄，内外相薄，是以日作。

帝曰：其间日而作者何也？岐伯曰：其气之舍深，内薄于阴，阳气独发，阴邪内著，阴与阳争不得出，是以间日而作也。

帝曰：善。其作日晏与其日早者，何气使然？岐伯曰：邪气客于风府，循膂而下，卫气一日一夜大会于风府，其明日日下一节，故其作也晏。此先客于脊背也，每至于风府，则腠理开，腠理开，则邪气入，邪气入，则病作，以此日作稍益晏也；其出于风府日下一节，二十五日下至骶骨，二十六日入于脊内，注于伏膂之脉，其气上行，九日出于缺盆之中，其气日高，故作日益早也。

其间日发者，由邪气内薄于五脏，横连募原也。其道远，其气深，其行迟，不能与卫气俱行，不得皆出。故间日乃作也。

帝曰：夫子言卫气每至于风府，腠理乃发，发则邪气入，入则病作，今卫气日下一节，其气之发也，不当风府，其日作者奈何？

岐伯曰：此邪气客于头项，循膂而下者也。故虚实不同，邪中异所，则不得当其风府也。故邪中于头项者，气至头项而病；中于背者，气至背而病；中于腰脊者，气至腰脊而病；中于手足者，气至手足而病。卫气之所在与邪气相合，则病作。故风无常府，卫气之所发，必开其腠理，邪气之所合，则其府也。

帝曰：善。夫风之与疟也，相似同类，而风独常在，疟得有时而休者何也？

岐伯曰：风气留其处，故常在，疟气随经络，沉以内薄，故卫气应乃作。

帝曰：疟先寒而后热者，何也？岐伯曰：夏伤于大暑，其汗大出，腠理开发，因遇夏气凄沧之水寒，藏于腠理皮肤之中，秋伤于风，则病成矣。夫寒者，阴气也，风者，阳气也，先伤于寒而后伤于风，故先寒而后热也。病以时作，名曰寒疟。

帝曰：先热而后寒者，何也？岐伯曰：此先伤于风，而后伤于寒。故先热而后寒也。亦以时作，名曰温疟。

其但热而不寒者，阴气先绝，阳气独发，则少气烦冤，手足热而欲呕，名曰瘅疟。

帝曰：夫经言有余者泻之，不足者补之，今热为有余，寒为不足。夫疟者之寒，汤火不能温也，及其热，冰水不能寒也，此皆有余不足之类。当此之时，良工不能止，必须其自衰，乃刺之，其故何也？愿闻其说。岐伯曰：经言无刺熇熇之热，无刺浑浑之脉，无刺漉漉之汗，故为其病逆，未可治也。

夫疟之始发也，阳气并于阴，当是之时，阳虚而阴盛，外无气，故先寒栗也。

阴气逆极，则复出之阳，阳与阴复并于外，则阴虚而阳实，故先热而渴。

夫疟气者，并于阳则阳胜，并于阴则阴胜？阴胜则寒，阳胜则热。疟者，风寒之气不常也，病极则复。

至病之发也，如火之热，如风雨不可当也。故经言曰：方其盛时，必毁，因其衰也，事必大昌，此之谓也。

夫疟之未发也，阴未并阳，阳未并阴，因而调之，真气得安，邪气乃亡。故工不能治其已发，为其气逆也。

帝曰：善。攻之奈何？早晏何如？岐伯曰：疟之且发也，阴阳之且移也，必从四末始也。

阳已伤，阴从之，故先其时坚束其处，令邪气不得入，阴气不得出，审候见之，在孙络盛坚而血者，皆取之，此真往而未得并者也。

帝曰：疟不发，其应如何？岐伯曰：疟气者，必更盛更虚，当气之所在也。病在阳，则热而脉躁，在阴，则寒而脉静，极则阴阳俱衰，卫气相离，故病得休，卫气集，则复病也。

帝曰：时有间二日或至数日发，或渴或不渴，其故何也？岐伯曰：其间日者，邪气与卫气客于六腑，而有时相失，不能相得，故休数日乃作也。疟者，阴阳更胜也，或甚或不甚，故或渴或不渴。

帝曰：论言夏伤于暑，秋必病疟，今疟不必应者，何也？岐伯曰：此应四时者也。其病异形者，反四时也。其以秋病者寒甚，以冬病者寒不甚，以春病者恶风，以夏病者多汗。

帝曰：夫病温疟与寒疟，而皆安舍，舍于何藏？

岐伯曰：温疟者，得之冬中于风，寒气藏于骨髓之中，至春则阳气大发，邪气不能自出，因遇大暑，脑髓烁，肌肉消，腠理发泄，或有所用力，邪气与汗皆出，此病藏于肾，其气先从内出之于外也。如是者，阴虚而阳盛，阳盛则热矣。

衰则气复反入，入则阳虚，阳虚则寒矣。故先热而后寒，名曰温疟。

帝曰：瘅疟如何？岐伯曰：瘅疟者，肺素有热，气盛于身，厥逆上冲，中气实而不外泄，因有所用力，腠理开，风寒舍于皮肤之内，分肉之间而发，发则阳气盛，阳气盛而不衰则病矣。其气不及于阴，故但热而不寒，气内藏于心，而外舍于分肉之间，令人消烁脱肉，故命曰瘅疟。帝曰：善。

刺疟　第三十六

足太阳之疟，令人腰痛头重，寒从背起，先寒后热，熇熇喝喝然，热止汗出，难已，刺郄中出血。足少阳之疟，令人身体解㑊，寒不甚，热不甚，恶见人，见人心惕惕然，热多汗出甚，刺足少阳。足阳明之疟，令人先寒，洒淅、洒淅寒甚，久乃热，热去汗出，喜见日月光火气，乃快然。刺足阳明跗上。

足太阴之疟，令人不乐，好大息，不嗜食，多寒热汗出，病至则善呕，呕已乃衰，即取之。

足少阴之疟，令人呕吐甚，多寒热，热多寒少，欲闭户牖而处，其病难已。

足厥阴之疟，令人腰痛，少腹满、小便不利、如癃状，非癃也。数便，意恐惧，气不足，腹中悒悒，刺足厥阴。

肺疟者，令人心寒，寒甚热，热间善惊，如有所见者，刺手太阴阳明。

心疟者，令人烦心甚，欲得清水，反寒多，不甚热，刺手少阴。

肝疟者，令人色苍苍然，太息，其状若死者，刺足厥阴见血。

脾疟者，令人寒，腹中痛。热则肠中鸣，鸣已汗出，刺足太阴。

肾疟者，令人洒洒然，腰脊痛，宛转大便难，目眴眴然，手足寒。刺足太阳少阴。

胃疟者，令人且病也，善饥而不能食，食而支满腹大。刺足阳明太阴横脉出血。

疟发身方热，刺跗上动脉，开其空，出其血，立寒。

疟方欲寒，刺手阳明太阴，足阳明太阴。

疟脉满大，急刺背俞，用中针，傍伍胠俞各一，适肥瘦出其血也。

疟脉小实，急灸胫少阴，刺指井。

疟脉满大，急刺背俞，用五胠俞、背俞各一，适行至于血也。

疟脉缓大虚，便宜用药，不宜用针。

凡治疟，先发如食顷，乃可以治，过之，则失时也。

诸疟而脉不见，刺十指间出血，血去必已。先视身之赤如小豆者，尽取之。

十二疟者，其发各不同时，察其病形，以知其何脉之病也。先其发时，如食顷而刺之一刺则衰，二刺则知，三刺则已；不已，刺舌下两脉出血；不已，刺郄中盛经出血，又刺项已下侠脊者必已。舌下两脉者，廉泉也。

刺疟者，必先问其病之所先发者，先刺之，先头痛及重者，先刺头上及两额两眉间出血；先项背痛者，先刺之。先腰脊痛者，先刺郄中出血。先手臂痛者，先刺手少阴阳明十指间；先足胫酸痛者，先刺足阳明十指间出血。

风疟、疟发则汗出恶风。刺三阳经背俞之血者。

䯒酸痛甚，按之不可，名曰胕髓病。以镵针，针绝骨出血，立已。

身体小痛，刺至阴。

诸阴之井无出血，间日一刺。

疟不渴，间日而作，刺足太阳。渴而间日作，刺足少阳。

湿疟汗不出，为五十九刺。

气厥论　第三十七

黄帝问曰：五脏六腑，寒热相移者何？

岐伯曰：肾移寒于脾，痈肿少气。

脾移寒于肝，痈肿筋挛。

肝移寒于心，狂膈中。

心移寒于肺，肺消。肺消者饮一溲二，死不治。

肺移寒于肾，为涌水。涌水者，按腹不坚，水气客于大肠，疾行则鸣濯濯，如囊裹浆，水之病也。

脾移热于肝，则为惊衄。

肝移热于心，则死。

心移热于肺，传为膈消。

肺移热于肾，传为柔痓。

肾移热于脾，传为虚，肠澼，死，不可治。

胞移热于膀胱，则癃溺血。

膀胱移热于小肠，隔肠不便，上为口糜。

小肠移热于大肠，为虚瘕，为沉。

大肠移热于胃，善食而瘦入，谓之食亦。

胃移热于胆，亦曰食亦。

胆移热于脑，则辛颎鼻渊。鼻渊者，浊涕下不止也，传为衄衊、瞑目。故得之气厥也。

咳论　第三十八

黄帝问曰：肺之令人咳，何也？岐伯对曰：五脏六腑皆令人咳，非独肺也。

帝曰：愿闻其状。岐伯曰：皮毛者，肺之合也。皮毛先受邪气，邪气以从其合也。其寒饮食入胃，从肺脉上至于肺，则肺寒，肺寒则外内合邪，因而客之，则为肺咳。

五脏各以其时受病，非其时各传以与之。

人与天地相参，故五脏各以治时，感于寒则受病，微则为咳，甚者为泄为痛。

乘秋则肺先受邪，乘春则肝先受之，乘夏则心先受之，乘至阴则脾先受之，乘冬则肾先受之。

帝曰：何以异之？

岐伯曰：肺咳之状，咳而喘息有音，甚则唾血。

心咳之状，咳则心痛，喉中介介如梗状，甚则咽肿，喉痹。

肝咳之状，咳则两胁下痛，甚则不可以转，转则两胠下满。

脾咳之状，咳则右胁下痛，阴阴引肩背，甚则不可以动，动则咳剧。

肾咳之状，咳则腰背相引而痛，甚则咳涎。

帝曰：六腑之咳奈何？安所受病？岐伯曰：五脏之久咳，乃移于六腑。

脾咳不已，则胃受之。胃咳之状，咳而呕，呕甚则长虫出。

肝咳不已，则胆受之，胆咳之状，咳呕胆汁。

肺咳不已，则大肠受之，大肠咳状，咳而遗失。

心咳不已，则小肠受之，小肠咳状，咳而失气，气与咳俱失。

肾咳不已，则膀胱受之，膀胱咳状，咳而遗溺。

久咳不已，则三焦受之，三焦咳状，咳而腹满不欲食饮。

此皆聚于胃关于肺，使人多涕唾而面浮肿气逆也。

帝曰：治之奈何？岐伯曰：治脏者治其俞，治腑者治其合，浮肿者治其经。

帝曰：善。

举痛论　第三十九

黄帝问曰：余闻善言天者，必有验于人，善言古者，必有合于今；善言人者，必有厌于己。如此则道不惑而要数极，所谓明也。

今余问于夫子，令言而可知，视而可见，扪而可得，令验于己而发蒙解惑，可得而闻乎？

岐伯再拜稽首对曰：何道之问也？帝曰：愿闻人之五脏卒痛，何气使然？岐伯对曰：经脉流行不止，环周不休，寒气入经而稽迟。泣而不行，客于脉外，则血少，客于脉中则气不通，故卒然而痛。

帝曰：其痛或卒然而止者；或痛甚不休者；或痛甚不可按者；或按之而痛止者；或按之

无益者；或喘动应手者；或心与背相引而痛者；或胁肋与少腹相引而痛者；或腹痛引阴股者；或痛宿昔而成积者；或卒然痛死不知人，有少间复生者；或痛而呕者；或腹痛而后泄者；或痛而闭不通者。凡此诸痛，各不同形，别之奈何？

岐伯曰：寒气客于脉外，则脉寒，脉寒则缩蜷，缩蜷则脉绌急，绌急则外引小络，故卒然而痛。得炅则痛主止，因重中于寒，则病久矣。

寒气客于经脉之中，与炅气相搏，则脉满，满则痛而不可按也。寒气稽留，炅气从上，则脉充大而血气乱，故痛甚不可按也。

寒气客于肠胃之间，膜原之下，血不得散，小络急引故痛。按之则血气散，故按之痛止。

寒气客于侠脊之脉，则深，按之不能及，故按之无益也。

寒气客于冲脉，冲脉起于关元，随腹直上，寒气客则脉不通，脉不通则气因之，故喘动应手矣。

寒气客于背俞之脉，则脉泣，脉泣则血虚，血虚则痛。其俞注于心，故相引而痛。按之则热气至，热气至则痛止矣。

寒气客于厥阴之脉，厥阴之脉者，络阴器，系于肝。寒气客于脉中，则血泣脉急，故胁肋与少腹相引痛矣。

厥气客于阴股，寒气上及少腹，血泣在下相引，故腹痛引阴股。

寒气客于小肠膜原之间，络血之中，血泣不得注入大经，血气稽留不得行，故宿昔而成积矣。

寒气客于五脏，厥逆上泄，阴气竭，阳气未入，故卒然痛死不知人，气复反则生矣。

寒气客于肠胃，厥逆上出，故痛而呕也。寒气客于小肠，小肠不得成聚，故后泄腹痛矣。

热气留于小肠，肠中痛，瘅热焦渴，则坚干不得出，故痛而闭不通矣。

帝曰：所谓言而可知者也，视而可见奈何？

岐伯曰：五脏六腑固尽有部，视其五色，黄赤为热，白为寒，青黑为痛，此所谓视而可见者也。

帝曰：扪而可得，奈何？岐伯曰：视其主病之脉，坚而血及陷下者，皆可扪而得也。

帝曰：善。余知百病生于气也，怒则气上，喜则气缓，悲则气消，恐则气下，寒则气收，炅则气泄，惊则气乱，劳则气耗，思则气结。九气不同，何病之生？

岐伯曰：怒则气逆，甚则呕血及飧泄，故气上矣。

喜则气和志达，荣卫通利，故气缓矣。

悲则心系急，肺布叶举，而上焦不通，荣卫不散，热气在中，故气消矣。

恐则精却，却则上焦闭，闭则气还，还则下焦胀，故气不行矣。

寒则腠理闭，气不行，故气收矣。

炅则腠理开，荣卫通，汗大泄，故气泄。

惊则心无所倚，神无所归，虑无所定，故气乱矣。

劳则喘息汗出，外内皆越，故气耗矣。

思则心有所存，神有所归，正气留而不行，故气结矣。

腹中论　第四十

黄帝问曰：有病心腹满，旦食则不能暮食，此为何病？岐伯对曰：名为鼓胀。

帝曰：治之奈何？岐伯曰：治之以鸡矢醴，一剂知，二剂已。

帝曰：其时有复发者，何也？岐伯曰：此饮食不节，故时有病也。虽然其病且已，时故当病气聚于腹也。

帝曰：有病胸胁支满者，妨于食，病至则先闻腥臊臭，出清液，先唾血，四肢清，目眩，时时前后血，病名为何，何以得之？

岐伯曰：病名血枯，此得之年少时，有所大脱血。若醉入房中，气竭肝伤，故月事衰少不来也。

帝曰：治之奈何？复以何术？岐伯曰：以四乌鲗骨，一藘茹，二物并合之，丸以雀卵，大如小豆，以五丸为后饭，饮以鲍鱼汁，利肠中，及伤肝也。

帝曰：病有少腹盛，上下左右皆有根，此为何病？可治不？

岐伯曰：病名曰伏梁。

帝曰：伏梁何因而得之？岐伯曰：裹大脓血，居肠胃之外，不可治，治之每切按之致死。

帝曰：何以然？岐伯曰：此下则因阴，必下脓血，上则迫胃脘，生膈，胃脘内痈，此久病也，难治。居脐上为逆，居脐下为从，勿动亟夺，论在《刺法》中。

帝曰：人有身体髀股胻皆肿，环脐而痛，是为何病？岐伯曰：病名伏梁，此风根也。其气溢于大肠而著于肓，肓之原在脐下，故环脐而痛也。不可动之，动之为水溺涩之病。

帝曰：夫子数言热中，消中，不可服膏粱、芳草、石药。石药发瘨，芳草发狂。

夫热中消中者，皆富贵人也，今禁膏粱，是不合其心，禁芳草石药，是病不愈，愿闻其说。

岐伯曰：夫芳草之气美，石药之气悍，二者其气急疾坚劲，故非缓心和人，不可以服此二者。

帝曰：不可以服此二者，何以然？岐伯曰：夫热气慓悍，药气亦然，二者相遇，恐内伤脾，脾者土也，而恶木，服此药者，至甲乙日愈甚。

帝曰：善。有病膺肿，颈痛胸满腹胀，此为何病？何以得之？岐伯曰：名厥逆。

帝曰：治之奈何？岐伯曰：灸之则瘖，石之则狂，须其气并，乃可治也。

帝曰：何以然？岐伯曰：阳气重上，有余于上，灸之则阳气入阴，入则瘖，石之则阳气虚，虚则狂，须其气并而治之，可使全也。

帝曰：善。何以知怀子之且生也？岐伯曰：身有病而无邪脉也。

帝曰：病热而有所痛者何也？岐伯曰：病热者，阳脉也，以三阳之动也。人迎一盛少阳，二盛太阳，三盛阳明，入阴也。夫阳入于阴，故病在头与腹，乃膜胀而头痛也。帝曰：善。

刺腰痛论　第四十一

足太阳脉，令人腰痛引项脊尻背如重状，刺其郄中，太阳正经出血，春无见血。少阳令人腰痛，如以针刺其皮中，循循然不可以俯仰，不可以顾。刺少阳成骨之端出血，成骨在膝外廉之骨独起者，夏无见血。

阳明令人腰痛，不可以顾，顾如有见者，善悲。刺阳明于胻前三痏，上下和之出血，秋无见血。

足少阴，令人腰痛，痛引脊内廉。刺少阴于内踝上二痏，春无见血，出血太多，不可复也。

厥阴之脉，令人腰痛，腰中如张弓弩弦。刺厥阴之脉，在腨踵鱼腹之外，循之累累然，乃刺之。其病令人善言，默默然不慧，刺之三痏，解脉令人腰痛，痛引肩，目䀮䀮然，时遗溲。刺解脉，在膝筋肉分间郄外廉之横脉出血，血变而止。

解脉，令人腰痛如引带，常如折腰状，善恐，刺解脉，在郄中结络如黍米，刺之血射以黑，见赤血而已。

同阴之脉，令人腰痛，痛如小锤居其中，怫然肿。刺同阴之脉，在外踝上绝骨之端，为三痏。

阳维之脉，令人腰痛，痛上怫然肿。刺阳维之脉，脉与太阳合腨下间，去地一尺所。

衡络之脉，令人腰痛，不可以俯仰，仰则恐仆，得之举重伤腰，衡络绝，恶血归之，刺之左郄阳筋之间，上郄数寸，衡居为二痏出血。会阴之脉，令人腰痛，痛上漯漯然汗出。汗干令人欲饮，饮已欲走。刺直阳之脉上三痏，在跷上郄下五寸横居，视其盛者出血。飞阳之脉，令人腰痛，痛上拂拂然，甚则悲以恐，刺飞阳之脉，在内踝上五寸，少阴之前与阴维之会。

昌阳之脉，令人腰痛，痛引膺，目䀮䀮然，甚则反折，舌卷不能言。刺内筋为二痏，在内踝上大筋前，太阴后，上踝二寸所。

散脉，令人腰痛而热，热甚生烦，腰下如有横木居其中，甚则遗溲。刺散脉，在膝前骨肉分间，络外廉束脉，为三痏。

肉里之脉，令人腰痛，不可以咳，咳则筋缩急。刺肉里之脉，为二痏，在太阳之外，少阳绝骨之后。

腰痛侠脊而痛至头，几几然，目䀮䀮欲僵仆，刺足太阳郄中出血。腰痛上寒，刺足太阳阳明；上热，刺足厥阴；不可以俯仰，刺足少阳；中热而喘，刺足少阴，刺郄中出血。腰痛，上寒不可顾，刺足阳明；上热，刺足太阴；中热而喘，刺足少阴。

大便难，刺足少阴；少腹满，刺足厥阴。如折，不可以俯仰，不可举，刺足太阳；引脊内廉，刺足少阴。

腰痛引少腹控䏚，不可以仰；刺腰尻交者，两髁胂上，以月生死为痏数，发针立已，左取右，右取左。

风论 第四十二

黄帝问曰：风之伤人也，或为寒热，或为热中，或为寒中，或为疠风，或为偏枯，或为风也，其病各异，其名不同。或内至五脏六腑，不知其解，愿闻其说。

岐伯对曰：风气藏在皮肤之间，内不得通，外不得泄。

风者，善行而数变，腠理开，则洒然寒，闭则热而闷。其寒也，则衰食饮；其热也，则消肌肉。故使人怢栗而不能食，名曰寒热。

风气与阳明入胃，循脉而上至目内眦，其人肥，则风气不得外泄，则为热中而目黄；人瘦则外泄而寒，则为寒中而泣出。

风气与太阳俱入，行诸脉俞，散于分肉之间，与卫气相干，其道不利。故使肌肉愤膜而有疡，卫气有所凝而不行，故其肉有不仁也。

疠者，有荣气热胕，其气不清，故使其鼻柱坏而色败，皮肤疡溃。风寒客于脉而不去，名曰疠风，或名曰寒热。

以春甲乙伤于风者为肝风，以夏丙丁伤于风者为心风，以季夏戊己伤于邪者为脾风，以秋庚辛中于邪者为肺风，以冬壬癸中于邪者为肾风。

风中五脏六腑之俞，亦为脏腑之风，各入其门户，所中则为偏风。

风气循风府而上，则为脑风，风入系头，则为目风，眼寒。

饮酒中风，则为漏风。

入房汗出中风，则为内风。

新沐中风，则为首风。

久风入中，则为肠风，飧泄。

外在腠理，则为泄风。

故风者，百病之长也，至其变化，乃为他病也，无常方，然致有风气也。

帝曰：五脏风之形状不同者何？愿闻其诊，及其病能。

岐伯曰：肺风之状，多汗恶风，色皏然白，时咳短气，昼日则差，暮则甚，诊在眉上，其色白。

心风之状，多汗恶风，焦绝善怒吓，赤色，病甚则言不可快，诊在舌，其色赤。

肝风之状，多汗恶风，善悲，色微苍，嗌干善怒，时憎女子，诊在目下，其色青。

脾风之状，多汗恶风，身体怠堕，四肢不欲动，色薄微黄，不嗜食，诊在鼻上，其色黄。

肾风之状，多汗恶风，面庞然浮肿，脊痛不能正立，其色炲，隐曲不利，诊在肌上，其色黑。

胃风之状，颈多汗，恶风，食饮不下，膈塞不通，腹善满，失衣则䐜胀，食寒则泄，诊形瘦而腹大。

首风之状，头面多汗，恶风、当先风一日，则病甚，头痛不可以出内，至其风日，则病少愈。

漏风之状，或多汗，常不可单衣，食则汗出，甚则身汗，喘息恶风，衣常濡，口干善渴，不能劳事。

泄风之状，多汗，汗出泄衣上，口中干，上渍其风，不能劳事，身体尽痛，则寒。帝曰：善。

痹论　第四十三

黄帝问曰：痹之安生？岐伯对曰：风寒湿三气杂至，合而为痹也。

其风气胜者为行痹，寒气胜者为痛痹，湿气胜者为着痹也。

帝曰：其有五者何也？岐伯曰：以冬遇此者为骨痹，以春遇此者为筋痹；以夏遇此者为脉痹；以至阴遇此者为肌痹；以秋遇此者为皮痹。

帝曰：内舍五脏六腑，何气使然？岐伯曰：五脏皆有合，病久而不去者，内舍于其合也。故骨痹不已，复感于邪，内舍于肾；筋痹不已，复感于邪，内舍于肝；脉痹不已，复感于邪，内舍于心；肌痹不已，复感于邪，内舍于脾；皮痹不已，复感于邪，内舍于肺；所谓痹者，各以其时重感于风寒湿之气也。

凡痹之客五脏者，肺痹者，烦满喘而呕。

心痹者，脉不通，烦则心下鼓，暴上气而喘，嗌干善噫，厥气上则恐。

肝痹者，夜卧则惊，多饮，数小便，上为引如怀。

肾痹者，善胀，尻以代踵，脊以代头。

脾痹者，四支解堕，发咳呕汁，上为大塞。

肠痹者，数饮而出不得，中气喘争，时发飧泄。

胞痹者，少腹膀胱按之内痛，若沃以汤，涩于小便，上为清涕。

阴气者，静则神藏，躁则消亡。

饮食自倍，肠胃乃伤。

淫气喘息，痹聚在肺；淫气忧思，痹聚在心；淫气遗溺，痹聚在肾；淫气乏竭，痹聚在肝；淫气肌绝，痹聚在脾。诸痹不已，亦益内也。其风气胜者，其人易已也。

帝曰：痹，其时有死者，或疼久者，或易已者，其故何也？岐伯曰：其入脏者死，其留连筋骨间者疼久，其留皮肤间者易已。

帝曰：其客于六腑者何也？岐伯曰：此亦其食饮居处，为其病本也。六腑亦各有俞，风寒湿气中其俞，而食饮应之，循俞而入，各舍其腑也。

帝曰：以针治之奈何？岐伯曰：五脏有俞，六腑有合，循脉之分，各有所发，各随其过，则病瘳也。

帝曰：荣卫之气，亦令人痹乎？岐伯曰：荣者水谷之精气也，和调于五脏，洒陈于六腑，乃能入于脉也。故循脉上下，贯五脏，络六腑也。卫者，水谷之悍气也。

其气慓疾滑利，不能入于脉也。故循皮肤之中，分肉之间，熏于肓膜，散于胸腹，逆其气则病，从其气则愈，不与风寒湿气合，故不为痹。

帝曰：善。痹或痛、或不痛、或不仁、或寒、或热、或燥、或湿，其故何也？

岐伯曰：痛者，寒气多也，有寒故痛也。

其不痛不仁者，病久入深，荣卫之行涩，经络时疏，故不通，皮肤不营，故为不仁。

其寒者，阳气少，阴气多，与病相益，故寒也。其热者，阳气多，阴气少，病气胜，阳遭阴，故为痹热。

其多汗而濡者，此其逢湿甚也。阳气少，阴气盛，两气相感，故汗出而濡也。

帝曰：夫痹之为病，不痛何也？岐伯曰：痹在于骨则重；在于脉则血凝而不流；在于筋则屈不伸；在于肉则不仁；在于皮则寒。故具此五者，则不痛也。

凡痹之类，逢寒则虫，逢热则纵。帝曰：善。

痿论　第四十四

黄帝问曰：五脏使人痿何也？

岐伯对曰：肺主身之皮毛，心主身之血脉，肝主身之筋膜，脾主身之肌肉，肾主身之骨髓。

故肺热叶焦，则皮毛虚弱，急薄，著则生痿躄也。

心气热，则下脉厥而上，上则下脉虚，虚则生脉痿，枢折挈，胫纵而不任地也。

肝气热，则胆泄口苦，筋膜干，筋膜干则筋急而挛，发为筋痿。

脾气热，则胃干而渴，肌肉不仁，发为肉痿。

肾气热，则腰脊不举，骨枯而髓减，发为骨痿。

帝曰：何以得之？岐伯曰：肺者脏之长也，为心之盖也，有所失亡，所求不得，则发肺鸣，鸣则肺热叶焦，故曰：五脏因肺热叶焦，发为痿躄，此之谓也。悲哀太甚，则胞络绝，胞络绝，则阳气内动，发则心下崩，数溲血也。故本病曰：大经空虚，发为肌痹，传为脉痿。

思想无穷，所愿不得，意淫于外，入房太甚，宗筋弛纵，发为筋痿，及为白淫。故《下经》曰：筋痿者，生于肝使内也。

有渐于湿，以水为事，若有所留，居处相湿，肌肉濡渍，痹而不仁，发为肉痿。故《下经》曰：肉痿者，得之湿地也。

有所远行劳倦，逢大热而渴，渴则阳气内伐，内伐则热舍于肾，肾者水脏也；今水不胜火，则骨枯而髓虚。故足不任身，发为骨痿。故下经曰：骨痿者，生于大热也。

帝曰：何以别之？岐伯曰：肺热者色白而毛败；心热者色赤而络脉溢；肝热者色苍而爪枯；脾热者色黄而肉蠕动；肾热者色黑而齿槁。

帝曰：如夫子言可矣。论言治痿者，独取阳明何也？

岐伯曰：阳明者，五脏六腑之海，主润宗筋，宗筋主束骨而利机关也。冲脉者，经脉之海也，主渗灌溪谷，与阳明合于宗筋，阴阳总宗筋之会，会于气街，而阳明为之长，皆属于带脉，而络于督脉。故阳明虚，则宗筋纵，带脉不引，故足痿不用也。

帝曰：治之奈何？岐伯曰：各补其荥而通其俞，调其虚实，和其逆顺，筋、脉、骨、肉，各以其时受月，则病已矣。帝曰：善。

厥论　第四十五

黄帝问曰：厥之寒热者，何也？岐伯对曰：阳气衰于下，则为寒厥，阴气衰于下，则为热厥。

帝曰：热厥之为热也，必起于足下者何也？岐伯曰：阳气起于足五指之表。阴脉者集于足下，而聚于足心，故阳气盛则足下热也。

帝曰：寒厥之为寒也，必从五指而上于膝者，何也？岐伯曰：阴气起于五指之里，集于膝下而聚于膝上，故阴气盛，则从五指至膝上寒，其寒也，不从外，皆从内也。

帝曰：寒厥何失而然也？岐伯曰：前阴者，宗筋之所聚，太阴阳明之所合也。

春夏则阳气多而阴气少，秋冬则阴气盛而阳气衰；此人者质壮，以秋冬夺于所用，下气上争，不能复，精气溢下，邪气因从之而上也。气因于中，阳气衰，不能渗营其经络，阳气日损，阴气独在，故手足为之寒也。

帝曰：热厥如何而然也？岐伯曰：酒入于胃，则络脉满而经脉虚，脾主为胃行其津液者也。阴气虚则阳气入，阳气入则胃不和，胃不和，则精气竭，精气竭，则不营其四肢也。此人必数醉若饱，以入房，气聚于脾中不得散，酒气与谷气相薄，热盛于中，故热遍于身，内热而溺赤也。夫酒气盛而慓悍，肾气有衰，阳气独胜，故手足为之热也。

帝曰：厥或令人腹满，或令人暴不知人，或至半日远至一日，乃知人者何也？岐伯曰：阴气盛于上则下虚，下虚则腹胀满，阳气盛于上，则下气重上，而邪气逆，逆则阳气乱，阳气乱，则不知人也。

帝曰：善。愿闻六经脉之厥状病能也。岐伯曰：巨阳之厥，则肿首头重，足不能行，发为眴仆。

阳明之厥，则癫疾欲走呼，腹满不得卧，面赤而热，妄见而妄言。

少阳之厥，则暴聋颊肿而热，胁痛，胻不可以运。

太阴之厥，则腹满䐜胀，后不利，不欲食，食则呕，不得卧。

少阴之厥，则口干溺赤，腹满心痛。

厥阴之厥，则少腹肿痛，腹胀，泾溲不利，好卧，屈膝、阴缩肿，胻内热。

盛则泻之；虚则补之；不盛不虚，以经取之。

太阴厥逆，胻急挛，心痛引腹，治主病者。

少阴厥逆，虚满呕变，下泄清，治主病者。

厥阴厥逆，挛腰痛，虚满，前闭，谵言，治主病者。

三阴俱逆，不得前后，使人手足寒，三日死。

太阳厥逆，僵仆、呕血、善衄、治主病者。

少阳厥逆，机关不利，机关不利者，腰不可以行，项不可以顾，发肠痈不可治，惊者死。

阳明厥逆，喘咳身热，善惊、衄、呕血。

手太阴厥逆，虚满而咳，善呕沫，治主病者。

手心主、少阴厥逆，心痛引喉，身热，死，不可治。

手太阳厥逆，耳聋泣出，项不可以顾，腰不可以俯仰，治主病者。

手阳明、少阳厥逆，发喉痹、嗌肿、痓，治主病者。

病能论 第四十六

黄帝问曰：人病胃脘痈者，诊当何如？岐伯对曰：诊此者，当候胃脉，其脉当沉细，沉细者气逆，逆者，人迎甚盛，甚盛则热；人迎者，胃脉也，逆而盛，则热聚于胃口而不行，故胃脘为痈也。

帝曰：善。人有卧而有所不安者，何也？岐伯曰：脏有所伤及，精有所之寄则安，故人不能悬其病也。

帝曰：人之不得偃卧者，何也？岐伯曰：肺者脏之盖也，肺气盛则脉大，脉大则不得偃卧，论在《奇恒阴阳》中。

帝曰：有病厥者，诊右脉沉而紧，左脉浮而迟，不然病主安在？岐伯曰：冬诊之，右脉固当沉紧，此应四时，左脉浮而迟，此逆四时，在左当主病在肾，颇关在肺，当腰痛也。

帝曰：何以言之？岐伯曰：少阴脉贯肾络肺，今得肺脉，肾为之病，故肾为腰痛之病也。

帝曰：善。有病颈痈者，或石治之，或针灸治之，而皆已。其真安在？岐伯曰：此同名异等者也。夫痈气之息者，宜以针开除去之。夫气盛血聚者，宜石而泻之，此所谓同病异治也。

帝曰：有病怒狂者，此病安生？岐伯曰：生于阳也。帝曰：阳何以使人狂？

岐伯曰：阳气者，因暴折而难决，故善怒也，病名曰阳厥。帝曰：何以知之？岐伯曰：阳明者常动，巨阳少阳不动，不动而动，大疾，此其候也。帝曰：治之奈何？岐伯曰：夺其食即已。夫食入于阴，长气于阳，故夺其食即已。使之服以生铁落为饮，夫生铁落者，下气疾也。

帝曰：善。有病身热解墯，汗出如浴。恶风少气，此为何病？岐伯曰：病名曰酒风。帝曰：治之奈何？岐伯曰：以泽泻、术各十分，麋衔五分，合以三指撮为后饭。

所谓深之细者，其中手如针也。摩之切之，聚者，坚也，博者，大也。

《上经》者，言气之通天也。《下经》者，言病之变化也。《金匮》者，决死生也。《揆度》者，切度之也。《奇恒》者，言奇病也。所谓奇者，使奇病不得以四时死也。恒者，得以四时死也。

所谓揆者，方切求之也，言切求其脉理也。度者，得其病处，以四时度之也。

奇病论　第四十七

黄帝问曰：人有重身，九月而瘖，此为何也？岐伯对曰：胞之络脉绝也。

帝曰：何以言之？岐伯曰：胞络者，系于肾，少阴之脉贯肾，系舌本，故不能言。

帝曰：治之奈何？岐伯曰：无治也，当十月复。

刺法曰：无损不足，益有余，以成其疹。然后调之。

所谓无损不足者，身羸瘦，无用镵石也；无益其有余者，腹中有形而泄之，泄之则精出而病独擅中，故曰疹成也。

帝曰：病胁下满气逆，二三岁不已，是为何病？岐伯曰：病名曰息积，此不妨于食，不可灸刺，积为导引服药，药不能独治也。

帝曰：人有身体髀股胻皆肿，环脐而痛，是为何病？岐伯曰：病名曰伏梁，此风根也。其气溢于大肠而著于肓，肓之原在脐下，故环脐而痛也。不可动之，动之为水溺涩之病也。

帝曰：人有尺脉数甚，筋急而见，此为何病？岐伯曰：此所谓疹筋，是人腹必急，白色黑色见，则病甚。

帝曰：人有病头痛，以数岁不已，此安得之，名为何病？岐伯曰：当有所犯大寒，内至骨髓，髓者，以脑为主，脑逆，故令头痛，齿亦痛，病名曰厥逆。帝曰：善。

帝曰：有病口甘者，病名为何？何以得之？岐伯曰：此五气之溢也，名曰脾瘅。夫五味入口，藏于胃，脾为之行其精气，津液在脾，故令人口甘也，此肥美之所发也，此人必数食甘美而多肥也。肥者令人内热，甘者令人中满，故其气上溢，转为消渴。治之以兰，除陈气也。

帝曰：有病口苦，取阳陵泉，口苦者，病名为何？何以得之？岐伯曰：病名曰胆瘅。夫肝者，中之将也，取决于胆，咽为之使，此人者，数谋虑不决，故胆虚，气上溢而口为之苦。治之以胆募俞，治在阴阳十二官相使中。

帝曰：有癃者，一日数十溲，此不足也。身热如炭，颈膺如格，人迎躁盛，喘息气逆，此有余也。太阴脉微细如发者，此不足也。其病安在？名为何病？岐伯曰：病在太阴，其盛在胃，颇在肺，病名曰厥，死不治。此所谓得五有余，二不足也。

帝曰：何谓五有余二不足？岐伯曰：所谓五有余者，五病之气有余也，二不足者，亦病气之不足也。今外得五有余，内得二不足，此其身不表不里，亦正死明矣！

帝曰：人生而有病颠疾者，病名曰何？安所得之？岐伯曰：病名为胎病，此得之在母腹中时，其母有所大惊、气上而不下，精气并居，故令子发为颠疾也。

帝曰：有病痝然如有水状，切其脉大紧，身无痛者，形不瘦，不能食，食少，名为何病？岐伯曰：病生在肾，名为肾风，肾风而不能食，善惊，惊已，心气痿者死。帝曰：善。

大奇论　第四十八

肝满、肾满、肺满皆实，即为肿。

肺之雍，喘而两胠满；肝雍两胠满，卧则惊，不得小便；肾雍，脚下至少腹满，胫有大小，髀胻大跛，易偏枯。

心脉满大，痫瘛筋挛；肝脉小急，痫瘛筋挛；肝脉骛暴，有所惊骇，脉不至若瘖，不治自已。

肾脉小急，肝脉小急，心脉小急，不鼓皆为瘕。

肾肝并沉为石水，并浮为风水，并虚为死，并小弦欲惊。

肾脉大急沉，肝脉大急沉，皆为疝。

心脉搏滑急为心疝。肺脉沉搏为肺疝。

三阳急为瘕，三阴急为疝。二阴急为痫厥，二阳急为惊。

脾脉外鼓，沉为肠澼，久自已。肝脉小缓，为肠澼，易治。肾脉小搏沉，为肠澼，下血，血温身热者死。心肝澼亦下血，二脏同病者，可治。其脉小沉涩为肠澼，其身热者死，热见七日死。

胃脉沉鼓涩，胃外鼓大；心脉小坚急，皆膈偏枯。男子发左、女子发右，不瘖舌转，可治，三十日起。其从者瘖，三岁起，年不满二十者，三岁死。

脉至而搏，血衄身热者死。脉来悬钩浮为常脉。脉至如喘，名曰暴厥，暴厥者不知与人言。脉至如数，使人暴惊，三四日自已。

脉至浮合，浮合如数，一息十至以上，是经气予不足也，微见九十日死。

脉至如火薪然，是心精之予夺也，草干而死。

脉至如散叶，是肝气予虚也，木叶落而死。

脉至如省客，省客者，脉塞而鼓，是肾气予不足也，悬去枣华而死。

脉至如丸泥，是胃精予不足也，榆荚落而死。

脉至如横格，是胆气予不足也，禾熟而死。

脉至如弦缕，是胞精予不足也，病善言，下霜而死，不言，可治。

脉至如交漆，交漆者，左右傍至也，微见三十日死。

脉至如涌泉，浮鼓肌中，太阳气予不足也。少气，味韭英而死。

脉至如颓土之状，按之不得，是肌气予不足也。五色先见，黑白垒发死。

脉至如悬雍，悬雍者，浮揣切之益大，是十二俞之予不足也。水凝而死。

脉至如偃刀，偃刀者，浮之小急，按之坚大急，五脏菀熟，寒热独并于肾也，如此其人不得坐，立春而死。

脉至如丸滑，不直手，不直手者，按之不可得也。是大肠气予不足也。枣叶生而死。

脉至如华者令人善恐，不欲坐卧，行立常听，是小肠气予不足也。季秋而死。

脉解　第四十九

太阳所谓肿，腰脽痛者，正月太阳寅，寅太阳也。正月阳气出，在上而阴气盛，阳未得自次也，故肿，腰脽痛也。

病偏虚为跛者，正月阳气冻解，地气而出也。所谓偏虚者，冬寒颇有不足者，故偏虚为跛也。

所谓强上引背者，阳气大上而争，故强上也。

所谓耳鸣者，阳气万物盛上而跃，故耳鸣也。

所谓甚则狂颠疾者，阳尽在上而阴气从下，下虚上实，故狂颠疾也。

所谓浮为聋者，皆在气也。

所谓入中为喑者，阳盛已衰，故为喑也。

内夺而厥，则为喑俳，此肾虚也，少阴不至者，厥也。

少阳所谓心胁痛者，言少阳盛也。盛者心之所表也，九月阳气尽而阴气盛，故心胁痛也。

所谓不可反侧者，阴气藏物也，物藏则不动，故不可反侧也。

所谓甚则跃者，九月万物尽衰，草木华落而堕，则气去阳而之阴，气盛而阳之下长，故谓跃。

阳明所谓洒洒振寒者，阳明者午也，五月盛阳之阴也，阳盛而阴气加之，故洒洒振寒也。

所谓胫肿而股不收者，是五月盛阳之阴也。阳者衰于五月，而一阴气上，与阳始争，故胫肿而股不收也。

所谓上喘而为水者，阴气下而复上，上则邪客于脏腑间，故为水也。

所谓胸痛少气者，水气在脏腑也；水者阴气也，阴气在中，故胸痛少气也。

所谓甚则厥，恶人与火，闻木音则惕然而惊者，阳气与阴气相薄，水火相恶，故惕然而惊也。所谓欲独闭户牖而处者，阴阳相搏也，阳尽而阴盛，故欲独闭户牖而居。

所谓病至则欲乘高而歌，弃衣而走者，阴阳复争，而外并于阳，故使之弃衣而走也。

所谓客孙脉，则头痛鼻鼽腹肿者，阳明并于上，上者则其孙络太阴也，故头痛鼻鼽腹肿也。

太阴所谓病胀者，太阴子也，十一月万物气皆藏于中，故曰病胀。

所谓上走心为噫者，阴盛而上走于阳明，阳明络属心，故曰上走心为噫也。

所谓食则呕者，物盛满而上溢，故呕也。

所谓得后与气则快然如衰者，十二月阴气下衰，而阳气且出，故曰：得后与气则快然如衰也。

少阴所谓腰痛者，少阴者肾也，十月万物阳气皆伤，故腰痛也。

所谓呕咳上气喘者，阴气在下，阳气在上，诸阳气浮，无所依从，故呕咳上气喘也。

所谓色色不能久立久坐，起则目䀮䀮无所见者，万物阴阳不定未有主也。秋气始至，微霜始下，而方杀万物，阴阳内夺，故目䀮䀮无所见也。

所谓少气善怒者，阳气不治，阳气不治则阳气不得出，肝气当治而未得，故善怒，善怒者名曰煎厥。

所谓恐如人将捕之者，秋气万物未有毕去，阴气少，阳气入，阴阳相薄，故恐也。

所谓恶闻食臭者，胃无气，故恶闻食臭也。

所谓面黑如地色者，秋气内夺，故变于色也。

所谓咳则有血者，阳脉伤也，阳气未盛于上而脉满，满则咳，故血见于鼻也。

厥阴所谓癞疝，妇人少腹肿者，厥阴者辰也，三月阳中之阴，邪在中，故曰癞疝少腹肿也。所谓腰脊痛不可以俯仰者，三月一振荣华，万物一俯而不仰也。

所谓癞癃疝肤胀者，曰阴亦盛而脉胀不通，故曰癞癃疝也。所谓甚则嗌干热中者，阴阳相薄而热，故嗌干也。

刺要论　第五十

黄帝问曰：愿闻刺要？

岐伯对曰：病有浮沉，刺有浅深，各至其理，无过其道，过之则内伤，不及则生外壅，壅则邪从之。浅深不得，反为大贼，内动五脏，后生大病。

故曰：病有在毫毛腠理者，有在皮肤者，有在肌肉者，有在脉者，有在筋者，有在骨者，有在髓者。

是故刺毫毛腠理无伤皮，皮伤则内动肺，肺动则秋病温疟，溯溯然寒栗。

刺皮无伤肉，肉伤则内动脾，脾动则七十二日四季之月，病腹胀烦，不嗜食。

刺肉无伤脉，脉伤则内动心，心动则夏病心痛。

刺脉无伤筋，筋伤则内动肝，肝动则春病热而筋弛。

刺筋无伤骨，骨伤则内动肾，肾动则冬病胀，腰痛。

刺骨无伤髓，髓伤则销铄胻酸，体解㑊然不去矣。

刺齐论　第五十一

黄帝问曰：愿闻刺浅深之分。岐伯对曰：刺骨者无伤筋，刺筋者无伤肉，刺肉者无伤脉，刺脉者无伤皮，刺皮者无伤肉，刺肉者无伤筋，刺筋者无伤骨。

帝曰：余未知其所谓，愿闻其解。岐伯曰：刺骨无伤筋者，针至筋而去，不及骨也。刺筋无伤肉者，至肉而去，不及筋也。刺肉无伤脉者，至脉而去，不及肉也。刺脉无伤皮者，至皮而去，不及脉也。所谓刺皮无伤肉者，病在皮中，针入皮中无伤肉也。刺肉无伤筋者，过肉中筋也，刺筋无伤骨者，过筋中骨也。此之谓反也。

刺禁论　第五十二

黄帝问曰：愿闻禁数？

岐伯对曰：脏有要害，不可不察。肝生于左，肺脏于右，心部于表，肾治于里，脾为之使，胃为之市。

膈肓之上，中有父母，七节之傍，中有小心，从之有福，逆之有咎。

刺中心，一日死。其动为噫。

刺中肝，五日死。其动为语。

刺中肾，六日死。其动为嚏。

刺中肺，三日死。其动为咳。

刺中脾，十日死。其动为吞。

刺中胆，一日半死。其动为呕。

刺跗上，中大脉，血出不止死。

刺面，中溜脉，不幸为盲。

刺头，中脑户，入脑立死。

刺舌下，中脉太过，血出不止为喑。

刺足下布络中脉，血不出为肿。

刺郄中大脉，令人仆脱色。

刺气街中脉，血不出，为肿鼠仆。

刺脊间中髓，为伛。

刺乳上，中乳房，为肿根蚀。

刺缺盆中内陷，气泄，令人喘咳逆。

刺手鱼腹内陷，为肿。

无刺大醉，令人气乱；无刺大怒，令人气逆；无刺大劳人；无刺新饱人；无刺大饥人；无刺大渴人；无刺大惊人。

刺阴股中大脉，血出不止，死。

刺客主人内陷中脉，为内漏为聋。

刺膝膑出液，为跛。

刺臂太阴脉，出血多，立死。

刺足少阴脉，重虚出血，为舌难以言。

刺膺中陷，中肺为喘逆仰息。

刺肘中内陷，气归之，为不屈伸。

刺阴股下三寸内陷，令人遗溺。

刺掖下胁间内陷，令人咳。

刺少腹，中膀胱，溺出，令人少腹满。

刺腨肠内陷为肿。

刺匡上陷骨中脉，为漏为盲。

刺关节中液出，不得屈伸。

刺志论　第五十三

黄帝曰：愿闻虚实之要？岐伯对曰：气实形实，气虚形虚，此其常也，反此者病。谷盛气盛，谷虚气虚，此其常也，反此者病。脉实血实，脉虚血虚，此其常也，反此者病。

帝曰：如何而反？岐伯曰：气虚身热，此谓反也。谷入多而气少，此谓反也。

谷不入而气多，此谓反也。脉盛血少，此谓反也。脉小血多，此谓反也。

气盛身寒，得之伤寒，气虚身热，得之伤暑。

谷入多气少者，得之有所脱血，湿居下也。

谷入少而气多者，邪在胃及与肺也。

脉小血多者，饮中热也；脉大血少者，脉有风气，水浆不入，此之谓也。

夫实者，气入也；虚者，气出也。气实者，热也；气虚者，寒也。

入实者，左手开针空也；入虚者，左手闭针空也。

针解　第五十四

黄帝问曰：愿闻九针之解，虚实之道。岐伯对曰：刺虚则实之者，针下热也。

气实乃热也。满而泄之者，针下寒也，气虚乃寒也。菀陈则除之者，出恶血也。

邪胜则虚之者，出针勿按。

徐而疾则实者，徐出针而疾按之；疾而徐则虚者，疾出针而徐按之。

言实与虚者，寒温气多少也。

若无若有者，疾不可知也。

察后与先者，知病先后也。

为虚与实者，工勿失其法。若得若失者，离其法也。

虚实之要，九针最妙者，为其各有所宜也。

补泻之时者，与气开阖相合也。

九针之名，各不同形者，针穷其所当补泻也。

刺实须其虚者，留针，阴气隆至，乃去针也；刺虚须其实者，阳气隆至，针下热，乃去针也。

经气已至，慎守勿失者，勿变更也。

深浅在志者，知病之内外也。

远近如一者，深浅其候等也。

如临深渊者，不敢堕也。

手如握虎者，欲其壮也。

神无营于众物者，静志观病人，无左右视也。

义无邪下者，欲端以正也。

必正其神者，欲瞻病人目制其神，令气易行也。

所谓三里者，下膝三寸也。所谓跗之者，举膝分易见也。巨虚者，跷足䯒独陷者。下廉者，陷下者也。

帝曰：余闻九针，上应天地四时阴阳，愿闻其方，令可传于后世以为常也。岐伯曰：夫一天、二地、三人、四时、五音、六律、七星、八风、九野，身形亦应之，针各有所宜，故曰九针。

人皮应天，人肉应地，人脉应人，人筋应时，人声应音，人阴阳合气应律，人齿面目应星，人出入气应风，人九窍三百六十五络应野。

故一针皮、二针肉、三针脉、四针筋、五针骨、六针调阴阳、七针益精、八针除风、九针通九窍、除三百六十五节气。此之谓各有所主也。

人心意应八风；人气应天；人发齿耳目五声，应五音六律；人阴阳脉血气应地。

人肝目应之九。

九窍三百六十五。

人一以观动静，天二以候五色，七星应之以候发母泽，五音一以候宫商角徵羽，六律有余不足应之，二地一以候高下有余，九野一节俞应之以候闭节，三人变一分人候齿泄多血少。十分角之变，五分已候缓急，六分不足，三分寒关节，第九分四时人寒温燥湿，四时一应之，以候相反一，四方各作解。

长刺节论　第五十五

刺家不诊，听病者言，在头，头疾痛，为脏针之。刺至骨，病已，上无伤骨肉及皮，皮者道也。

阴刺，入一傍四处，治寒热。深专者，刺大脏，迫脏刺背，背俞也。刺之迫脏，脏会，腹中寒热去而止。与刺之要，发针而浅出血。

治痈肿者，刺腐上，视痈小大深浅刺。刺大者多血，小者深之，必端内针为故止。

病在少腹有积，刺皮䯏以下，至少腹而止。刺侠脊两傍四椎间，刺两髂髎季胁肋间，导腹中气热下已。

病在少腹，腹痛不得大小便，病名曰疝，得之寒。刺少腹两股间，刺腰髁骨间，刺而多之，尽炅病已。

病在筋，筋挛节痛，不可以行，名曰筋痹。刺筋上为故，刺分肉间，不可中骨也。病起筋炅，病已止。

病在肌肤，肌肤尽痛，名曰肌痹，伤于寒湿。刺大分小分，多发针而深之，以热为故，无伤筋骨，伤筋骨，痈发若变。诸分尽热，病已止。

病在骨，骨重不可举，骨髓酸痛，寒气至，名曰骨痹。深者刺，无伤脉肉为故。

其道大分小分，骨热病已止。

病在诸阳脉，且寒且热，诸分且寒且热，名曰狂。刺之虚脉，视分尽热，病已止。

病初发，岁一发，不治月一发，不治，月四五发，名曰癫病。刺诸分诸脉。其无寒者，以针调之，病已止。

病风且寒且热，炅汗出，一日数过，先刺诸分理络脉，汗出且寒且热，三日一刺，百日而已。

病大风，骨节重，须眉堕，名曰大风，刺肌肉为故。汗出百日，刺骨髓，汗出百日，凡二百日，须眉生而止针。

皮部论　第五十六

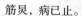

黄帝问曰：余闻皮有分部，脉有经纪，筋有结络，骨有度量，其所生病各异。别其分部，左右上下，阴阳所在，病之始终，愿闻其道。

岐伯对曰：欲知皮部以经脉为纪者，诸经皆然。

阳明之阳，名曰害蜚，上下同法，视其部中有浮络者，皆阳明之络也。其色多青则痛，多黑则痹，黄赤则热，多白则寒，五色皆见，则寒热也。络盛则入客于经。阳主外，阴主内。

少阳之阳，名曰枢持。上下同法，视其部中，有浮络者，皆少阳之络也。络盛则入客于经，故在阳者主内，在阴者主出，以渗于内，诸经皆然。

太阳之阳，名曰关枢。上下同法，视其部中，有浮络者，皆太阳之络也。络盛则入客于经。

少阴之阴，名曰枢儒。上下同法，视其部中，有浮络者，皆少阴之络也。络盛则入客于经，其入经也，从阳部注于经，其出者，从阴内注于骨。

心主之阴，名曰害肩，上下同法，视其部中，有浮络者，皆心主之络也。络盛则入客于经。

太阴之阴，名曰关蛰。上下同法，视其部中，有浮络者，皆太阴之络也。络盛则入客于经。

凡十二经络脉者，皮之部也。

是故百病之始生也，必先于皮毛。邪中之，则腠理开，开则入客于络脉，留而不去，传入于经，留而不去，传入于腑，廪于肠胃。

邪之始入于皮也，泝然起毫毛，开腠理，其入于络也，则络脉盛色变；其入客于经也，则感虚，乃陷下，其留于筋骨之间。寒多则筋挛骨痛；热多则筋弛骨消，肉烁䐃破毛直而败。

帝曰：夫子言皮之十二部，其生病皆何如。

岐伯曰：皮者，脉之部也。邪客于皮，则腠理开，开则邪入客于络脉，络脉满，则注于经脉，经脉满，则入舍于腑脏也。故皮者有分部不与而生大病也。帝曰：善。

经络论 第五十七

黄帝问曰：夫络脉之见也，其五色各异，青黄赤白黑不同，其故何也？

岐伯对曰：经有常色，而络无常变也。

帝曰：经之常色何如？岐伯曰：心赤、肺白、肝青、脾黄、肾黑，皆亦应其经脉之色也。

帝曰：络之阴阳，亦应其经乎？

岐伯曰：阴络之色应其经，阳络之色变无常，随四时而行也。

寒多则凝泣，凝泣则青黑；热多则淖泽，淖泽则黄赤。此皆常色，谓之无病。

五色俱见者，谓之寒热。帝曰：善。

气穴论 第五十八

黄帝问曰：余闻气穴三百六十五，以应一岁，未知其所，愿卒闻之。

岐伯稽首再拜对曰：窘乎哉问也？其非圣帝，孰能穷其道焉？因请溢意尽言其处。

帝捧手逡巡而却曰：夫子之开余道也，目未见其处，耳未闻其数，而目以明，耳以聪矣。

岐伯曰：此所谓圣人易语，良马易御也。

帝曰：余非圣人之易语也，世言真数开人意，今余所访问者真数，发蒙解惑，未足以论也。然余愿闻夫子溢志尽言其处，令解其意，请藏之金匮，不敢复出。

岐伯再拜而起曰：臣请言之，背与心相控而痛，所治天突与十椎及上纪。上纪者胃脘也，下纪者关元也。

背胸邪系阴阳左右，如此其病前后痛涩，胸胁痛而不得息，不得卧、上气、短气、偏痛、脉满起，斜出尻脉，络胸胁，支心贯膈，上肩加天突，斜下肩，交十椎下。

脏俞五十穴。

腑俞七十二穴。

热俞五十九穴。

水俞五十七穴。

头上五行，行五，五五二十五穴。

中膂两傍各五，凡十穴。

大椎上两傍各一，凡二穴。

目瞳子浮白二穴。

两髀厌分中二穴。

犊鼻二穴。

耳中多所闻二穴。

眉本二穴。

完骨二穴。

顶中央一穴。

枕骨二穴。

上关二穴。

大迎二穴。

下关二穴。

天柱二穴。

巨虚上下廉四穴。

曲牙二穴。

天突一穴。

天府二穴。

天牖二穴。

扶突二穴。

天窗二穴。

肩井二穴。

关元一穴。

委阳二穴。

肩贞二穴。

瘖门一穴。

脐一穴。

胸俞十二穴。

背俞二穴。

膺俞十二穴。

分肉二穴。

踝上横二穴。

阴阳跻四穴。

水俞在诸分，热俞在气穴，寒热俞在两骸厌中二穴。

大禁二十五，在天府下五寸。

凡三百六十五穴，针之所由行也。

帝曰：余已知气穴之处，游针之居，愿闻孙络溪谷，亦有所应乎？

岐伯曰：孙络三百六十五穴会，亦以应一岁，以溢奇邪，以通荣卫。荣卫稽留，卫散荣溢，气竭血著。外为发热，内为少气。疾泻无怠，以通荣卫，见而泻之，无问所会。

帝曰：善。愿闻溪谷之会也。

岐伯曰：肉之大会为谷，肉之小会为溪，肉分之间，溪谷之会。以行荣卫，以会大气。邪溢气壅，脉热肉败，荣卫不行，必将为脓，内销骨髓，外破大腘留于节凑，必将为败。积寒留合，荣卫不居，卷肉缩筋，肋肘不得伸。内为骨痹，外为不仁，命曰不足，大寒留于溪谷也。溪谷三百六十五穴会。亦应一岁。其小痹淫溢，循脉往来，微针所及，与法相同。

帝乃辟左右而起，再拜曰：今日发蒙解惑，藏之金匮，不敢复出。乃藏之金兰之室，署曰气穴所在。岐伯曰：孙络之脉别经者，其血盛而当泻者，亦三百六十五脉，并注于络，传注十二络脉，非独十四络脉也，内解泻于中者十脉。

气府论 第五十九

足太阳脉气所发者，七十八穴。

两眉头各一。

入发至项三寸半，傍五，相去三寸。

其浮气在皮中者，凡五行，行五，五五二十五。

顶中大筋两傍，各一。

风府两傍，各一。

侠背以下至尻尾二十一节，十五间各一，五脏之俞各五，六腑之俞各六。

委中以下至足小指傍，各六俞。

足少阳脉气所发者，六十二穴，两角上各二。

直目上发际内各五。

耳前角上各一。

耳前角下各一。

锐发下，各一。

客主人，各一。

耳后陷中，各一。

下关各一。

耳下牙车之后，各一。

缺盆各一。

腋下三寸，胁下至胠，八间各一。

髀枢中傍，各一。

膝以下至足小指次指各六俞。

足阳明脉气所发者，六十八穴，额颅发际傍各三。

面鼽骨空各一。

大迎之骨空各一。

人迎各一。

缺盆外骨空各一。

膺中骨间各一。

侠鸠尾之外，当乳下三寸，侠胃脘各五。

侠脐广三寸，各三。

下脐二寸，侠之各三。

气街动脉各一。

伏兔上各一。

三里以下至足中指各八俞，分之所在穴空。

手太阳脉气所发者，三十六穴，目内眦各一。

目外各一。

骱骨下各一。

耳郭上各一。

耳中各一。

巨骨穴各一。

曲掖上骨穴各一。

柱骨上陷者各一。

上天窗四寸，各一。

肩解各一。

肩解下三寸，各一。

肘以下至手小指本各六俞。

手阳明脉气所发者，二十二穴。鼻空外廉、项上各二。

大迎骨空各一。

柱骨之会各一。

髃骨之会各一。

肘以下至手大指次指本各六俞。

手少阳脉气所发者三十二穴，骱骨下各一。

眉后各一。

角上各一。

下完骨后各一。

项中足太阳之前各一。

侠扶突各一。

肩贞各一。

肩贞下三寸分间各一。

肘以下至手小指次指本各六俞。

督脉气所发者，二十八穴。

项中央二。

发际后中八。

面中三。

大椎以下至尻尾及傍十五穴。

至骶下凡二十一节脊椎法也。

任脉之气所发者，二十八穴，喉中央二。

膺中骨陷中各一。

鸠尾下三寸，胃脘五寸，胃脘以下至横骨六寸半一，腹脉法也。

下阴别一。

目下各一。

下唇一。

龂交一。

冲脉气所发者，二十二穴。侠鸠尾外各半寸，至脐寸一。

侠脐下傍各五分，至横骨寸一，腹脉法也。

足少阴舌下。

厥阴毛中急脉各一。

手少阴各一。

阴阳跷各一。

手足诸鱼际脉气所发者。

凡三百六十五穴也。

骨空论　第六十

黄帝问曰：余闻风者，百病之始也。以针治之奈何？

岐伯对曰：风从外入，令人振寒，汗出、头痛、身重、恶寒。治在风府，调其阴阳，不足则补，有余则泻。

大风颈项痛，刺风府，风府在上椎。

大风汗出，灸譩譆，譩譆在背下侠脊傍三寸所，厌之令病者呼譩譆，譩譆应手。

从风憎风，刺眉头。

失枕在肩，上横骨间。

折使揄臂齐肘，正灸脊中。

䏚络季胁引少腹而痛胀，刺譩譆。

腰痛不可转摇，急引阴卵，刺八髎与痛上，八髎在腰尻分间。

鼠瘘寒热，还刺寒府。寒府在附膝外解营。取膝上外者，使之拜；取足心者，使之跪。

任脉者，起于中极之下，以上毛际，循腹里，上关元，至咽喉，上颐循面入目。

冲脉者，起于气街，并少阴之经，侠脐上行，至胸中而散。

任脉为病，男子内结七疝，女子带下瘕聚。

冲脉为病，逆气里急。

督脉为病，脊强反折。

督脉者，起于少腹以下骨中央。女子入系廷孔，其孔溺孔之端也。其络循阴器，合篡间，绕篡后，别绕臀，至少阴与巨阳中络者，合少阴上股内后廉贯脊属肾。

与太阳起于目内眦，上额交巅上，入络脑，还出别下项，循肩髆内。侠脊抵腰中，入循膂络肾。

其男子循茎下至篡，与女子等，其少腹直上者，贯脐中央，上贯心，入喉上颐，环唇上系两目之下中央。

此生病，从少腹上冲心而痛，不得前后，为冲疝，其女子不孕，癃痔、遗溺、嗌干；督脉生病治督脉，治在骨上，甚者在脐下营。

其上气有音者，治其喉中央，在缺盆中者。

其病上冲喉者，治其渐，渐者，上侠颐也。

塞膝伸不屈，治其楗；坐而膝痛，治其机；立而暑解，治其骸关；膝痛，痛及拇指，治其腘；坐而膝痛如物隐者，治其关；膝痛不可屈伸，治其背内；连骺若折，治阳明中俞髎。若别，治巨阳少阴荥，淫泺胫酸，不能久立，治少阳之维，在外踝上五寸。

辅骨上，横骨下为楗，侠髋为机，膝解为骸关，侠膝之骨为连骸，骸下为辅，辅上为腘，腘上为关，头横骨为枕。

水俞五十七穴者，尻上五行，行五，伏兔上两行，行五，左右各一行，行五，踝上各一行，行六穴。

髓空，在脑后三分，在颅际锐骨之下，一在断基下；一在项后中复骨下；一在脊骨上空，在风府上。脊骨下空，在尻骨下空；数髓空，在面侠鼻；或骨空在口下，当两肩。两髆骨空，在髆中之阳。臂骨空，在臂阳，去踝四寸两骨空之间。

股骨上空，在股阳，出上膝四寸。骺骨空，在辅骨之上端。股际骨空，在毛中动下。

尻骨空，在髀骨之后，相去四寸。肩骨有渗理腠，无髓孔，易髓无空。

灸寒热之法，先灸项大椎，以年为壮；次灸橛骨。以年为壮数。

视背俞陷者灸之，举臂肩上陷者灸之，两季胁之间灸之，外踝上绝骨之端灸之，足小指次指间灸之，腨下陷脉灸之，外踝后灸之。

缺盆骨上切之坚痛如筋者灸之，膺中陷骨间灸之，掌束骨下灸之，脐下关元三寸灸之，毛际动脉灸之，膝下三寸分间灸之，足阳明跗上动脉灸之，巅上一灸之。

犬所啮之处灸之，三壮，即以犬伤病法灸之。

凡当灸二十九处。

伤食灸之，不已者，必视其经之过于阳者，数刺其俞而药之。

水热穴论　第六十一

黄帝问曰：少阴何以主肾，肾何以主水？岐伯对曰：肾者至阴也。至阴者，盛水也，肺者太阴也，少阴者冬脉也。故其本在肾，其末在肺，皆积水也。

帝曰：肾何以能聚水而生病？岐伯曰：肾者，胃之关也。关门闭不利，故聚水而从其类也。上下溢于皮肤，故为胕肿。胕肿者，聚水而生病也。

帝曰：诸水皆生于肾乎？岐伯曰：肾者，牝脏也，地气上者，属于肾，而生水液也。故曰：至阴。勇而劳甚，则肾汗出，肾汗出逢于风，内不得入于脏腑，外不得越于皮肤，客于玄府，行于皮里，傅为胕肿，本之于肾，名曰风水。所谓玄府者，汗空也。

帝曰：水俞五十七处者，是何主也？岐伯曰：肾俞五十七穴，积阴之所聚也，水所从出入也。尻上五行行五者，此肾俞。故水病下为胕肿、大腹，上为喘呼、不得卧者，标本俱病，故肺为喘呼，肾为水肿，肺为逆不得卧，分为相输俱受者，水气之所留也。

伏兔上各二行，行五者，此肾之街也。三阴之所交结于脚也。踝上各一行，行六者，此肾脉之下行也，名曰太冲。凡五十七穴者，皆藏之阴络，水之所客也。

帝曰：春取络脉分肉，何也？岐伯曰：春者木始治，肝气始生，肝气急，其风疾。经脉常深，其气少，不能深入，故取络脉分肉间。

帝曰：夏取盛经分腠，何也？岐伯曰：夏者火始治，心气始长，脉瘦气弱，阳气留溢，热熏分腠，内至于经。故取盛经分腠，绝肤而病去者，邪居浅也。所谓盛经者，阳脉也。

帝曰：秋取经俞何也？岐伯曰：秋者金始治，肺将收杀，金将胜火，阳气在合，阴气初胜，湿气及体，阴气未盛，未能深入，故取俞以泻阴邪，取合以虚阳邪，阳气始衰，故取于合。

帝曰：冬取井荥，何也？岐伯曰：冬者水始治，肾方闭，阳气衰少，阴气坚盛，巨阳伏沉，阳脉乃去，故取井以下阴逆，取荥以实阳气。故曰：冬取井荥，春不鼽衄。此之谓也。

帝曰：夫子言治热病五十九俞，余论其意，未能领别其处，愿闻其处，因闻其意。岐伯曰：头上五行行五者，以越诸阳之热逆也，大杼、膺俞、缺盆、背俞，此八者，以泻胸中之热也。气街、三里、巨虚上下廉，此八者，以泻胃中之热也。

云门、髃骨、委中、髓空，此八者，以泻四肢之热也。五脏俞傍五，此十者，以泻五脏之热也。凡此五十九穴者，皆热之左右也。

帝曰：人伤于寒，而傅为热，何也？岐伯曰：夫寒盛则生热也。

调经论　第六十二

黄帝问曰：余闻刺法言，有余泻之，不足补之，何谓有余？何谓不足？岐伯对曰：有余有五，不足亦有五，帝欲何问？帝曰：愿尽闻之。岐伯曰：神有余，有不足；气有余，有不足；血有余，有不足；形有余，有不足；志有余，有不足。

凡此十者，其气不等也。

帝曰：人有精气、津液、四肢、九窍、五脏十六部，三百六十五节，乃生百病，百病之生，皆有虚实。今夫子乃言有余有五，不足亦有五，何以生之乎？

岐伯曰：皆生于五脏也。夫心藏神，肺藏气，肝藏血，脾藏肉，肾藏志，而此成形。志意通，内连骨髓而成身形五脏。五脏之道，皆出于经隧，以行血气。

血气不和，百病乃变化而生，是故守经隧焉。

帝曰：神有余不足何如？岐伯曰：神有余则笑不休，神不足则悲。血气未并，五脏安定，邪客于形，洒淅起于毫毛，未入于经络也。故命曰神之微。

帝曰：补泻奈何？岐伯曰：神有余则泻其小络之血，出血勿之深斥；无中其大经，神气乃平。神不足者，视其虚络，按而致之，刺而利之，无出其血，无泄其气，以通其经，神气乃平。

帝曰：刺微奈何？岐伯曰：按摩勿释，着针勿斥，移气于不足，神气乃得复。

帝曰：善。（气）有余不足奈何？岐伯曰：气有余则喘咳上气，不足则息利少气。血气未并，五脏安定，皮肤微病，命曰白气微泄。

帝曰：补泻奈何？岐伯曰：气有余则泻其经隧，无伤其经，无出其血，无泄其气。不足则补其经隧，无出其气。

帝曰：刺微奈何？岐伯曰：按摩勿释，出针视之，曰我将深之，适人必革，精气自伏，邪气散乱，无所休息，气泄腠理，真气乃相得。

帝曰：善。血有余不足奈何？岐伯曰：血有余则怒，不足则恐，血气未并，五脏安定，孙络外溢，则经有留血。

帝曰：补泻奈何？岐伯曰：血有余则泻其盛经，出其血；不足则视其虚经，内针其脉中，久留而视，脉大疾出其针，无令血泄。

帝曰：刺留血奈何？岐伯曰：视其血络，刺出其血，无令恶血得入于经，以成其疾。

帝曰：善。形有余不足奈何？岐伯曰：形有余则腹胀，泾溲不利。不足则四肢不用，血气未并，五脏安定。肌肉蠕动，命曰微风。

帝曰：补泻奈何？岐伯曰：形有余则泻其阳经，不足则补其阳络。

帝曰：刺微奈何？岐伯曰：取分肉间，无中其经，无伤其络，卫气得复，邪气乃索。

帝曰：善。志有余不足奈何？岐伯曰：志有余则腹胀飧泄，不足则厥。血气未并，五脏安定，骨节有动。

帝曰：补泻奈何？岐伯曰：志有余则泻然筋血者，不足则补其复溜。

帝曰：刺未并奈何？岐伯曰：即取之，无中其经，以去其邪乃能立虚。

帝曰：善。余已闻虚实之形，不知其何以生？岐伯曰：气血以并，阴阳相倾，气乱于卫，血逆于经，血气离居，一实一虚。血并于阴，气并于阳，故为惊狂。

血并于阳，气并于阴，乃为炅中。血并于上，气并于下，心烦惋善怒。血并于下，气并于上，乱而喜忘。

帝曰：血并于阴，气并于阳，如是血气离居，何者为实？何者为虚？岐伯曰：血气者喜温而恶寒，寒则泣不能流，温则消而去之，是故气之所并为血虚，血之所并为气虚。

帝曰：人之所有者，血与气耳。今夫子乃言血并为虚，气并为虚，是无实乎？岐伯曰：有者为实，无者为虚，故气并则无血，血并则无气。今血与气相失，故为虚焉。络之与孙脉俱输于经，血与气并，则为实焉。血之与气并走于上，则为大厥，厥则暴死，气复反则生，不反则死。

帝曰：实者何道从来？虚者何道从去？虚实之要。愿闻其故。岐伯曰：夫阴与阳皆有俞会。阳注于阴，阴满之外，阴阳匀平，以充其形，九候若一，命曰平人。夫邪之生也，或生于阴，或生于阳。其生于阳者，得之风雨寒暑；其生于阴者，得之饮食居处，阴阳喜怒。

帝曰：风雨之伤人奈何？岐伯曰：风雨之伤人也，先客于皮肤，传入于孙脉，孙脉满则传入于络脉，络脉满则输于大经脉，血气与邪并，客于分腠之间，其脉坚大，故曰实。实者，外坚充满，不可按之，按之则痛。

帝曰：寒湿之伤人，奈何？岐伯曰：寒湿之中人也，皮肤不收，肌肉坚紧，荣血泣，卫气去，故曰虚。虚者，聂辟气不足，按之则气足以温之，故快然而不痛。

帝曰：善。阴之生实奈何？岐伯曰：喜怒不节，则阴气上逆，上逆则下虚，下虚则阳气走之。故曰实矣。

帝曰：阴之生虚奈何？岐伯曰：喜则气下，悲则气消，消则脉虚空。因寒饮食，寒气熏满，则血泣气去，故曰虚矣。

帝曰：经言阳虚则外寒，阴虚则内热，阳盛则外热，阴盛则内寒，余已闻之矣，不知其所由然也。岐伯曰：阳受气于上焦，以温皮肤分肉之间，令寒气在外，则上焦不通，上焦不通，则寒气独留于外，故寒栗。

帝曰：阴虚生内热奈何？岐伯曰：有所劳倦，形气衰少，谷气不盛，上焦不行，下脘不通，胃气热，热气熏胸中，故内热。

帝曰：阳盛生外热奈何？岐伯曰：上焦不通利，则皮肤致密，腠理闭塞，玄府不通，卫气不得泄越，故外热。

帝曰：阴盛生内寒奈何？岐伯曰：厥气上逆，寒气积于胸中而不泻，不泻则温气去，寒独留，则血凝泣，凝则脉不通，其脉盛大以涩，故中寒。

帝曰：阴与阳并，血气以并，病形以成，刺之奈何？岐伯曰：刺此者取之经隧。取血于营，取气于卫。用形哉，因四时多少高下。

帝曰：血气以并，病形以成，阴阳相倾，补泻奈何？岐伯曰：泻实者，气盛乃内针，针与气俱内，以开其门，如利其户，针与气俱出，精气不伤，邪气乃下，外门不闭，以出其疾，摇大其道，如利其路，是谓大泻，必切而出，大气乃屈。

帝曰：补虚奈何？岐伯曰：持针勿置，以定其意，候呼内针，气出针入，针空四塞，精无从去，方实而疾出针，气入针出，热不得还，闭塞其门，邪气布散，精气乃得存，动气候时，近气不失，远气乃来，是谓追之。

帝曰：夫子言虚实者有十，生于五脏，五脏五脉耳。夫十二经脉皆生其病，今夫子独言五脏。夫十二经脉者，皆络三百六十五节，节有病必被经脉，经脉之病，皆有虚实，何以合之？岐伯曰：五脏者，故得六腑与为表里，经络支节，各生虚实，其病所居，随而调之。

病在脉，调之血；病在血，调之络；病在气，调之卫；病在肉，调之分肉；病在筋，调之筋；病在骨，调之骨。燔针劫刺其下及与急者。病在骨，焠针药熨。

病不知所痛，两跷为上。身形有痛，九候莫病，则缪刺之，痛在于左而右脉病者，巨刺之。必谨察其九候，针道备矣。

缪刺论　第六十三

黄帝问曰：余闻缪刺，未得其意，何谓缪刺？

岐伯对曰：夫邪之客于形也，必先舍于皮毛，留而不去，入舍于孙脉，留而不去，入舍于络脉，留而不去，入舍于经脉，内连五脏，散于肠胃，阴阳俱感，五脏乃伤，此邪之从皮毛而入，极于五脏之次也。如此则治其经焉。今邪客于皮毛，入舍于孙络，留而不去，闭塞不通，不得入于经，流溢于大络，而生奇病也。

夫邪客大络者，左注右，右注左，上下左右与经相干，而布于四末，其气无常处，不入于经俞，命曰缪刺。

帝曰：愿闻缪刺，以左取右，以右取左，奈何？其与巨刺何以别之？岐伯曰：邪客于经，左盛则右病，右盛则左病，亦有移易者，左痛未已，而右脉先病，如此者，必巨刺之，必中其经，非络脉也。故络病者，其痛与经脉缪处，故命曰缪刺。

帝曰：愿闻缪刺奈何？取之何如？岐伯曰：邪客于足少阴之络，令人卒心痛、暴胀、胸胁支满、无积者，刺然骨之前出血，如食顷而已，不已，左取右，右取左。

病新发者，取五日已。

邪客于手少阳之络，令人喉痹，舌卷口干，心烦，臂外廉痛，手不及头，刺手中指次指爪甲上，去端如韭叶，各一痏，壮者立已，老者有顷已，左取右，右取左，此新病数日已。

邪客于足厥阴之络，令人卒疝暴痛。刺足大指爪甲上与肉交者，各一痏，男子立已，女子有顷已，左取右，右取左。

邪客于足太阳之络，令人头项肩痛。刺足小指爪甲上，与肉交者，各一痏，立已。不已，刺外踝下三痏，左取右，右取左，如食顷已。

邪客于手阳明之络，令人气满胸中，喘息而支胠，胸中热。刺手大指次指爪甲上，去端如韭叶，各一痏，左取右，右取左，如食顷已。

邪客于臂掌之间，不可得屈。刺其踝后，先以指按之痛，乃刺之。以月死生为数，月生一日一痏，二日二痏，十五日十五痏，十六日十四痏。

邪客于足阳跷之脉，令人目痛，从内眦始。刺外踝之下半寸所各二痏，左刺右，右刺左，如行十里顷而已。

人有所堕坠，恶血留内，腹中满胀，不得前后。先饮利药，此上伤厥阴之脉，下伤少阴之络。刺足内踝之下，然骨之前，脉出血，刺足跗上动脉。不已，刺三毛上各一痏，见血立已，左刺右，右刺左，善悲惊不乐，刺如右方。

邪客于手阳明之络，令人耳聋，时不闻音。刺手大指次指爪甲上，去端如韭叶各一痏。不已，刺中指爪甲上与肉交者，立闻。其不时闻者，不可刺也。

耳中生风者，亦刺之如此数，左刺右，右刺左。

凡痹往来，行无常处者，在分肉间痛而刺之，以月死生为数，用针者，随气盛衰，以为痏数，针过其日数则脱气，不及日数则气不泻，左刺右，右刺左，病已止，不已复刺之如法，月生一日一痏，二日二痏，渐多之，十五日十五痏，十六日，十四痏，渐少之。

邪客于足阳明之经，令人鼽衄，上齿寒。刺足中指次指爪甲上，与肉交者，各一痏，左刺右，右刺左。

邪客于足少阳之经，令人胁痛，不得息，咳而汗出。刺足小指次指爪甲上，与肉交者，各一痏，不得息立已，汗出立止，咳者温衣饮食，一日已。左刺右，右刺左，病立已，不已，复刺如法。

邪客于足少阴之络，令人嗌痛，不可内食，无故善怒，气上走贲上。刺足下中央之脉，各三痏，凡六刺，立已。左刺右，右刺左，嗌中肿，不能内唾，时不能出唾者，缪刺然骨之前，出血立已，左刺右，右刺左。

邪客于足太阴之络，令人腰痛，引少腹控䏚，不可以抑息，刺腰尻之解，两胂之上，是腰俞，以月死生为痏数，发针立已，左刺右，右刺左。

邪客于足太阳之络，令人拘挛、背急、引胁而痛，刺之从项始，数脊椎侠脊，按疾之应手如痛，刺之傍三痏，立已。

邪客于足少阳之络，令人留于枢中痛，髀不可举，刺枢中，以毫针，寒则久留针，以月死生为数，立已。

治诸经刺之，所过者不病，则缪刺之。

耳聋，刺手阳明，不已，刺其通脉，出耳前者。

齿龋，刺手阳明。不已，刺其脉，入齿中，立已。

邪客于五脏之间，其病也，脉引而痛，时来时止，视其病，缪刺之于手足爪甲上，视其脉，出其血，间日一刺，一刺不已，五刺已。

缪传引上齿，齿唇寒痛，视其手背脉血者，去之，足阳明中指爪甲上一痏，手大指次指爪甲上各一痏，立已，左取右，右取左。

邪客于手足少阴太阴足阳明之络，此五络皆会于耳中，上络左角，五络俱竭，令人身脉皆动，而形无知也，其状若尸，或曰尸厥。

刺其足大指内侧爪甲上，去端如韭叶，后刺足心，后刺足中指爪甲上各一痏，后刺手大指内侧，去端如韭叶，后刺手心主，少阴锐骨之端，各一痏，立已。不已，以竹管吹其两耳，鬄其左角之发，方一寸燔治，饮以美酒一杯，不能饮者，灌之，立已。

凡刺之数，无视其经脉，切而从之，审其虚实而调之。不调者，经刺之；有痛而经不病者，缪刺之。因视其皮部有血络者，尽取之，此缪刺之数也。

四时刺逆从论　第六十四

厥阴有余病阴痹；不足病生热痹；滑则病狐疝风；涩则病少腹积气。

少阴有余病皮痹隐疹；不足病肺痹；滑则病肺风疝；涩则病积溲血。

太阴有余，病肉痹、寒中；不足病脾痹；滑则病脾风疝；涩则病积，心腹时满。

阳明有余，病脉痹身时热；不足病心痹；滑则病心风疝；涩则病积，时善惊。

太阳有余病骨痹，身重；不足病肾痹；滑则病肾风疝；涩则病积，时善巅疾。

少阳有余病筋痹、胁满；不足病肝痹，滑则病肝风疝；涩则病积，时筋急目痛。

是故春气在经脉，夏气在孙络，长夏气在肌肉，秋气在皮肤，冬气在骨髓中。

帝曰：余愿闻其故。岐伯曰：春者天气始开，地气始泄，冻解冰释，水行经通，故人气在脉。夏者经满气溢，入孙络受血，皮肤充实。长夏者，经络皆盛，内溢肌中。秋者天气始收，腠理闭塞，皮肤引急。冬者，盖藏血气在中。内著骨髓，通于五脏。是故邪气者，常随四时之气血而入客也。至其变化，不可为度，然必从其经气，辟除其邪，除其邪则乱气不生。

帝曰：逆四时而生乱气奈何？岐伯曰：春刺络脉，血气外溢，令人少气；春刺肌肉，血气环逆，令人上气；春刺筋骨，血气内著，令人腹胀。

夏刺经脉，血气乃竭，令人解㑊；夏刺肌肉，血气内却，令人善恐；夏刺筋骨，血气上逆，令人善怒。

秋刺经脉，血气上逆，令人善忘，秋刺络脉，气不外行，令人卧，不欲动；秋刺筋骨，血气内散，令人寒栗。

冬刺经脉，血气皆脱，令人目不明；冬刺络脉，内气外泄，留为大痹，冬刺肌肉，阳气竭绝，令人善忘。

凡此四时刺者，大逆之病，不可不从也，反之则生乱气相淫病焉。故刺不知四时之经，病之所生，以从为逆，正气内乱，与精相薄，必审九候，正气不乱，精气不转。

帝曰：善。刺五脏中心一日死，其动为噫。中肝五日死，其动为语。中肺三日死，其动为咳。中肾六日死，其动为嚏欠。中脾十日死，其动为吞。刺伤人五脏必死，其动则依其脏之所变候，知其死也。

标本并传论　第六十五

黄帝问曰：病有标本，刺有逆从奈何？

岐伯对曰：凡刺之方，必别阴阳，前后相应，逆从得施，标本相移，故曰有其在标而求之于标，有其在本而求之于本，有其在本而求之于标，有其在标而求之于本。故治有取标而得者，有取本而得者，有逆取而得者，有从取而得者。故知逆与从，正行无问，知标本者，万举万当，不知标本，是谓妄行。

夫阴阳逆从，标本之为道也，小而大，言一而知百病之害，少而多，浅而博，可以言一而知百也。以浅而知深，察近而知远，言标与本，易而勿及。

治反与逆，治得为从。

先病而后逆者，治其本；先逆而后病者，治其本。

先寒而后生病者，治其本；先病而后生寒者，治其本。

先热而后生病者，治其本；先热而后生中满者，治其标。

先病而后泄者，治其本；先泄而后生他病者，治其本。必且调之，乃治其他病。

先病而后生中满者，治其标；先中满而后烦心者，治其本。

人有客气有同气。

小大不利，治其标；小大利，治其本。

病发而有余，本而标之，先治其本，后治其标。病发而不足，标而本之，先治其标，后治其本。

谨察间甚，以意调之；间者并行，甚者独行，先小大不利而后生病者，治其本。

夫病传者，心病先心痛，一日而咳，三日胁支痛，五日闭塞不通，身痛体重，三日不已死。冬夜半，夏日中。

肺病喘咳，三日而胁支满痛，一日身重体痛，五日而胀，十日不已死。冬日入，夏日出。

肝病头目眩胁支满，三日体重身痛，五日而胀，三日腰脊少腹痛胫痠，三日不已死。冬日入，夏早食。

脾病身痛体重，一日而胀，二日少腹腰脊痛，胫痠，三日背膂筋痛，小便闭，十日不已死。冬入定，夏晏食。

肾病少腹腰脊痛、骱痠，三日背膂筋痛，小便闭，三日腹胀，三日两胁支痛，三日不已死。冬大晨，夏晏晡。

胃病胀满，五日少腹腰脊痛、骱痠，三日背膂筋痛，小便闭，五日身体重，六日不已死。冬夜半后，夏日昳。

膀胱病，小便闭，五日少腹胀，腰脊痛，骱痠，一日腹胀，一日身体痛，二日不已死。冬鸡鸣，夏下晡。

诸病以次是相传，如是者，皆有死期，不可刺。问一脏止，及至三四脏者，乃可刺也。

天元纪大论　第六十六

黄帝问曰：天有五行御五位，以生寒暑燥湿风。人有五脏化五气，以生喜怒思忧恐。论言五运相袭，而皆治之，终期之日，周而复始，余已知之矣。愿闻其与三阴三阳之候，奈何合之？

鬼臾区稽首再拜对曰：昭乎哉问也。夫五运阴阳者，天地之道也，万物之纲纪，变化之父母，生杀之本始，神明之府也，可不通乎。

故物生谓之化，物极谓之变；阴阳不测谓之神；神用无方，谓之圣。

夫变化之为用也，在天为玄，在人为道，在地为化，化生五味，道生智，玄生神。

神在天为风，在地为木；在天为热，在地为火；在天为湿，在地为土；在天为燥，在地为金；在天为寒，在地为水。故在天为气，在地成形，形气相感，而化生万物矣。

然天地者，万物之上下也。左右者，阴阳之道路也。水火者，阴阳之征兆也。

金木者，生成之终始也。气有多少，形有盛衰，上下相召，而损益彰矣。

帝曰：愿闻五运之主时也何如？鬼臾区曰：五气运行，各终期日，非独主时也。

帝曰：请闻其所谓也。鬼臾区曰：臣积考太始天元册文曰：太虚廖廓，肇基化元，万物资始，五运终天，布气真灵，总统坤元，九星悬朗，七曜周旋，曰阴曰阳，曰柔曰刚，幽显既位，寒暑弛张，生生化化，品物咸章，臣斯十世，此之谓也。

帝曰：善。何谓气有多少，形有盛衰？鬼臾区曰：阴阳之气，各有多少，故曰三阴三阳也。形有盛衰，谓五行之治，各有太过不及也。故其始也，有余而往，不足随之；不足而往，有余从之。知迎知随，气可与期。应天为天符，承岁为岁直，三合为治。

帝曰：上下相召奈何？鬼臾区曰：寒暑燥湿风火，天之阴阳也，三阴三阳上奉之。木火土金水火，地之阴阳也，生长化收藏下应之。

天以阳生阴长，地以阳杀阴藏。

天有阴阳，地亦有阴阳。木火土金水，地之阴阳也，生长化收藏。故阳中有阴，阴中有阳。所以欲知天地之阴阳者，应天之气，动而不息，故五岁而右迁；应地之气，静而守位，故六期而环会。动静相召，上下相临，阴阳相错，而变由生也。

帝曰：上下周纪，其有数乎？鬼臾区曰：天以六为节，地以五为制。周天气者，六期为一备；终地纪者，五岁为一周。君火以明，相火以位。五六相合，而七百二十气为一纪，凡三十岁，千四百四十气，凡六十岁，而为一周，不及太过，斯皆见矣。

帝曰：夫子之言，上终天气，下毕地纪，可谓悉矣。余愿闻而藏之，上以治民，下以治身，使百姓昭著，上下和亲，德泽下流，子孙无忧，传之后世，无有终时，可得闻乎？

鬼臾区曰：至数之机，迫迮以微，其来可见，其往可追，敬之者昌，慢之者亡，无道行私，必得夭殃。谨奉天道，请言真要。

帝曰：善言始者，必会于终，善言近者，必知其远，是则至数极而道不惑，所谓明矣。愿夫子推而次之，令有条理，简而不匮，久而不绝，易用难忘，为之纲纪。至数之要，愿尽闻之。

鬼臾区曰：昭乎哉问？明乎哉道！如鼓之应桴，响之应声也。臣闻之，甲已之岁，土运统之；乙庚之岁，金运统之；丙辛之岁，水运统之；丁壬之岁，木运统之；戊癸之岁，火运统之。

帝曰：其于三阴三阳，合之奈何？鬼臾区曰：子午之岁，上见少阴；丑未之岁，上见太阴；寅申之岁，上见少阳；卯酉之岁，上见阳明；辰戌之岁，上见太阳；巳亥之岁，上见厥阴。少阴所谓标也，厥阴所谓终也。

厥阴之上，风气主之；少阴之上，热气主之；太阴之上，湿气主之；少阳之上，相火主之；阳明之上，燥气主之；太阳之上，寒气主之。所谓本也，是谓六元。

帝曰：光乎哉道，明乎哉论！请著之玉版、藏之金匮，署曰天元纪。

五运行大论　第六十七

黄帝坐明堂，始正天纲，临观八极，考建五常。

请天师而问之曰：论言天地之动静，神明为之纪；阴阳之升降，寒暑彰其兆。

余闻五运之数于夫子，夫子之所言，正五气之各主岁尔，首甲定运，余因论之。鬼臾区曰：土主甲己，金主乙庚，水主丙辛，木主丁壬，火主戊癸。子午之上，少阴主之；丑未之上，太阴主之，寅申之上，少阳主之；卯酉之上，阳明主之；辰戌之上，太阳主之；巳亥之上，厥阴主之。不合阴阳，其故何也？

岐伯曰：是明道也，此天地之阴阳也。

夫数之可数者，人中之阴阳也。然所合，数之可得者也。夫阴阳者，数之可十，推之可百，数之可千，推之可万，天地阴阳者，不以数推以象之谓也。

帝曰：愿闻其所始也。岐伯曰：昭乎哉！问也。臣览《太始天元册》文，丹天之气，经于牛女戊分；黅天之气，经于心尾己分；苍天之气，经于危室柳鬼；素天之气，经于亢氐昴毕；玄天之气，经于张翼娄胃；所谓戊、己分者，奎壁角轸，则天地之门户也。

夫候之所始，道之所生，不可不通也。帝曰：善。

论言天地者，万物之上下；左右者，阴阳之道路；未知其所谓也。

岐伯曰：所谓上下者，岁上下见阴阳之所在也。左右者，诸上见厥阴，左少阴，右太阳；见少阴，左太阴，右厥阴；见太阴，左少阳，右少阴；见少阳，左阳明，右太阴；见阳明，左太阳，右少阳；见太阳，左厥阴，右阳明；所谓面北而命其位，言其见也。

帝曰：何谓下？岐伯曰：厥阴在上，则少阳在下，左阳明，右太阴；少阴在上，则阳明在下，左太阳，右少阳；太阴在上，则太阳在下，左厥阴，右阳明；少阳在上，则厥阴在下，左少阴，右太阳；阳明在上，则少阴在下，左太阴，右厥阴；太阳在上，则太阴在下，左少阳，右少阴；所谓面南而命其位，言其见也。

上下相遘，寒暑相临，气相得则和，不相得则病。

帝曰：气相得而病者，何也？岐伯曰：以下临上，不当位也。

帝曰：动静何如？岐伯曰：上者右行，下者左行，左右周天，余而复会也。

帝曰：余闻鬼臾区曰：应地者静，今夫子乃言下者左行，不知其所谓也？愿闻何以生之乎？

岐伯曰：天地动静，五行迁复，虽鬼臾区其上候而已，犹不能遍明。

夫变化之用，天垂象，地成形，七曜纬虚，五行丽地；地者，所以载生成之形类也。虚者，所以列应天之精气也。形精之动，犹根本与枝叶也，仰观其象，虽远可知也。

帝曰：地之为下，否乎？岐伯曰：地为人之下，太虚之中者也。

帝曰：冯乎？岐伯曰：大气举之也。

燥以干之，暑以蒸之，风以动之，湿以润之，寒以坚之，火以温之。

故风寒在下，燥热在上，湿气在中，火游行其间，寒暑六入，故令虚而生化也。

故燥胜则地干，暑胜则地热，风胜则地动，湿胜则地泥，寒胜则地裂，火胜则地固矣。

帝曰：天地之气，何以候之？岐伯曰：天地之气，胜复之作，不形于诊也。

《脉法》曰：天地之变，无以脉诊，此之谓也。

帝曰：间气何如？岐伯曰：随气所在，期于左右。

帝曰：期之奈何？岐伯曰：从其气则和，违其气则病。

不当其位者病，迭移其位者病，失守其位者危，尺寸反者死，阴阳交者死。

先立其年，以知其气，左右应见，然后乃可以言死生之逆顺。

帝曰：寒暑燥湿风火，在人合之奈何？其于万物何以生化？

岐伯曰：东方生风，风生木，木生酸，酸生肝，肝生筋，筋生心。

其在天为玄，在人为道，在地为化；化生五味，道生智，玄生神，化生气。

神在天为风，在地为木，在体为筋，在气为柔，在脏为肝。

其性为暄，其德为和，其用为动，其色为苍，其化为荣，其虫毛，其政为散，其令宣发，其变摧拉，其眚为陨，其味为酸，其志为怒。

怒伤肝，悲胜怒，风伤肝，燥胜风，酸伤筋，辛胜酸。

南方生热，热生火，火生苦，苦生心，心生血，血生脾。

其在天为热，在地为火，在体为脉，在气为息，在脏为心。

其性为暑，其德为显，其用为躁，其色为赤，其化为茂，其虫羽，其政为明，其令郁蒸，其变炎烁，其眚燔焫，其味为苦，其志为喜。

喜伤心，恐胜喜；热伤气，寒胜热；苦伤气，咸胜苦。

中央生湿，湿生土，土生甘，甘生脾，脾生肉，肉生肺。

其在天为湿，在地为土，在体为肉，在气为充，在脏为脾。

其性静兼，其德为濡，其用为化，其色为黄，其化为盈。

其虫倮，其政为谧，其令云雨，其变动注，其眚淫溃，其味为甘，其志为思。

思伤脾，怒胜思；湿伤肉，风胜湿；甘伤脾，酸胜甘。

西方生燥，燥生金，金生辛，辛生肺，肺生皮毛，皮毛生肾。

其在天为燥，在地为金，在体为皮毛，在气为成，在脏为肺。

其性为凉，其德为清，其用为固，其色为白，其化为敛，其虫介，其政为劲，其令雾露，其变肃杀，其眚苍落，其味为辛，其志为忧。

忧伤肺，喜胜忧；热伤皮毛，寒胜热；辛伤皮毛，苦胜辛。

北方生寒，寒生水，水生咸，咸生肾，肾生骨髓，髓生肝。

其在天为寒，在地为水，在体为坚，在脏为肾。

其性为凛，其德为寒，其用为郁蒸，其色为黑，其化为肃，其虫鳞，其政为静，其令郁蒸，其变凝冽，其眚冰雹，其味为咸，其志为恐。

恐伤肾，思胜恐；寒伤血，燥胜寒；咸伤血，甘胜咸。

五气更立，各有所先，非其位则邪，当其位则正。

帝曰：病生之变何如？岐伯曰：气相得则微，不相得则甚。

帝曰：主岁何如？岐伯曰：气有余，则制己所胜而侮所不胜；其不及，则己所不胜，侮而乘之，己所胜，轻而侮之。侮反受邪，侮而受邪，寡于畏也。帝曰：善。

六微旨大论　第六十八

黄帝问曰：呜呼，远哉！天之道也，如迎浮云，若视深渊，视深渊尚可测，迎浮云莫知其极。夫子数言谨奉天道，余闻而藏之，心私异之，不知其所谓也？愿夫子溢志言其事，令终不灭，久而不绝，天之道，可得闻乎？

岐伯稽首再拜对曰：明乎哉问！天之道也，此因天之序，盛衰之时也。

帝曰：愿闻天道六六之节，盛衰何也？

岐伯曰：上下有位，左右有纪。故少阳之右，阳明治之；阳明之右，太阳治之；太阳之右，厥阴治之；厥阴之右，少阴治之；少阴之右，太阴治之；太阴之右，少阳治之；此所谓气之标，盖南面而待也。故曰：因天之序，盛衰之时，移光定位，正立而待之，此之谓也。

少阳之上，火气治之，中见厥阴。

阳明之上，燥气治之，中见太阴。

太阳之上，寒气治之，中见少阴。

厥阴之上，风气治之，中见少阳。

少阴之上，热气治之，中见太阳。

太阴之上，湿气治之，中见阳明。所谓本也，本之下，中之见也，见之下，气之标也。本标不同，气应异象。

帝曰：其有至而至，有至而不至，有至而太过，何也？

岐伯曰：至而至者和；至而不至，来气不及也；未至而至，来气有余也。

帝曰：至而不至，未至而至，如何？岐伯曰：应则顺，否则逆，逆则变生，变则病。

帝曰：善。请言其应。岐伯曰：物，生其应也，气，脉其应也。

帝曰：善。愿闻地理之应六节，气位，何如？岐伯曰：显明之右，君火之位也。君火之右，退行一步，相火治之，复行一步，土气治之。复行一步，金气治之。复行一步，水气治之。复行一步，木气治之。复行一步，君火治之。

相火之下，水气承之；水位之下，土气承之；土位之下，风气承之；风位之下，金气承之；金位之下，火气承之；君火之下，阴精承之。

帝曰：何也？岐伯曰：亢则害，承乃制。制则生化，外列盛衰；害则败乱，生化大病。

帝曰：盛衰如何？岐伯曰：非其位则邪，当其位则正，邪则变甚，正则微。

帝曰：何谓当位？岐伯曰：木运临卯，火运临午，土运临四季，金运临酉，水运临子，所谓岁会，气之平也。帝曰：非位何如？岐伯曰：岁不与会也。

帝曰：土运之岁，上见太阴；火运之岁，上见少阳，少阴；金运之岁，上见阳明；木运之岁，上见厥阴；水运之岁，上见太阳；奈何？岐伯曰：天之与会也，故《天元册》曰天符。

帝曰：天符岁会何如？岐伯曰：太一天符之会也。

帝曰：其贵贱何如？岐伯曰：天符为执法，岁会为行令，太一天符为贵人。

帝曰：邪之中也奈何？岐伯曰：中执法者，其病速而危；中行令者，其病徐而持；中贵人者，其病暴而死。

帝曰：位之易也，何如？岐伯曰：君位臣则顺，臣位君则逆。逆则其病近，其害速；顺则其病远，其害微；所谓二火也。

黄帝曰：善。愿闻其步何如。岐伯曰：所谓步者，六十度而有奇。故二十四步积盈百刻而成日也。

帝曰：六气应五行之变何如？岐伯曰：位有终始，气有初中，上下不同，求之亦异也。

帝曰：求之奈何？岐伯曰：天气始于甲，地气始于子，子甲相合，命曰岁立，谨候其时，气可与期。

帝曰：愿闻其岁，六气始终，早晏何如？岐伯曰：明乎哉问也。甲子之岁，初之气，天数始于水下一刻，终于八十七刻半。二之气，始于八十七刻六分，终于七十五刻。三之气，始于七十六刻，终于六十二刻半。四之气，始于六十二刻六分，终于五十刻。五之气，始于五十一刻，终于三十七刻半。六之气，始于三十七刻六分，终于二十五刻。所谓初六，天之数也。

乙丑岁，初之气，天数始于二十六刻，终于一十二刻半。二之气，始于一十二刻六分，终于水下百刻。三之气，始于一刻，终于八十七刻半。四之气，始于八十七刻六分，终于七十五刻。五之气，始于七十六刻，终于六十二刻半。六之气，始于六十二刻六分，终于五十刻。所谓六二，天之数也。

丙寅岁，初之气，天数始于五十一刻，终于三十七刻半。二之气，始于三十七刻六分，终于二十五刻。三之气，始于二十六刻，终于一十二刻半。四之气，始于一十二刻六分，终于水下百刻。五之气，始于一刻，终于八十七刻半。六之气，始于八十七刻六分，终于七十五刻。所谓六三，天之数也。

丁卯岁，初之气，天数始于七十六刻，终于六十二刻半。二之气，始于六十二刻六分，终于五十刻。三之气，始于五十一刻，终于三十七刻半。四之气，始于三十七刻六分，终于二十五刻。五之气，始于二十六刻，终于一十二刻半。六之气，始于一十二刻六分，终于水下百刻。所谓六四，天之数也。次戊辰岁，初之气复，始于一刻，常如是无已，周而复始。

帝曰：愿闻其岁候何如。岐伯曰：悉乎哉问也。日行一周，天气始于一刻。

日行再周，天气始于二十六刻。日行三周，天气始于五十一刻。日行四周，天气始于七十六刻。日行五周，天气复始于一刻，所谓一纪也。

是故寅午戌岁气会同，卯未亥岁气会同，辰申子岁气会同，巳酉丑岁气会同，终而复始。

帝曰：愿闻其用也。岐伯曰：言天者求之本，言地者求之位，言人者求之气交。

帝曰：何谓气交？岐伯曰：上下之位，气交之中，人之居也。

故曰：天枢之上，天气主之；天枢之下，地气主之；气交之分，人气从之，万物由之，此之谓也。

帝曰：何谓初中？岐伯曰：初凡三十度有奇？中气同法。

帝曰：初中何也？岐伯曰：所以分天地也。

帝曰：愿卒闻之？岐伯曰：初者地气也，中者天气也。

帝曰：其升降何如？岐伯曰：气之升降，天地之更用也。

帝曰：愿闻其用何如？岐伯曰：升已而降，降者谓天；降已而升，升者谓地。

天气下降，气流于地，地气上升，气腾于天，故高下相召，升降相因，而变作矣。

帝曰：善。寒湿相遘，燥热相临，风火相值，其有闻乎？

岐伯曰：气有胜复，胜复之作，有德有化，有用有变，变则邪气居之。

帝曰：何谓邪乎？岐伯曰：夫物之生，从于化，物之极，由乎变，变化之相薄，成败之所由也。

故气有往复，用有迟速，四者之有，而化而变，风之来也。

帝曰：迟速往复，风所由生，而化而变，故因盛衰之变耳。成败倚伏游乎中，何也？

岐伯曰：成败倚伏，生乎动，动而不已，则变作矣。

帝曰：有期乎？岐伯曰：不生不化，静之期也。

帝曰：不生化乎？岐伯曰：出入废，则神机化灭；升降息，则气立孤危。

故非出入，则无以生、长、壮、老、已；非升降，则无以生、长、化、收、藏。是以升降出入，无器不有。

故器者，生化之宇，器散则分之，生化息矣。故无不出入，无不升降。

化有小大，期有近远。

四者之有而贵常守，反常则灾害至矣。

故曰：无形无患，此之谓也。

帝曰：善。有不生不化乎？岐伯曰：悉乎哉问也？与道合同，惟真人也。帝曰：善。

气交变大论　第六十九

黄帝问曰：五运更治，上应天期，阴阳往复，寒暑迎随，真邪相薄，内外分离，六经波荡，五气倾移，太过不及，专胜兼并，愿言其始，而有常名，可得闻乎？

岐伯稽首再拜对曰：昭乎哉问也！是明道也。此上帝所贵，先师傅之，臣虽不敏，往闻其旨。

帝曰：余闻得其人不教，是谓失道，传非其人，慢泄天宝。余诚菲德，未足以受至道；然而众子哀其不终，愿夫子保于无穷，流于无极，余司其事，则而行之，奈何？

岐伯曰：请遂言之也。《上经》曰：夫道者，上知天文，下知地理，中知人事，可以长久，此之谓也。

帝曰：何谓也？岐伯曰：本气位也。位天者，天文也。位地者，地理也。通于人气之变化者，人事也。故太过者先天，不及者后天，所谓治化而人应之也。

帝曰：五运之化，太过何如？

岐伯曰：岁木太过，风气流行，脾土受邪。民病飧泄，食减，体重，烦冤、肠鸣、腹支满，上应岁星。甚则忽忽善怒，眩冒巅疾，化气不政，生气独治，云物飞动，草木不宁，甚而摇落，反胁痛而吐甚，冲阳绝者，死不治，上应太白星。

岁火太过，炎暑流行，金肺受邪。民病疟，少气、咳喘、血溢、血泄、注下、嗌燥、耳聋、中热、肩背热，上应荧惑星。甚则胸中痛，胁支满，胁痛、膺背肩胛间痛，两臂内痛，身热骨痛而为浸淫。收气不行，长气独明，雨冰霜寒，上应辰星。上临少阴少阳，火燔焫，冰泉涸，物焦槁，病反谵妄狂越，咳喘息鸣，下甚，血溢泄不已，太渊绝者，死不治，上应荧惑星。

岁土太过，雨湿流行，肾水受邪。民病腹痛，清厥、意不乐、体重烦冤、上应镇星。甚则肌肉萎，足痿不收，行善瘈，脚下痛、饮发中满、食减、四肢不举。

变生得位，脏气伏，化气独治之，泉涌河衍，涸泽生鱼，风雨大至，土崩溃，鳞见于陆，病腹满溏泄，肠鸣，反下甚，而太溪绝者，死不治。上应岁星。

岁金太过，燥气流行，肝木受邪。民病两胁下，少腹痛，目赤痛、眦疡、耳无所闻。肃杀而甚，则体重烦冤，胸痛引背，两胁满且痛引少腹，上应太白星。

甚则喘咳逆气，肩背痛；尻阴股膝髀腨、胻足皆病，上应荧惑星。收气峻，生气下，草木敛，苍干雕陨，病反暴痛，胠胁不可反侧，咳逆甚而血溢，太冲绝者，死不治。上应太白星。

岁水太过，寒气流行，邪害心火。民病身热烦心、躁悸、阴厥、上下中寒、谵妄心痛、寒气早至，上应辰星。甚则腹大胫肿，喘咳，寝汗出，憎风，大雨至，埃雾朦郁，上应镇星。上临太阳，则雨冰雪，霜不时降，湿气变物，病反腹满肠鸣溏泄，食不化，渴而妄冒，神门绝者，死不治，上应荧惑、辰星。

帝曰：善。其不及何如？

岐伯曰：悉乎哉问也！岁木不及，燥乃大行，生气失应，草木晚荣，肃杀而甚，则刚木辟著，柔萎苍干，上应太白星。民病中清，胠胁痛，少腹痛，肠鸣、溏泄。凉雨时至，上应太白星，其谷苍。上临阳明，生气失政，草木再荣，化气乃急，上应太白镇星，其主苍早。复则炎暑流火，湿性燥，柔脆草木焦槁，下体再生，华实齐化，病寒热疮疡疿胗痈痤，上应荧惑太白，其谷白坚。白露早降，收杀气行，寒雨害物，虫食甘黄，脾土受邪，赤气后化，心气晚治，上胜肺金，白气乃屈，其谷不成，咳而鼽，上应荧惑太白星。

岁火不及，寒乃大行，长政不用，物荣而下。凝惨而甚，则阳气不化，乃折荣美，上应辰星。民病胸中痛，胁支满，两胁痛，膺背肩胛间及两臂内痛，郁冒朦昧，心痛暴瘖，胸腹大，胁下与腰背相引而痛，甚则屈不能伸，髋髀如别，上应荧惑、辰星，其谷丹。复则埃郁，大雨且至，黑气乃辱，病鹜溏，腹满食饮不下，寒中肠鸣，泄注腹痛，暴挛痿痹，足不任身，上应镇星、辰星，玄谷不成。

岁土不及，风乃大行，化气不令，草木茂荣。飘扬而甚，秀而不实，上应岁星。民病飧泄霍乱，体重腹痛，筋骨繇复，肌肉瞤酸，善怒，脏气举事，蛰虫早附，咸病寒中，上应岁星、镇星，其谷龄。复则收政严峻，名木苍雕，胸胁暴痛，下引少腹，善太息，虫食甘黄，气客于脾，龄谷乃减，民食少失味，苍谷乃损，上应太白、岁星。上临厥阴，流水不冰，蛰虫来见，脏气不用，白乃不复，上应岁星，民乃康。

岁金不及，炎火乃行，生气乃用，长气专胜，庶物以茂，燥烁以行，上应荧惑星。民病肩背瞀重，鼽嚏、血便注下，收气乃后，上应太白星，其谷坚芒。复则寒雨暴至，乃零，冰雹霜雪杀物，阴厥且格，阳反上行，头脑户痛，延及囟顶，发热，上应辰星，丹谷不成，民病口疮，甚则心痛。

岁水不及，湿乃大行，长气反用，其化乃速，暑雨数至，上应镇星。民病腹满、身重濡泄、寒疡流水，腰股痛发，腘腨股膝不便，烦冤、足痿，清厥，脚下痛，甚则跗肿，脏气不政，肾气不衡，上应辰星，其谷秬。上临太阴，则大寒数举，蛰虫早藏，地积坚冰，阳光不治，民病寒疾于下，甚则腹满浮肿，上应镇星，其主黅谷。复则大风暴发，草偃木零，生长不鲜，面色时变，筋骨并辟，肉瞤瘛，目视𰢣𰢣，物疏璺，肌肉疹发，气并膈中，痛于心腹，黄气乃损，其谷不登，上应岁星。

帝曰：善。愿闻其时也。

岐伯曰：悉乎哉问也！木不及，春有鸣条律畅之化，则秋有雾露清凉之政。春有惨凄残贼之胜，则夏有炎暑燔烁之复。其眚东，其脏肝，其病内舍胠胁，外在关节。

火不及，夏有炳明光显之化，则冬有严肃霜寒之政。夏有惨凄凝冽之胜，则不时有埃昏大雨之复。其眚南，其脏心，其病内舍膺胁，外在经络。

土不及，四维有埃云润泽之化，则春有鸣条鼓拆之政。四维发振拉飘腾之变，则秋有肃杀霖霆之复。其眚四维，其脏脾，其病内舍心腹，外在肌肉四肢。

金不及，夏有光显郁蒸之令，则冬有严凝整肃之应，夏有炎烁燔燎之变，则秋有冰雹霜雪之复。其眚西，其脏肺，其病内舍膺胁肩背，外在皮毛。

水不及，四维有湍润埃云之化，则不时有和风生发之应。四维发埃昏骤注之变，则不时有飘荡振拉之复。其眚北，其脏肾，其病内舍腰脊骨髓，外在溪谷踹膝。

夫五运之政，犹权衡也，高者抑之，下者举之，化者应之，变者复之，此生长化成收藏之理，气之常也，失常则天地四塞矣。故曰天地之动静，神明为之纪，阴阳之往复，寒暑彰其兆，此之谓也。

帝曰：夫子之言五气之变，四时之应，可谓悉矣，夫气之动乱，触遇而作，发无常会，卒然灾合，何以期之？

岐伯曰：夫气之动变，固不常在，而德化政令灾变，不同其候也。

帝曰：何谓也？岐伯曰：东方生风，风生木，其德敷和，其化生荣，其政舒启，其令风，其变振发，其灾散落。

南方生热，热生火，其德彰显，其化蕃茂，其政明曜，其令热，其变销烁，其灾燔焫。

中央生湿，湿生土，其德溽蒸，其化丰备，其政安静，其令湿，其变骤注，其灾霖溃。

西方生燥，燥生金，其德清洁，其化紧敛，其政劲切，其令燥，其变肃杀，其灾苍陨。

北方生寒，寒生水，其德凄沧，其化清谧，其政凝肃，其令寒，其变溧冽，其灾冰雪霜雹。

是以察其动也，有德、有化、有政、有令、有变、有灾，而物由之，而人应之也。

帝曰：夫子之言岁候，其不及太过，而上应五星，今夫德化政令，灾眚变易非常而有也，卒然而动，其亦为之变乎？

岐伯曰：承天而行之，故无妄动，无不应也。卒然而动者，气之交变也，其不应焉。故曰应常不应卒，此之谓也。

帝曰：其应奈何？岐伯曰：各从其气化也。

帝曰：其行之徐疾逆顺何如？

岐伯曰：以道留久，逆守而小，是谓省下。

以道而去，去而速来，曲而过之，是谓省遗过也。

久留而环，或离或附，是谓议灾，与其德也。

应近则小，应远则大。

芒而大，倍常之一，其化甚，大常之二，其眚即发也；小常之一，其化减；小常之二，是谓临视，省下之过与其德也，德者福之，过者伐之。

是以象之见也，高而远则小，下而近则大，故大则喜怒迩，小则祸福远。

岁远太过，则运星北越。运气相得，则各行以道。

故岁运太过，畏星失色，而兼其母；不及则色兼其所不胜。

肖者瞿瞿，莫知其妙，闵闵之当，孰者为良，妄行无征，示畏侯王。

帝曰：其灾应何如？岐伯曰：亦各从其化也，故时至有盛衰，凌犯有逆顺，留守有多少，形见有善恶，宿属有胜负，征应有吉凶矣。

帝曰：其善恶，何谓也？岐伯曰：有喜有怒，有忧有丧，有泽有燥，此象之常也，必谨察之。

帝曰：六者高下异乎？岐伯口：象见高下，其应　也，故人亦应之。

帝曰：善。其德化政令之动静损益皆何如？岐伯曰：夫德化政令灾变，不能相加也；胜复盛衰，不能相多也；往来大小，不能相过也；用之升降，不能相无也；各从其动而复之耳。

帝曰：其病生何如？岐伯曰：德化者，气之祥；政令者，气之章；变易者，复之纪；灾眚者，伤之始；气相胜者和，不相胜者病；重感于邪则甚也。

帝曰：善。所谓精光之论，大圣之业，宣明大道，通于无穷，究于无极也。

余闻之，善言天者，必应于人，善言古者，必验于今，善言气者，必彰于物，善言应者，同天地之化，善言化言变者，通神明之理，非夫子孰能言至道欤。乃择良兆而藏之灵室，每旦读之，命曰气交变，非斋戒不敢发，慎传也。

五常政大论　第七十

黄帝问曰：太虚寥廓，五运回薄，衰盛不同，损益相从，愿闻平气，何如而名？何如而纪也？岐伯对曰：昭乎哉问也！木曰敷和，火曰升明，土曰备化，金曰审平，水曰静顺。

帝曰：其不及奈何？岐伯曰：木曰委和，火曰伏明，土曰卑监，金曰从革，水曰涸流。

帝曰：太过何谓？岐伯曰：木曰发生，火曰赫曦，土曰敦阜，金曰坚成，水曰流衍。

帝曰：三气之纪，愿闻其候。岐伯曰：悉乎哉问也！敷和之纪，木德周行，阳舒阴布，五化宣平。其气端，其性随，其用曲直，其化生荣，其类草木，其政发散，其候温和，其令风，其脏肝，肝其畏清；其主目，其谷麻，其果李，其实核，其应春，其虫毛，其畜犬，其色苍；其养筋，其病里急支满，其味酸，其音角，其物中坚，其数八。

升明之纪，正阳而治，德施周普，五化均衡。其气高，其性速，其用燔灼，其化蕃茂，其类火，其政明曜，其候炎暑，其令热，其脏心，心其畏寒，其主舌，其谷麦，其果杏，其实络，其应夏，其虫羽，其畜马，其色赤；其养血，其病眴瘛。其味苦，其音征，其物脉，其数七。

备化之纪，气协天休，德流四政，五化齐修。其气平，其性顺，其用高下，其化丰满，其类土，其政安静，其候溽蒸，其令湿，其脏脾，脾其畏风；其主口，其谷稷，其果枣，其实肉，其应长夏，其虫倮，其畜牛，其色黄，其养肉，其病否，其味甘，其音宫，其物肤，其数五。

审平之纪，收而不争，杀而无犯，五化宣明。其气洁，其性刚，其用散落，其化坚敛，其类金，其政劲肃，其候清切，其令燥，其脏肺，肺其畏热；其主鼻，其谷稻，其果桃，其实壳，其应秋，其虫介，其畜鸡，其色白；其养皮毛，其病咳，其味辛，其音商，其物外坚，其数九。

静顺之纪，藏而勿害，治而善下，五化咸整。其气明，其性下，其用沃衍，其化凝坚，其类水，其政流演，其候凝肃，其令寒，其脏肾，肾其畏湿；其主二阴，其谷豆，其果栗，其实濡，其应冬，其虫鳞，其畜彘，其色黑，其养骨髓，其病厥，其味咸，其音羽，其物濡，其数六。

故生而勿杀，长而勿罚，化而勿制，收而勿害，藏而勿抑，是谓平气。

委和之纪，是谓胜生，生气不政，化气乃扬，长气自平，收令乃早，凉雨时降，风云并兴，草木晚荣，苍干雕落，物秀而实，肤肉内充。其气敛，其用聚，其动软戾拘缓，其发惊骇，其脏肝，其果枣李，其实核壳，其谷稷稻，其味酸辛，其色白苍，其畜犬鸡，其虫毛介，其主雾露凄沧，其声角商，其病摇动注恐，从金化也。少角与判商同，上角与正角同，上商与正商同。其病肢废，痈肿疮疡，其甘虫，邪伤肝也。上宫与正宫同。萧飋肃杀，则炎赫沸腾，眚于三，所谓复也，其主飞蠹蛆雉。乃为雷霆。

伏明之纪，是谓胜长。长气不宣，脏气反布，收气自政，化令乃衡，寒清数举，暑令乃薄，承化物生，生而不长，成实而稚，遇化已老，阳气屈伏，蛰虫早藏。其气郁，其用暴，其动彰伏变易，其发痛，其脏心，其果栗桃，其实络濡，其谷豆稻，其味苦咸，其色玄丹，其畜马彘，其虫羽鳞，其主冰雪霜寒，其声征羽，其病昏惑悲忘。从水化也。少征与少羽同，上商与正商同。邪伤心也。凝惨凛冽，则暴雨霖霪，眚于九，其主骤注，雷霆震惊，沉黔淫雨。

卑监之纪，是谓减化。化气不令，生政独彰，长气整，雨乃愆，收气平，风寒并兴，草木荣美，秀而不实，成而秕也。其气散，其用静定，其动疡涌，分溃痈肿，其发濡滞，其脏脾，其果李栗，其实濡核，其谷豆麻，其味酸甘，其色苍黄，其畜牛犬，其虫倮毛，其主飘怒振发，其声宫角，其病留满否塞，从木化也。

少宫与少角同，上宫与正宫同，上角与正角同，其病飧泄，邪伤脾也。振拉飘扬，则苍干散落，其眚四维，其主败折虎狼，清气乃用，生政乃辱。

从革之纪，是谓折收。收气乃后，生气乃扬，长化合德，火政乃宣，庶类以蕃。其气扬，其用躁切，其动铿禁瞀厥，其发咳喘，其脏肺，其果李杏，其实壳络，其谷麻麦，其味苦辛，其色白丹，其畜鸡羊，其虫介羽，其主明曜炎烁，其声商征，其病嚏咳鼽衄，从火化也。少商与少征同，上商与正商同，上角与正角同，邪伤肺也。炎光赫烈，则冰雪霜雹，眚于七，其主鳞伏彘鼠，岁气早至，乃生大寒。

涸流之纪，是谓反阳，脏令不举，化气乃昌，长气宣布，蛰虫不藏，土润水泉减，草木条茂，荣秀满盛。其气滞，其用渗泄，其动坚止，其发燥槁，其脏肾，其果枣杏，其实濡肉，其谷黍稷，其味甘咸，其色黅玄，其畜彘牛，其虫鳞倮，其主埃郁昏翳，其声羽宫，具病痿厥坚下，从土化也。少羽与少宫同，上宫与正宫同，其病癃闭，邪伤肾也。埃昏骤雨，则振拉摧拔，眚于一，其主毛显狐狢，变化不藏。

故乘危而行，不速而至，暴虐无德，灾反及之，微者复微，甚者复甚，气之常也。

发生之纪，是谓启敕。土疏泄，苍气达，阳和布化，阴气乃随，生气淳化，万物以荣。其化生，其气美，其政散，其令条舒，其动掉眩巅疾，其德鸣靡启坼，其变振拉摧拔，其谷麻稻，其畜鸡犬，其果李桃，其色青黄白，其味酸甘辛，其象春，其经足厥阴少阳，其脏肝脾，其虫毛介，其物中坚外坚，其病怒。太角与上商同。上征则其气逆，其病吐利。不务其德，则收气复，秋气劲切，甚则肃杀，清气大至，草木雕零，邪乃伤肝。

赫曦之纪，是谓蕃茂。阴气内化，阳气外荣，炎暑施化，物得以昌。其化长，其气高，其政动，其令鸣显，其动炎灼妄扰，其德暄暑郁蒸，其变炎烈沸腾，其谷麦豆，其畜羊彘，其果杏栗，其色赤白玄，其味苦辛咸，其象夏，其经手少阴太阳，手厥阴少阳，其脏心肺，其虫羽鳞，其物脉濡，其病笑疟疮疡血流狂妄目赤。上羽与正征同。其收齐，其病痓，上征而收气后也。暴烈其政，脏气乃复，时见凝惨，甚则雨水、霜雹、切寒、邪伤心也。

敦阜之纪，是谓广化。厚德清静，顺长以盈，至阳内实，物化充成。烟埃朦郁，见于厚土，大雨时行，湿气乃用，燥政乃辟。其化圆，其气丰，其政静，其令周备，其动濡积并稸，其德柔润重淖，其变震惊，飘骤崩溃，其谷稷麻，其畜牛犬，其果枣李，其色黅玄苍，其味甘咸酸，其象长夏，其经足太阴阳明，其脏脾肾，其虫倮毛，其物肌核，其病腹满，四肢不举，大风迅至，邪伤脾也。

坚成之纪，是谓收引。天气洁，地气明，阳气随，阴治化，燥行其政，物以司成，收气繁布，化洽不终。其化成，其气削，其政肃，其令锐切，其动暴折疡疰，其德雾露萧飚，其变肃杀雕零，其谷稻黍，其畜鸡马，其果桃杏，其色白青丹，其味辛酸苦，其象秋，其经手太阴阳明，其脏肺肝，其虫介羽，其物壳络，其病喘喝，胸凭仰息。上征与正商同。其生齐，其病咳。政暴变，则名木不荣，柔脆焦首，长气斯救，大火流，炎烁且至，蔓将槁，邪伤肺也。

流衍之纪，是谓封藏。寒司物化，天地严凝，藏政以布，长令不扬。其化凛，其气坚，其政谧，其令流注，其动漂泄沃涌，其德凝惨寒雾，其变冰雪霜雹，其谷豆稷，其畜彘牛，其果栗枣，其色黑丹黅，其味咸苦甘，其象冬，其经足少阴太阳，其脏肾心，其虫鳞倮，其物濡满，其病胀。上羽而长气不化也。政过则化气大举，而埃昏气交，大雨时降，邪伤肾也。

故曰：不恒其德，则所胜来复；政恒其理，则所胜同化，此之谓也。

帝曰：天不足西北，左寒而右凉；地不满东南，右热而左温，其故何也？岐伯曰：阴阳之气，高下之理，太少之异也。东南方，阳也，阳者，其精降于下，故右热而左温。西北方，阴也。阴者，其精奉于上，故左寒而右凉。是以地有高下，气有温凉。高者气寒，下者气热，故适寒凉者胀之，温热者疮，下之则胀已，汗之则疮已，此腠理开闭之常，太少之异耳。

帝曰：其于寿夭，何如？岐伯曰：阴精所奉其人寿；阳精所降其人夭。

帝曰：善。其病也，治之奈何？岐伯曰：西北之气，散而寒之，东南之气，收而温之，所谓同病异治也。故曰气寒气凉，治以寒凉，行水渍之；气温气热，治以温热，强其内守，必同其气，可使平也，假者反之。

帝曰：善。一州之气，生化寿夭不同，其故何也？岐伯曰：高下之理，地势使然也。崇高则阴气治之，污下则阳气治之，阳胜者先天，阴胜者后天，此地理之常，生化之道也。

帝曰：其有寿夭乎？岐伯曰：高者其气寿，下者其气夭，地之小大异也。小者小异，大者大异，故治病者，必明天道地理，阴阳更胜，气之先后，人之寿夭，生化之期，乃可以知人之形气矣。

帝曰：善。其岁有不病，而脏气不应不用者，何也？岐伯曰：天气制之，气有所从也。

帝曰：愿卒闻之。岐伯曰：少阳司天，火气下临，肺气上从，白起金用，草木眚，火见燔焫，革金且耗，大暑以行，咳嚏、鼽衄、鼻窒，口疡，寒热胕肿。

风行于地，尘沙飞扬，心痛胃脘痛，厥逆膈不通，其主暴速。

阳明司天，燥气下临，肝气上从，苍起木用而立，土乃眚，凄沧数至，木伐草萎，胁痛目赤，掉振鼓栗，筋痿不能久立。

暴热至土乃暑，阳气郁发，小便变，寒热如疟，甚则心痛；火行于槁，流水不冰，蛰虫乃见。

太阳司天，寒气下临，心气上从，而火且明。丹起，金乃眚，寒清时举，胜则水冰，火气高明，心热烦，嗌干、善渴、鼽嚏、喜悲数欠，热气妄行，寒乃复，霜不时降，善忘，甚则心痛。

土乃润，水丰衍，寒客至，沉阴化，湿气变物，水饮内稸，中满不食，皮㿉肉苛，筋脉不利，甚则胕肿，身后痈。

厥阴司天，风气下临，脾气上从，而土且隆，黄起，水乃眚，土用革。体重，肌肉萎，食减口爽，风行太虚，云物摇动，目转耳鸣。

火纵其暴，地乃暑，大热消烁，赤沃下，蛰虫数见，流水不冰，其发机速。

少阴司天，热气下临，肺气上从，白起金用，草木眚。喘呕、寒热、嚏鼽衄、鼻窒、大暑流行，甚则疮疡燔灼，金烁石流。

地乃燥清，凄沧数至，胁痛、善太息，肃杀行，草木变。

太阴司天，湿气下临，肾气上从，黑起水变，埃冒云雨，胸中不利，阴痿，气大衰，而不起不用，当其时，反腰脽痛，动转不便也，厥逆。

地乃藏阴，大寒且至，蛰虫早附，心下否痛，地裂冰坚，少腹痛，时害于食，乘金则止水增，味乃咸，行水减也。

帝曰：岁有胎孕不育，治之不全，何气使然？岐伯曰：六气五类，有相胜制也，同者盛之，异者衰之，此天地之道，生化之常也。故厥阴司天，毛虫静，羽虫育，介虫不成；在泉，毛虫育，倮虫耗，羽虫不育。

少阴司天，羽虫静，介虫育，毛虫不成；在泉，羽虫育，介虫耗不育。太阴司天，倮虫静，鳞虫育，羽虫不成；在泉，倮虫育，鳞虫不成。少阳司天，羽虫静，毛虫育，倮虫不成；在泉，羽虫育，介虫耗，毛虫不育。阳明司天，介虫静，羽虫育，介虫不成；在泉，介虫育，毛虫耗，羽虫不成。太阳司天，鳞虫静，倮虫育；在泉，鳞虫耗，倮虫不育。诸乘所不成之运，则甚也。故气主有所制，岁立有所生，地气制己胜，天气制胜己，天制色，地制形，五类衰盛，各随其气之所宜也。故有胎孕不育，治之不全，此气之常也。

所谓中根也，根于外者亦五，故生化之别，有五气，五味，五色，五类，五宜也。

帝曰：何谓也？岐伯曰：根于中者，命曰神机，神去则机息；根于外者，命曰气立，气止则化绝。故各有制，各有胜，各有生，各有成，故曰：不知年之所加，气之同异，不足以言生化，此之谓也。

帝曰：气始而生化，气散而有形，气布而蕃育，气终而象变，其致一也。然而五味所资，生化有薄厚，成熟有少多，终始不同，其故何也？岐伯曰：地气制之也，非天不生，地不长也。

帝曰：愿闻其道。岐伯曰：寒热燥湿，不同其化也，故少阳在泉，寒毒不生，其味辛，其治苦酸，其谷苍丹。

阳明在泉，湿毒不生，其味酸，其气湿，其治辛苦甘，其谷丹素。

太阳在泉，热毒不生，其味苦，其治淡咸，其谷黔秬。

厥阴在泉，清毒不生，其味甘，其治酸苦，其谷苍赤，其气专，其味正。

少阴在泉，寒毒不生，其味辛，其治辛苦甘，其谷白丹。

太阴在泉，燥毒不生，其味咸，其气热，其治甘咸，其谷黔秬。

化淳则咸守，气专则辛化而俱治。

故曰：补上下者从之，治上下者逆之，以所在寒热盛衰而调之。

故曰：上取下取，内取外取，以求其过；能毒者以厚药，不胜毒者以薄药，此之谓也。

气反者，病在上，取之下；病在下，取之上；病在中，傍取之。

治热以寒，温而行之；治寒以热，凉而行之；治温以清，冷而行之；治清以温，热而行之。

故消之削之，吐之下之，补之泻之，久新同法。

帝曰：病在中而不实不坚，且聚且散，奈何？岐伯曰：悉乎哉问也！无积者求其藏，虚则补之，药以祛之，食以随之，行水渍之，和其中外，可使毕已。

帝曰：有毒无毒，服有约乎？岐伯曰：病有久新，方有大小，有毒无毒，固宜常制矣。大毒治病，十去其六，常毒治病，十去其七，小毒治病，十去其八，无毒治病，十去其九。谷肉果菜，食养尽之，无使过之，伤其正也。

不尽，行复如法，必先岁气，无伐天和，无盛盛，无虚虚，而遗人夭殃，无致邪，无失正，绝人长命。

帝曰：其久病者，有气从不康，病去而瘠，奈何？岐伯曰：昭乎哉！圣人之问也，化不可代，时不可违。夫经络以通，血气以从，复其不足，与众齐同，养之和之，静以待时，谨守其气，无使倾移，其形乃彰，生气以长，命曰圣王。故大要曰无代化，无违时，必养必和，待其来复，此之谓也。帝曰：善。

六元正纪大论　第七十一

黄帝问曰：六化六变，胜复淫治，甘苦辛咸酸淡先后，余知之矣。夫五运之化，或从五气，或从天气，或逆天气，或从天气而逆地气，或从地气而逆天气，或相得，或不相得，余未能明其事，欲通天之纪，从地之理，和其运，调其化，使上下合德，无相夺伦，天地升降，不失其宜，五运宣行，勿乖其政，调之正味，从逆奈何？

岐伯稽首再拜对曰：昭乎哉问也！此天地之纲纪，变化之渊源，非圣帝孰能穷其至理欤！臣虽不敏，请陈其道，令终不灭，久而不易。

帝曰：愿夫子推而次之，从其类序，分其部主，别其宗司，昭其气数，明其正化，可得闻乎？

岐伯曰：先立其年，以明其气，金木水火土，运行之数；寒暑燥湿风火，临御之化，则天道可见，民气可调，阴阳卷舒，近而无惑，数之可数者，请遂言之。

帝曰：太阳之政奈何？岐伯曰：辰戌之纪也。

太阳、太角、太阴、壬辰、壬戌，其运风，其化鸣紊启拆；其变振拉摧拔；其病眩掉目瞑。太角（初正）、少徵、太宫、少商、太羽（终）。

太阳、太徵、太阴、戊辰、戊戌同正徵，其运热，其化暄暑郁燠；其变炎烈沸腾；其病热郁。太徵、少宫、太商、少羽（终）、少角（初）。

太阳、太宫、太阴、甲辰岁会（同天符）、甲戌岁会（同天符），其运阴埃，其化柔润重泽；其变震惊飘骤；其病湿下重。太宫、少商、太羽（终）、太角（初），少徵。

太阳、太商、太阴、庚辰、庚戌，其运凉，其化雾露萧瑟；其变肃杀雕零；其病燥，背瞀、胸满。太商、少羽（终）、少角（初）、太徵、少宫。

太阳、太羽、太阴、丙辰天符、丙戌天符，其运寒，其化凝惨栗冽；其变冰雪霜雹；其病大寒留于溪谷。太羽（终）、太角（初）、少徵、太宫、少商。

凡此太阳司天之政，气化运行先天，天气肃、地气静。寒临太虚，阳气不令，水土合德，上应辰星、镇星。其谷玄黅，其政肃，其令徐。寒政大举，泽无阳焰，则火发待时。少阳中治，时雨乃涯。上极雨散，还于太阴，云朝北极，湿化乃布，泽流万物。寒敷于上，雷动于下，寒湿之气，持于气交，民病寒湿，发肌肉萎，足痿不收，濡泻血溢。

初之气，地气迁，气乃大温，草乃早荣，民乃厉，温病乃作，身热、头痛、呕吐、肌腠疮疡。

二之气，大凉反至，民乃惨，草乃遇寒，火气遂抑，民病气郁中满，寒乃始。

三之气，天政布，寒气行，雨乃降，民病寒，反热中，痈疽注下，心热瞀闷，不治者死。

四之气，风湿交争，风化为雨，乃长、乃化、乃成。民病大热少气，肌肉萎、足痿、注下赤白。

五之气，阳复化，草乃长，乃化、乃成、民乃舒。

终之气，地气正，湿令行。阴凝太虚，埃昏郊野，民乃惨凄，寒风以至，反者孕乃死。

故岁宜苦以燥之温之，必折其郁气，先资其化源，抑其运气，扶其不胜，无使暴过而生其疾。食岁谷以全其真，避虚邪以安其正，适气同异，多少制之。同寒湿者燥热化，异寒湿者燥湿化，故同者多之，异者少之，用寒远寒，用凉远凉，用温远温，用热远热，食宜同法，有假者反常，反是者病，所谓时也。

帝曰：善。阳明之政奈何？岐伯曰：卯酉之纪也。

阳明、少角、少阴，清热胜复同，同正商，丁卯岁会、丁酉，其运风，清热。少角（初正）、太征、少宫、太商、少羽（终）。

阳明、少征、少阴，寒雨胜复同，同正商，癸卯（同岁会）、癸酉（同岁会），其运热，寒雨。少征、太宫、少商、太羽（终）、太角（初）。

阳明、少宫、少阴，风凉胜复同，己卯、己酉，其运雨风凉。少宫、太商、少羽（终）、少角（初）、太征。

阳明、少商、少阴，热寒胜复同，同正商，乙卯天符、乙酉岁会，太一天符，其运凉，热寒。少商、太羽（终）、太角（初）、少征、太宫。

阳明、少羽、少阴，雨风胜复同，辛卯少宫同，辛卯、辛酉、其运寒，雨风。

少羽（终）、少角（初）、太征、太宫、太商。

凡此阳明司天之政，气化运行后天。天气急，地气明，阳专其令，炎暑大行，物燥以坚，淳风乃治。风燥横运，流于气交，多阳少阴，云趋雨府，湿化乃敷，燥极而泽。其谷白丹，间谷命太者。其耗白甲品羽。金火合德，上应太白荧惑。

其政切，其令暴，蛰虫乃见，流水不冰。民病咳、嗌塞，寒热发暴，振栗癃闷，清先而劲，毛虫乃死，热后而暴，介虫乃殃。其发躁，胜复之作，扰而大乱，清热之气，持于气交。

初之气，地气迁，阴始凝，气始肃，水乃冰，寒雨化。其病中热胀、面目浮肿、善眠、鼽衄、嚏欠、呕、小便黄赤、甚则淋。

二之气，阳乃布、民乃舒，物乃生荣。厉大至，民善暴死。

三之气，天政布，凉乃行，燥热交合，燥极而泽，民病寒热。

四之气，寒雨降，病暴仆，振栗谵妄，少气，嗌干，引饮，及为心痛，痈肿疮疡，疟寒之疾，骨痿血便。

五之气，春令反行，草乃生荣，民气和。

终之气，阳气布，候反温，蛰虫来见，流水不冰。民乃康平，其病温。

故食岁谷以安其气，食间谷以去其邪，岁宜以咸，以苦，以辛，汗之、清之、散之。安其运气，无使受邪，折其郁气，资其化源。以寒热轻重少多其制，同热者多天化，同清者多地化，用凉远凉，用热远热，用寒远寒，用温远温，食宜同法。有假者反之，此其道也，反是者，乱天地之经，扰阴阳之纪也。

帝曰：善。太阳之政奈何？岐伯曰：寅申之纪也。

少阳、太角、厥阴、壬寅（同天符）、壬申（同天符），其运风鼓，其化鸣紊启坼，其变振拉摧拔，其病掉眩、支胁、惊骇。太角（初正）、少征、太宫、少商、太羽（终）。

少阳、太征、厥阴、戊寅天符、戊申天符，其运暑，其化暄嚣郁燠，其变炎烈沸腾。其病上、热郁、血溢、泄心痛。太征、少宫、太商、少羽（终）、少角（初）。

少阳、太宫、厥阴、甲寅、甲申，其运阴雨，其化柔润重泽，其变震惊飘骤。

其病体重，胕肿、痞饮。太宫、少商、太羽（终）、太角（初）、少征。

少阳、太商、厥阴、庚寅、庚申同正商，其运凉，其化雾露清切、其变肃杀雕零。其病肩背胸中。太商、少羽（终）、少角（初）、太征、少宫。

少阳、太羽、厥阴、丙寅、丙申，其运寒肃，其化凝惨栗冽，其变冰雪霜雹，其病寒，浮肿。太羽（终）、太角（初）、少征、太宫、少商。

凡此少阳司天之政，气化运行先天。天气正，地气扰，风乃暴举，木偃沙飞，炎火乃流，阴行阳化，雨及时应，木火同德，上应荧惑、岁星。其谷丹苍，其政严，其令扰。故风热参布，云物沸腾。太阴横流，寒乃时至，凉雨并起。民病寒中，外发疮疡，内为泄满，故圣人遇之，和而不争。往复之作，民病寒热、疟泄、聋瞑、呕吐、上怫、肿色变。

初之气，地气迁，风胜乃摇，寒乃去，候乃大温，草木早荣。寒来不杀，温病乃起，其病气怫于上，血溢目赤，咳逆头痛、血崩、胁满、肤腠中疮。

二之气，火反郁，白埃四起，云趋雨府，风不胜湿，雨乃零，民乃康。其病热郁于上，咳逆呕吐，疮发于中，胸嗌不利，头痛身热，昏愦脓疮。

三之气，天政布，炎暑至，少阳临上，雨乃涯。民病热中，聋瞑、血溢、脓疮、咳、呕、鼽、衄、渴、嚏欠、喉痹、目赤、善暴死。

四之气，凉乃至，炎暑间化，白露降。民气和平，其病满，身重。

五之气，阳乃去，寒乃来，雨乃降，气门乃闭，则刚木早雕。民避寒邪，君子周密。

终之气，地气正，风乃至，万物反生，霧雾以行，其病关闭不禁，心痛，阳气不藏而咳。抑其运气，赞所不胜。必折其郁气，先取化源，暴过不生，苛疾不起，故岁宜咸宜辛宜酸，渗之泄之，渍之发之，观气寒温以调其过。同风热者多寒化，异风热者少寒化，用热远热，用温远温，用寒远寒，用凉远凉，食宜同法，此其道也。

有假者反之，反是者，病之阶也。

帝曰：善。太阴之政奈何？岐伯曰：丑未之纪也。

太阴、少角、太阳，清热胜复同，同正宫，丁丑、丁未，其运风、清热。少角（初正）、太征、少宫、太商、少羽（终）。

太阴、少征、太阳，寒雨胜复同，癸丑、癸未，其运热、寒雨。少征、太宫、少商、太羽（终）、太角。

太阴、少宫、太阳，风清胜复同，同正宫，己丑太一天符、己未太一天符，其运雨、风清。少宫、太商、少羽（终）、少角、（初）、太征。

太阴、少商、太阳，热寒胜复同，乙丑、乙未、其运凉、热寒。少商、太羽（终）、太角（初）、少征、太宫、太阴、少羽、太阳、风雨胜复同，同正宫。辛丑、辛未、其运寒雨风。少羽、少角、太微、少宫、太高。

凡此太阴司天之政，气化运行后天。阴专其政，阳气退辟，大风时起，天气下降，地气上腾，原野昏霧，白埃四起，云奔南极，寒雨数至，物成于差夏。

民病寒湿腹满，身膜愦、胕肿、痞逆，寒厥拘急。湿寒合德，黄黑埃昏，流行气交，上应镇星、辰星。其政肃，其令寂，其谷黅玄。故阴凝于上，寒积于下，寒水胜火，则为冰雹；阳光不治，杀气乃行。故有余宜高，不及宜下，有余宜晚，不及宜早。

土之利，气之化也。民气亦从之，间谷命其太也。

初之气，地气迁，寒乃去，春气正，风乃来，生布万物以荣，民气条舒，风湿相薄，雨乃后。民病血溢，筋络拘强，关节不利，身重筋痿。

二之气，大火正，物承化，民乃和。其病温厉大行，远近咸若，湿蒸相薄，雨乃时降。

三之气，天政布，湿气降，地气腾，雨乃时降，寒乃随之，感于寒湿，则民病身重、胕肿、胸腹满。

四之气，畏火临、溽蒸化，地气腾，天气否隔，寒风晓暮，蒸热相薄，草木凝烟，湿化不流，则白露阴布，以成秋令。民病腠理热，血暴溢、疟、心腹满热、胪胀、甚则胕肿。

五之气，惨令已行，寒露下，霜乃早降、草木黄落、寒气及体，君子周密，民病皮腠。

终之气，寒大举、湿大化、霜乃积、阴乃凝、水坚冰、阳光不治。感于寒，则病人关节禁固，腰脽痛，寒湿推于气交而为疾也。

必折其郁气，而取化源，益其岁气，无使邪胜。食岁谷以全其真，食间谷以保其精。故岁宜以苦燥之温之。甚者发之泄之，不发不泄，则湿气外溢，肉溃皮拆，而水血交流。必赞其阳火，令御甚寒，从气异同，少多其判也。同寒者以热化，同湿者以燥化；异者少之，同者多之。用凉远凉，用寒远寒，用温远温，用热远热，食宜同法。假者反之，此其道也。反是者病也。

帝曰：善。少阴之政，奈何？岐伯曰：子午之纪也。

少阴、太角、阳明、壬子、壬午、其运风鼓，其化鸣紊启拆；其变振拉摧拔；其病支满。太角（初正），少征、太宫、少商、太羽（终）。

少阴、太征、阳阴、戊子天符，戊午太一天符，其运炎暑，其化暄曜郁燠，其变炎烈沸腾，其病上热，血溢。太征、少宫、太商、少羽（终）、少角（初）。

少阴、太宫、阳明、甲子、甲午、其运阴雨，其化柔润时雨。其变震惊飘骤，其病中满身重。太宫、少商、太羽（终）、太角（初）、少征。

少阴、太商、阳明、庚子（同天符）、庚午（同天符）、同正商，其运凉劲，其化雾露萧瑟；其变肃杀凋零。其病下清。太商、少羽（终）、少角（初）、太征、少宫。

少阴、太羽、阳明、丙子岁会、丙午，其运寒，其化凝惨栗冽；其变冰雪霜雹，其病寒下。太羽（终）、太角（初）、少征、太宫、少商。

凡此少阴司天之政，气化运行先天，地气肃，天气明，寒交暑，热加燥，云驰雨府，湿化乃行，时雨乃降。金火合德，上应荧惑，太白。其政明，其令切，其谷丹白。水火寒热持于气交，而为病始也。热病生于上，清病生于下，寒热凌犯而争于中，民病咳喘，血溢血泄，鼽嚏目赤，眦疡，寒厥入胃，心痛、腰痛、腹大、嗌干、肿上。

初之气、地气迁、燥将去、寒乃始、蛰复藏，水乃冰，霜复降，风乃至，阳气郁。民反周密，关节禁固，腰脽痛，炎暑将起，中外疮疡。

二之气，阳气布，风乃行，春气以正，万物应荣，寒气时至，民乃和。其病淋，目暝目赤，气郁于上而热。

三之气，天政布，大火行，庶类番鲜，寒气时至。民病气厥心痛，寒热更作，咳喘目赤。

四之气，溽暑至，大雨时行，寒热互至。民病寒热，嗌干、黄瘅、鼽衄、饮发。

五之气，畏火临，暑反至，阳乃化，万物乃生，乃长荣，民乃康。其病温。

终之气，燥令行，余火内格，肿于上，咳喘，甚则血溢。寒气数举，则霿雾翳。病生皮腠，内舍于胁，下连少腹而作寒中，地将易也。

必抑其运气，资其岁胜，折其郁发，先取化源，无使暴过而生其病也。食岁谷以全真气，食间谷以辟虚邪，岁宜咸以软之，而调其上，甚则以苦发之；以酸收之，而安其下，甚则以苦泄之。适气同异而多少之，同天气者以寒清化；同地气者以温热化。用热远热，用凉远凉，用温远温，用寒远寒，食宜同法。有假则反，此其道也，反是者病作矣。

帝曰：善。厥阴之政奈何？岐伯曰：巳亥之纪也。

厥阴、少角、少阳，清热胜复同，同正角，丁巳天符、丁亥天符，其运风，清热。少角（初正）、太征、少宫、太商、少羽（终）。

厥阴、少征、少阳，寒雨胜复同，癸巳（同岁会）、癸亥（同岁会），其运热，寒雨。少征、太宫、少商、太羽（终）、太角（初）。

厥阴、少宫、少阳，风清胜复同，同正角，己巳、己亥，其运雨，风清。少宫、太商、少羽（终）、少角（初）、太征。

厥阴、少商、少阳，热寒胜复同，同正角，乙巳、乙亥、其运凉，热寒。少商、太羽（终）、太角（初）、少征、太宫。

厥阴、少羽、少阳，风雨胜复同，辛巳、辛亥、其运寒，雨风。少羽（终）、少角（初）、太徵、少宫、太商。

凡此厥阴司天之政，气化运行后天，诸同正岁，气化运行同天，天气扰，地气正，风生高远，炎热从之，云趋雨府，湿化乃行，风火同德，上应岁星、荧惑。

其政挠，其令速，其谷苍丹，间谷言太者。其耗文角品羽。风燥火热，胜复更作，蛰虫来见，流水不冰，热病行于下，风病行于上，风燥胜复，形于中。

初之气，寒始肃，杀气方至，民病寒于右之下。

二之气，寒不去，华雪水冰，杀气施化，霜乃降，名草上焦，寒雨数至。阳复化，民病热于中。

三之气，天政布，风乃时举。民病泣出，耳鸣掉眩。

四之气，溽暑湿热相薄，争于左之上。民病黄瘅而为胕肿。

五之气，燥湿更胜，沉阴乃布，寒气及体，风雨乃行。

终之气，畏火司令，阳乃大化，蛰虫出见，流水不冰，地气大发，草乃生，人乃舒。其病温厉。

必折其郁气，资其化源，赞其运气，无使邪胜。岁宜以辛调上，以咸调下，畏火之气，无妄犯之。用温远温，用热远热，用凉远凉，用寒远寒，食宜同法。

有假反常，此之道也。反是者病。

帝曰：善。夫子之言可谓悉矣，然何以明其应乎？岐伯曰：昭乎哉问也。夫六气者，行有次，止有位，故常以正月朔日平旦视之，睹其位而知其所在矣。运有余其至先，运不及其至后，此天之道，气之常也。运非有余，非不足，是谓正岁，其至当其时也。帝曰：胜复之气，其常在也，灾眚时至，候也奈何？岐伯曰：非气化者，是谓灾也。

帝曰：天地之数，终始奈何？岐伯曰：悉乎哉问也。是明道也。数之始，起于上，而终于下，岁半之前，天气主之，岁半之后，地气主之，上下交互，气交主之，岁纪毕矣。故曰：位明，气月可知乎，所谓气也。

帝曰：余司其事，则而行之，不合其数，何也？岐伯曰：气用有多少，化洽有盛衰，衰盛多少，同其化也。帝曰：愿闻同化何如？岐伯曰：风温春化同，热曛昏火夏化同，胜与复同，燥清烟露秋化同，云雨昏瞑埃长夏化同，寒气霜雪冰冬化同，此天地五运六气之化，更用盛衰之常也。

帝曰：五运行同天化者，命曰天符，余知之矣。愿闻同地化者何谓也？岐伯曰：太过而同天化者三，不及而同天化者亦三；太过而同天化者三，不及而同地化者亦三。此凡二十四岁也。

帝曰：愿闻其所谓也？岐伯曰：甲辰、甲戌、太宫下加太阴，壬寅、壬申、太角下加厥阴，庚子、庚午、太商下加阳明，如是者三。

癸巳、癸亥、少征下加少阳，辛丑、辛未、少羽下加太阳，癸卯、癸酉、少征下加少阴，如是者三。

戊子、戊午、太征上临少阴，戊寅、戊申、太征上临少阳，丙辰、丙戌、太羽上临太阳，如是者三。

丁巳、丁亥、少角上临厥阴，乙卯、乙酉、少商上临阳明。己丑、己未、少宫上临太阴。如是者三，除此二十四岁，则不加不临也。

帝曰：加者何谓？岐伯曰：太过而加同天符，不及而加同岁会也。帝曰：临者何谓？岐伯曰：太过不及，皆曰天符，而变行有多少，病形有微甚，生死有早晏耳！

帝曰：夫子言用寒远寒，用热远热，余未知其然也。愿闻何谓远？岐伯曰：热无犯热，寒无犯寒，从者和，逆者病，不可不敬畏而远之，所谓时与六位也。

帝曰：温凉何如？岐伯曰：司气以热，用热无犯，司气以寒，用寒无犯，司气以凉，用凉无犯，司气以温，用温无犯。间气同其主无犯，异其主则小犯之，是谓四畏，必谨察之。

帝曰：善。其犯者何如？岐伯曰：天气反时，则可依时，及胜其主则可犯，以平为期，而不可过，是谓邪气反胜者。故曰：无失天信，无逆气宜，无翼其胜，无赞其复，是谓至治。

帝曰：善。五运气行主岁之纪，其有常数乎？岐伯曰：臣请次之。

甲子、甲午岁，上少阴火，中太宫土运，下阳明金。热化二，雨化五，燥化四，所谓正化日也。其化上咸寒，中苦热，下酸热，所谓药食宜也。

乙丑、乙未岁，上太阴土，中少商金运，下太阳水。热化寒化胜复同，所谓邪气化日也，灾七宫。湿化五，清化四，寒化六，所谓正化日也。其化上苦热，中酸和，下甘热，所谓药食宜也。

丙寅、丙申岁，上少阳相火，中太羽水运，下厥阴木，火化二，寒化六，风化三，所谓正化日也，其化上咸寒，中咸温，下辛温，所谓药食宜也。

丁卯、丁酉岁，上阳明金，中少角木运，下少阴火。清化热化胜复同，所谓邪气化日也，灾三宫，燥化九，风化三，热化七，所谓正化日也。其化上苦，小温，中辛和，下咸寒，所谓药食宜也。

戊辰、戊戌岁，上太阳水，中太征火运，下太阴土，寒化六，热化七，湿化五，所谓正化日也。其化上苦温，中甘和，下甘温，所谓药食宜也。

己巳、己亥岁，上厥阴木，中少宫土运，下少阳相火，风化清化胜复同，所谓邪气化日也，灾五宫，风化三，湿化五，火化七，所谓正化日也。其化上辛凉，中甘和，下咸寒，所谓药食宜也。

　　庚午、庚子岁，上少阴火，中太商金运，下阳明金，热化七，清化九，燥化九，所谓正化日也。其化上咸寒，中辛温，下酸温，所谓药食宜也。

　　辛未、辛丑岁，上太阴土，中少羽水运，下太阳水，雨化风化胜复同，所谓邪气化日也。灾一宫，雨化五，寒化一，所谓正化日也。其化上苦热，中苦和，下苦热，所谓药食宜也。

　　壬申、壬寅岁，上少阳相火，中太角木运，下厥阴木。火化二，风化八，所谓正化日也。其化上咸寒，中酸和，下辛凉，所谓药食宜也。

　　癸酉、癸卯岁，上阳明金，中少征火运，下少阴火。寒化雨化胜复同，所谓邪气化日也。灾九宫，燥化九，热化二，所谓正化日也。其化上苦小温，中咸寒，下咸寒，所谓药食宜也。

　　甲戌、甲辰岁，上太阳水，中太宫土运，下太阴土，寒化六，湿化五，正化日也。其化上苦热，中苦温，下苦温，药食宜也。

　　乙亥、乙巳岁，上厥阴木，中少商金运，下少阳相火，热化寒化胜复同，邪气化日也。灾七宫，风化八，清化四，火化二，正化度也。其化上辛凉，中酸和，下咸寒，药食宜也。

　　丙子、丙午岁，上少阴火，中太羽水运，下阳明金，热化二，寒化六，清化四，正化度也。其化上咸寒，中咸热，下酸温，药食宜也。

　　丁丑、丁未岁，上太阴土，中少角木运，下太阳水，清化热化胜复同，邪气化度也。灾三宫，雨化五，风化三，寒化一，正化度也。其他上苦温，中辛温，下甘热，药食宜也。

　　戊寅、戊申岁，上少阳相火，中太征火运，下厥阴木，火化七，风化三，正化度也。其化上咸寒，中甘和，下辛凉，药食宜也。

　　己卯、己酉岁，上阳明金，中少宫土运，下少阴火，风化清化胜复同，邪气化度也。灾五宫，清化九，雨化五，热化七，正化度也。其化上苦小温，中甘和，下咸寒，药食宜也。

　　庚辰、庚戌岁，上太阳水，中太商金运，下太阴土，寒化一，清化九，雨化五，正化度也。其化上苦热，中辛温，下甘热，药食宜也。

　　辛巳、辛亥岁，上厥阴木，中少羽水运，下少阳相火，雨化风化胜复同，邪气化度也。灾一宫，风化三，寒化一，火化七，正化度也。其化上辛凉，中苦和，下咸寒，药食宜也。

　　壬午、壬子岁，上少阴火，中太角木运，下阳明金，热化二，风化八，清化四，正化度也。其化上咸寒，中酸凉，下酸温，药食宜也。

　　癸未、癸丑岁，上太阴土，中少征火运，下太阳水，寒化雨化胜复同，邪气化度也。灾九宫，雨化五，火化二，寒化一，正化度也。其化上苦温，中咸温，下甘热，药食宜也。

　　甲申、甲寅岁，上少阳相火，中太宫土运，下厥阴木，火化二，雨化五，风化八，正化度也。其化上咸寒，中咸和，下辛凉，药食宜也。

　　乙酉、乙卯岁，上阳明金，中少商金运，下少阴火，热化寒化胜复同，邪气化度也。灾七宫，燥化四，清化四，热化二，正化度也。其化上苦小温，中苦和，下咸寒，药食宜也。

　　丙戌、丙辰岁，上太阳水，中太羽水运，下太阴土，寒化六，雨化五，正化度也。其化上苦热，中咸温，下甘热，药食宜也。

　　丁亥、丁巳岁，上厥阴木，中少角木运，下少阳相火，清化热化胜复同，邪气化度也。灾三宫，风化三，火化七，正化度也。其化上辛凉，中辛和，下咸寒，药食宜也。

戊子、戊午岁，上少阴火，中太征火运，下阳明金，热化七，清化九，正化度也。其化上咸寒，中甘寒，下酸温，药食宜也。

己丑，己未岁，上太阴土，中少宫土运，下太阳水，风化清化胜复同，邪气化度也。灾五宫，雨化五，寒化一，正化度也。其化上苦热，中甘和，下甘热，药食宜也。

庚寅、庚申岁，上少阳相火，中太商金运，下厥阴木，火化七，清化九，风化三，正化度也。其化上咸寒，中辛温，下辛凉，药食宜也。

辛卯、辛酉岁，上阳明金，中少羽水运，下少阴火，雨化风化胜复同，邪气化度也。灾一宫，清化九，寒化一，热化七，正化度也。其化上苦小温，中苦和，下咸寒，药食宜也。

壬辰、壬戌岁，上太阳水，中太角木运，下太阴土，寒化六，风化八，雨化五，正化度也。其化上苦温，中酸和，下甘温，药食宜也。

癸巳、癸亥岁，上厥阴木，中少征火运，下少阳相火，寒化雨化胜复同，邪气化度也。灾九宫，风化八，火化二，正化度也。其化上辛凉，中咸和，下咸寒，药食宜也。

凡此定期之纪，胜复正化，皆有常数，不可不察，故知其要者，一言而终，不知其要，流散无穷，此之谓也。帝曰：善。五运之气，亦复岁乎？岐伯曰：郁极乃发，待时而作也。

帝曰：请问其所谓也。岐伯曰：五常之气，太过不及，其发异也。帝曰：愿卒闻之。岐伯曰：太过者暴，不及者徐，暴者为病甚，徐者为病持。帝曰：太过不及，其数何如？岐伯曰：太过者其数成，不及者其数生，土常以生也。

帝曰：其发也何如？岐伯曰：土郁之发，岩谷震惊，雷殷气交，埃昏黄黑，化为白气，飘骤高深，击石飞空，洪水乃从，川流漫衍，田牧土驹。化气乃敷，善为时雨，始生始长，始化始成。故民病心腹胀，肠鸣而为数后，甚则心痛胁膜，呕吐霍乱，饮发注下，胕肿身重。云奔雨府，霞拥朝阳，山泽埃昏，其乃发也。

以其四气，云横天山，浮游生灭，怫之先兆。

金郁之发，天洁地明，风清气切，大凉乃举，草树浮烟，燥气以行，霜雾数起，杀气来至，草木苍干，金乃有声。故民病咳逆，心胁满，引少腹，善暴痛，不可反侧，嗌干面尘色恶。山泽焦枯，土凝霜卤，怫乃发也，其气五。夜零白露，林莽声凄，怫之兆也。

水郁之发，阳气乃辟，阴气暴举，大寒乃至，川泽严凝，寒雾结为霜雪，甚则黄黑昏翳，流行气交，乃为霜杀，水乃见祥。故民病寒客心痛，腰脽痛，大关节不利，屈伸不便，善厥逆，痞坚，腹满。阳光不治，空积沉阴，白埃昏瞑，而乃发也。其气二火前后。太虚深玄，气犹麻散，微见而隐，色黑微黄，怫之先兆也。

木郁之发，太虚埃昏，云物以扰，大风乃至，屋发折木，木有变。故民病胃脘当心而痛，上肢两胁，膈咽不通，食饮不下，甚则耳鸣眩转，目不识人，善暴僵仆。太虚苍埃，天山一色，或气浊色，黄黑郁若，横云不起，雨而乃发也。其气无常。长川草偃，柔叶呈阴，松吟高山，虎啸岩岫，怫之先兆也。

火郁之发，太虚肿翳，大明不彰，炎火行，大暑至，山泽燔燎，材木流津，广厦腾烟，土浮霜卤，止水乃减，蔓草焦黄，风行惑言，湿化乃后。故民病少气，疮疡痈肿，胁腹、胸背、面首、四肢䐜愤，胪胀、疡痱、呕逆、瘛疭，骨痛、节乃有动，注下，温虐，腹中暴痛，血溢流注，精液乃少，目赤，心热，甚则瞀闷懊侬，善暴死。刻终大温，汗濡玄府，其乃发也。其气四。动复则静，阳极反阴，湿令乃化乃成，华发水凝，山川冰雪，焰阳午泽，怫之先兆也。

有怫之应而后报也，皆观其极而乃发也。木发无时，水随火也。谨候其时，

病可与期，失时反岁，五气不行，生化收藏，政无恒也。

帝曰：水发而雹雪，土发而飘骤，木发而毁折，金发而清明，火发而曛昧，何气使然？岐伯曰：气有多少，发有微甚。微者当其气，甚者兼其下，征其下气，而见可知也。

帝曰：善。五气之发，不当位者何也？岐伯曰：命其差。帝曰：差有数乎？岐伯曰：后皆三十度而有奇也。

帝曰：气至而先后者何？岐伯曰：运太过则其至先，远不及则其至后，此候之常也。帝曰：当时而至者何也？岐伯曰：非太过，非不及，则至当时，非是者眚也。

帝曰：善。气有非时而化者何也？岐伯曰：太过者当其时，不及者归其已胜也。

帝曰：四时之气，至有早晏高下左右，其候何如？岐伯曰：行有逆顺，至有迟速，故太过者化先天，不及者化后天。

帝曰：愿闻其行何谓也？岐伯曰：春气西行，夏气北行，秋气东行，冬气南行。故春气始于下，秋气始于上，夏气始于中。冬气始于标，春气始于左，秋气始于右，冬气始于后，夏气始于前，此四时正化之常。故至高之地，冬气常在，至下之地，春气常在。必谨察之。帝曰：善。

黄帝问曰：五运六气之应见，六化之正，六变之纪，何如？岐伯对曰：夫六气正纪，有化有变，有胜有复，有用有病，不同其候，帝欲何乎？帝曰：愿尽闻之。

岐伯曰：请遂言之。夫气之所至也，厥阴所至为和平，少阴所至为暄，太阴所至为埃溽，少阳所至为炎暑，阳明所至为清劲，太阳所至为寒雾，时化之常也。厥阴所至为风府，为璺启；少阴所至为火府，为舒荣；太阴所至为雨府，为员盈；少阳所至为热府，为行出；阳明所至为司杀府，为庚苍；太阳所至为寒腑，为归脏；司化之常也。

厥阴所至为生，为风摇；少阴所至为荣，为形见；太阴所至为化，为云雨；少阳所至为长，为番鲜；阳明所至为收，为雾露；太阳所至为脏，为周密；气化之常也。厥阴所至，为风生，终为肃；少阴所至，为热生，中为寒；太阴所至，为湿生，终为注雨，少阳所至，为火生，终为蒸溽；阳明所至，为燥生，终为凉；太阳所至，为寒生，中为温，德化之常也。

厥阴所至为毛化，少阴所至为羽化，太阴所至为倮化，少阳所至为羽化，阳明所至为介化，太阳所至为鳞化，德化之常也。

厥阴所至为生化，少阴所至为荣化，太阴所至为濡化，少阳所至为茂化，阳明所至为坚化，太阳所至为脏化，布政之常也。

厥阴所至为飘怒大凉，少阴所至为大暄寒，太阴所至为雷霆骤注烈风，少阳所至为飘风燔燎霜凝，阳明所至为散落温，太阳所至为寒雪冰雹白埃，气变之常也。

厥阴所至为挠动，为迎随；少阴所至为高明焰，为曛；太阴所至为沉阴，为白埃，为晦暝；少阳所至为光显，为彤云，为曛；阳明所至为烟埃，为霜，为劲切，为凄鸣；太阳所至为刚固，为坚芒，为立，令行之常也。

厥阴所至为里急，少阴所至为疡疹身热，太阴所至为积饮否隔，少阳所至为嚏呕，为疮

疡，阳明所至为浮虚，太阳所至为屈伸不利，病之常也。

厥阴所至为支痛，少阴所至为惊惑，恶寒，战慄，谵妄，太阴所至为稸满，少阳所至为惊躁，瞀昧，暴病，阳明所至为鼽，尻阴膝髀腨䯒足病，太阳所至为腰痛，病之常也。

厥阴所至为软戾，少阴所至为悲妄衄衊，太阴所至为中满霍乱吐下，少阳所至为喉痹，耳鸣呕涌，阳明所至为皴揭，太阳所至为寝汗，痉，病之常也。

厥阴所至为胁痛、呕泄，少阴所至为语笑，太阴所至为重胕肿，少阳所至为暴注，瞤瘛，暴死，阳明所至为鼽嚏，太阳所至为流泄，禁止，病之常也。

凡此十二变者，报德以德，报化以化，报政以政，报令以令，气高则高，气下则下，气后则后，气前则前，气中则中，气外则外，位之常也。故风胜则动，热胜则肿，燥胜则干，寒胜则浮，湿胜则濡泄，甚则水闭胕肿，随气所在，以言其变耳。

帝曰：愿闻其用也。岐伯曰：夫六气之用，各归不胜而为化，故太阴雨化，施于太阳；太阳寒化，施于少阴，少阴热化，施于阳明；阳明燥化，施于厥阴；厥阴风化，施于太阴，各命其所在以征之也。

帝曰：自得其位何如？岐伯曰：自得其位常化也。帝曰：愿闻所在也。岐伯曰：命其位而方月可知也。帝曰：六位之气盈虚何如？岐伯曰：太少异也。太者之至徐而常，少者暴而亡。

帝曰：天地之气盈虚何如？岐伯曰：天气不足，地气随之；地气不足，天气从之，运居其中而常先也。恶所不胜，归所同和，随运归从，而生其病。故上胜则天气降而下，下胜则地气迁而上。胜多少而差其分，微者小差，甚者大差，甚则位易气交，易则大变生而病作矣。大要曰：甚纪五分，微纪七分，其差可见，此之谓也。

帝曰：善。论言热无犯热，寒无犯寒，余欲不远寒不远热奈何？岐伯曰：悉乎哉问也。发表而不远热，攻里不远寒。帝曰：不发不攻，而犯寒犯热何如？岐伯曰：寒热内贼，其病益甚。

帝曰：愿闻无病者何如？岐伯曰：无者生之，有者甚之。帝曰：生者何如？岐伯曰：不远热则热至，不远寒则寒至，寒至则坚否，腹满、痛急、下利之病生矣。热至则身热，吐下霍乱，痈疽疮疡、瞀郁、注下、瞤瘛、肿胀、呕、鼽衄、头痛、骨节变、肉痛、血溢、血泄、淋闭之病生矣。

帝曰：治之奈何？岐伯曰：时必顺之，犯者治以胜也。

黄帝问曰：妇人重身，毒之何如？岐伯曰：有故无殒，亦无殒也。帝曰：愿闻其故何谓也？岐伯曰：大积大聚，其可犯也，衰其大半而止，过者死。

帝曰：善。郁之甚者，治之奈何？岐伯曰：木郁达之，火郁发之，土郁夺之，金郁泄之，水郁折之，然调其气。过者折之，以其畏也，所谓泻之。帝曰：假者何如？岐伯曰：有假其气，则无禁也。所谓主气不足，客气胜也。

帝曰：至哉。圣人之道，天地大化，运行之节，临御之纪，阴阳之政，寒暑之令，非夫子孰能通之，请藏之灵兰之室，署曰六元正纪，非斋戒不敢示，慎传也。

第七十二篇和第七十三篇已佚失。

至真要大论　第七十四

黄帝问曰：五气交合，盈虚更作，余知之矣。六气分治，司天地者，其至何如？岐伯再拜对曰：明乎哉问也。天地之大纪，人神之通应也。

帝曰：愿闻上合昭昭，下合冥冥奈何？岐伯曰：此道之所主，工之所疑也。

帝曰：愿闻其道也。岐伯曰：厥阴司天，其化以风；少阴司天，其化以热；太阴司天，其化以湿；少阳司天，其化以火；阳明司天，其化以燥；太阳司天，其化以寒，以所临脏位，命其病者也。

帝曰：地化奈何？岐伯曰：司天同候，间气皆然。

帝曰：间气何谓？岐伯曰：司左右者，是谓间气也。

帝曰：何以异之？岐伯曰：主岁者纪岁，间气者纪步也。

帝曰：善。岁主奈何？岐伯曰：厥阴司天为风化，在泉为酸化，司气为苍化，间气为动化。

少阴司天为热化，在泉为苦化，不司气化，居气为灼化。

太阴司天为湿化，在泉为甘化，司气为黅化，间气为柔化。

少阳司天为火化，在泉为苦化，司气为丹化，间气为明化。

阳明司天为燥化，在泉为辛化，司气为素化，间气为清化。

太阳司天为寒化，在泉为咸化，司气为玄化，间气为脏化。

故治病者，必明六化分治，五味五色所生，五脏所宜，乃可以言盈虚病生之绪也。

帝曰：厥阴在泉，而酸化先，余知之矣。风化之行也，何如？岐伯曰：风行于地，所谓本也，余气同法。本乎天者，天之气也；本乎地者，地之气也。天地合气，六节分而万物化生矣。故曰：谨候气宜，无失病机，此之谓也。

帝曰：其主病如何？岐伯曰：司岁备物，则无遗主矣。

帝曰：先岁物何也？岐伯曰：天地之专精也。

帝曰：司气者何如？岐伯曰：司气者主岁同，然有余不足也。

帝曰：非司岁物何谓也？岐伯曰：散也，故质同而异等也。气味有薄厚，性用有躁静，治保有多少，力化有浅深，此之谓也。

帝曰：岁主脏害何谓？岐伯曰：以所不胜命之，则其要也。

帝曰：治之奈何？岐伯曰：上淫于下，所胜平之；外淫于内，所胜治之。

帝曰：善。平气何如？岐伯曰：谨察阴阳所在而调之，以平为期。正者正治，反者反治。

帝曰：夫子言察阴阳所在而调之，论言人迎与寸口相应，若引绳，小大齐等，命曰平。阴之所在寸口，何如？岐伯曰：视岁南北，可知之矣。帝曰：愿卒闻之。岐伯曰：北政之岁，少阴在泉，则寸口不应；厥阴在泉，则右不应；太阴在泉，则左不应；南政之岁，少阴司天，则寸口不应；厥阴司天，则右不应；太阴司天，则左不应；诸不应者反其诊则见矣。

帝曰：尺候何如？岐伯曰：北政之岁，三阴在下，则寸不应，三阴在上，则尺不应。南政之岁，三阴在天，则寸不应，三阴在泉，则尺不应，左右同。故曰：知其要者，一言而终，不知其要，流散无穷，此之谓也。

帝曰：善。天地之气，内淫而病何如？岐伯曰：岁厥阴在泉，风淫所胜，则地气不明，平野昧，草乃早秀。民病洒洒振寒，善伸数欠，心痛支满，两胁里急，饮食不下，隔咽不通，食则呕，腹胀善噫，得后与气，则快然如衰，身体皆重。

岁少阴在泉，热淫所胜，则焰浮川泽，阴处反明。民病腹中常鸣，气上冲胸、喘、不能久立，寒热皮肤痛、目瞑齿痛、颇肿、恶寒发热如疟，少腹中痛、腹大、蛰虫不藏。

岁太阴在泉，草乃早荣，湿淫所胜，则埃昏岩谷，黄反见黑，至阴之交。民病饮积，心痛，耳聋，浑浑焞焞，嗌肿喉痹，阴病血见，少腹痛肿，不得小便，病冲头痛，目似脱，项似拔，腰似折，髀不可以回，腘如结，腨如别。

岁少阳在泉，火淫所胜，则焰明郊野，寒热更至。民病注泄赤白，少腹痛，溺赤，甚则血便，少阴同候。

岁阳明在泉，燥淫所胜，则雾雾清瞑。民病喜呕，呕有苦，善大息，心胁痛，不能反侧，甚则嗌干，面尘，身无膏泽，足外反热。

岁太阳在泉，寒淫所胜，则凝肃惨栗。民病少腹控睾，引腰脊，上冲心痛，血见，嗌痛，颔肿。

帝曰：善。治之奈何？岐伯曰：诸气在泉，风淫于内，治以辛凉，佐以苦；以甘缓之，以辛散之；热淫于内，治以咸寒，佐以甘苦，以酸收之，以苦发之；湿淫于内，治以苦热，佐以酸淡，以苦燥之，以淡泄之，火淫于内，治以咸冷，佐以苦辛，以酸收之，以苦发之；燥淫于内，治以苦温，佐以甘辛，以苦下之；寒淫于内，治以甘热，佐以苦辛，以咸泻之，以辛润之，以苦坚之。

帝曰：善。天气之变何如？岐伯曰：厥阴司天，风淫所胜，则太虚埃昏，云物以扰，寒生春气，流水不冰。民病胃脘当心而痛，上支两胁，隔咽不通，饮食不下，舌本强，食则呕，冷泄腹胀，溏泄，瘕，水闭，蛰虫不去，病本于脾。冲阳绝，死不治。

少阴司天，热淫所胜，怫热至，火行其政。民病胸中烦热，嗌干、右胠满、皮肤痛，寒热咳喘，大雨且至，唾血血泄、鼽衄、嚏呕、溺色变，甚则疮疡胕肿、肩背臂臑及缺盆中痛，心痛肺䐜，腹大满，膨膨而喘咳，病本于肺，尺泽绝，死不治。

太阴司天，湿淫所胜，则沉阴且布，雨变枯槁，胕肿，骨痛，阴痹。阴痹者，按之不得，腰脊头项痛、时眩、大便难，阴气不用，饥不欲食，咳唾则有血，心如悬。病本干肾，太溪绝，死不治。

少阳司天，火淫所胜，则温气流行，金政不平。民病头痛，发热恶寒而疟，热上，皮肤痛，色变黄赤，传而为水，身面胕肿、腹满仰息、泄注赤白、疮疡、咳唾血、烦心，胸中热，甚则鼽衄，病本于肺。天府绝，死不治。

阳明司天，燥淫所胜，则木乃晚荣，草乃晚生，筋骨内变。蛰虫来见，民病左胠胁痛，寒清于中，感而疟，大凉革候，咳、腹中鸣，注泄鹜溏，名木，敛生菀于下，草焦上首，心胁暴痛，不可反侧，嗌干面尘，腰痛，丈夫癫疝，妇人少腹痛，目昧眦，疡疮痤痈，病本于肝。太冲绝，死不治。

太阳司天，寒淫所胜，则寒气反至，水且冰，变于中，发为痈疡。民病血厥心痛，呕血、血泄、鼽衄、善悲，时眩仆。运火炎烈，雨暴乃雹。胸腹满、手热，肘挛，掖肿、心澹澹大动，胸胁胃脘不安、面赤目黄、善噫嗌干，甚则色炱，渴而欲饮，病本于心。神门绝，死不治。

所谓动气，知其脏也。

帝曰：善。治之奈何？岐伯曰：司天之气，风淫所胜，平以辛凉，佐以苦甘，以甘缓之，以酸泻之。热淫所胜，平以咸寒，佐以苦甘，以酸收之。湿淫所胜，平以苦热，佐以酸辛，以苦燥之，以淡泄之。湿上甚而热，治以苦温，佐以甘辛，以汗为故而止。火淫所胜，平以酸冷，佐以苦甘，以酸收之，以苦发之，以酸复之。热淫同。燥淫所胜，平以苦湿，佐以酸辛，以苦下之。寒淫所胜，平以辛热，佐以甘苦，以咸泻之。

帝曰：善。邪气反胜，治之奈何？岐伯曰：风司于地，清反胜之，治以酸温，佐以苦甘，以辛平之。热司于地，寒反胜之，治以甘热，佐以苦辛，以咸平之。

湿司于地，热反胜之，治以苦冷，佐以咸甘，以苦平之，火司于地，寒反胜之，治以甘热，佐以苦辛，以咸平之。燥司于地，热反胜之，治以平寒，佐以苦甘，以酸平之，以和为利。寒司于地，热反胜之，治以咸冷，佐以甘辛，以苦平之。

帝曰：其司天邪胜，何如？岐伯曰：风化于天，清反胜之，治以酸温，佐以甘苦。热化于天，寒反胜之，治以甘温，佐以苦酸辛。湿化于天，热反胜之，治以苦寒，佐以苦酸。火化于天，寒反胜之，治以甘热，佐以苦辛。燥化于天，热反胜之，治以辛寒，佐以苦甘。寒化于天，热反胜之，治以咸冷，佐以苦辛。

帝曰：六气相胜奈何？岐伯曰：厥阴之胜，耳鸣头眩，愦愦欲吐，胃膈如寒。

大风数举，倮虫不滋。胠胁气并，化而为热，小便黄赤，胃脘当心而痛，上支两胁，肠鸣飧泄，少腹痛，注下赤白，甚则呕吐，膈咽不通。

少阴之胜，心下热，善饥，脐下反动，气游三焦。炎暑至，木乃津，草乃萎。

呕逆躁烦、腹满痛、溏泄，传为赤沃。

太阴之胜，火气内郁，疮疡于中，流散于外，病在胠胁，甚则心痛，热格，头痛、喉痹、项强。独胜则湿气内郁，寒迫下焦，痛留顶，互引眉间，胃满。雨数至，燥化乃见。少腹满，腰脽重强，内不便，善注泄，足下温，头重，足胫胕肿，饮发于中，胕肿于上。

少阳之胜，热客于胃，烦心、心痛、目赤，欲呕、呕酸、善饥、耳痛、溺赤、善惊、谵妄。暴热消烁，草萎水涸，介虫乃屈。少腹痛，下沃赤白。

阳明之胜，清发于中，左胠胁痛、溏泄、内为嗌塞、外发㿉疝。太凉肃杀，华英改容，毛虫乃殃。胸中不便，嗌塞而咳。

太阳之胜，凝溧且至，非时水冰，羽乃后化。痔疟发，寒厥入胃，则内生心痛，阴中乃疡，隐曲不利，互引阴股，筋肉拘苛，血脉凝泣，络满色变，或为血泄，皮肤否肿，腹满食减，热反上行，头项囟顶脑户中痛，目如脱；寒入下焦，传为濡泻。

帝曰：治之奈何？岐伯曰：厥阴之胜，治以甘清，佐以苦辛，以酸泻之。少阴之胜，治以辛寒，佐以苦咸，以甘泻之，太阴之胜，治以咸热，佐以辛甘，以苦泻之。少阳之胜，治以辛寒，佐以甘咸，以甘泻之。阳明之胜，治以酸温，佐以辛甘，以苦泻之。太阳之胜，治以甘热，佐以辛酸，以咸泻之。

帝曰：六气之复何如？岐伯曰：悉乎哉问也。厥阴之复，少腹坚满，里急暴痛。偃木飞沙，倮虫不荣。厥心痛，汗发呕吐，饮食不入，入而复出，筋骨掉眩，清厥，甚则入脾，食痹而吐。冲阳绝，死不治。

少阴之复，燠热内作，烦燥鼽嚏，少腹绞痛，火见燔炳，嗌燥分注时止，气动于左，上行于右，咳、皮肤痛、暴喑、心痛、郁冒不知人，乃洒淅恶寒振栗，谵妄，寒已而热，渴而欲饮，少气骨痿，隔肠不便，外为浮肿，哕噫。赤气后化，流水不冰，热气大行，介虫不复。病痱胗疮疡、痈疽痤痔，甚则入肺，咳而鼻渊。天府绝，死不治。

太阴之复，湿变乃举，体重中满，食饮不化，阴气上厥，胸中不便，饮发于中，咳喘有声。大雨时行，鳞见于陆，头顶痛重，而掉瘛尤甚，呕而密默，唾吐清液，甚则入肾，窍泻无度。太溪绝，死不治。

少阳之复，大热将至，枯燥燔蓺，介虫乃耗。惊瘛咳衄，心热烦燥，便数，憎风，厥气上行，面如浮埃，目乃瞤瘛；火气内发，上为口糜、呕逆、血溢、血泄，发而为疟，恶寒鼓栗，寒极反热，嗌络焦槁，渴引水浆，色变黄赤，少气脉萎，化而为水，传为胕肿，甚则入肺，咳而血泄。尺泽绝，死不治。

阳明之复，清气大举，森木苍干，毛虫乃厉。病生胠胁，气归于左，善太息，甚则心痛，否满腹胀而泄，呕苦咳哕烦心，病在膈中，头痛，甚则入肝，惊骇筋挛。太冲绝，死不治。

太阳之复，厥气上行，水凝雨冰，羽虫乃死。心胃生寒，胸膈不利，心痛否满，头痛善悲，时眩仆食减，腰脽反痛，屈伸不便，地裂冰坚，阳光不治，少腹控睾，引腰脊，上冲心，唾出清水，及为哕噫，甚则入心，善忘善悲。神门绝，死不治。

帝曰：善。治之奈何？岐伯曰：厥阴之复，治以酸寒，佐以甘辛，以酸泻之，以甘缓之。

少阴之复，治以咸寒，佐以苦辛，以甘泻之，以酸收之，辛苦发之，以咸软之。

太阴之复，治以苦热，佐以酸辛，以苦泻之，燥之、泄之。

少阳之复，治以咸冷，佐以苦辛，以咸软之，以酸收之，辛苦发之；发不远热，无犯温凉。少阴同法。

阳明之复，治以辛温，佐以苦甘，以苦泄之，以苦下之，以酸补之。

太阳之复，治以咸热，佐以甘辛，以苦坚之。

治诸胜复，寒者热之，热者寒之，温者清之，清者温之，散者收之，抑者散之，燥者润之，急者缓之，坚者软之，脆者坚之，衰者补之，强者泻之，各安其气，必清必静，则病气衰去，归其所宗，此治之大体也。

帝曰：善。气之上下，何谓也？岐伯曰：身半以上，其气三矣，天之分也，天气主之；身半以下，其气三矣，地之分也，地气主之。以名命气，以气命处，而言其病。半，所谓天枢也。

故上胜而下俱病者，以地名之；下胜而上俱病者，以天名之。所谓胜至，报气屈伏而未发也。复至则不以天地异名，皆如复气为法也。

帝曰：胜复之动，时有常乎？气有必乎？岐伯曰：时有常位，而气无必也。

帝曰：愿闻其道也。岐伯曰：初气终三气，天气主之，胜之常也；四气尽终气，地气主之，复之常也。有胜则复，无胜则否。

帝曰：善。复已而胜何如？岐伯曰：胜至则复，无常数也，衰乃止耳。复已而胜，不复则害，此伤生也。

帝曰：复而反病何也？岐伯曰：居非其位，不相得也。大复其胜，则主胜之，故反病也，所谓火燥热也。

帝曰：治之何如？岐伯曰：夫气之胜也，微者随之，甚者制之；气之复也，和者平之，暴者夺之。皆随胜气，安其屈伏，无问其数，以平为期，此其道也。

帝曰：善。客主之胜复奈何？岐伯曰：客主之气，胜而无复也。帝曰：其逆从何如？岐伯曰：主胜逆，客胜从，天之道也。

帝曰：其生病何如？岐伯曰：厥阴司天，客胜则耳鸣掉眩，甚则咳，主胜则胸胁痛，舌难以言。

少阴司天，客胜则鼽、嚏、颈项强、肩背瞀热、头痛、少气，发热、耳聋、目瞑，甚则腑肿、血溢、疮疡、咳喘。主胜则心热烦躁，甚则胁痛支满。

太阴司天，客胜则首面腑肿，呼吸气喘。主胜则胸腹满，食已而瞀。

少阳司天，客胜则丹疹外发，及为丹熛疮疡，呕逆，喉痹，头痛，嗌肿，耳聋、血溢、内为瘛疭。主胜则胸满、咳、仰息，甚而有血，手热。

阳明司天，清复内余，则咳、衄、嗌塞、心鬲中热，咳不止，而白血出者死。

太阳司天，客胜则胸中不利，出清涕，感寒则咳，主胜则喉嗌中鸣。

厥阴在泉，客胜则大关节不利，内为痉强拘瘛，外为不便；主胜则筋骨繇并，腰腹时痛。

少阴在泉，客胜则腰痛、尻、股、膝、髀、腨、胻、足病，瞀热以酸，腑肿不能久立，溲便变。主胜则厥气上行，心痛发热，鬲中，众痹皆作，发于胠胁，魄汗不藏，四逆而起。

太阴在泉，客胜则足痿下重，便溲不时；湿客下焦，发而濡泻及为肿，隐曲之疾。主胜则寒气逆满，食饮不下，甚则为疝。

少阳在泉，客胜则腰腹痛而反恶寒，甚则下白、溺白；主胜则热反上行，而客于心，心痛发热，格中而呕，少阴同候。

阳明在泉，客胜则清气动下，少腹坚满，而数便泻。主胜则腰重腹痛，少腹生寒，下为鹜溏，则寒厥于肠，上冲胸中，甚则喘，不能久立。

太阳在泉，寒复内余，则腰尻痛，屈伸不利，股胫足膝中痛。

帝曰：善。治之奈何？岐伯曰：高者抑之，下者举之，有余折之，不足补之，佐以所利，和以所宜，必安其主客，适其寒温，同者逆之，异者从之。

帝曰：治寒以热，治热以寒，气相得者逆之，不相得者从之，余已知之矣。

其于正味何如？岐伯曰：木位之主，其泻以酸，其补以辛；火位之主，其泻以甘，其补以咸；土位之主，其泻以苦，其补以甘；金位之主，其泻以辛，其补以酸；水位之主，其泻以咸，其补以苦。

厥阴之客，以辛补之，以酸泻之，以甘缓之，少阴之客，以咸补之，以甘泻之，以咸收之；太阴之客，以甘补之，以苦泻之，以甘缓之。少阳之客，以咸补之，以甘泻之，以咸软之。阳明之客，以酸补之，以辛泻之，以苦泄之；太阳之客，以苦补之，以咸泻之，以苦坚之，以辛润之，开发腠理，致津液通气也。

帝曰：善。愿闻阴阳之三也。何谓？岐伯曰：气有多少异用也。

帝曰：阳明何谓也？岐伯曰：两阳合明也。

帝曰：厥阴何也？岐伯曰：两阴交尽也。

帝曰：气有多少，病有盛衰，治有缓急，方有大小，愿闻其约，奈何？岐伯曰：气有高下，病有远近，证有中外，治有轻重，适其至所为故也。

大要曰，君一臣二，奇之制也；君二臣四，偶之制也；君二臣三，奇之制也；君二臣六，偶之制也。

故曰：近者奇之，远者偶之；汗者不以奇，下者不以偶；补上治上制以缓，补下治下制以急；急则气味厚，缓则气味薄，适其至所，此之谓也。

病所远而中道气味之者，食而过之，无越其制度也。是故平气之道，近而奇偶，制小其服也；远而奇偶，制大其服也；大则数少，小则数多，多则九之，少则二之。

奇之下去则偶之，是谓重方；偶之不去，则反佐以取之，所谓寒热温凉，反从其病也。

帝曰：善。病生于本，余知之矣。生于标者，治之奈何？岐伯曰：病反其本，得标之病，治反其本，得标之方。

帝曰：善。六气之胜，何以候之？岐伯曰：乘其至也；清气大来，燥之胜也，风木受邪，肝病生焉；热气大来，火之胜也，金燥受邪，肺病生焉；寒气人来，水之胜也，火热受邪，心病生焉；湿气大来，土之胜也，寒水受邪，肾病生焉；风气大来，木之胜也，土湿受邪，脾病生焉。所谓感邪而生病也。乘年之虚，则邪甚也。失时之和，亦邪甚也。遇月之空，亦邪甚也。重感于邪，则病危矣。有胜之气，其必来复也。

帝曰：其脉至何如？岐伯曰：厥阴之至，其脉弦，少阴之至，其脉钩，太阴之至，其脉沉，少阳之至，大而浮，阳明之至，短而涩，太阳之至，大而长。至而和则平，至而甚则病，至而反者病，至而不至者病，未至而至者病。阴阳易者危。

帝曰：六气标本，所从不同，奈何？岐伯曰：气有从本者，有从标本者，有不从标本者也。帝曰：愿卒闻之。岐伯曰：少阳、太阴从本，少阴、太阳从本从标，阳明、厥阴，不从标本，从乎中也。故从本者，化生于本，从标本者，有标本之化，从中者，以中气为化也。

帝曰：脉从而病反者，其诊何如？岐伯曰：脉至而从，按之不鼓，诸阳皆然。

帝曰：诸阴之反，其脉何如？岐伯曰：脉至而从，按之鼓甚而盛也。

是故百病之起，有生于本者，有生于标者，有生于中气者，有取本而得者，有取标而得者，有取中气而得者，有取标本而得者，有逆取而得者，有从取而得者。

逆，正顺也，若顺，逆也。

故曰：知标与本，用之不殆，明知逆顺，正行无问，此之谓也。不知是者，不足以言诊，足以乱经。故大要曰：粗工嘻嘻，以为可知，言热未已，寒病复始，同气异形，迷诊乱经，此之谓也。

夫标本之道，要而博，小而大，可以言一而知百病之害，言标与本，易而勿损，察本与标，气可令调，明知胜复，为万民式，天之道毕矣。

帝曰：胜复之变，早晏何如？岐伯曰：夫所胜者，胜至已病，病已愠愠，而复已萌也。夫所复者，胜尽而起，得位而甚，胜有微甚，复有少多，胜和而和，胜虚而虚，天之常也。

帝曰：胜复之作，动不当位，或后时而至，其故何也？岐伯曰：夫气之生，与其化衰盛异也。寒暑温凉，盛衰之用，其在四维，故阳之动，始于温，盛于暑；阴之动，始于清，盛于寒；春夏秋冬，各差其分。故大要曰：彼春之暖，为夏之暑；彼秋之忿，为冬之怒。谨按四维，斥候皆归，其终可见，其始可知，此之谓也。

帝曰：差有数乎？岐伯曰：又凡三十度也。

帝曰：其脉应皆何如？岐伯曰：差同正法，待时而去也。脉要曰：春不沉，夏不弦，冬不涩，秋不数，是谓四塞。沉甚曰病，弦甚曰病，涩甚曰病，数甚曰病，参见曰病，复见曰病，未去而去曰病，去而不去曰病，反者死。故曰：气之相守司也，如权衡之不得相失也。夫阴阳之气，清静则生化治，动则苛疾起，此之谓也。

帝曰：幽明何如？岐伯曰：两阴交尽故曰幽，两阳合明故曰明。幽明之配，寒暑之异也。帝曰：分至何如？岐伯曰：气至之谓至，气分之谓分。至则气同，分则气异，所谓天地之正纪也。

帝曰：夫子言春秋气始于前，冬夏气始于后，余已知之矣。然六气往复，主岁不常也，其补泻奈何？岐伯曰：上下所主，随其攸利，正其味，则其要也。左右同法。大要曰：少阳之主，先甘后咸；阳明之主，先辛后酸；太阳之主，先咸后苦；厥阴之主，先酸后辛；少阴之主，先甘后咸；太阴之主，先苦后甘。佐以所利，资以所生，是谓得气。

帝曰：善。夫百病之生也，皆生于风寒暑湿燥火，以之化之变也。经言盛者泻之，虚者补之，余锡以方士，而方士用之，尚未能十全，余欲令要道必行，桴鼓相应，犹拔刺雪污，工巧神圣，可得闻乎？岐伯曰：审察病机，无失气宜，此之谓也。

帝曰：愿闻病机何如？岐伯曰：诸风掉眩，皆属于肝；诸寒收引，皆属于肾；诸气膹郁，皆属于肺；诸湿肿满，皆属于脾；诸热瞀瘛，皆属于火；诸痛痒疮，皆属于心；诸厥固泄，皆属于下；诸痿喘呕，皆属于上；诸禁鼓栗，如丧神守，皆属于火；诸痉项强，皆属于湿；诸逆冲上，皆属于火；诸胀腹大，皆属于热；诸躁狂越，皆属于火；诸暴强直，皆属于风；诸病有声，鼓之如鼓，皆属于热；诸病胕肿，疼酸惊骇，皆属于火；诸转反戾，水液浑浊，皆属于热；诸病水液，澄彻清冷，皆属于寒，诸呕吐酸，暴注下迫，皆属于热。

故大要曰：谨守病机，各司其属，有者求之，无者求之，盛者责之，虚者责之，必先五胜，疏其血气，令其调达，而致和平，此之谓也。

帝曰：善。五味阴阳之用何如？岐伯曰：辛甘发散为阳，酸苦涌泄为阴，咸味涌泄为阴，淡味渗泄为阳。六者或收或散，或缓或急，或燥或润，或软或坚，以所利而行之，调其气使其平也。

帝曰：非调气而得者，治之奈何？有毒无毒，何先何后，愿闻其道。岐伯曰：有毒无毒，所治为主，适大小为制也。

帝曰：请言其制？岐伯曰：君一臣二，制之小也；君一臣三佐五，制之中也；君一臣三佐九，制之大也。

寒者热之，热者寒之，微者逆之，甚者从之，坚者削之，客者除之，劳者温之，结者散之，留者攻之，燥者濡之，急者缓之，散者收之，损者温之，逸者行之，惊者平之，上之下之，摩之浴之，薄之劫之，开之发之，适事为故。

帝曰：何谓逆从？岐伯曰：逆者正治，从者反治，从少从多，观其事也。

帝曰：反治何谓？岐伯曰：热因寒用，寒因热用，塞因塞用，通因通用，必伏其所主，而先其所因，其始则同，其终则异，可使破积，可使溃坚，可使气和，可使必已。

帝曰：善。气调而得者何如？岐伯曰：逆之从之，逆而从之，从而逆之，疏气令调，则其道也。

帝曰：善。病之中外何如？岐伯曰：从内之外者，调其内，从外之内者，治其外；从内之外而盛于外者，先调其内而后治其外，从外之内而盛于内者，先治其外，而后调其内；中外不相及，则治主病。

帝曰：善。火热复，恶寒发热，有如疟状，或一日发，或间数日发，其故何也？岐伯曰：胜复之气，会遇之时，有多少也。阴气多而阳气少，则其发日远；阳气多而阴气少，则其发日近。此胜复相薄，盛衰之节，疟亦同法。

帝曰：论言治寒以热，治热以寒，而方士不能废绳墨而更其道也。有病热者，寒之而热，有病寒者，热之而寒，二者皆在，新病复起，奈何治？岐伯曰：诸寒之而热者，取之阴；热之而寒者，取之阳；所谓求其属也。

帝曰：善。服寒而反热，服热而反寒，其故何也？岐伯曰：治其王气，是以反也。

帝曰：不治王而然者何也？岐伯曰：悉乎哉问也。不治五味属也。夫五味入胃部，各归所喜，故酸先入肝，苦先入心，甘先入脾，辛先入肺，咸先入肾，久而增气，物化之常也。气增而久，天之由也。

帝曰：善。方制君臣，何谓也？岐伯曰：主病之谓君，佐君之谓臣，应臣之谓使，非上下三品之谓也。

帝曰：三品何谓？岐伯曰：所以明善恶之殊贯也。

帝曰：善。病之中外何如？岐伯曰：调气之方，必别阴阳，定其中外，各守其乡。内者内治，外者外治，微者调之，其次平之，盛者夺之，汗之下之，寒热温凉，衰之以属，随其攸利，谨道如法，万举万全，气血正平，长有天命。帝曰：善。

著至教论　第七十五

黄帝坐明堂召雷公而问之曰：子知医之道乎？雷公对曰：诵而未能解，解而未能别，别而未能明，明而未能彰，足以治群僚，不足治侯王。愿得受树天之度，四时阴阳合之，别星辰与日月光，以彰经术，后世益明，上通神农，著至教，疑于二皇。

帝曰：善。无失之，此皆阴阳表里，上下雌雄相输应也。而道上知天文，下知地理，中知人事，可以长久，以教众庶，亦不疑殆，医道论篇，可传后世，可以为宝。

雷公曰：请授道讽诵用解。帝曰：子不闻阴阳传乎？曰：不知。曰：夫三阳天为业。上下无常，合而病至，偏害阴阳。

雷公曰：三阳莫当，请闻其解。帝曰：三阳独至者，是三阳并至，并至如风雨，上为巅疾，下为漏病。外无期，内无正，不中经纪，诊无上下，以书别。

雷公曰：臣治疏愈，说意而已。帝曰：三阳者至阳也，积并则为惊，病起疾风，至如霹砺，九窍皆塞，阳气滂溢，干嗌喉塞。并于阴，则上下无常，薄为肠澼，此谓三阳直心，坐不得起，卧者，便身全三阳之病。

且以知天下，何以别阴阳，应四时，合之五行。

雷公曰：阳言不别，阴言不理，请起受解，以为至道。

帝曰：子若受传，不知合至道以惑师教，语子至道之要。病伤五脏，筋骨以消，子言不明不别，是世主学尽矣。肾且绝，惋惋日暮，从容不出，人事不殷。

示从容论　第七十六

黄帝燕坐，召雷公而问之曰：汝受术诵书者，若能览观杂学，及于比类，通合道理，为余言子所长，五脏六腑，胆胃大小肠脾胞膀胱，脑髓涕唾，哭泣悲哀，水所从行，此皆人之所生，治之过失，子务明之，可以十全，即不能知，为世所怨。

雷公曰：臣请诵《脉经·上下篇》，甚众多矣。别异比类，犹未能以十全，又安足以明之？

帝曰：子别试通五脏之过，六腑之所不知，针石之败，毒药所宜，汤液滋味，具言其状，悉言以对，请问不知。

雷公曰：肝虚、肾虚、脾虚皆令人体重烦冤，当投毒药，刺灸砭石汤液，或已或不已，愿闻其解。

帝曰：公何年之长，而问之少，余真问以自谬也。

吾问子窈冥，子言上下篇以对，何也？

夫脾虚浮似肺，肾小浮似脾，肝急沉散似肾，此皆工之所时乱也，然从容得之。

若夫三脏土木水参居，此童子之所知，问之何也？

雷公曰：于此有人，头痛、筋挛、骨重，怯然少气，哕、噫、腹满、时惊不嗜卧，此何脏之发也？脉浮而弦，切之石坚，不知其解，复问所以三脏者，以知其比类也。

帝曰：夫从容之谓也，夫年长则求之于府，年少则求之于经，年壮则求之于脏。今子所言，皆失八风菀熟，五脏消烁，传邪相受。夫浮而弦者，是肾不足也；沉而石者，是肾气内著也；怯然少气者，是水道不行，形气消索也。咳嗽烦冤者，是肾气之逆也。一人之气，病在一脏也。若言三脏俱行，不在法也。

雷公曰：于此有人，四支解墯，喘咳血泄，而愚诊之以为伤肺，切脉浮大而紧，愚不敢治。粗工下砭石，病愈，多出血，血止身轻，此何物也？帝曰：子所能治，知亦众多，与此病失矣。譬以鸿飞、亦冲于天。

夫圣人之治病，循法守度，援物比类，化之冥冥，循上及下，何必守经。

今夫脉浮大虚者，是脾气之外绝，去胃外归阳明也。

夫二火不胜三水，是以脉乱而无常也。

四支懈墯，此脾精之不行也。喘咳者，是水气并阳明也。血泄者，脉急血无所行也。若夫以为伤肺者，由失以狂也。不引比类，是知不明也。

夫伤肺者，脾气不守，胃气不清，经气不为使，真脏坏决，经脉傍绝，五脏漏泄，不衄则呕，此二者不相类也。

譬如天之无形，地之无理，白与黑相去远矣。

是失吾过矣，以子知之，故不告子，明引比类《从容》，是以名曰诊轻，是谓至道也。

疏五过论　第七十七

黄帝曰：呜呼远哉！闵闵乎若视深渊，若迎浮云，视深渊尚可测，迎浮云莫知其际，圣人之术，为万民式，论裁志意，必有法则，循经守数，按循医事，为万民副。故事有五过四德，汝知之乎？

雷公避席再拜曰：臣年幼小，蒙愚以惑，不闻五过与四德，比类形名，虚引其经，心无所对。

帝曰：凡未诊病者，必问尝贵后贱，虽不中邪，病从内生，名曰脱营。尝富后贫，名曰失精，五气留连，病有所并。医工诊之，不在脏腑，不变躯形，诊之而疑，不知病名，身体日减，气虚无精，病深无气，洒洒然时惊。病深者，以其外耗于卫，内夺于荣。良工所失，不知病情，此亦治之一过也。

凡欲诊病者，必问饮食居处，暴乐暴苦，始乐后苦，皆伤精气。精气竭绝，形体毁沮。暴怒伤阴，暴喜伤阳。厥气上行，满脉去形。愚医治之，不知补泻，不知病情，精华日脱，邪气乃并，此治之二过也。

善为脉者，必以比类、奇恒，从容知之，为工而不知道，此诊之不足贵，此治之三过也。

诊有三常，必问贵贱，封君败伤，及欲侯王？故贵脱势，虽不中邪，精神内伤，身必败亡。

始富后贫，虽不伤邪，皮焦筋屈，痿躄为挛，医不能严，不能动神，外为柔弱，乱至失常，病不能移，则医事不行，此治之四过也。

凡诊者，必知终始，有知余绪，切脉问名，当合男女。

离绝菀结，忧恐喜怒，五脏空虚，血气离守，工不能知，何术之语。

尝富大伤，斩筋绝脉，身体复行，令泽不息，故伤败结，留薄归阳，脓积寒炅。粗工治之，亟刺阴阳，身体解散，四支转筋，死日有期，医不能明，不问所发，唯言死日，亦为粗工，此治之五过也。

凡此五者，皆受术不通，人事不明也。

故曰：圣人之治病也，必知天地阴阳，四时经纪，五脏六腑，雌雄表里。刺灸砭石，毒药所主，从容人事，以明经道，贵贱贫富，各异品理，问年少长勇怯之理审于分部，知病本始，八正九候，诊必副矣。

治病之道，气内为宝，循求其理，求之不得，过在表里。

守数据治，无失俞理，能行此术，终身不殆。

不知俞理，五脏菀熟，痈发六腑。诊病不审，是谓失常，谨守此治，与经相明。

《上经》《下经》，揆度阴阳，奇恒五中，决以明堂，审于终始，可以横行。

徵四失论　第七十八

黄帝在明堂，雷公侍坐。黄帝曰：夫子所通书，受事众多矣。试言得失之意，所以得之，所以失之。雷公对曰：循经受业，皆言十全，其时有过失者，请闻其事解也。

帝曰：子年少，智未及邪，将言以杂合耶？夫经脉十二、络脉三百六十五，此皆人之所明知，工之所循用也。所以不十全者，精神不专，志意不理，外内相失，故时疑殆。

诊不知阴阳逆从之理，此治之一失也。

受师不卒，妄作杂术，谬言为道，更名自功，妄用砭石、后遗身咎，此治之二失也。

不适贫富贵贱之居，坐之薄厚，形之寒温，不适饮食之宜，不别人之勇怯，不知此类，足以自乱，不足以自明，此治之三失也。

诊病不问其始，忧患饮食之失节，起居之过度，或伤于毒，不先言此，卒持寸口，何病能中，妄言作名，为粗所穷，此治之四失也。

是以世人之语者，驰千里之外，不明尺寸之论，诊无人事，治数之道，从容之葆。

坐持寸口，诊不中五脉，百病所起，始以自怨，遗师其咎，是故治不能循理，弃术于市，妄治时愈，愚心自得。

鸣呼，窈窈冥冥，熟知其道。道之大者，拟于天地，配于四海，汝不知道之论，受以明为晦。

阴阳类论　第七十九

孟春始至，黄帝燕坐临观八极，正八风之气，而问雷公曰：阴阳之类，经脉之道，五中所主，何脏最贵。雷公对曰：春甲乙青，中主肝，治七十二日，是脉之主时，臣以其脏最贵。

帝曰：却念上下经，阴阳从容，子所言贵，最其下也。

雷公致斋七日，旦复侍坐。帝曰：三阳为经，二阳为维，一阳为游部，此知五脏终始。三阳为表，二阴为里，一阴至绝，作朔晦，却具合以正其理。

雷公曰：受业未能明？帝曰：所谓三阳者，太阳为经。三阳脉至手太阴，弦浮而不沉，决以度，察以心，合之阴阳之论。所谓二阳者阳明也，至手太阴，弦而沉急不鼓，炅至以病皆死。一阳者少阳也，至手太阴上连人迎，弦急悬不绝，此少阳之病也，专阴则死。

三阴者，六经之所主也。交于太阴、伏鼓不浮，上空志心。二阴至肺，其气归膀胱，外连脾胃。一阴独至，经绝气浮，不鼓，钩而滑。此六脉者，乍阴乍阳，交属相并，缪通五脏，合于阴阳。先至为主，后至为客。

雷公曰：臣悉尽意，受传经脉，颂得从容之道以合《从容》，不知阴阳，不知雌雄？帝曰：三阳为父，二阳为卫，一阳为纪；三阴为母，二阴为雌，一阴为独使。

二阳一阴，阳明主病，不胜一阴，脉软而动，九窍皆沉。

三阳一阴，太阳脉胜，一阴不能止，内乱五脏，外为惊骇。

二阴二阳病在肺，少阴脉沉，胜肺伤脾，外伤四肢。

二阴二阳皆交至，病在肾，骂詈妄行，癫疾为狂。

二阴一阳，病出于肾。阴气客游于心，脘下空窍，堤闭塞不通，四肢别离。

一阴一阳代绝，此阴气至心，上下无常，出入不知，喉咽干燥，病在土脾。

二阳三阴，至阴皆在，阴不过阳，阳气不能止阴，阴阳并绝，浮为血瘕，沉为脓胕。阴阳皆壮，下至阴阳，上合昭昭，下合冥冥，诊决死生之期，遂合岁首。

雷公曰：请问短期，黄帝不应。雷公复问，黄帝曰：在经论中。雷公曰：请闻短期？黄帝曰：冬三月之病，病合于阳者，至春正月脉有死征，皆归出春。

冬三月之病，在理已尽，草与柳叶皆杀，春阴阳皆绝，期在孟春。

春三月之病曰阳杀，阴阳皆绝，期在草干。

夏三月之病，至阴不过十日，阴阳交，期在谦水。

秋三月之病，三阳俱起，不治自已。阴阳交合者，立不能坐，坐不能起。三阳独至，期在石水。二阴独至，期在盛水。

方盛衰论　第八十

雷公请问：气之多少，何者为逆，何者为从？黄帝答曰：阳从左，阴从右，老从上，少从下，是以春夏归阳为主，归秋冬为死，反之，则归秋冬为生，是以气多少，逆皆为厥。

问曰：有余者厥耶？答曰：一上不下，寒厥到膝，少者秋冬死，老者秋冬生，气上不下，头痛巅疾，求阳不得，求阴不审，五部隔无征，若居旷野，若伏空室，绵绵乎，属不满日。

是以少气之厥，令人妄梦，其极至迷。三阳绝，三阴微，是为少气。

是以肺气虚，则使人梦见白物，见人斩血借借。得其时则梦见兵战。

肾气虚，则使人梦见舟船溺人，得其时则梦伏水中，若有畏恐。

肝气虚，则梦见菌香生草，得其时则梦伏树下不敢起。

心气虚，则梦救火阳物，得其时则梦燔灼。

脾气虚，梦饮食不足，得其时则梦筑垣盖屋。

此皆五脏气虚，阳气有余，阴气不足，合之五诊，调之阴阳，以在《经脉》。

诊有十度，度人、脉度、脏度、肉度、筋度、俞度。阴阳气尽，人病自具。

脉动无常，散阴颇阳，脉脱不具，诊无常行，诊必上下，度民君卿，受师不卒，使术不明，不察逆从，是为妄行，持雌失雄，弃阴附阳，不知并合，诊故不明，传之后世，反论自章。

至阴虚，天气绝；至阳盛，地气不足。阴阳并交，至人之所行。阴阳并交者，阳气先至，阴气后至。

是以圣人持诊之道，先后阴阳而持之，奇恒之势，乃六十首，诊合微之事，追阴阳之变，章五中之情，其中之论，取虚实之要，定五度之事，知此乃足以诊。

是以切阴不得阳，诊消亡；得阳不得阴，守学不湛。知左不知右，知右不知左，知上不知下，知先不知后，故治不久。知丑知善，知病知不病，知高知下，知坐知起，知行知止，用之有纪，诊道乃具，万世不殆。

起所有余，知所不足，度事上下，脉事因格。是以形弱气虚死，形气有余，脉气不足死；脉气有余，形气不足生。

是以诊有大方，坐起有常，出入有行，以转神明，必清必净，上观下观，司八正邪，别五中部，按脉动静，循尺滑涩，寒温之意，视其大小，合之病能，逆从以得，复知病名，诊可十全，不失人情，故诊之或视息视意，故不失条理，道甚明察，故能长久。不知此道，失经绝理，亡言妄期，此谓失道。

解精微论　第八十一

黄帝在明堂，雷公请曰：臣授业传之，行教以经论，从容形法、阴阳、刺灸、汤药所滋，行治有贤不肖，未必能十全。若先言悲哀喜怒，燥湿寒暑，阴阳妇女，请问其所以然者。卑贱富贵，人之形体所从，群下通使，临事以适道术，谨闻命矣。请问有毚愚仆漏之问，不在经者，欲闻其状。帝曰：大矣。

公请问：哭泣而泪不出者，若出而少涕，其故何也？帝曰：在经有也。

复问不知水所从生，涕所从出也。帝曰：若问此者，无益于治也。工之所知，道之所生也。夫心者，五脏之专精也，目者其窍也，华色者其荣也。是以人有德也，则气和于目，有亡，忧知于色。

是以悲哀则泣下，泣下水所由生，水宗者，积水也，积水者，至阴也。至阴者，肾之精也，宗精之水所以不出者，是精持之也，辅之裹之。故水不行也。夫水之精为志，火之精为神，水火相感，神志俱悲，是以目之水生也。故谚言曰：心悲名曰志悲，志与心精，共凑于目也。

是以俱悲则神气传于心精，上不传于志，而志独悲，故泣出也。泣涕者，脑也，脑者阴也。髓者，骨之充也。故脑渗为涕。

志者骨之主也。是以水流而涕从之者，其行类也，夫涕之与泣者，譬如人之兄弟，急则俱死，生则俱生，其志以早悲，是以涕位俱出而横行也。夫人涕泣俱出而相从者，所属之类也。

雷公曰：大矣。请问人哭泣而泪不出者，若出而少，涕不从之何也？帝曰：夫泣不出者，哭不悲也，不泣者，神不慈也，神不慈，则志不悲，阴阳相持，泣安能独来。

夫志悲者惋，惋则冲阴，冲阴则志去目，志去则神不守精，精神去目，涕泣出也。且子独不诵不念夫经言乎？厥则目无所见。夫人厥则阳气并于上，阴气并于下，阳并于上则火独光也；阴并于下则足寒，足寒则胀也。夫一水不胜五火，故目眦盲。

是以冲风，泣下而不止。夫风之中目也，阳气内守于精。是火气燔目，故见风则泣下也。有以比之，夫火疾风生，乃能雨，此之类也。

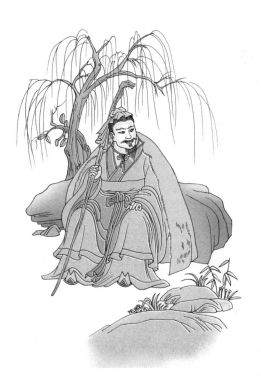

图书在版编目（CIP）数据

图解黄帝内经·素问 / 王羽嘉编著 . -- 长春 : 吉
林科学技术出版社，2020.10
ISBN 978-7-5578-6314-2

Ⅰ . ①图… Ⅱ . ①王… Ⅲ . ①《素问》– 图解 Ⅳ .
① R221.1-64

中国版本图书馆 CIP 数据核字（2019）第 227025 号

图解黄帝内经·素问
TUJIE HUANGDINEIJING SUWEN

编　著	王羽嘉

出 版 人	宛　霞
责任编辑	隋云平
策　划	紫图图书ZITO®
监　制	黄 利 万 夏
特约编辑	曹莉丽
营销支持	曹莉丽
幅面尺寸	170 毫米 ×240 毫米　1/16
字　数	888 千字
印　张	37.5
印　数	8001—16000 册
版　次	2020 年 10 月第 1 版
印　次	2023 年 3 月第 2 次印刷

出　版	吉林科学技术出版社
地　址	长春市净月区福祉大路 5788 号出版大厦 A 座
邮　编	130018
网　址	www.jlstp.net
印　刷	艺堂印刷（天津）有限公司

书　号	ISBN 978-7-5578-6314-2
定　价	99.90 元